现代脊柱畸形诊疗
理论、实践与循证医学

Modern Management of Spinal Deformities:
A Theoretical, Practical, and Evidence-based Text

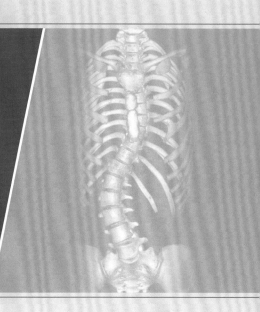

编　著 | Robert Dickson　Juergen Harms

主　审 | 邱贵兴　张英泽　田　伟　姜保国　王　岩
　　　　邱　勇

主　译 | 李　明　白玉树　仉建国　朱泽章　魏显招

副主译 | 李危石　丁文元　贺宝荣　许国华　周潇逸

上海科学技术出版社

图书在版编目（CIP）数据

现代脊柱畸形诊疗：理论、实践与循证医学 / （英）
罗伯特·迪克森等编著；李明等主译. -- 上海：上海
科学技术出版社，2023.3
　书名原文：Modern Management of Spinal
Deformities: A Theoretical, Practical, and
Evidence-based Text
　ISBN 978-7-5478-6061-8

Ⅰ. ①现… Ⅱ. ①罗… ②李… Ⅲ. ①脊柱畸形—诊
疗 Ⅳ. ①R682.3

中国国家版本馆CIP数据核字(2023)第020220号

上海市版权局著作权合同登记号 图字：09-2018-722 号

封面图片由译者提供

现代脊柱畸形诊疗：理论、实践与循证医学

编　著　Robert Dickson　Juergen Harms
主　审　邱贵兴　张英泽　田　伟　姜保国　王　岩　邱　勇
主　译　李　明　白玉树　仉建国　朱泽章　魏显招
副主译　李危石　丁文元　贺宝荣　许国华　周潇逸

上海世纪出版(集团)有限公司
上海科学技术出版社　出版、发行
（上海市闵行区号景路 159 弄 A 座 9F–10F　　邮政编码 201101　　www.sstp.cn ）
苏州工业园区美柯乐制版印务有限责任公司印刷
开本 889×1194　1/16　　印张 22
字数：600 千字
2023 年 3 月第 1 版　　2023 年 3 月第 1 次印刷
ISBN 978–7–5478–6061–8 / R·2697
定价：198.00 元

本书如有缺页、错装或坏损等严重质量问题，请向工厂联系调换

内容提要

本书由国际脊柱畸形领域的大师 Robert Dickson 和 Juergen Harms 编写，汇聚了两人毕生工作中对脊柱畸形诊疗的理解和经验。本书系统阐述了脊柱畸形的病因学研究、脊柱畸形手术的发展历程和基本原则，以及特发性脊柱侧凸、休门病、先天性脊柱畸形等各类脊柱畸形疾病的诊断方法与治疗策略。本书图文并茂，提供了大量循证医学证据和丰富的临床病例资料，适合骨科、脊柱外科医生和脊柱畸形相关研究人员阅读与参考。

献 词

我们将本书献给 Kenton D. Leatherman 博士。他是同时代北美脊柱外科医生中最杰出者，其手术技术和对脊柱畸形的理解领先同行至少半个世纪。他也是脊柱畸形患儿最好的朋友，是一位真正的脊柱畸形诊疗大师。

Robert Dickson, ChM, FRCS, DSc

Juergen Harms, MD

译者名单

主　审	邱贵兴	张英泽	田　伟	姜保国	王　岩
	邱　勇				

主　译	李　明	白玉树	仉建国	朱泽章	魏显招

副 主 译	李危石	丁文元	贺宝荣	许国华	周潇逸

主译助理	罗贝尔	翟　骁	杨明园	李　博	陈　锴

翻译和审校人员
（按姓氏拼音排序）

白玉树	海军军医大学附属长海医院
蔡思逸	北京协和医院
陈　凯	海军军医大学附属长海医院
陈　锴	海军军医大学附属长海医院
陈绍丰	海军军医大学附属长海医院
陈自强	海军军医大学附属长海医院
程亚军	海军军医大学附属长海医院
丁文元	河北医科大学第三医院
杜　悠	北京协和医院
凡　君	海军军医大学附属长海医院
宫　峰	海军军医大学附属长海医院
何大为	海军军医大学附属长海医院
贺　园	西安市第五医院
贺宝荣	西安红会医院
李　博	海军军医大学附属长海医院
李　明	海军军医大学附属长海医院
李君禹	北京大学第三医院

李危石　　　北京大学第三医院

李政垚　　　北京协和医院

李子全　　　北京协和医院

栗景峰　　　海军军医大学附属长海医院

林莞锋　　　北京协和医院

路　博　　　河北中石油中心医院

罗贝尔　　　海军军医大学附属长海医院

马　雷　　　河北医科大学第三医院

毛宁方　　　海军军医大学附属长海医院

乔　军　　　南京大学医学院附属鼓楼医院

秦晓东　　　南京大学医学院附属鼓楼医院

石志才　　　海军军医大学附属长海医院

史本龙　　　南京大学医学院附属鼓楼医院

栗　喆　　　北京协和医院

王　辉　　　北京大学第三医院

王达义　　　十堰市太和医院

王升儒　　　北京协和医院

魏显招　　　海军军医大学附属长海医院

吴　南　　　北京协和医院

许建中　　　陆军军医大学西南医院

许晓林　　　北京协和医院

闫　煌　　　南京大学医学院附属鼓楼医院

杨　阳　　　北京协和医院

杨大龙　　　河北医科大学第三医院

杨军林　　　上海交通大学医学院附属新华医院

杨明园　　　海军军医大学附属长海医院

杨长伟　　　海军军医大学附属长海医院

易红蕾　　　中国人民解放军南部战区总医院

于　淼　　　北京大学第三医院

翟　骁　　　海军军医大学附属长海医院

张　臻　　西安红会医院
张国友　　海军军医大学附属长海医院
张秋林　　海军军医大学附属长海医院
张子程　　中国人民解放军总医院
仉建国　　北京协和医院
赵建华　　陆军军医大学大坪医院
郑召民　　中山大学附属第一医院
周潇逸　　海军军医大学附属长海医院
朱泽章　　南京大学医学院附属鼓楼医院

编者简介

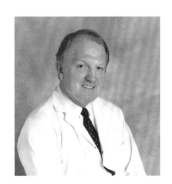

Robert（Bob）Dickson

1961—1967	就读于爱丁堡大学医学院。
1967—1968	师从爱丁堡皇家医院 J. I. P. James 教授，任创伤骨科外科住院医师。
1968—1969	曼彻斯特大学医学院解剖学助理讲师。
1969—1972	在伦敦汉默史密斯医院普通与整形外科学习和培训。
1972—1975	在纳菲尔德骨科中心和拉德克利夫医院矫形及创伤骨科学习和培训。
1975—1976	至肯塔基州路易斯维尔脊柱外科 K. D. Leatherman 教授处进修。
1976—1980	纳菲尔德骨科中心骨科顾问。
1989	被香港大学任命为骨科教授，但遗憾的是无法担任这一职务。
1991 至今	利兹大学骨科教授，利兹圣詹姆斯大学医院及利兹总医院脊柱外科顾问。Bob 教授被利兹所吸引，这是英格兰仅次于伦敦和伯明翰的第三大城市，而利兹圣詹姆斯大学医院是欧洲最大的教学医院（吉尼斯纪录）。他听闻这里的工作环境是最令人愉悦的，而他 25 年的工作经历也证实了这点。

Bob 没有选择私人诊所，而是把他的临床工作之外的时间投入到脊柱畸形的研究之中，尤其是特发性脊柱侧凸的病因及病理学，在这一领域他发表了比其他人都多的论文，并且发展了创新性的三维矫形理念并运用于治疗。在临床生涯的后半部分及退休后，Bob 担任利兹大学医学院院长、医学总会专业指导委员会主席以及 *Journal of Bone and Joint Surgery* 杂志的管理委员会主席。

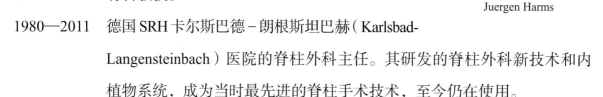

1963—1968	就读于德国法兰克福和萨尔布鲁克。
1968—1973	在德国诺伊堡/多瑙和路德维希港普通和创伤外科学习和培训。
1973—1980	在洪堡/萨尔大学医院骨科及创伤外科学习和培训。
1978	骨科教授。
1980—2011	德国 SRH 卡尔斯巴德－朗根斯坦巴赫（Karlsbad-Langensteinbach）医院的脊柱外科主任。其研发的脊柱外科新技术和内植物系统，成为当时最先进的脊柱手术技术，至今仍在使用。
2011 至今	海德堡 Ethianum 医学中心，海德堡、埃斯林根、汉诺威以及阿赫恩的脊柱外科顾问。

Juergen Harms

Juergen 在其职业生涯中活跃于脊柱研究、开发手术新技术及内植物系统，其中许多成为了脊柱手术最先进的技术。他是颈椎手术的权威专家，手术治疗的病例至今已超过 300 例。

Harms 研究团队（HSG）在 20 世纪 90 年代由 Juergen 和众多北美脊柱畸形外科医生组成，其中大部分都是知名专家，他们在交流中迸发出脊柱侧凸诊疗新思路，随着患者数量不断增加，不同的手术操作和治疗方法得以发展。团队成员主要由 Michelle Marks 和 Bo Jamieson 管理。当该小组邀请 Bob 担任名誉会员并帮助编辑 HSG 关于特发性脊柱侧凸的专著时，Bob 非常高兴。此书后于 2012 年出版。HSG 会议也提供了讨论复杂病例以寻求帮助和建议的机会，特别是可以寻求 Juergen 的意见，所以 HSG 丰富的活动会使所有参与者受益匪浅。

Bob 与 Juergen 同龄，在 1988 年波尔图的葡萄牙骨科协会上他们都做了讲座，这是他们初次见面。他们立刻意识到对于脊柱畸形的三维理念，特别是对于脊柱前柱，以及在不同脊柱畸形诊疗过程中对于前路手术的重视，将他们联系在了一起。这些都在本书中有充分体现。因此，实际上在 HSG 成立前他们就建立起了深厚的友谊。

中文版前言

　　脊柱畸形的诊疗是脊柱外科领域的难点和热点。本书由国际脊柱畸形领域的大师 Robert Dickson 和 Juergen Harms 联合编写，汇聚了两人毕生工作中对脊柱畸形诊疗的理解和经验。本书内容全面，资料翔实，图文并茂，系统阐述了脊柱畸形的病因、手术发展历史和基本原则，分别对特发性脊柱侧凸、休门病、神经肌源性脊柱畸形、神经纤维瘤病脊柱畸形、肿瘤源性脊柱畸形和脊柱畸形相关综合征进行了深入浅出的阐述，字里行间凝结着 Dickson 和 Harms 对脊柱畸形诊疗一生的心血和智慧。

　　本书的翻译和审校人员来自海军军医大学附属长海医院、北京协和医院、南京大学医学院附属鼓楼医院、河北医科大学第三医院、北京大学第三医院、西安红会医院、中国人民解放军总医院等单位，是活跃于临床科研一线的脊柱畸形诊疗团队，对脊柱畸形诊疗具有扎实的理论知识和丰富的临床经验。他们的敬业精神、专业素养、热情和奉献为本书的出版增添了光彩。译者希望本书能够为国内脊柱外科同道提供脊柱畸形诊疗的经典理论和前沿技术，进一步推动我国脊柱畸形的诊疗水平和整体发展。

　　医学专著的翻译是一项艰苦的"再创造"工作，尽管译者字雕句镂，精益求精，但难免挂一漏万，百密一疏。不当和错谬之处，敬请同道批评指正。

李　明

海军军医大学附属长海医院

2023 年 1 月 5 日

英文版序

1988 年，利物浦著名的骨科教授 Robert Owen 在 Leatherman 和 Dickson 的著作 *The Management of Spinal Deformities*（《脊柱畸形诊疗》）序言中提到，中世纪时代的师徒共进可以理解为知识、技能的衣钵相传，而 Leatherman 和 Dickson 正是这种师徒关系的典型——路易斯维尔的 Kenton Leatherman 代表了领域内的名师，而 Dickson 扮演了学徒角色（曾在路易斯维尔向 Leatherman 教授专职学习一年）。

本书的作者——英国利兹的 Robert Dickson 教授和德国的 Juergen Harms 教授——不仅是一对师徒，更是两位大师，本书阐述了他们关于脊柱理论和外科手术的毕生心血。正如 Dickson 在前言中提到的，他一生专注于研究脊柱畸形的三维本质，即利物浦的 Roaf 教授和牛津的 Somerville 教授的观点：胸椎侧凸代表了一种前凸的模型，而不是长期以来被错误地运用在典型脊柱侧凸青年身上的"后凸模型"。值得注意的是，有关脊柱侧凸三维特点的类似研究也同期出现在法国的一些研究中心。

Dickson 用一生漫长的职业生涯致力于更为深刻地理解脊柱畸形的结构特征及其治疗策略，并将脊柱畸形的特点形象生动地（以口头与书面的形式）展现给脊柱侧凸领域的同仁。过去的 30 年里，Dickson 在脊柱侧凸研究学会（SRS）的讲座及现场评论犹如一座灯塔，照亮了我们前进的路。

本书共同作者 Juergen Harms 是德国海德堡市 Ethianum 医学中心的骨科教授，代表了脊柱畸形理论研究及矫形技术的最高水平。他对极高难度脊柱畸形的成功诊治，吸引了世界各地学者登门造访。我在欧洲的其他大的教学医院访问遇到一些极端病例时，讨论未果的收尾经常是"我们无从下手，所以求教 Harms 教授"，并且往往都会得到满意的最终治疗方案。鉴于 Harms 教授在脊柱侧凸领域的巨大贡献，全世界影响力最大的脊柱外科研究组织以他的名字命名——"Harms 研究团队"。

人之相识，贵在相知，大师对于学徒的欣赏更多来源于在某一领域或对某个问题的理解深度的契合。1988 年，Dickson 与 Harms 初次相见于在波尔图举办的葡萄牙骨科医师协会会议。Harms 教授提到，在波尔图听到 Dickson 教授的发言之前，他并不真正理解关于脊柱侧凸矢状面的新观点。他感激是 Dickson 教授开拓了他的视野，声称自己就是"学徒"，而 Dickson 教授就是"良师"。随后因为对脊柱畸形三维特点的理解，他们有了共同的纽带，并建立了深厚的友谊和专业上的合作关系。Dickson 教授和 Harms 教授曾有过共事，包括都担任过 2010 年"Harms 研究团队" *Idiopathic Scoliosis—The Harms Study Group Treatment Guide*（《特发性脊柱侧凸——"Harms 研究团队"治疗指南》）一书的副主编（主编是 Peter Newton）。该书内容丰富，囊括了诸多作者的贡献，但未能详述 Dickson 和 Harms 在脊柱侧凸领域的学术思想。

大约一年前，我听闻 Dickson 和 Harms 计划以他们对脊柱畸形的毕生工作和经验合力出版一本书。我猜想这将是一部标准的"多作者、同贡献"的专著，通过主编门徒如高年资研究人员、同事等的贡献来减少资深作者的工作负担。但令我惊讶和欣喜的是，Dickson 和 Harms 计划两人共同完成整部著作而不寻求其他作者的帮助。

Leatherman 和 Dickson 于 1988 年出版的代表性著作是准确阐述特发性脊柱畸形本质的首部全英文教材。这部充满智慧的教材尽管得到了同行专家的阅读和认可，但并未得到广泛的传播和重视。幸运的是，近 30 年后，Dickson 再度联合 Harms 创作了现在这部杰出的合著作品。

Thieme 出版社出版的这部著作，应用了许多全新、精美的数字化影像图片。富有感染力的写作方式、清晰的图片和经典的教学病例，使得这部著作的阅读就像一段愉悦的旅途。例如，应用垂直方向和旋转的衣架，来说明需要用 Stagnara 位来判断真实弯度的大小，像这样生动形象的阐述在本书中并不少见。每一章都标注了丰富的参考文献。

Dickson 和 Harms 在他们非凡职业生涯的最后几年，毕其精力和努力完成的这部巨著，是献给脊柱外科界的一件智慧之礼。两位大师将他们对脊柱畸形的"毕生理解"完美结合，这几乎无人能及。每位脊柱外科的实习生、住院医师、主治医师甚至受人仰慕的高级教授，都将渴望阅读这部具有里程碑意义的著作。

Dennis R. Wenger, MD

Clinical Professor of Orthopaedic Surgery

University of California San Diego

Director, Pediatric Orthopaedic Training Program

Rady Children's Hospital San Diego

San Diego, California, USA

英文版前言

研究和治疗脊柱侧弯及其他类型的脊柱畸形是一个精彩缤纷的世界，也因此吸引了越来越多骨科及其他学科的医生。21世纪初始，伟大的脊柱外科先驱们在脊柱畸形诊疗领域开展了大量工作，此后相关的知识内容不断推陈出新。特别是过去的10年，各种脊柱畸形治疗技术快速发展——尤其在内固定方面，几乎可以对任何类型的畸形进行手术。事实上，尽管骨科手术已经历飞速发展，但脊柱畸形治疗在内固定技术之外的发展较少。因此，为了在不断发展的内固定技术中安全地进行选择，特别是为了理解应该（或不应该）使用某种治疗手段，脊柱外科医生更要牢固掌握基本原则和诊疗理念，打好坚实的基础。

影响诊疗安全性和有效性的重要因素不是"怎么做"，而是"是什么""为什么""什么时候"，因此本书始终注重于以上几点。

脊柱外科医生可以通过此书增加临床见闻，弥补基础知识，这一过程可增加临床责任心和医技水平。我们相信本书会对脊柱外科医生有所助益。

Robert Dickson, ChM, FRCS, DSc

Juergen Harms, MD

致　谢

我们非常感谢 Robert Dickson 教授的私人助理 Helen Radcliffe 女士，她非常仔细认真地录入了本书的每一个字句。

Robert Dickson 非常感谢约克夏儿童脊柱基金会 (Yorkshire Children's Spine Foundation, YCSF) 受托人：James Hill Bt 先生、皇家外科医师学会 Edgar Price 先生、Colin Hall 先生、Robin Lee 先生、Susan Burgess 女士、Chris Coughlin 先生和 David Sharples 先生。特别感谢约克夏儿童脊柱基金会帮助儿童脊柱畸形病因和治疗研究筹措了大量经费。

Robert Dickson 非常感谢利兹脊柱侧凸研究小组的研究人员和助理：Ian Archer、John Lawton、Paul Walker、Phil Deacon、Malcolm Smith、Brian Flood、Rowan Poole、David Dempster、Alistair Stirling、John Cruickshank、Peter Millner、M. Koike 博士、D. Tanni 博士、Neil Oxborrow、Frank Howell、Jim Mahood，以及 Richard Hall 博士和 Ruth Wilcox 博士（二位目前都为利兹大学医学和生物工程系教授）。他们针对儿童脊柱畸形开展了大量的研究。

Robert Dickson 特别感谢好友 Juergen Harms 作为本书的共同作者，为本书提供了许多极好的脊柱畸形病例。

Juergen Harms 特别感谢三位对其脊柱畸形工作产生重要影响的人物：他的同事和好友 Robert Dickson，帮助他理解脊柱畸形复杂性并鼓励他进行前路畸形矫正的 Klaus Zielke，以及启发他探索先天性脊柱畸形复杂性并鼓励他应用前路方法治疗先天性畸形的 John Hall。

Robert Dickson, ChM, FRCS, DSc

Juergen Harms, MD

目　　录

1 脊柱畸形手术的开端

>> 1.1 　早期手术

两千多年来，各种各样不同的装置、石膏和支具被用来矫正或改善脊柱畸形，但除了治疗早发（婴儿）特发性脊柱侧凸的石膏和休门病的伸展位支具或石膏外，其余的都没有成功。在公元前5世纪，Hippocrates第一次描述了脊柱侧凸，并用一种牵引装置试图矫正畸形[1]。公元2世纪，Galen创造了词汇scoliosis（侧凸）、kyphosis（后凸）和lordosis（前凸），并通过捆绑胸部和穿特制的脊柱夹克来治疗脊柱畸形[2]。在那段黑暗时期（公元500—1000年），驼背的患者被认为是异教徒，并被像犯人那样拉上绞刑架[3]。后来，Ambrose Paré使用胸部外固定，而André推荐使用合适的桌椅、半卧位体位、支具和间断使用束缚带[4]。Le Vacher兄弟发明了一种用于治疗脊柱结核的头颈胸石膏，以及一种改良的可以垂直牵拉和侧方约束的座椅用以治疗脊柱侧凸[5]。同时，Venel在1780年发明了一种日用支具和夜用牵引装置[6]。

Sayre在1877年发明了一种悬吊支具技术[7]。后来他成为了美国医师协会的主席。更具有重要意义的是Adams（前屈试验发明者）在1876年仔细解剖了特发性脊柱侧凸患者的尸体，并发现了侧凸顶椎的重要性。这是整个19世纪，可能也包括20世纪关于脊柱侧凸的最重要的发现。他同Lister一起去美国拜访了Sayre[8]。

而在1940年，Walter Blount在密尔沃基发明了一种支具，并以这座城市的名字命名[9,10]。这种支具用于脊髓灰质炎脊柱侧弯术后，在上端的枕骨、下颌处及下端的骨盆处提供压力以支撑脊柱。起初它的设计并非为了治疗其他疾病，但后来很快人们就用它来保守治疗特发性脊柱侧凸。后来John Hall在波士顿设计了一种腋下的矫形支具[11]。患者被要求每天穿戴支具超过23小时，持续数年。这一治疗方式持续了二三十年，没人敢质疑这种残酷的疗法[12]。然而不久后，几项回顾性研究[13,14]证实了这类支具并没有减轻特发性脊柱侧凸的疾病进展，但支具的支持者们对此嗤之以鼻。

之后，由于脊柱损伤，特别是脊柱结核、脊髓灰质炎导致的严重脊柱畸形，使得人们逐渐开展手术以治疗脊柱畸形。第一例手术始于19世纪中后期，Delpech[15]和Guerin[16]热衷于使用肌腱切断术进行治疗。Guerin对740例患者进行了肌腱切断术，并声称358例完全治愈，287例有效。然而，其中77例患者没有效果，还有18例死亡[16]！1889年，Volkmann发明了肋骨切除术，这一术式是第一个公认的针对人体骨骼结构进行操作的侧弯手术[17]。

1895年，Roentgen发现了X线[18]，虽然他获得了诺贝尔奖，但有人认为X线片使脊柱的三维侧凸降为二维，阻止了人们对特发性脊柱侧凸病理生理的进一步认识。哪怕之前Adams已经进行了侧弯的解剖，并提出"前凸加旋转即脊柱侧弯"[8]——这一长期以来一直被忽略的观点。

Berthold Hadra在1891年第一次使用钢丝缠绕在棘突上用以固定脊柱[19]。接着在1902年，Fritz Lange开始使用金属棒和钢丝固定棘突[20]。当然，这些内固定被用来治疗脊柱结核。德国的Wreden是第一位使用金属内固定来治疗脊柱侧凸的医生[21]。这一治疗方法包含肋骨切除术加床边牵引，随后在棘突间使用金属板固定。尽管植骨已经在1682年就用于修复士兵的颅骨[22]以及1878年用于重建一名男孩的肱骨干[23]，这项技术第一次被用于脊柱是在1911年由美国的Albee[24]和欧洲的Quervain[25]完成的。他们都通过骨皮质支撑脊柱来治疗脊柱结核。Albee使用胫骨植骨插入脊柱侧弯的凹侧来治疗脊柱侧凸（图1.1）。

此后，纽约的Russell Hibbs发明了骨膜下切除术，向外切至关节面和横突基底，去除关节面，并收集骨瓣，将移植骨用以连接邻近椎体[26]。随后，在闭合的过程中，他把骨膜重新移植回骨融合区域，这一技术一直被沿用至今。需要牢记的是，脊柱融合术是一种生物学手术，而金属内固定用于在骨融合形成前提供支撑和维持矫形效果。举例而言，就像皮肤移植一样，受皮区域才是最重要的，植骨也是同理。移植的皮肤无法在裸露的骨皮质表面存活，植骨材料也同样不能。如今，随着内固定器材的丰富多样化，融合的生理自然变化已被置于次要地位。所有的不受力骨皮质（例如不支撑内固定）

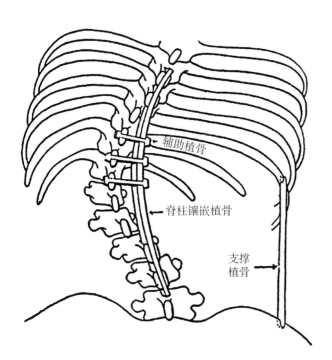

图 1.1 Albee 脊柱手术。侧弯凹侧植骨撑开，就像撑开棒水平的横连接附着于脊柱一样（经允许引自 Newton P, O'Brien M, Shufflebarger H, et al. Idiopathic Scoliosis: The Harms Study Group Treatment Guide. Stuttgart/New York: Thieme; 2010: 3）。

都要被仔细地去皮质直至横突末端，因此无论植入何种植骨材料，都可以最大概率起到骨融合效果。在植入内固定完成后单纯进行植骨材料的铺撒并不能提供脊柱的坚强融合。Hibbs 声称："这些解剖区域的暴露分离不会损伤肌肉。"这一技术在 1914—1919 年被用于 59 例患者，其中大部分都是脊髓灰质炎患者，并在术前接受了牵引治疗。值得一提的是，这一术式的死亡率仅为 2%。

1931 年，Hibbs、Risser 和 Ferguson 继续报道了 360 例手术患者超过 13 年的随访结果[27]。手术的目的是为了预防侧弯进展，其中近一半患者达到了手术目的，另有 1/3 的患者由于融合节段太短，侧弯进一步加重。Risser 和 Hibbs 设计了一种石膏，并于 1920 年开始在牵引侧屈下用于术前治疗。尽管如此，并不是所有结果都是好的，1929 年 Steindler 由于 60% 的假关节发生率而放弃了脊柱融合术[28]。然而，在 1943 年，Howorth 报道了 600 例脊柱融合术患者，其假关节发生率仅为 14%[20]。在 20 世纪 50 年代早期，Risser 发明了用于术前的定位石膏，其后背部开

窗用于开展 Hibbs 融合手术[29]。

1941 年，美国骨科学会对 425 例脊柱侧弯手术病例进行回顾[30]。假关节发生率为 28%，而矫形完全丢失的发生率甚至更高，以至于最终 70% 的患者被认为治疗失败或疗效很差，只有 30% 的患者疗效优异或显著。后来，20 世纪中叶，脊髓灰质炎大暴发产生了许多侧弯患者，在 1952 年 Cobb 报道了 672 位手术治疗侧弯的患者，其假关节发生率仅为 4%[31]。

>> 1.2 后路固定

1962 年，Harrington 带来了一场革新，他发明了双棒撑开、加压内固定装置，这一理念仍是当代侧凸手术的基础[32]。他首先对这些脊髓灰质炎患者开展了非融合手术，并在术后使用密尔沃基支具。之后，1966 年 Moe 报道了 173 例患者使用 Harrington 技术与 100 例使用 Risser 定位石膏融合技术的对比，发现使用 Harrington 内固定矫形率显著提升，假关节发生率相近，但感染率偏高[33]。然后，总体结果仍令人满意。Harrington 进一步完善其研究，在 1973 年报道了 600 例病例，建议在端椎的上下两端长节段固定，以囊括整个畸形结构[34]。然而，由于脊柱畸形是三维平面的畸形，轴状面旋转（肋骨或驼背畸形）无法通过这一方法矫正（图 1.2）。

葡萄牙的 Resina 和 Alves 通过在 Harrington 棒上加用钢丝开展节段性固定，之后此技术逐渐兴起[35]。1982 年墨西哥的 Luque 改进了这一技术，该技术由两根 L 形的棒通过椎板下钢丝跟脊柱固定[36]（图 1.3）。对于脊髓灰质炎患者的侧弯一般需要固定骨盆，Alan 和 Ferguson 设计了一种 Galveston 技术，由短 L 形棒穿过骨盆背侧[37]。这种技术仅针对冠状面矫形，侧弯患者脊柱的三维畸形和部分顶椎前凸仍无法通过这一方法解决。尽管冠状面矫形在侧弯治疗中非常重要，但它不像 Harrington 器械那样可以进行三维矫形。

之后，法国和英格兰的学者都开始意识到在矫形过程中去旋转的重要性。利兹大学团队开始将 Harrington 棒预弯成胸椎后凸的形态使凹侧的

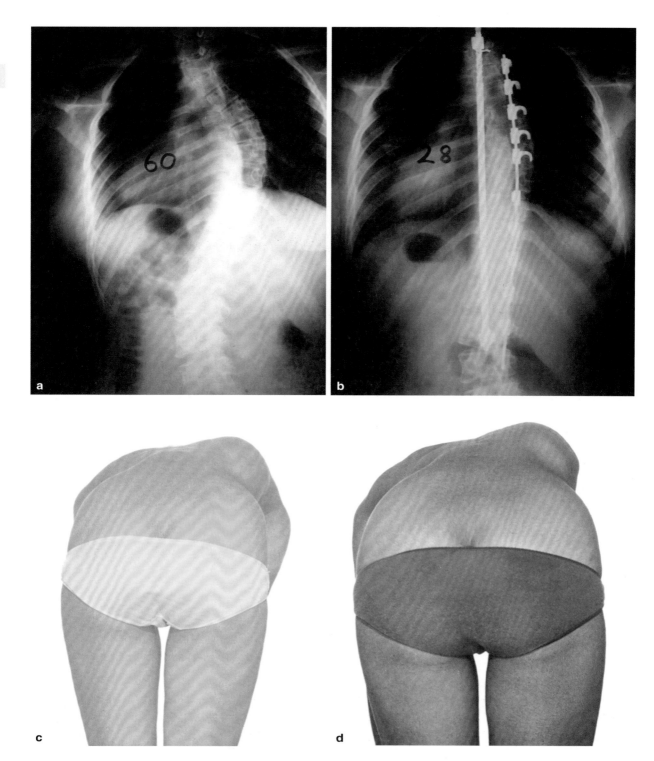

图 1.2　Harrington 内固定。a. 术前正位片显示胸弯。b. 通过使用内固定进行撑开加压后的外观，可见在冠状面显著改善。c. 术前剃刀背畸形。d. 术后 2 年剃刀背，可见脊柱畸形在横断面仍没有变化（经允许引自 Newton P, O'Brien M, Shufflebarger H，et al. Idiopathic Scoliosis: The Harms Study Group Treatment Guide. Stuttgart/New York: Thieme; 2010: 5）。

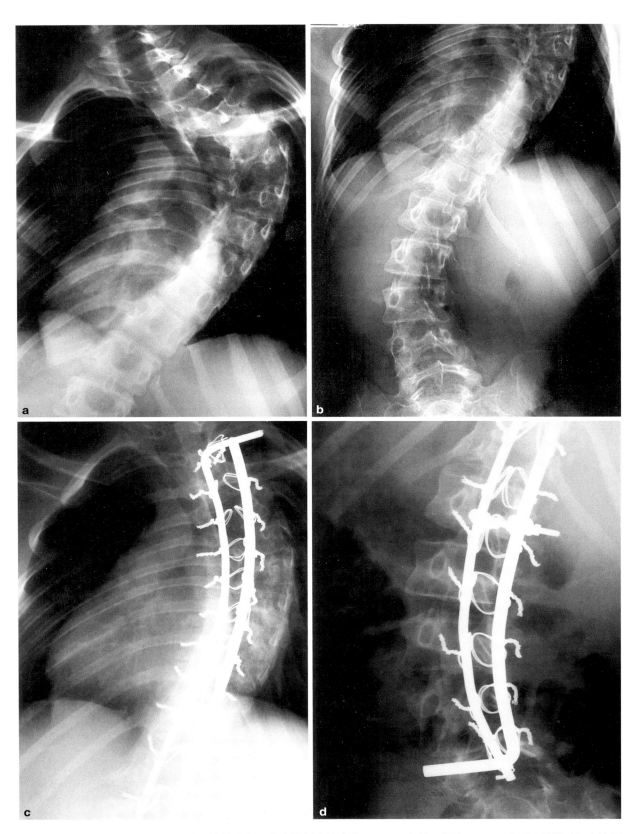

图 1.3 L 形 Luque 棒用于治疗遗传性共济失调伴脊柱侧弯的患儿。a、b. 术前正位片。c、d. 术后正位片（经允许引自 Newton P, O'Brien M, Shufflebarger H, et al. Idiopathic Scoliosis: The Harms Study Group Treatment Guide. Stuttgart/New York: Thieme; 2010: 6-7）。

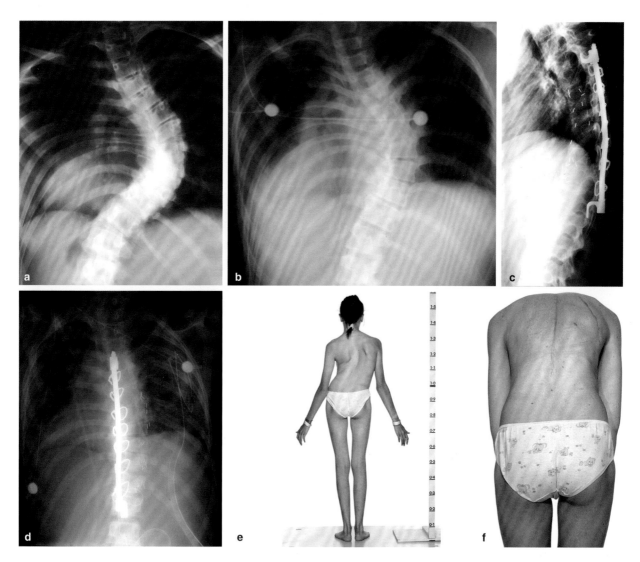

图 1.4　利兹法。a. 正位 X 线片示 Cobb 角为 90° 的特发性僵硬胸弯。b. 前路多节段椎间盘（5 个间隙）切除术后的正位 X 线片。前路手术目的并非松解，而是减小前凸以矫正畸形。仅仅通过自发缩短畸形节段前柱并使其塌陷，便可获得 70% 的 Cobb 角矫正率。c. 固定第二步，预弯棒以重建脊柱后凸，凹侧椎板下钢丝向后牵拉使椎体去旋转。d. 内固定术后 X 线片示椎体几乎完全去旋转并恢复了肋骨的对称性。e. 重度畸形患者术前正位 X 线片。f. 术后外观得到极大改善。此类重度僵硬性畸形矫正得如此完美较为罕见（经允许引自 Newton P, O'Brien M, Shufflebarger H et al. Idiopathic Scoliosis: The Harms Study Group Treatment Guide. Stuttgart/New York: Thieme; 2010: 7-8）。

椎板下钢丝能够支撑起顶椎区域[38-40]（图 1.4）。当然，这种方法只适用于柔韧性较好的、简单的、侧弯角度＜ 50° 的治疗。这类侧弯顶椎区域的结构尚未完全融合，也因此可以通过凹侧金属内植物的支撑而得到解开。然而，脊柱畸形越僵硬——Cobb 角超过 50° 越多——单纯后路内固定越无法作用于顶椎区域。这类畸形通过上述方式无法矫形，因此显而易见的是，我们需要在各个椎体之间创造空间以改善脊柱的柔韧性。这一想法可以通过一期前路多节段椎间盘切除术得以实现，现在再加上后路内固定，这类僵硬性脊柱畸形也可以像利兹大学团队[40]报道的柔韧性好的 50° 以内的侧弯一样得以矫形，这同时也是利兹经验的核心内容。目前角度达到甚至超过 100° 的患者也接受了此治疗，并且绝大多数情况下相关的畸形都完全矫形成功。利兹团队流程的后续步骤将在"3　脊柱畸形的病因学研究"进一步讲解。

不过，法国的 Yves Cotrel 和 Jean Dubousset 发明了一套非常巧妙的矫形器械（CD 器械，图

1.5）[41]。这是一套双棒系统，先由钩将棒附着于脊柱，再使用椎弓根螺钉固定。这一系统的理念是将一根棒置于侧凸的一边，然后旋转被钩把持的脊柱并将脊柱旋转至矢状面，以提吊起压低的脊柱凹侧。这套内固定器械是现代脊柱内固定矫形器械的先驱。目前，通过脊柱后路经椎弓根矫形棒固定，对于大多数特发性脊柱侧凸，甚至角度更大且更僵硬的侧弯都能够达到很好的矫形效果（图 1.6）。

>> 1.3 前路固定

在脊柱畸形后路矫形技术不断发展的同时，前路技术也在不断发展并取得了一定成效。1934年，伊藤发明了针对脊柱结核的前路手术策略[42]，并在之后由香港的 Arthur Hodgson 进一步改进，同样也用来治疗脊柱结核[43]。通过该技术，脊柱结核被有效清除，取自骨盆或肋骨的骨头植入缺损处以提供强硬支撑。随后 Hodgson 将前路技术用于侧弯[44]，但他的"开放性楔形截骨术"牵拉了脊髓，造成了不可接受的高瘫痪率。前路切除先天性椎体异常要追溯到 1928 年的 Royle[45]，之后是 Von Lackum 和 Smith[46]，再然后是 Wiles[47]。但直到肯塔基路易斯维尔的 Leatherman 发明了闭合性楔形截骨术后，人们才在僵硬性脊柱侧弯的前路手术治疗方面取得了巨大进步，并大大减少了神经系统并发症[48]（图 1.7）。如今尽管截骨技术只从后路开展[49]，但对于脊柱结核或其他感染性疾病，或是继发性脊柱转移瘤，前路技术在彻底清除病灶、减压和重建前中柱中的作用仍无可取代。

前路固定技术由澳大利亚的 Dwyer 发明并以

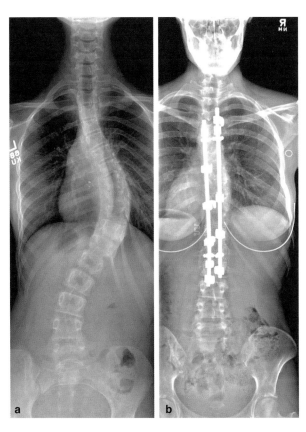

图 1.5 CD 器械。a. 一名胸弯患者的脊柱正位片。b.CD 器械矫形后的脊柱正位片（经允许引自 Newton P, O'Brien M, Shufflebarger H, et al. Idiopathic Scoliosis: The Harms Study Group Treatment Guide. Stuttgart/New York: Thieme; 2010: 9）。

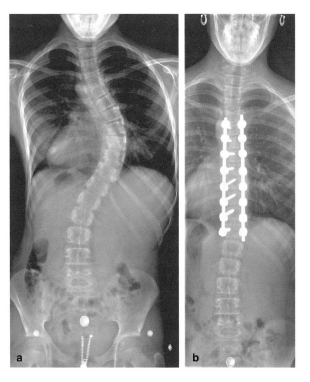

图 1.6 经椎弓根固定。a. 一名胸弯患者的脊柱正位片。b. 使用双侧端椎－端椎经椎弓根螺钉固定后的脊柱正位片（经允许引自 Newton P, O'Brien M, Shufflebarger H, et al. Idiopathic Scoliosis: The Harms Study Group Treatment Guide. Stuttgart/New York: Thieme; 2010: 9）。

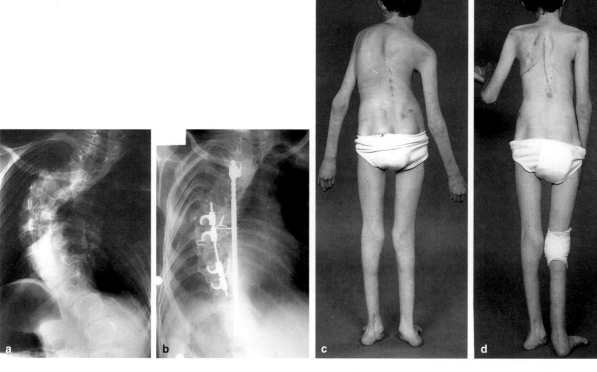

图 1.7　Leatherman 二期楔形截骨术。a. 一例严重僵硬胸弯患者的脊柱正位片。b. 顶椎楔形切除后的脊柱正位片，楔形区域在使用撑开棒固定前先通过加压闭合。c. 严重脊柱畸形患者术前大体照。d. 术后大体照显示矫形效果良好（经允许引自 Newton P, O'Brien M, Shufflebarger H, et al. Idiopathic Scoliosis: The Harms Study Group Treatment Guide. Stuttgart/New York: Thieme; 2010: 10）。

他的名字命名这套器械后开始广为流行[50]。首先切除顶椎区域的椎间盘，然后将横向螺钉置入椎体，螺钉中空的钉尾可以穿入钢丝。通过对钉尾加压缩短钢丝，减少脊柱凸侧长度以矫正侧弯（图 1.8）。他用这一技术治疗特发性胸腰弯和腰弯患者，但大多数脊柱侧弯医生对这一技术十分谨慎，并在神经肌肉性侧弯中首次使用。随后，德国的 Zielke 改进了 Dwyer 系统，他用固定棒代替了钢丝，这套系统成为了现代前路系统的先驱[51]（图 1.9）。Harms 进一步改进了通过前路内固定改善特发性胸弯患者胸椎后凸的理念[52]（图 1.10）。这一理念意义重大，因为在结构性侧弯中，脊柱前部的结构过长，因此切除其椎间盘、短缩脊柱前柱结构，才能在三维空间内对脊柱畸形进行矫正。

　　使用"前路松解"这一术语意味着三维畸形的真正本质仍未得到充分重视。医生无法松解前侧凸畸形脊柱的前部，因为前部太长而并

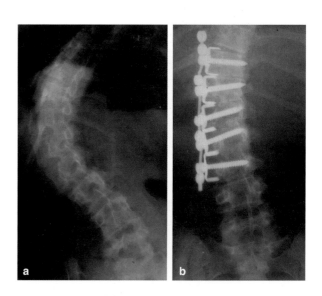

图 1.8　Dwyer 技术。a. 90°胸腰弯患者的正位片。b. 术后 2 年随访显示仅融合 4 节段即可取得良好矫形效果（经允许引自 Newton P, O'Brien M, Shufflebarger H, et al. Idiopathic Scoliosis: The Harms Study Group Treatment Guide. Stuttgart/New York: Thieme; 2010: 11）。

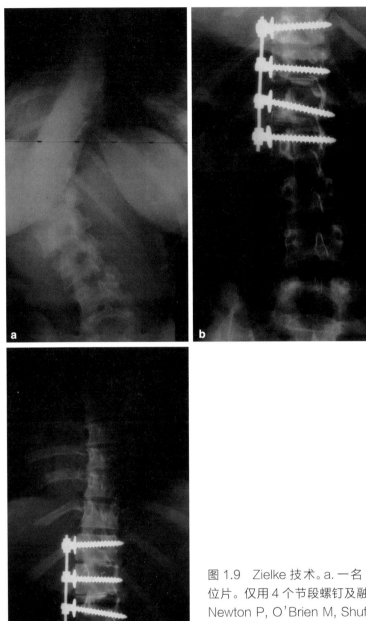

图 1.9　Zielke 技术。a. 一名 70° 胸腰弯患者的正位片。b、c. 术后 2 年正位片。仅用 4 个节段螺钉及融合就取得了良好的脊柱矫形效果（经允许引自 Newton P, O'Brien M, Shufflebarger H, et al. Idiopathic Scoliosis: The Harms Study Group Treatment Guide. Stuttgart/New York: Thieme; 2010: 12）。

非太短。因此，前路技术的原理不应该是"松解"，而是通过多节段椎间盘切除进行短缩，使它自身凑近塌陷（利兹技术）以重建胸椎后凸，从而接近正常脊柱的形态，最终在所有平面矫正畸形。这一技术不仅仅是纸上谈兵的矫正矢状面畸形，而是真正在三维空间通过后凸技术矫正畸形。更重要的是，前路技术去除了生长板，因此顶椎区域凸侧停止生长，预防了侧弯的复发。

　　现在几乎所有的侧弯，无论角度多大或多僵硬，其矫治都是通过后路手术进行，尽管对于其中许多病例而言前路手术显然是更好的选择。此外，后路手术无法轻而易举地缩短脊柱，其神经系统并发症值得关注，因为过度撑开脊柱是 Harrington 时代导致瘫痪的主要原因[53]。如果产生了神经并发症，则应当松开或去除撑开棒，给神经恢复提供最好的环境。坦率地说，这恰恰是 Stagnara 使用唤醒试验的原因，因为如果唤醒试验发现脚趾无法活动，医生只有几小时的时间来挽救这一局面。与此同时，没有报道发现前路手

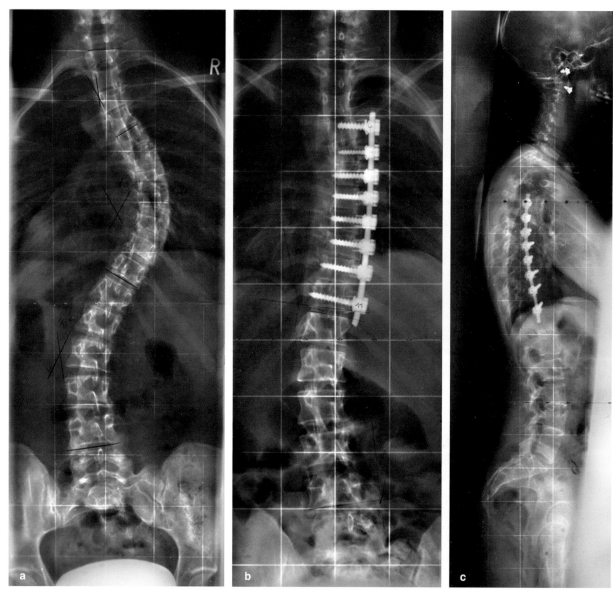

图 1.10　前路固定治疗特发性胸弯。a. 脊柱正位片显示患者为右胸弯，分型为 Lenke 1AL 型。b. 前路固定术后脊柱正位片显示平衡良好的轻度 S 形弯曲。注意胸弯已没有残余旋转，肋骨完全对称，提示完全的三维矫形效果。c. 侧位片显示前路手术保留了胸椎后凸，这是这一技术的重要部分。

术会导致这一问题，因为前路手术不会牵拉脊髓。当然，我们现在已使用脊髓电生理检测来提示我们术中的脊髓功能情况[54]。

（周潇逸　李博　译，李明　罗贝尔　审校）

• 参 考 文 献 •

［1］ Jones WHS. Hippocrates (4 vols). London: Heinemann; 1922–1931

［2］ Huebert HT. Scoliosis. A brief history. Manit Med Rev. 1967; 47(8):452–456

［3］ Kumar K. Spinal deformity and axial traction. Spine. 1996; 21(5):653–655

［4］ Moen KY, Nachemson AL. Treatment of scoliosis. An historical perspective.Spine. 1999; 24(24):2570–2575

［5］ **Rang M. The story of orthopaedics. Philadelphia: WB Saunders; 2000**

［6］ Böni T, Rüttimann B, Dvorak J, Sandler A. Jean-André Venel. Spine. 1994; 19(17):2007–2011

［7］ Sayre JW. Lewis Albert Sayre. Spine. 1995; 20(9):1091–1096

［8］ **Adams W. Lectures on the pathology and treatment of lateral and other forms of curvature of the spine. London: Churchill and Sons; 1865**

［9］ **Blount WP. Scoliosis and the Milwaukee brace. Bull Hosp Jt Dis. 1958; 19:152–165**

［10］ Blount WP, Moe JH. The Milwaukee Brace. Baltimore: Williams & Wilkins; 1973

［11］ **Watts HG, Hall JE, Stanish W. The Boston brace system for the treatment of low thoracic and lumbar scoliosis by the use of a girdle without superstructure. Clin Orthop Relat Res. 1977(126):87–92**

［12］ Carr WA, Moe JH, Winter RB, Lonstein JE. Treatment of idiopathic scoliosis in the Milwaukee brace. J Bone Joint Surg Am. 1980; 62(4):599–612

［13］ **Miller JAA, Nachemson AL, Schultz AB. Effectiveness of braces in mild idiopathic scoliosis. Spine. 1984; 9(6):632–635**

［14］ **Goldberg CJ, Dowling FE, Hall JE, Emans JB. A statistical comparison between natural history of idiopathic scoliosis and brace treatment in skeletally immature adolescent girls. Spine. 1993; 18(7):902–908**

［15］ Rang M. The story of orthopaedics. Philadelphia: WB Saunders; 2000:334

［16］ Rang M. The story of orthopaedics. Philadelphia: WB Saunders; 2000:160

［17］ Hall JE. Spinal surgery before and after Paul Harrington. Spine. 1998; 23(12):1356–1361

［18］ Rang M. The story of orthopaedics. Philadelphia: WB Saunders; 2000:22–23

［19］ Rang M. The story of orthopaedics. Philadelphia: WB Saunders; 2000:417–421

［20］ **Howorth MB. Evolution of spinal fusion. Ann Surg. 1943; 117(2):278–289**

［21］ Wreden. Zentralorgan der gesellschaft der gesamten chirurgie and ihrer grenzgebiete. Berlin: J. Springer; 1923: 434

［22］ Rang M. The story of orthopaedics. Philadelphia: WB Saunders; 2000:318

［23］ Rang M. The story of orthopaedics. Philadelphia: WB Saunders; 2000: 319–321

［24］ Albee F. Transplantation of a portion of the tibia into the spine for Pott's disease: A preliminary report. J Am Med Assoc. 1911; 57:885–886

［25］ DeQuervain F, Hoessly H. Operative immobilisation of the spine. Surg Gynecol Obstet. 1917; 24:428–436

［26］ Hibbs RA. A report of fifty-nine cases of scoliosis treated by the fusion operation. By Russell A. Hibbs, 1924. Clin Orthop Relat Res. 1988; 229(229):4–19

［27］ **Hibbs RA, Risser JC, Ferguson AB. Scoliosis treated by the fusion operation. End-result study of three hundred and sixty cases. J Bone Joint Surg. 1931; 13:91–104**

［28］ Steindler A. Diseases and deformities of the spine and thorax. St Louis: CV Mosby; 1929

［29］ Risser JC, Lauder CH, Norquist DM, Cruis WA. Three types of body casts. Instr Course Lect. 1953; 10:131–142

［30］ Research Committee of the American Orthopaedic Association. End result study of the treatment of idiopathic scoliosis. J Bone Joint Surg Am. 1941; 23:963–977

［31］ Cobb JR. Technique, after-treatment, and results of spine fusion for scoliosis. In: Edwards JW, ed. Instructional Course Lectures (vol. 9). Ann Arbor: American Academy of Orthopaedic Surgeons; 1952: 65–70

［32］ **Harrington PR. Treatment of scoliosis. Correction and internal fixation by spine instrumentation. J Bone Joint Surg Am. 1962; 44-A:591–610**

［33］ Moe JH, Valuska JW. Evaluation of treatment of scoliosis by Harrington instrumentation. J Bone Joint Surg Am. 1966; 48A:1656–1657

［34］ Harrington PR, Dickson JH. An eleven-year clinical investigation of Harrington instrumentation. A preliminary report on 578 cases. Clin Orthop Relat Res. 1973(93):113–130

［35］ Resina J, Alves AF. A technique of correction and internal fixation for scoliosis. J Bone Joint Surg Br. 1977; 59(2):159–165

［36］ **Luque ER. Segmental spinal instrumentation for correction of scoliosis. Clin Orthop Relat Res. 1982(163):192–198**

［37］ **Allen BL, Jr, Ferguson RL. The Galveston technique for L rod instrumentation of the scoliotic spine. Spine. 1982; 7(3):276–284**

［38］ **Dickson RA, Archer IA, Deacon P. The Surgical Management of Idiopathic Thoracic Scoliosis. J Orthopaedic Surgical Techniques. 1985; 1:23–28**

［39］ Archer IA, Deacon P, Dickson RA. Idiopathic scoliosis in Leeds: A management philosophy. J Bone Joint Surg Br. 1986; 68B:670

［40］ **Dickson RA, Archer IA. Surgical treatment of**

1

late-onset idiopathic thoracic scoliosis. The Leeds procedure. J Bone Joint Surg Br. 1987; 69(5):709–714

[41] Dubousset J, Graf H, Miladi L, Cotrel Y. Spinal and thoracic derotation with CD instrumentation. Orthop Trans. 1986; 10:36

[42] Ito H, Tsuchiya J, Asami GA. A new radical operation for Pott's disease. J Bone Joint Surg. 1934; 16:499–515

[43] Hodgson AR, Stock FE. Anterior spinal fusion a preliminary communication on the radical treatment of Pott's disease and Pott's paraplegia. Br J Surg. 1956; 44(185):266–275

[44] Hodgson AR. Correction of fixed spinal curves. J Bone Joint Surg 1965; 47: 1221–1227

[45] Royle ND. The operative removal of an accessory vertebra. Med J Aust. 1928;1:467

[46] Von Lackum HL, Smith A de F. Removal of vertebral bodies in the treatment of scoliosis. Surg Gynecol Obstet. 1933; 53:250–256

[47] Wiles P. Resection of dorsal vertebrae in congenital scoliosis. J Bone Joint Surg Am. 1951; 33 A(1):151–154

[48] **Leatherman KD, Dickson RA. Two-stage corrective surgery for congenital deformities of the spine. J Bone Joint Surg Br. 1979; 61-B(3):324–328**

[49] **Nakamura H, Matsuda H, Konisishi S, Yamano Y. Single-stage excision of hemivertebrae via the posterior approach alone for congenital spine deformity: follow-up period longer than ten years. Spine. 2002; 27:110–115**

[50] **Dwyer AF, Newton NC, Sherwood AA. An anterior approach to scoliosis. A preliminary report. Clin Orthop Relat Res. 1969; 62(62):192–202**

[51] **Zielke K, Berthet A. [VDS—ventral derotation spondylodesis—preliminary report on 58 cases]. Beitr Orthop Traumatol. 1978; 25(2):85–103**

[52] **Betz RR, Harms J, Clements DH, III, et al. Comparison of anterior and posterior instrumentation for correction of adolescent thoracic idiopathic scoliosis. Spine. 1999; 24(3):225–239**

[53] **Vauzelle C, Stagnara P, Jouvinroux P. Functional monitoring of spinal cord activity during spinal surgery. Clin Orthop Relat Res. 1973(93):173–178**

[54] **Devlin VJ, Schwartz DM. Intraoperative neurophysiologic monitoring during spinal surgery. J Am Acad Orthop Surg. 2007; 15(9):549–560**

注：加粗的是重要参考文献。

2 基本原则

CHAPTER 2
BASIC PRINCIPLES

>> 2.1 定义与术语

随着过去十几年脊柱畸形学术术语的发展，越来越多规范的脊柱畸形术语为我们所熟知，使得我们能在临床工作和科研工作中进行规范化的交流。这些脊柱畸形术语规范化的使用均归功于国际脊柱侧凸协会（Scoliosis Research Society）的大力支持和倡导[1]。但是，我们使用的术语中也有一些是没有明显意义的，如非结构性脊柱侧凸。我们实际上需要一些更准确的术语来描述脊柱畸形。

2.1.1 脊柱畸形平面维度

脊柱有 3 个平面维度，即冠状面、矢状面和横断面（图 2.1）。在冠状面，脊柱应呈竖直状态。

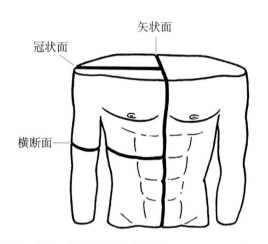

图 2.1 人体三维平面（经允许引自 Newton P, O'Brien M, Shufflebarger H, et al. Idiopathic Scoliosis: The Harms Study Group Treatment Guide. Stuttgart/New York: Thieme; 2010: 17）。

如果冠状面上出现脊柱弯曲，那么可以说存在脊柱侧凸（图 2.2）。在脊柱矢状面，存在 4 个生理弯曲，即颈椎前凸、胸椎后凸、腰椎前凸和骶椎后凸（图 2.3）。在脊柱发育生长时期就已经出现这四个弯曲，并随着年龄增长而逐步生长发育。随着生长发育，当婴幼儿开始抬头环顾四周时，颈椎即开始出现前凸并逐步形成向前的曲度。当婴幼儿发育开始学会坐和站立时，即开始形成腰椎前凸弯曲。在横断面上，椎体的生长也是对称性的。

2.1.2 结构性脊柱畸形与非结构性脊柱畸形

非结构性脊柱侧凸主要是继发于其他疾病引起的脊柱畸形类型，包括双下肢不等长、由于疼痛（如骨样骨瘤、青少年椎间盘突出）引起的椎旁肌痉挛等（图 2.4）。结构性脊柱畸形是由于脊柱疾患引起的，后文会介绍引起结构性脊柱畸形的各个病因及其分类。在某种意义上，结构性脊柱畸形又可以称作"原发性脊柱畸形"，而非结构性脊柱畸形又可以称作"继发性脊柱畸形"。此外，对于结构性脊柱畸形和非结构性脊柱畸形还有另外一种定义。结构性脊柱畸形除了有弯曲以外，同时伴有椎体旋转，但是这种定义也不是很完善。例如，特发性脊柱侧凸在横断面上有椎体的旋转（图 2.5），但先天性脊柱畸形也属于结构性脊柱畸形，而该类患者椎体很少存在旋转畸形，而是有半椎体等畸形存在（图 2.6）。由于双下肢不等长引起的脊柱畸形，就已经存在腰椎的前凸和脊柱的倾斜旋转[2]（图 2.4a）（双平面失衡）[3]。

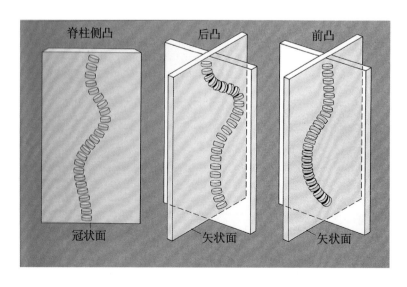

图 2.2 脊柱畸形冠状面和矢状面平面上的畸形类型（经允许引自 Greenspan A. Scoliosis and anomalies with general effect on the skeleton. In: Orthopaedic Radiology. A Practical Approach. 2nd ed. London: Gower Medical Publishing; 1992: Figure 28.3）。

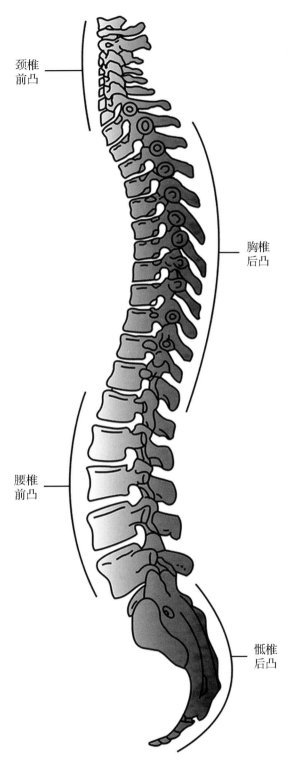

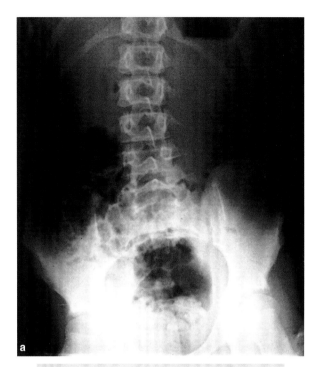

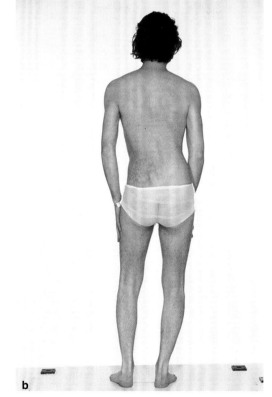

图2.3 脊柱矢状面上的4个生理弯曲：颈椎前凸、胸椎后凸、腰椎前凸和骶椎后凸（经允许引自 Newton P, O'Brien M, Shufflebarger H, et al. Idiopathic Scoliosis: The Harms Study Group Treatment Guide. Stuttgart/New York: Thieme; 2010: 17）。

图2.4 非结构性脊柱侧凸。a. 双下肢不等长引起的脊柱侧凸的脊柱正位片。b. 一位由于青少年椎间盘突出导致肌肉痉挛而引起的非结构性脊柱侧凸。图中后背部的红斑是由于使用热力板来缓解左侧脊柱疼痛而引起的（经允许引自 Newton P, O'Brien M, Shufflebarger H, et al. Idiopathic Scoliosis: The Harms Study Group Treatment Guide. Stuttgart/New York: Thieme; 2010: 18）。

2

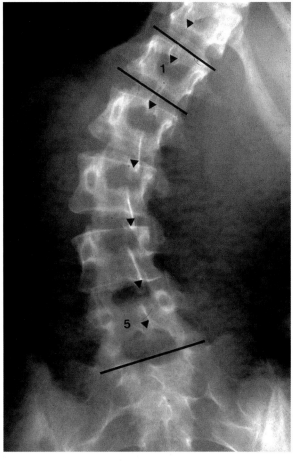

图 2.5　一名特发性脊柱侧凸的脊柱正位片。图中黑色三角形标示的是棘突，棘突向着弯曲的凹侧旋转。脊柱从后部观察比从前部观察要短；此外，所有结构性的脊柱侧凸都伴有前凸的畸形（经允许引自 Newton P, O'Brien M, Shufflebarger H, et al. Idiopathic Scoliosis: The Harms Study Group Treatment Guide. Stuttgart/New York: Thieme; 2010: 18）。

>> 2.2　侧凸的特点

2.2.1　椎体的命名

图 2.7 是一名中度脊柱侧凸患者的 X 线片。通常应阅读后前（PA）位 X 线片，正如我们从患者背后观察患者一样。此外，这样还会减少女性发育中的乳腺和甲状腺辐射的暴露剂量[4]。端椎指的是侧凸弯曲倾斜最大的椎体，在这个病例里，端椎是 T5 ～ T11。顶椎指的是侧凸弯曲的中心椎体，这个病例中，T8 是顶椎。如果侧凸弯曲椎体的数目是偶数的话，有 2 个中心椎体是顶椎；如果是奇数的话，只有一个椎体是顶椎。然

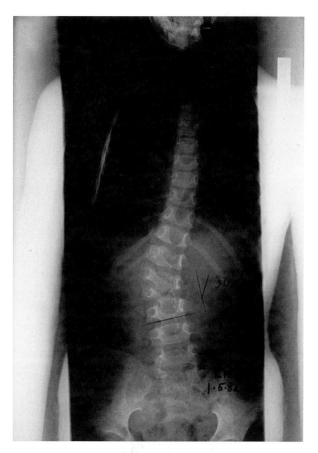

图 2.6　由半椎体畸形引起的脊柱侧凸无明显旋转。

而，真正的结构性弯曲是从上端第一个中立椎（无旋转椎体）至下端第一个中立椎，比上下端椎范围稍大，在此例中分别对应上方的 T3 和下方的 T12。

2.2.2　侧凸大小

虽然测量弯曲度数的方法不止一个，例如 Ferguson 法[5]（即在弯曲的最上端和最下端做纵向线条，测量其之间的角度），但是 Cobb 角方法是最常用的测量脊柱弯曲角度的方法[6]。在上端椎的上终板和下端椎的下终板分别做平行线，这两条线的夹角即 Cobb 角（图 2.8）。对于轻度或中度的侧凸，这两条线可能在 X 线片上并不相交，因此我们通常在这两条线分别再做垂线，两垂线的夹角即 Cobb 角。但是也有学者认为，这种测量方法可能会损伤 X 线片乳剂，因此他们发明了 Cobb 角尺[7]（图 2.9）。这种测量尺方便携带，无须在 X 线片上画线，可以放在口袋里在临床工作中使用。此外，有学者认为，相比较传统

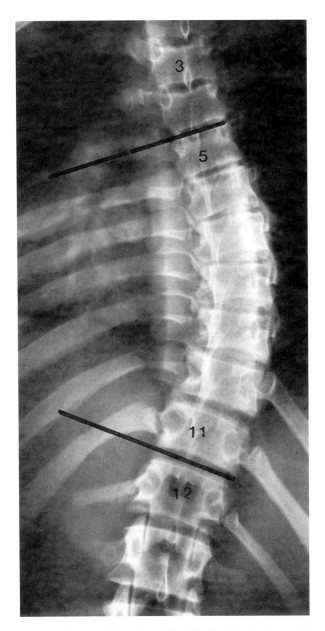

图2.7 特发性脊柱侧凸正侧位片胸段。棘突向侧凸的凹侧旋转。Cobb 角测量时从端椎 T5 到 T11 之间。上端的第一个中立位是 T3，在上端椎上 2 个椎体。T12 是下位的中立椎。顶椎是 T8（经允许引自 Newton P, O'Brien M, Shufflebarger H, et al. Idiopathic Scoliosis: The Harms Study Group Treatment Guide. Stuttgart/New York: Thieme; 2010: 19）。

的在 X 线片上画线测量的方法，使用 Cobb 角尺测量出的角度会更精确。但是如今临床工作中多使用的是 PACS 系统，系统中能提供很方便测量 Cobb 角的工具，简化了测量过程。

这些测量方法均需要在脊柱正侧位 X 线片上进行。每个椎体都进行性地向顶椎处旋转。侧凸弯曲角度越小，其椎体在冠状面上的旋转越小，

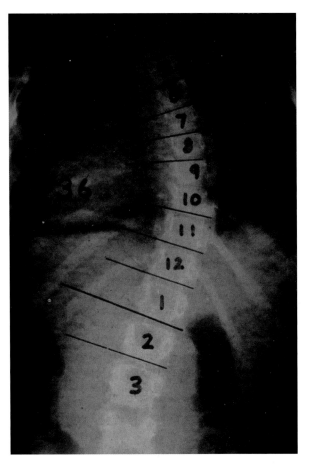

图2.8 右侧胸弯脊柱侧凸正侧位片。在各个弯曲椎体的上终板和下终板做平行线，可以看见倾斜最大的椎体，即 T6 和 L1。

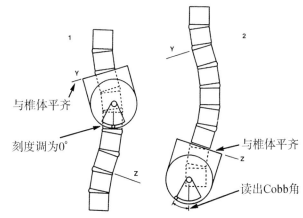

图2.9 利用 Cobb 角尺测量侧凸角度。该装置上端与上端椎平齐，刻度调整为 0°。再将 Cobb 角尺放至下端椎，测出的角度即为 Cobb 角度（经允许引自 Newton P, O'Brien M, Shufflebarger H, et al. Idiopathic Scoliosis: The Harms Study Group Treatment Guide. Stuttgart/New York: Thieme; 2010: 19）。

2

顶椎的旋转角度也越小。一个 60° 的侧凸比 2 个 30° 的侧凸的总和还要严重，因为在非冠状面存在不同程度的畸形。Stagnara 认为，在测量和评估脊柱侧凸时，在真正的去旋转平面的评估才是最重要的[8]（图 2.10）。假设有一个在正侧位片上测量角度为 30° 的侧凸。那么将患者或者 X 线拍摄角度旋转 30°，那么得出的影像学即是去旋转平面。同样地，在脊柱侧位片上的矢状面的各个角度并不是真正的矢状面参数，因此，需要将患者或者 X 线向正侧位去旋转平面旋转，这样

得出的角度才是真正的矢状面角度。在去旋转矢状面上，胸椎后凸随着侧凸角度的增大而增大。我们可以从晾衣架中来理解上述所说的去旋转平面（图 2.11）。简而言之，在评估脊柱侧凸角度的时候，该角度会随着脊柱平面旋转而变化。此外，现在大多数关于脊柱侧凸的文献在评估侧凸大小的时候仍然使用均数、标准差、百分比变化等。在经过治疗后，侧凸角度从 60° 到 30° 改变所代表意义远大于 50% 的数值改变。

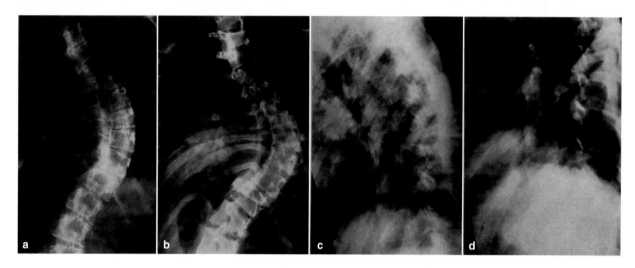

图 2.10 一位有胸弯的脊柱侧凸患者。a. 脊柱正位。b. 脊柱去旋转位片显示，侧凸角度远远大于脊柱正位片上显示的角度。c. 脊柱侧位片显示，胸椎后凸呈假象性增大。d. 真正的侧位片显示足够的前凸。这四张图都来自同一位脊柱侧凸患者（经允许引自 Newton P, O'Brien M, Shufflebarger H, et al. Idiopathic Scoliosis: The Harms Study Group Treatment Guide. Stuttgart/New York: Thieme; 2010: 20）。

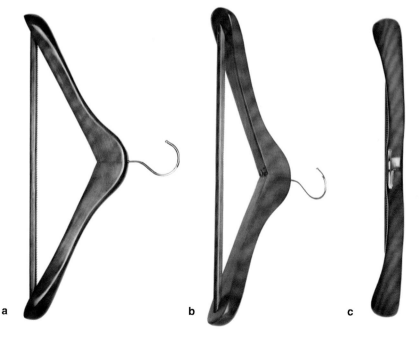

图 2.11 a. 衣架的正位片，显示存在 60° 的侧凸。b. 旋转衣架 45°，这是侧凸角度显示的是 30°（因为这时的衣架与 a 中的衣架不在一个平面）。c. 当继续旋转衣架 45° 时，并没有观察到侧凸的存在（经允许引自 Newton P, O'Brien M, Shufflebarger H, et al. Idiopathic Scoliosis: The Harms Study Group Treatment Guide. Stuttgart/New York: Thieme; 2010: 21）。

2.2.3 椎体旋转

评估椎体旋转是脊柱畸形评估中非常重要的一个环节，它能提示脊柱畸形的严重程度，特别是在评估柔韧性和矫正可能性方面。一个伴有顶椎严重旋转的 40° 的胸段侧凸，其肋骨隆起和胸廓僵硬的临床意义比旋转度较小的侧凸更为严重。

Nash-Moe 法是评估椎体旋转度较早的方法[9]（图 2.12）。除了三维 MRI 和低剂量 CT 外，Nash-Moe 法仍然是有效且实用的评估椎体旋转度的方法。没有旋转的椎体，其椎弓根平均分布在椎体两侧。伴有向前旋转的椎体，其后部结构通常会向侧凸的凹侧旋转（图 2.5）。凸侧的椎弓根更加远离椎体一侧，同时凹侧的椎弓根呈日蚀状。Nash-Moe 法用于评估旋转的程度，但是通过测量凸侧椎弓根外侧缘与凸侧椎体的距离，并与整个椎体宽度作比值的方法更为准确[1]。

另一个评估椎体旋转的方法是利用 Perdriolle 发明的量角器测量法[10]（图 2.13）。该量角器上有许多纵向线，平分凸侧椎弓根的纵向线代表该椎体的旋转程度。在全脊柱的测量上，该方法还没得到验证。相较之下，Nash-Moe 法仍是一个较好的选择。如今，MRI 也能用来评估椎体的旋转程度（图 2.14）。

另一个评估旋转度的方法由 Min Mehta 在早些年提出，如今仅用于早发的（婴儿型）特发性脊柱病例的椎体旋转度的测量[11]（图 2.15）。在侧凸顶椎，测量每一侧的肋骨颈与椎体纵垂线之间的角度，即肋骨椎体角（RVA）。侧凸的凸侧的肋骨椎体角要比凹侧的小。若两侧的角度差值（RVAD）> 20°，意味着侧凸弯曲程度较大且容易进展。侧凸角度越大，椎体旋转程度越大，畸形越容易进展。婴儿型结构性双弯进展的可能性更大（图 2.15c、d）。

对于晚发性特发性脊柱侧凸（青少年特发性脊柱侧凸），在侧位片上测量假性后凸畸形也是一种评估椎体旋转的方法。侧凸顶椎前凸区域超过矢状面前方，并向后进行性加重，在侧位片上，将会出现假性后凸（图 2.10c）。需要注意的是，后凸代表脊柱向后倾斜。在结构性脊柱侧凸中脊柱整体进行性向后倾斜，并伴随着前凸的改变。Cobb 角越大的脊柱畸形，其假性后凸也越严重。因此，患者矢状面上的评估也是评价脊柱畸形程度和椎体旋转程度的一种方式。一个冠状面上 Cobb 角 40°、椎体旋转 10° 的患者，与冠状面上 Cobb 角 40°、椎体旋转 20° 的患者进行比较，后者在侧位片上测得的假性后凸比前者更严重。因此，Lenke 分型中涉及的后凸分型，忽略了假性后凸的存在[12]。

2.2.4 侧凸弯曲类型

侧凸的类型包括：单弯、双弯、多弯（图 2.16）。以往认为，特发性脊柱侧凸以单胸弯为主。

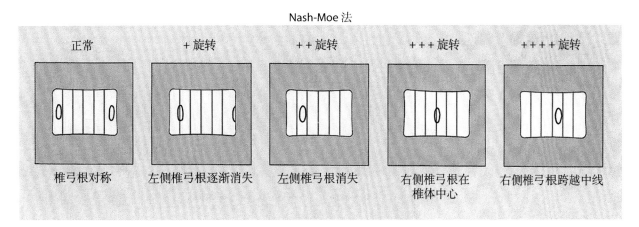

Nash-Moe 法

正常	+ 旋转	++ 旋转	+++ 旋转	++++ 旋转
椎弓根对称	左侧椎弓根逐渐消失	左侧椎弓根消失	右侧椎弓根在椎体中心	右侧椎弓根跨越中线

图 2.12 Nash-Moe 法评估椎体旋转度。凸侧椎弓根距离椎体凸侧面的程度可分为 0～4 度（0: 正常；1: +；2: ++；3: +++；4: ++++）（经允许引自 Greenspan A. Scoliosis and anomalies with general effect on the skeleton. In: Orthopaedic Radiology. A Practical Approach. 2nd ed. London: Gower Medical Publishing; 1992: Figure 28.14）。

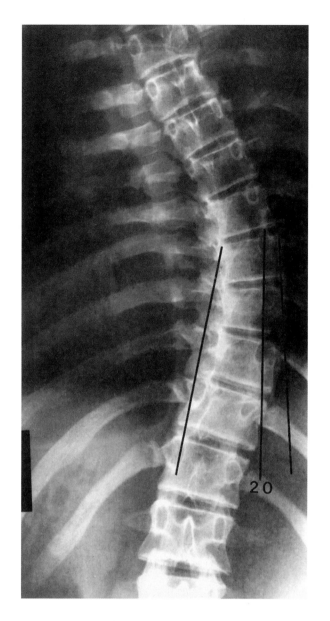

图 2.13　利用 Perdriolle 量角器测量椎体旋转度。该量角器包括纵向垂线，测量时一侧的纵垂线与一侧的椎体平齐。平衡凸侧椎弓根的纵垂线代表椎体旋转的程度（经允许引自 Newton P, O'Brien M, Shufflebarger H, et al. Idiopathic Scoliosis: The Harms Study Group Treatment Guide. Stuttgart/New York: Thieme; 2010: 21）。

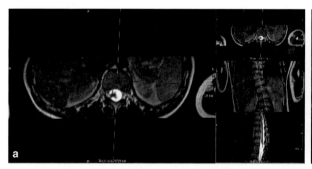
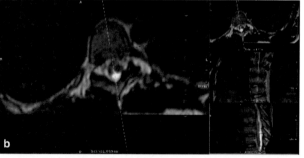

图 2.14　利用 MRI 测量椎体旋转度。a. 测量上端椎的旋转，这是评估顶椎旋转程度的重要参照。b. 测量端椎的旋转度，由 MRI 软件画出的线同样可以计算顶椎的旋转程度。在这个病例中，旋转度为 10°。值得注意的是，这个方法测量得出的旋转程度是在仰卧位上，而 Nash-Moe 法可以在站立正侧位、仰卧位、左右 bending 位等位置进行评估（经允许引自 Dr. J Rankine, Consultant Spine Radiologist, The Leeds Hospitals）。

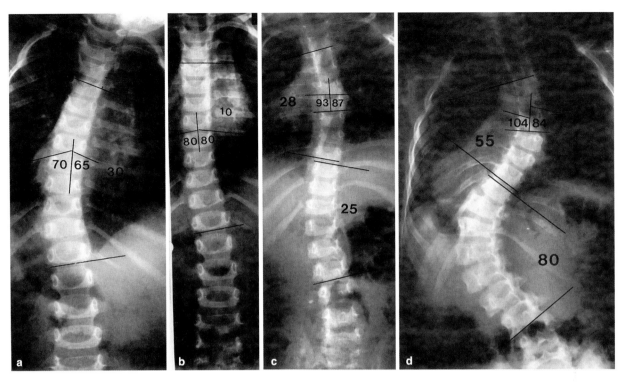

图 2.15　a. 婴儿型特发性脊柱侧凸。主弯为胸弯（30°），RVAD 为 5°。b. 随访 2 年，脊柱侧凸改善较明显。c. 双主弯型的婴儿型特发性脊柱侧凸。胸弯向右 28°，胸腰弯向左 25°。RVAD 为 6°。但是双主弯型的婴儿型特发性脊柱侧凸容易发生进展。d. 一年后，双弯进展较明显，特别是胸腰弯部分。遗憾的是，随访期间没有接受任何治疗（经允许引自 Newton P, O'Brien M, Shufflebarger H, et al. Idiopathic Scoliosis: The Harms Study Group Treatment Guide. Stuttgart/New York: Thieme; 2010: 22）。

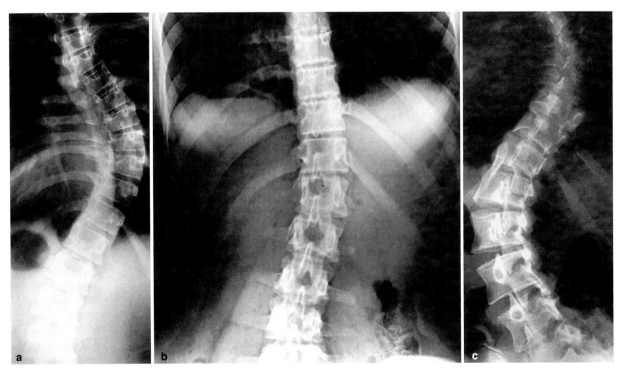

图 2.16　常见的特发性脊柱侧凸的畸形类型。a. 右主胸弯：顶椎通常在 T7 和 T9。b. 右主胸腰弯：顶椎通常在 T12 或 L1。c. 双主弯畸形，右胸弯和左腰弯：左主弯顶椎通常在 L2（经允许引自 Newton P, O'Brien M, Shufflebarger H, et al. Idiopathic Scoliosis: The Harms Study Group Treatment Guide. Stuttgart/New York: Thieme; 2010: 23）。

2

但是仔细研究影像学我们会发现，很多主弯上端和下端椎存在与主弯旋转相反的旋转，提示该侧凸可能存在双弯或者多弯的畸形。Cruickshank 的相关文章值得我们深入地学习[13]。如果顶椎在 T2～T11，我们称为胸弯侧凸。但是大多数胸弯侧凸顶椎在 T7～T9。胸腰弯侧凸的顶点在 T12 或 L1，而对应的颈 / 胸侧凸顶椎在 C7 或 T1。腰椎侧凸畸形的顶椎在 L2～L4，较少见的腰骶段畸形在 L5 或 S1。双弯畸形主要涉及胸弯或胸腰弯，较常见的胸弯双主弯畸形主要涉及主胸弯和上胸弯的畸形（图 2.17）[14]。Moe 是第一位提出

应该重视此类畸形的学者。因为向右的主胸弯常常伴有向左的上胸弯畸形，并伴随着双肩的不等高，通常是左肩高于右肩[15]。对于这类畸形，术中仅进行主胸弯的矫正，往往是不够的，通常需要对上胸弯进行矫正，以恢复双肩的平衡。

畸形方向的定义主要依据侧凸弯曲凸侧所在的位置。因此，右胸弯、左胸腰弯或左腰弯较为多见。

如果仅仅存在单一的弯曲（多数情况为主胸弯），那么脊柱容易达到平衡。在主弯的上方或下方，都是代偿性弯曲。使得上方的头部、下方的腰椎和骨盆变直，从而维持头部在骨盆的中心上。该平衡可以用椎体棘突的纵垂线是否穿过臀沟中部来评价。也许在影像学上，下列方法是更准确的方法（图 2.18）[16]。对于脊柱平衡来说，上方和下方需要存在相同的代偿性弯曲。如果下方代偿性弯曲大于上方的代偿性弯曲，那么脊柱的平衡将会被打破，我们称之为失代偿（图 2.19）。

对于这些代偿性弯曲，需要更多的研究[13]。例如，右侧胸腰弯意味着在主弯上下一个或两个节段仍存在着与主弯旋转方向相反的椎体。在胸腰弯或腰弯为主弯的侧凸中，这类现象能更好地被理解，因为 X 线上对比反差度在下段较明显（图 2.20）。下端椎是 L3，L3 下段是代偿性弯曲。主弯为向左的结构性弯时，棘突向反方向的右侧

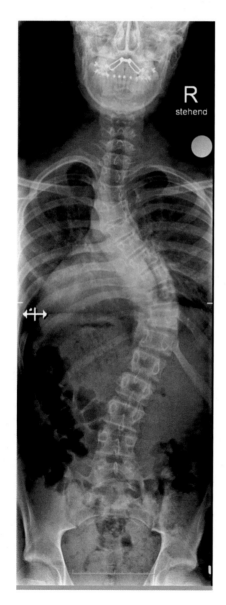

图 2.17 脊柱正侧位片显示：双胸弯的脊柱畸形。右胸主弯、左上胸弯。左肩抬高。Lenke 分型为 Lenke 2AN 型。

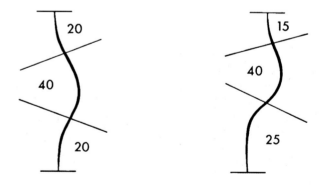

图 2.18 脊柱平衡的测量（代偿状态）。上下代偿弯的 Cobb 角度大小的总和通常与主弯相同。左图：脊柱处于平衡状态时，上下两个代偿性弯曲的角度通常是一样大小的。右图：由于下方代偿弯的角度比上方代偿弯大，脊柱则是向侧凸主弯的凸侧倾斜。在这个病例中，脊柱处于失代偿状态（10°）（经允许引自 Newton P, O'Brien M, Shufflebarger H, et al. Idiopathic Scoliosis: The Harms Study Group Treatment Guide. Stuttgart/New York: Thieme; 2010: 23）。

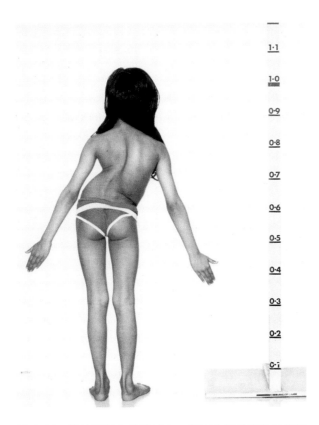

旋转。但是，在下段的代偿性弯曲，我们可以发现，其椎体棘突仍然向右侧旋转。这些代偿性弯曲在右侧而非左侧。因此，上段和下段代偿性弯曲仍存在椎体旋转方向的不一致，可能提示存在后凸。当 L4 处于代偿性弯曲时，L4 向右旋转，L5 旋转程度较小。这些代偿弯的椎体组成后凸畸形，与主弯形成的前凸畸形方向相反。从脊柱的三维平衡来看，主弯的前凸畸形需要上下代偿性弯曲的后凸畸形来达到脊柱平衡的维持。我们将在下面的章节中深入讨论这一问题。

当存在腰弯和胸弯均为结构性弯曲的双主弯时，我们有时候会发现在两个弯曲中间，存在一个没有旋转的椎体（图 2.21），在这个病例中，是 T9。在胸弯下面的椎体向右侧旋转，形成了下段前凸畸形的椎体。这提示我们，任何双结构

图 2.19 脊柱平衡失代偿状态。躯干向脊柱侧凸凸侧倾斜明显。

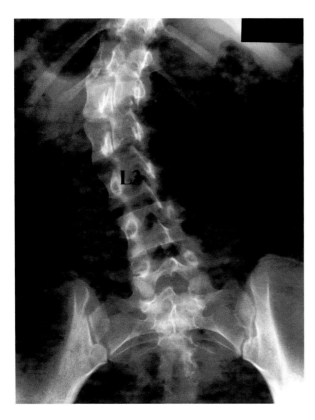

图 2.20 向左弯曲的主胸腰弯的下端椎在 L3，下面的 L4、L5 仍然向与主弯旋转相同的方向旋转。

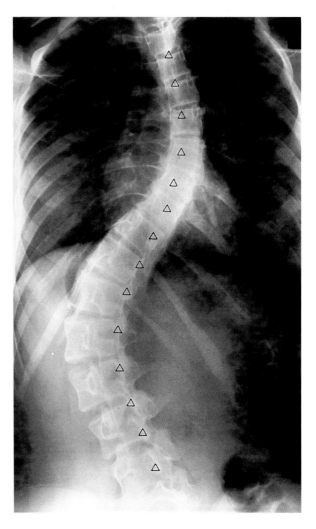

图 2.21 胸腰双主弯的脊柱正位片。棘突在图中用三角形表示。T9 是中立椎，在两个前凸弯曲的中间。

性主弯，所有的椎体都是前凸，或者大部分连接两部分主弯的椎体是中立的，且没有交界性的后凸。在侧位片上，看似好像存在后凸，但实际上是假象。交界区域的前凸比其上下区域更小。在胸腰弯或腰弯为主弯的双结构性弯曲中，侧位片上更容易发现平背畸形（图 2.22）。这些提示脊柱外科医生，在术中需要在 3 个平面进行脊柱畸

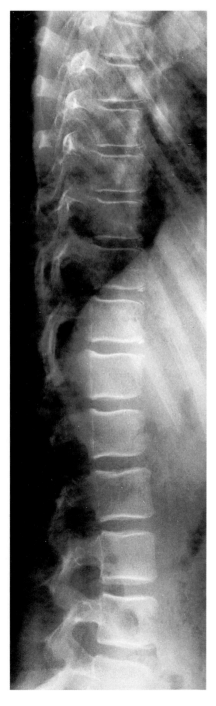

图 2.22 双主弯脊柱侧凸的侧位片。因为前凸的存在，导致脊柱出现平直。

形的矫正。尽管这些结构性弯曲在矢状面上是前凸而不是后凸，但是在侧位片上往往表现出的是后凸[12]。但是在现有技术和对脊柱畸形真正三维畸形的研究认知下，我们仍很难去真正地实现脊柱畸形的三维矫形。

>> 2.3 脊柱生长

这是脊柱畸形的另一个重要的研究领域。因为在儿童发育过程中，脊柱畸形可能出现加重，因此对于脊柱生长特性的研究是非常重要的。在患者生长过程中，进行反复的脊柱影像学参数的随访，是非常有必要的。

2.3.1 骨骼成熟评价指标

评价脊柱的生长速度和生长高峰有一系列非常有效的评价指标。在影像学上，有两个传统的经典评估脊柱畸形进展的指标：即髂嵴的骨化程度和椎体环形骨骺。椎体环形骨骺随着患者年龄的增长和椎体的发育，越来越难以辨认。髂嵴的骨化程度在 X 线上可以很清楚地观察到。我们定义髂嵴的骨化为 Risser 征，共有 6 个程度，0 ～ 5 度（图 2.23）[17]。0 度即骨骺没有出现；将髂嵴分为 4 等分，每一份为 1 度。

Risser 征唯一存在的缺陷在于：骨盆发育成熟以后，脊柱仍在发育生长，因此，Risser 征 5 度并不意味着脊柱生长的停止[18,19]。有研究显示，在 20 岁甚至 20 岁之后，脊柱仍可能生长[20,21]。

这就很容易理解，为什么有些学者报道 Risser 征 5 度的患者也可能出现 Cobb 角的加重。也有学者猜测，雌激素可能也会导致脊柱畸形的加重。Lee 团队研究发现，在骨盆发育成熟（Risser 征 5 度）以后，脊柱仍然可以生长 2 cm（主要是躯干的生长和坐姿高度的增高，而不是站立位的高度）[20]。若一脊柱侧凸患者年龄在 25 岁，Risser 征为 5 度，那么脊柱侧凸仍有进展的可能性。

Weinstein 等报道了一组成年人脊柱畸形进展的相关数据，我们将在"4 特发性脊柱侧凸"展开描述[22]。

此外，还有学者研究了不同年龄阶段脊柱的生长情况，研究指出：在 2 岁的时候，椎体就能发育至成年椎体的一半；在青春期发育之前，尺

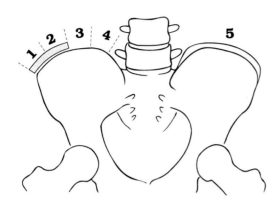

图 2.23 Risser 征。骨骺从髂嵴前侧开始生长，向髂嵴后侧延伸。分为 6 级，Risser 征 5 度为骨骺完全覆盖髂嵴（经允许引自 Newton P, O'Brien M, Shufflebarger H, et al. Idiopathic Scoliosis: The Harms Study Group Treatment Guide. Stuttgart/New York: Thieme; 2010: 24）。

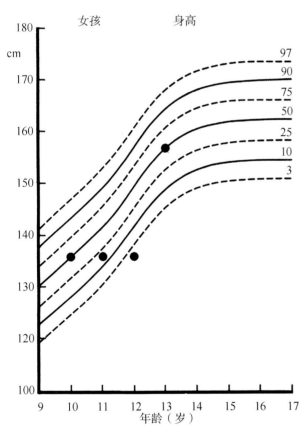

图 2.24 Tanner & Whitehouse 百分位图（适用于女性）。这个图上标注的点表示在 11 ～ 12 岁脊柱没有明显生长的 10 岁女孩的身高。在 12 ～ 13 岁，这段时间脊柱生长占据了整个脊柱生长的 50%，表明这段时间是脊柱生长的高峰期（经允许引自 Newton P, O'Brien M, Shufflebarger H, et al. Idiopathic Scoliosis: The Harms Study Group Treatment Guide. Stuttgart/New York: Thieme; 2010: 25）。

寸已接近成年椎体[23]。

2.3.2 骨骼成熟度的测量

现在常用的测量骨骼成熟度的方法是：对左手和手腕进行 X 线摄片，对比腕骨、桡骨和尺骨的大小和骨化程度，得出的骨骼年龄可能与实际生长发育年龄不相符。*Greulich and Pyle Atlas* 是第一本报道骨骼成熟度的图集之一，测量人群为 20 世纪 30 年代美国克利夫兰的学生[24]。最新一本关于骨骼年龄的图集由 Tanner 和 Whitehouse 共同出版，将骨骼年龄划分至小数点后一位[25]。相比于实际生长发育年龄来说，我们更关注骨骼成熟度、骨骼年龄的测量。脊柱畸形在骨骼发育高峰期会快速进展。

2.3.3 百分位图

测量骨骼成熟度的方法有很多，但是在临床门诊中，站立位和坐位的百分比仍然是较为实用的方法。这种方法与测量髂嵴判断骨骼成熟度的方法相似，而且能在每次患者随访时应用（图 2.24）。

>> 2.4 脊柱畸形分类

现如今，根据病因学进行的脊柱畸形分类应用广泛[26]。对于脊柱畸形的分类，重要的一点就是，该分类能够简便明了，且具有临床应用价值。我们对特发性脊柱侧凸和腰椎滑脱的分类进行了一些小的修改，其他的没有改动。表 2.1 是大致的分类，表 2.2 是较为具体的分类。

>> 2.5 原发性、进展性或结构性脊柱畸形

2.5.1 特发性脊柱畸形

特发性脊柱侧凸

该类脊柱畸形是指没有先天性的脊柱发育不良或神经肌肉异常的情况下出现的以侧方畸形为主并伴有旋转的脊柱畸形。特发性脊柱侧凸是最常见的脊柱畸形类型，表现为侧前凸，且不存在特发性的侧后凸。同样类型的侧前凸还见于轻症

表 2.1　基于病因学的脊柱畸形分类

原发性、进展性或结构性脊柱侧凸
特发性脊柱畸形
1. 特发性脊柱侧凸
（1）早发性脊柱侧凸
（2）晚发性脊柱侧凸
2. 特发性脊柱后凸
（1）Ⅰ型：典型的休门病
（2）Ⅱ型："apprentice"脊柱
先天性脊柱（脊髓）畸形
1. 脊柱畸形
（1）侧凸畸形
1）椎体形成障碍
2）椎体分节不全
3）混合型
（2）后凸畸形
（3）前凸畸形
2. 脊髓（发育）畸形
（1）脊髓发育不良性侧凸
（2）脊髓发育不良性后凸
（3）脊髓发育不良性前凸
3. 脊柱和脊髓发育不良性脊柱畸形
4. 先天性脊柱畸形为主的综合性脊柱畸形
神经肌肉型脊柱畸形
1. 脑瘫
2. 脊髓灰质炎

表 2.2　详细的病因学分类

原发性、进展性或结构性脊柱侧凸
特发性脊柱畸形
1. 特发性脊柱侧凸
（1）早发性脊柱侧凸：5 岁之前
（2）晚发性脊柱侧凸：5 岁之后
2. 特发性脊柱后凸
（1）Ⅰ型：典型的休门病——胸椎
（2）Ⅱ型："apprentice"脊柱——胸腰椎或腰椎
先天性脊柱（脊髓）畸形
1. 脊柱畸形
（1）侧凸畸形
1）椎体形成障碍 单侧完全形成障碍：半椎体 单侧部分形成障碍：楔形椎
2）椎体分节不全 完全或双侧分节不全："bloc" 部分或单侧分节不全："bar"
3）混合型
（2）后凸畸形 形成障碍 分节不全 混合型
（3）前凸畸形
2. 脊髓（发育）畸形
（1）脊髓发育不良性侧凸
（2）脊髓发育不良性后凸（先天性脊膜膨出后凸畸形）
（3）脊髓发育不良性前凸
3. 脊柱和脊髓发育不良性脊柱畸形 在脊髓发育不良性脊柱侧凸上方出现形成障碍或分节不全
4. 先天性脊柱畸形为主的综合性脊柱畸形
（1）Klippel-Feil 综合征
（2）Pterygium 综合征
（3）Holt-Oram 综合征
（4）Goldenhar 综合征
（5）Treacher Collins 综合征
（6）Apert 综合征
（7）Crouzon 综合征
（8）Jarcho-Levin 综合征
（9）Larsen 综合征
（10）Silver 综合征
（11）Freeman-Sheldon 综合征
神经肌肉型脊柱畸形
1. 脑瘫
2. 脊髓灰质炎

（续表2.1）

原发性、进展性或结构性脊柱侧凸

3. 真性神经肌肉疾病

4. 家族性自主神经障碍

5. 恶性高热

与神经纤维瘤病相关的脊柱畸形

1. 营养不良性畸形

2. 特发性脊柱畸形

与间充质组织相关的畸形

1. 结缔组织相关遗传疾病

2. 黏多糖病

3. 骨发育不良

（续表2.2）

原发性、进展性或结构性脊柱侧凸

3. 真性神经肌肉疾病
　（1）脊髓肌肉萎缩
　（2）周围神经病变
　　1）腓骨肌萎缩
　　2）肥厚性多神经炎
　（3）Friedreich 共济失调
　（4）关节弯曲
　（5）肌营养不良
　　1）Duchenne 营养不良
　　2）其他肌营养不良
　　3）先天性肌肌病
4. 家族性自主神经障碍 （Riley-Day 综合征）
5. 恶性高热

与神经纤维瘤病相关的脊柱畸形

1. 营养不良性畸形
　（1）前凸畸形
　（2）后凸畸形
2. 特发性脊柱畸形
　（1）前凸畸形
　（2）后凸畸形

与间充质组织相关的畸形

1. 结缔组织相关遗传疾病
　（1）骨骼 - 成骨不全
　（2）骨骼以外组织
　　1）马方综合征
　　2）高胱氨酸尿症
　　3）先天性蛛网膜挛缩
　　4）Ehlers-Danlos 综合征
2. 黏多糖病
　（1）Hurler 综合征
　（2）Hunter 综合征
　（3）Morquio 综合征
　（4）Maroteaux-Lamy 综合征
3. 骨发育不良
　（1）骨骺异常
　　1）多发性骨骺发育不良
　　2）点状软骨发育不良
　　3）遗传性进行性关节炎性眼病
　（2）干骺端异常
　　1）软骨发育不全
　　2）软骨形成减少
　（3）椎体异常
　　1）Brachyolmia 病
　（4）椎体和骨骺异常
　　1）迟发性脊柱发育不良
　（5）椎体和干骺端异常
　　1）椎体发育不良

（续表 2.1）

原发性、进展性或结构性脊柱侧凸

4. 代谢性骨病

5. 内分泌疾病

创伤性脊柱畸形

1. 椎体

2. 椎体外组织

感染导致的脊柱畸形

1. 化脓性感染

2. 结核

肿瘤导致的脊柱畸形

1. 硬膜内肿瘤

2. 脊髓空洞症

3. 椎旁肿瘤

4. 原发性硬膜外肿瘤

（续表 2.2）

原发性、进展性或结构性脊柱侧凸

（6）椎体、骨骺和干骺端异常
   1）假性软骨发育不全
   2）先天性脊柱发育不良
   3）侏儒症
   4）Kniest 病
   5）舒张性侏儒症
（7）伴随骨量减少
   1）特发性青少年骨质疏松
（8）伴随骨量增加
   1）额骨骺发育不良
   2）高磷血症
（9）其他发育不良
   1）锁骨颅骨发育不良
   2）衰老症
   3）Smith-Lemli-Opitz 综合征

4. 代谢性骨病
  （1）佝偻病

5. 内分泌疾病
  （1）垂体疾病
  （2）甲状腺疾病
  （3）肾上腺疾病

创伤性脊柱畸形

1. 椎体
  （1）局部脊柱畸形
  （2）瘫痪

2. 椎体外组织
  （1）胸椎手术
    1）胸廓成形术
    2）开胸手术
  （2）软组织瘢痕形成
    1）大面积躯干烧伤
    2）腹腔分流术后综合征
    3）腹膜纤维化

感染导致的脊柱畸形

1. 化脓性感染

2. 结核

肿瘤导致的脊柱畸形

1. 硬膜内肿瘤

2. 脊髓空洞症

3. 椎旁肿瘤
  （1）肾母细胞瘤
  （2）神经母细胞瘤

4. 原发性硬膜外肿瘤
  （1）成骨性肿瘤
    1）骨瘤
    2）骨样骨瘤

（续表2.1）

原发性、进展性或结构性脊柱侧凸

（续表2.2）

原发性、进展性或结构性脊柱侧凸
3）良性成骨细胞瘤
4）骨肉瘤
（2）成软骨性肿瘤
1）软骨瘤
2）骨软骨瘤
3）软骨母细胞瘤
4）软骨肉瘤
（3）骨巨细胞瘤
（4）骨髓肿瘤
1）尤因肉瘤
2）恶性淋巴瘤
（5）血管肿瘤
1）血管瘤
2）血管内皮瘤
（6）其他肿瘤
1）脊索瘤
（7）肿瘤样病变
1）动脉瘤性骨囊肿
2）嗜酸性肉芽肿

5. 转移性脊柱肿瘤

5. 转移性脊柱肿瘤

众多因素导致的脊柱畸形

众多因素导致的脊柱畸形

1. 先天性心脏病

2. 幼年类风湿性关节炎

3. 视力问题

　（1）眼盲

　（2）眼肌麻痹

　（3）先天性斜视

4. 上肢畸形

其他因素导致的成人脊柱畸形

其他因素导致的成人脊柱畸形

1. 真性成人脊柱畸形

1. 真性成人脊柱畸形

　（1）Paget病

　（2）强直性脊柱炎

　（3）骨质疏松

　（4）骨软化症

2. 成人持续性脊柱畸形

2. 成人持续性脊柱畸形

腰椎滑脱

腰椎滑脱

1. 发育异常

1. 发育异常

2. 峡部裂

2. 峡部裂

　（1）疲劳性峡部骨折

　（2）峡部延长

　（3）峡部真性骨折

3. 退变性

3. 退变性

4. 创伤性

4. 创伤性

5. 病理性

5. 病理性

继发性、非进展性或非结构性脊柱畸形

继发性、非进展性或非结构性脊柱畸形

骨盆倾斜导致的脊柱畸形

骨盆倾斜导致脊柱畸形

1. 双下肢不等长

2

（续表2.1）

继发性、非进展性或非结构性脊柱畸形
刺激性损伤
精神病性脊柱畸形

（续表2.2）

继发性、非进展性或非结构性脊柱畸形
2. 骨盆不对称
3. 两者皆有
刺激性损伤
1. 腰椎间盘脱垂
2. 椎间盘炎
3. 骨样骨瘤或成骨细胞瘤
精神病性脊柱畸形

的多发性神经纤维瘤病、马方综合征、先天性心脏病及先天性脊柱畸形。根据发病年龄[27]，特发性脊柱侧凸可分为三个类型：即婴儿型、幼年型和青少年型。然而，幼年型特发性脊柱侧凸是否存在仍存在争议。James本人也不能确定，即使是有，那么这个类型的侧凸的发病率也不能划分至幼年这个年龄段。真正值得我们注意的是，早发性脊柱侧凸和晚发性脊柱侧凸。这两个分型更加适用于临床治疗。早发性脊柱侧凸，即5岁以前发生的侧凸。晚发性脊柱侧凸指的是5岁以后发生的侧凸[28]（图2.25）。

早发性特发性脊柱侧凸（EOIS）

早发性特发性脊柱侧凸指的是5岁以前发生的特发性脊柱侧凸。90%的EOIS可能会自发矫

正（图2.15），但是剩下10%的患者可能处于静止期或进展期，还有一些患者可能影响心肺功能（图2.25a）。处于静止的"EOIS"可能是被错误地规划到EOIS，而实际上是属于幼年型脊柱侧凸类型。有些在婴儿时期的脊柱畸形可能处于静止状态，在后期脊柱生长高峰中迅速加重。

迟发性特发性脊柱侧凸（LOIS）

这类脊柱畸形的发生是在6岁至骨骼成熟前（图2.25b）。这类脊柱畸形是最常见的脊柱侧凸类型，而且发病进展及预后都较早发性脊柱侧凸要好。绝大多数这类患者的病情在儿童发育晚期及青少年早期迅速进展。值得注意的是，早发性脊柱侧凸进展后会造成心肺功能障碍，这是因为肺泡发育主要在0～3岁之间进行（图2.26）。

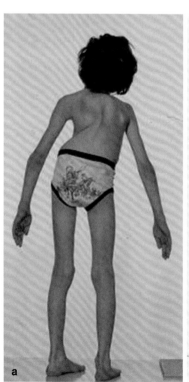
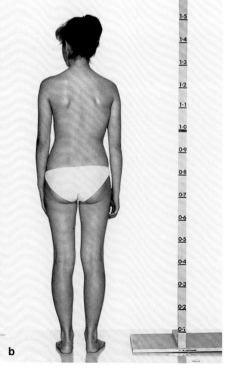

图2.25 根据年龄进行分类的脊柱侧凸。a. 早发性脊柱侧凸，可出现机体其他方面的病变。b. 晚发性脊柱侧凸，仅存在脊柱侧凸（经允许引自 Newton P, O'Brien M, Shufflebarger H, et al. Idiopathic Scoliosis: The Harms Study Group Treatment Guide. Stuttgart/New York: Thieme; 2010: 26）。

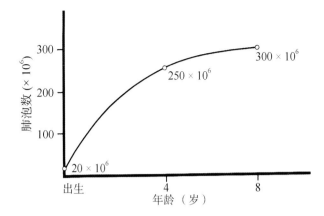

图 2.26 图例表示肺泡的发育过程。8 岁的时候肺泡发育完全。5/6 的肺泡在 4 岁的时候发育完全，在 1 岁时肺泡发育只有一半（经允许引自 Newton P, O'Brien M, Shufflebarger H, et al. Idiopathic Scoliosis: The Harms Study Group Treatment Guide. Stuttgart/ New York: Thieme; 2010: 25）。

而对于晚发性脊柱侧凸来说，外观畸形则是主要问题，侧凸角度越大，越容易影响患者身心健康（详见"4 特发性脊柱侧凸"）。

特发性脊柱后凸

特发性脊柱后凸主要是指休门病，在中下胸弯区域（Ⅰ型）存在僵硬的后凸畸形、椎体楔形变和终板形变。与特发性脊柱侧凸是不同的病理状态（详见"3 脊柱畸形的病因学研究"）（图 2.27）。如果脊柱一侧的楔形变进展较另一侧严重，那么可能发生脊柱侧凸，但是一般不会发生严重的椎体旋转畸形。在后凸畸形的上方和下方，会出现代偿性的前凸，该前凸的椎体可能发生旋转而形成特发性脊柱侧凸，但是仔细观察我们会发现，这些弯曲不在后凸的顶点[29]。

胸腰弯交界处或上腰弯处发生椎体楔形变较少见，且危害性不大（Ⅱ型）。这类情况较长见于年龄较长的男性患者或青年男性。可能与经常运动有关（图 2.28）。

2.5.2 先天性脊柱畸形

先天性脊柱畸形是由骨骼和（或）脊髓发育异常所导致的。骨骼发育异常导致的畸形可进一步根据畸形的方向分类，例如根据骨骼形成异常或分节异常，也可能是完全或不完全异常（图 2.29）。

虽然分节不全和椎体形成障碍是两类最基本的先天性脊柱畸形类型，而且能涵括所有的先

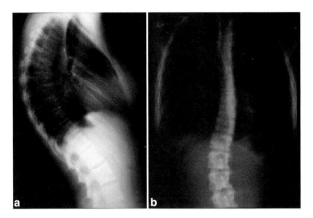

图 2.27 a. 休门病的脊柱侧位片。b. 正位片显示，在后凸畸形下方的代偿性腰椎前凸增加形成了特发性脊柱侧凸。在既有的前凸情况下出现了特发性脊柱侧凸。

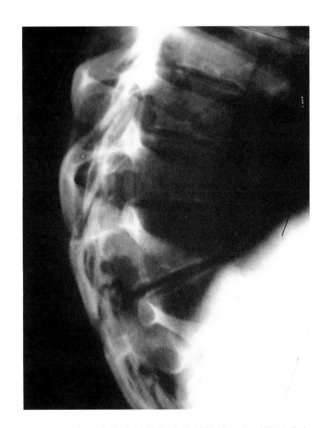

图 2.28 胸腰弯为主的休门病的侧位片。有时候很难去辨别前方是否存在椎体的楔形变，但是患者往往没有外伤或畸形病史。

天性脊柱畸形，但是其下面的亚型也有各自的特点[30]。孤立性的单侧半椎体仅仅可能引起冠状面上的畸形，通常不会有加重的潜能。然而，广泛的单侧分节不全的脊柱有很大的加重的可能性。背侧的半椎体通常会引起进展性的后凸畸形，且常伴有神经系统疾病（图 2.30）。

2

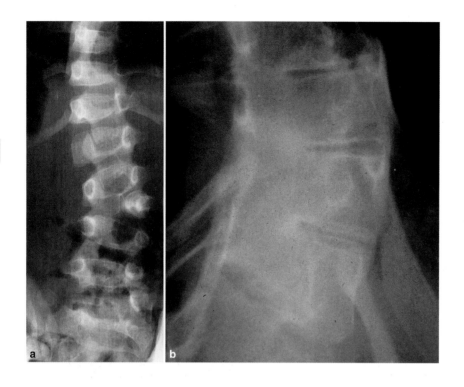

图 2.29 两类基本的先天性脊柱畸形。a. 单侧椎体形成障碍（半椎体）。b. 单侧分节不全。

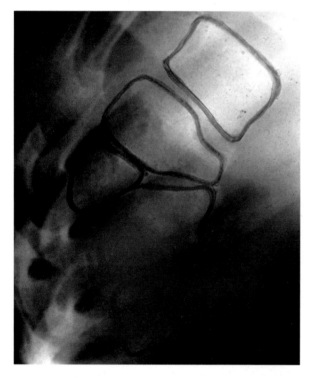

图 2.30 一背侧半椎体畸形的侧位片。会导致后凸畸形，还可能引起神经压迫。

先天脊髓畸形（脊髓纵裂）通常伴有下方的前凸畸形。有的情况下可能会伴有后凸畸形，这时侧凸顶点的椎体呈楔形状（图 2.31）。此外，我们还需评估是否存在其他部位的畸形。

2.5.3 神经肌肉型脊柱畸形

神经肌肉型脊柱畸形通常与以下疾病相关：脑瘫、脊髓灰质炎、脊髓肌肉萎缩症、周围神经病变、Friedreich 病、共济失调、肌营养不良等。此外，家族性自主神经障碍和恶性高热也应被列入神经肌肉型脊柱畸形范畴。对神经肌肉型脊柱畸形的评估有助于指导治疗。Duchenne 营养不良会严重影响患者的生存寿命，脑瘫经常伴有感觉系统损伤。伴有脑瘫的脊柱畸形，通常有向前倾的侧凸及骨盆的倾斜（图 2.32），而脊髓灰质炎患者常存在单胸弯伴肋间神经麻痹。

2.5.4 神经纤维瘤病引起的脊柱畸形

这类的脊柱畸形有两种明显进展的类型：①短节段成角畸形，该畸形会不断加重；②中等程度的特发类型的侧凸。特发类型的侧凸更为常见，但是短节段成角类型的畸形进展更快（图 2.33）。这两类畸形都会引起躯干前倾。神经纤维瘤病引起的结构性脊柱畸形往往也伴有后凸畸形，后凸畸形一般发生在胸椎，有时会发生在颈椎。受累节段的椎体数目越多，畸形越严重，也越容易进展。在多发性神经纤维瘤病中，由于双下肢不等长引起的非进展性的腰椎侧凸也很常见。

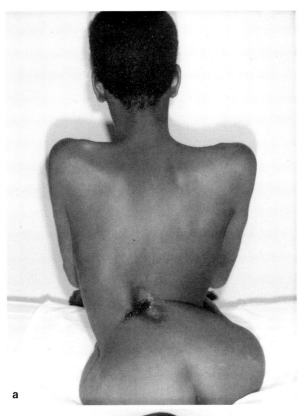

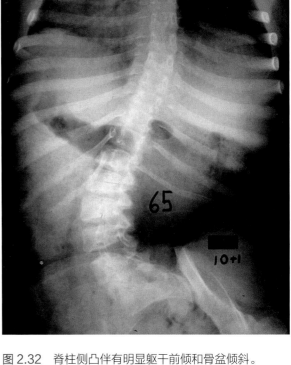

图 2.32 脊柱侧凸伴有明显躯干前倾和骨盆倾斜。

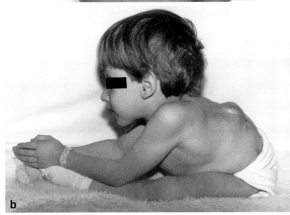

图 2.31 脊髓发育异常引起的脊柱畸形。a. 骨盆倾斜伴有前凸畸形。b. 脊髓脊膜膨出伴有先天性脊柱后凸畸形。

2.5.5 其他情况引起的脊柱畸形

间充质疾病

这些脊柱畸形病因包括：结缔组织紊乱、黏多糖病、骨发育不良、代谢性疾病和内分泌疾病。结缔组织的遗传性疾病涉及胶原形成障碍，在骨骼表现为成骨障碍，在结缔组织表现为马方综合征（图 2.34）、Ehlers-Danlos 综合征和高胱胺酸尿症。成骨不全症（玻璃娃娃综合征）可分为：致死散发型和显性遗传型。黏多糖症指的是

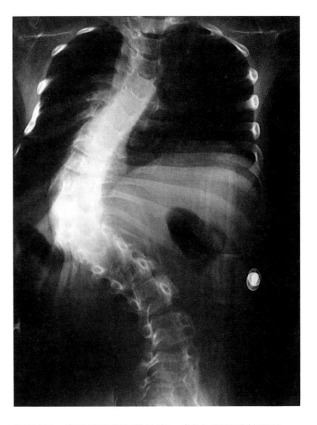

图 2.33 多发性神经纤维瘤病，成角短节段脊柱畸形。

2

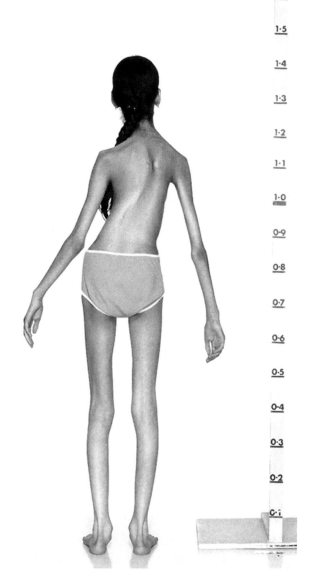

图 2.34 马方综合征特发性脊柱侧凸类型。在软组织病变出现脊柱畸形（经允许引自 Newton P, O'Brien M, Shufflebarger H, et al. Idiopathic Scoliosis: The Harms Study Group Treatment Guide. Stuttgart/New York: Thieme; 2010: 38）。

黏多糖的合成障碍，有四种亚型：Hurler 综合征、Hunter 综合征、Morquio 综合征和 Maroteaux-Lamy 综合征。这四种亚型均与脊柱畸形相关。骨骼发育不良（如软骨发育不全、脊柱炎发育不全、多发性骨骺发育不良、变向性侏儒症、舒张性侏儒症等）引起的脊柱畸形通常是短节段结构性脊柱畸形。在矢状面，通常可见有胸腰段的子弹形椎体（图 2.35）。

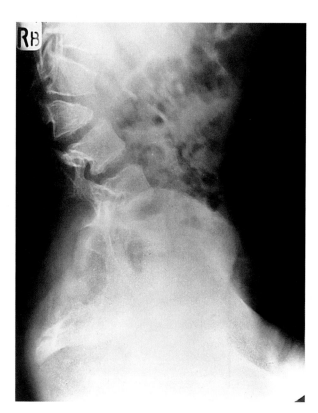

图 2.35 骨发育不良引起的子弹形椎体。

创伤引起的脊柱畸形

这一类型的畸形可分为椎体畸形和非椎体以外组织引起的畸形。大多数椎体损伤是在屈伸位时受到外力。容易形成成角后凸畸形，有时会伴有脊髓损伤。在损伤椎体下方可能出现脊柱前侧凸畸形。这类脊柱畸形通常伴有椎板切除术病史，这对于生长中的脊柱是个不小的医源性损伤，容易造成进展性的成角畸形，会引起神经系统症状。另一个引起医源性脊柱畸形的原因是，在硬膜内肿瘤行椎板切除之后，没有进行内植物固定（图 2.36）。比起第一时间的及时预防，椎板切除术后发生的后凸畸形是很难进行相应矫治的。引起脊柱畸形的椎体外因素包括胸廓切开术（可能与类似特发性的脊柱侧凸相关）和胸廓成形术（多节段肋骨切除后，旋转畸形较为严重）。软组织瘢痕（躯干烧伤、腹膜分流综合征、后腹膜纤维化等）也能栓系脊柱，引起畸形。

感染引起的脊柱畸形

椎间隙、椎间盘和邻近椎体上下边缘的感染可能会引起角状后凸畸形。如果该畸形较为严重

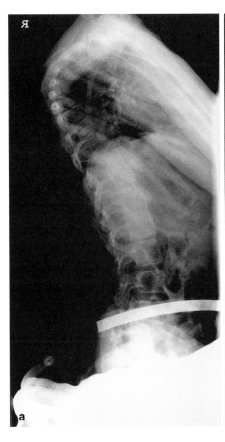
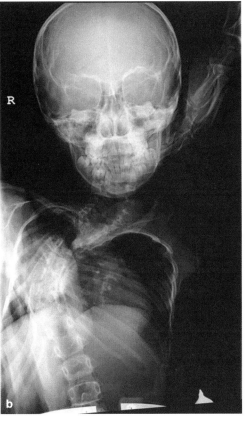

图 2.36 a. 侧位片显示：10 岁女性患者，两次胸髓内胶质瘤切除术加多节段椎板切除术，术后出现椎体楔形变和成角后凸畸形。b. 正位片显示：后凸畸形是不对称畸形，引起冠状面上的脊柱侧凸。这个病例可以归类为脊柱肿瘤，但是笔者认为医源性损伤也是导致该畸形出现的重要原因。

或者伴有脓肿的形成，那么可能影响脊髓的功能（图 2.37）。

肿瘤引起的脊柱畸形

硬膜内肿瘤和脊髓空洞症会引起特发性脊柱侧前凸；事实上，侧凸反而可能是这些疾病的首要表现（图 2.38）。儿童椎旁肿瘤（如 Wilms 肿瘤和神经母细胞瘤）引起脊柱畸形的原因可能是这几类肿瘤都需要接受放疗。放疗可能会导致病变凹侧的椎体发育受限，导致畸形的形成。硬膜外肿瘤引起椎体塌陷，导致角状后凸畸形的形成。许多原发性硬膜外肿瘤发生于青年群体。而老年群体多是转移性肿瘤。

2.5.6 其他常合并有脊柱畸形的情况

在许多先天性心脏病患者中，特别是在发绀型心脏病中，特发性脊柱侧前凸较为常见。在幼儿型类风湿性关节炎患者中，特发性脊柱畸形也较为常见。这类患者除了小关节存在病变以外，骨质疏松也会导致结构性的椎体病变。临床上还观察到，视力异常和上肢先天性异常也可能导致脊柱畸形发生（图 2.39）。

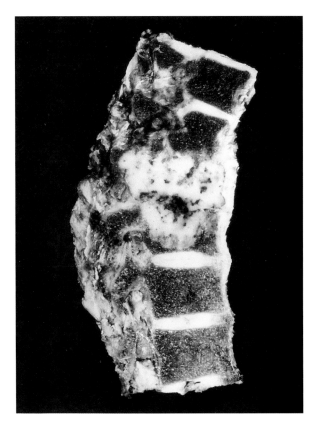

图 2.37 50 岁男性，T9 ～ T10 椎体结核。干酪样脓肿压迫硬膜囊。

2

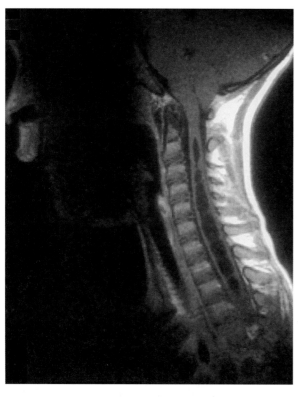

图 2.38　颈椎 MRI 显示：脊髓内有巨大空洞。

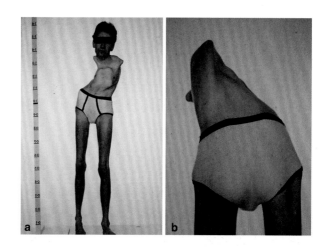

图 2.39　a.18 岁男孩，先天性上肢缺如。左上肢 1/4 缺如，右上肢肩关节缺如。b. 前驱 bending 位显示，剃刀背畸形。这是假性后凸的典型病例。后凸畸形最严重的部位是椎体本身。虽然有严重的畸形，但是患者本人心态积极向上，生活质量丝毫没有受到影响，能开车，能穿衣，甚至还能用双脚弹奏钢琴。

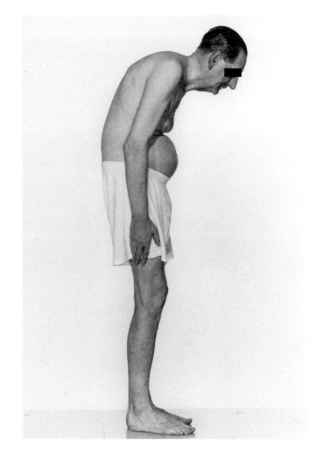

图 2.40　典型的胸腰段强直性脊柱炎。

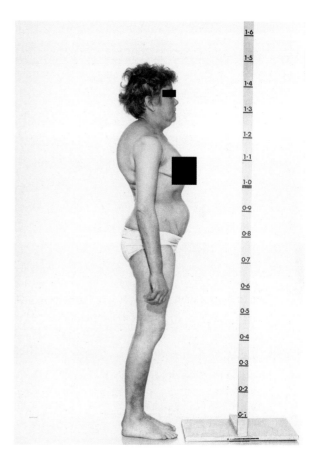

图 2.41　绝经后女性患者，同时患有骨质疏松和软骨病，出现胸椎后凸畸形。

成人脊柱畸形

Paget 病、强直性脊柱炎（图 2.40）、骨质疏松（图 2.41）、软骨病都是在骨骼发育成熟后引起的脊柱畸形，因此属于成人畸形。

腰椎滑脱

腰椎滑脱指的是椎体相对于其他椎体出现向前滑移，这种情况与之前讨论的情况有所不同。腰椎滑脱很少引起脊柱畸形，除非是非常严重的病变。L5/S1 严重的腰椎滑脱可能会引起腰骶部后凸畸形，腰椎相对于骨盆来说向前滑移（图 2.42）。有许多原因会导致腰椎滑脱。L5 或 S1 的先天发育畸形会导致严重的腰骶部的滑脱。真性腰椎滑脱是指椎弓根峡部的断裂和疲劳性骨折引起的腰椎滑脱。实际上，延长的峡部仅发生在发育不良型腰椎滑脱，而真正的峡部断裂不会单独发生，通常伴随复杂的椎体骨折。退变性腰椎滑脱指的是，L4/L5 处小关节退变引起的滑脱。创伤性腰椎滑脱指的是，除了峡部创伤以外，其他任何部位骨折创伤也会引起腰椎滑脱，主要与椎体稳定系统损伤有关。

>> 2.6 继发性、非进展性或非结构性脊柱畸形

2.6.1 骨盆倾斜脊柱侧凸

骨盆倾斜，伴有上方代偿性腰椎或胸腰椎侧

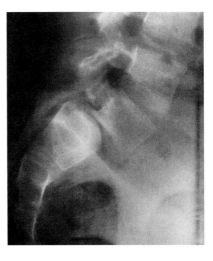

图 2.42 严重的腰椎滑脱。滑脱程度较大，腰骶部出现严重的后凸畸形。

凸，可能会导致双下肢不等长（图 2.4a）。

2.6.2 刺激性病变

椎旁肌痉挛引起疼痛，可能会引起非结构性脊柱畸形，当病变缓解后，脊柱畸形会消失（图 2.4b）。椎间盘炎、椎间盘脱垂、良性骨样骨瘤或成骨细胞瘤也是常见的原因。

2.6.3 精神性脊柱侧凸

这是一种不常见的脊柱畸形类型。当患者安静或者睡着时，脊柱畸形消失。

（杨明园　译，罗贝尔　白玉树　魏显招　审校）

● 参 考 文 献 ●

［1］ **Terminology Committee of the Scoliosis Research Society. A glossary of scoliosis terms. Spine. 1976; 1:57–58**

［2］ Walker AP, Dickson RA. School screening and pelvic tilt scoliosis. Lancet. 1984; 2(8395):152–153

［3］ **Dickson RA, Lawton JO, Archer IA, Butt WP. The pathogenesis of idiopathic scoliosis. Biplanar spinal asymmetry. J Bone Joint Surg Br. 1984; 66(1):8–15**

［4］ Ardran GM, Coates R, Dickson RA, Dixon-Brown A, Harding FM. Assessment of scoliosis in children: low dose radiographic technique. Br J Radiol. 1980;53(626): 146–147

［5］ Ferguson AB. The study and treatment of scoliosis. South Med J. 1930;23:116–120

［6］ **Cobb JR. Outline for the study of scoliosis. Instr Course Lect. 1948; 5:261–275**

［7］ **Whittle MW, Evans M. Instrument for measuring the Cobb angle in scoliosis. Lancet. 1979; 1(8113):414**

［8］ **du Peloux J, Fauchet R, Foucon B, Stagnara P. Le plan d'election pour l'examen radiologique des cyphoscolioses. Rev Chir Orthop Repar Appar Mot. 1965; 51:517–524**

［9］ **Nash CL, Jr, Moe JH. A study of vertebral rotation. J**

Bone Joint Surg Am. 1969; 51(2):223–229

[10] Perdriolle R. La Scoliose: Son Etude Tridimensionnelle. Paris: Maloine; 1979

[11] **Mehta MH. The rib-vertebra angle in the early diagnosis between resolving and progressive infantile scoliosis. J Bone Joint Surg Br. 1972; 54(2):230–243**

[12] **Lenke LG, Betz RR, Harms J, et al. Adolescent idiopathic scoliosis: a new classification to determine extent of spinal arthrodesis. J Bone Joint Surg Am. 2001; 83-A(8):1169–1181**

[13] **Cruickshank JL, Koike M, Dickson RA. Curve patterns in idiopathic scoliosis. A clinical and radiographic study. J Bone Joint Surg Br. 1989;71(2):259–263**

[14] Moe JH. A critical analysis of methods of fusion for scoliosis; an evaluation in two hundred and sixty-six patients. J Bone Joint Surg Am. 1958; 40-A (3):529–554, passim

[15] Dubousset J. Personal communication. The Signe d'epaule was taught by Dr Pierre Queneau, one of his previous mentors

[16] **Leatherman KD, Dickson RA. The Management of Spinal Deformities. London: Wright; 1988:6**

[17] **Risser JC. The Iliac apophysis; an invaluable sign in the management of scoliosis. Clin Orthop. 1958; 11(11):111–119**

[18] Bick EM, Copel JW. The ring apophysis of the human vertebra; contribution to human osteogeny. II. J Bone Joint Surg Am. 1951; 33-A(3):783–787

[19] Bernick S, Cailliet R. Vertebral end-plate changes with aging of human vertebrae. Spine. 1982; 7(2):97–102

[20] **Howell FR, Mahood JK, Dickson RA. Growth beyond skeletal maturity. Spine. 1992; 17(4):437–440**

[21] Weinstein SL. Natural history. Spine. 1999; 24(24):2592–2600

[22] **Weinstein SL, Ponseti IV. Curve progression in idiopathic scoliosis. J Bone Joint Surg Am. 1983; 65(4):447–455**

[23] **Dimeglio A. Growth in pediatric orthopaedics. J Pediatr Orthop. 2001; 21(4):549–555**

[24] Gruelich WW, Pyle SI. Radiographic Atlas of Skeletal Development of the Hand and Wrist. 2nd ed. Stanford: Stanford University Press; London: Oxford University Press; 1959

[25] **Tanner JM, Whitehouse RH. Atlas of Children's Growth. New York: Academic Press; 1982**

[26] **Goldstein LA, Waugh TR. Classification and terminology of scoliosis. Clin Orthop Relat Res. 1973(93):10–22**

[27] James JIP. Idiopathic scoliosis; the prognosis, diagnosis, and operative indications related to curve patterns and the age at onset. J Bone Joint Surg Br. 1954; 36-B(1):36–49

[28] **Dickson RA. Conservative treatment for idiopathic scoliosis. J Bone Joint Surg Br. 1985; 67(2):176–181**

[29] **Deacon P, Berkin CR, Dickson RA. Combined idiopathic kyphosis and scoliosis. An analysis of the lateral spinal curvatures associated with Scheuermann's disease. J Bone Joint Surg Br. 1985; 67(2):189–192**

[30] **McMaster MJ, Ohtsuka K. The natural history of congenital scoliosis. A study of two hundred and fifty-one patients. J Bone Joint Surg Am. 1982;64(8):1128–1147**

注：加粗的是重要参考文献。

3 脊柱畸形的病因学研究

THE ETIOLOGY OF SPINAL DEFORMITIES

>> 3.1 引言

我们最好从特发性脊柱侧凸的病因开始讨论，然后再按分类对其他脊柱畸形的病因进行讨论。不管什么原因导致的肢体左右不对称畸形已经吸引人们开展了大量研究工作。非结构性脊柱侧凸，例如继发于双下肢不等长的非结构性侧凸（见图 2.4a），实际上是一种左右的不对称性，而对于这一病例（见图 2.6）是仅累及冠状面的单个先天性半椎体畸形。然而，结构性侧凸（侧凸伴旋转）是涉及三维的复杂畸形。

特发性脊柱侧凸是三维畸形，导致脊柱在冠状位（引起侧屈）和轴状位（轴向旋转或扭转屈曲）产生黏弹性屈曲，其原理近似于欧拉定理[1]。欧拉定理可以总结为一个简化的方程式。这一法则从生物力学上讲述了为何工程师的横梁或柱会失衡，其中有两条基本原则：当一根柱子弯曲或破坏时仅有成角塌陷，就会出现成角后凸；而柱子扭转畸形会导致横梁弯曲（图 3.1）。从生物力学的角度讲，关键的扭曲点可以被如下方程表述。

$$P_{cr} = \frac{N \times EI}{L^2}$$

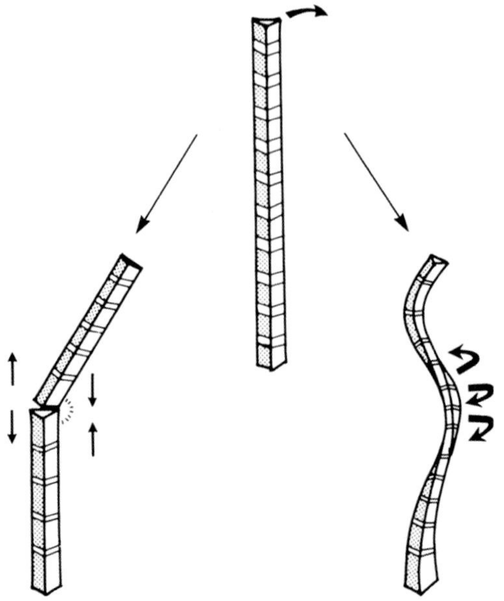

图 3.1　有两种方式可导致柱或梁的失效：左侧的成角塌陷（后凸）或右侧的横梁屈曲（前侧凸）（经允许引自 Newton P, O'Brien M, Shufflebarger H, et al. Idiopathic Scoliosis: The Harms Study Group Treatment Guide. Stuttgart/New York: Thieme; 2010: 38）。

其中，P 是关键的扭曲载荷，N 是终末条件下的常量，E 是 Young 系数，I 是惯性力矩，L 是柱的有效长度（对于非特异性的非线性情况，可用正切系数和正割系数进行适当修正）。尽管脊柱畸形的塑性形变更为复杂，但欧拉定理已被认为是脊柱不稳的一种简单解释。我们将在这一章进一步阐释欧拉定理。尽管脊柱的弯曲过程本质上是物理变化，但对于一种进行性进展的畸形来说，脊柱弯曲常发生在脊柱生长阶段，因此脊柱弯曲的过程可以被视为一个进行性进展的在三维空间中的形态畸形。观察此类畸形过程有助于进一步理解该病的病理机制及治疗方法。因此，生物力学和生物学因素对于治疗该病十分重要[2]。

在理解脊柱弯曲产生结构性侧弯之前，我们最好首先了解正常的脊柱形态。人体脊柱的正常特征可归纳如下。脊柱是一个细长的圆柱体，横截面上，它可以被视为一个多面棱柱[3]。颈椎和腰椎边界宽度表明该椎体的重心位于前方而顶点位于后方。而胸椎的椎体是心形的，并且具有较大的前后径，这表明该椎体的顶点在前方而其重心在后方。此外，胸椎顶点是不对称的，由于胸主动脉侧向力（或侧向阻力）的影响，其顶点稍往右侧偏斜（图 3.2 和图 3.3）。脊柱弯曲后其在横断面上不再像棱柱的形态，而棱柱形态本身的确促使了弯曲进展及其适应过程[3]。此外，在胸椎段冠状位存在一个极小的侧弯（通常继发于"主动脉侧向力"而凸向右侧），且这一发现被几个世纪之前的解剖学家提出后从未改变[4]。为了确认胸椎向右的趋势是由于主动脉的原因，人们发现在内脏转位的患者中期位置变化是相反的（向左）（图 3.3b）。这项应用 CT 和 MRI 的研究清晰地显示了正常的和内脏转位的脊柱从上到下存在的椎体旋转。在 T6～T10 水平正常人向右侧屈占多数，并与内脏移位患者向左侧屈在 1% 水平存在统计学上的差异。这很好地揭示了特发性胸椎侧凸是具有极性的，也就是中下段的胸椎注定是偏向于右侧。这一效应取决于静止状态下椎体横断面的形态。在腰椎区域，并没有在静止状态下倾向于向左侧弯；相反，正是由于左侧腹主动脉的存在产生了动态效应，使其成为一个脊柱旁边搏动的团块（图 3.3c）。

在活动的人体脊柱的矢状面上，同样也存在 4 个主要的弯曲：颈椎、腰椎的前凸以及胸椎、骶

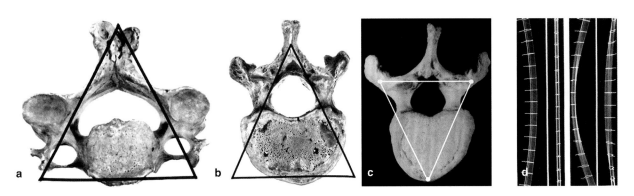

图3.2　a～c.在颈段(a)和腰段(b),椎体形态在横截面上类似一个底边向前的棱柱体。然而在胸段(c),结构更加不稳定,其横截面的形态类似一个顶点朝前的棱柱。(图a～c经允许引自 Newton P, O'Brien M, Shufflebarger H, et al. Idiopathic Scoliosis: The Harms Study Group Treatment Guide. Stuttgart/New York: Thieme; 2010: 41)。d.脊柱模型（塑料材料）屈曲时的 X 线片。在每对图像中,右图为前后位投影,左图为侧位投影。左侧的这对图像展示了棱柱没有旋转时向基底面弯曲,而右侧展示了棱柱向顶端旋转时明显的旋转程度。

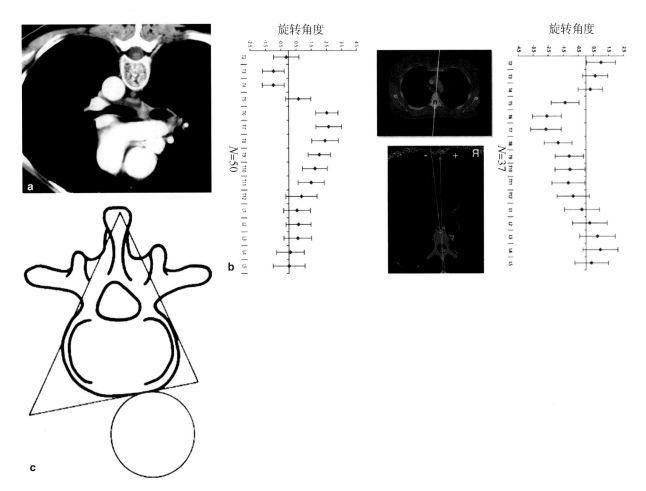

图3.3　a. T8 水平的 CT 扫描,显示了胸部降主动脉导致的横断面不对称性。b. 当存在内脏异位时,旋转的方向恰好与正常解剖相反（左位心）（图b经允许引自 Dr. Rene Castelein, Head of the Department of Orthopaedic Surgery in Utrecht)。c. 在腰段,腹主动脉位于中线的左侧并且倚靠着腰椎棱柱底面,有助于腰椎的左侧旋转（图 a、c经允许引自 Newton P, O'Brien M, Shufflebarger H, et al. Idiopathic Scoliosis: The Harms Study Group Treatment Guide. Stuttgart/New York: Thieme; 2010: 42)。

椎的后凸。因此，我们可以发现正常的人体脊柱在三维平面都是不对称的，并且这一不对称性随着脊柱长度的改变而变化。胸椎由于其椎间盘高度小和肋骨固定显著增加了僵硬度，使得胸椎的活动相对受限。由于胸椎后凸，使得胸椎纵向旋转的轴线位于椎体前侧，并且因此保护了椎体在屈曲和负载状态下其轴状面发生不稳和旋转（图3.4和图3.5）。因此胸段脊柱通常处于张力，而不是压力下。

在特发性脊柱侧凸中，脊柱的后柱向凹侧旋转（一致性旋转），这在诸多影像中均得以证实（图3.5）。因此，椎体在后柱相对于前柱更短（可以理解为脊柱后柱在跑道内道跑200 m），并且也在每个病例当中证实了前凸的存在（图3.6）[7]。与此同时，不论多少度数，每例休门病患者都可见其棘突向侧弯凸侧偏曲，并伴有胸椎后凸压缩，通常这些患者的冠状面会存在一个小弯，伴或不伴向凸侧的旋转[8]（不一致旋转）（详见"5 休门病"）。颈椎和腰椎由于其前凸的矢状位形态，使其旋转轴位于椎体背侧，因此在屈曲时易导致不稳，但他们被以下3个因素保护：①整体重心靠前的脊柱形态和椎间盘高度增加使其屈曲能力增加；②后侧强有力的肌肉韧带结构；③腰椎小关节面呈矢状位连接，仅有下方两节腰椎小关节允许小幅度旋转。由于脊柱在三维平面的不对称性，我们可以认为任何轴向的负荷会导致偏心力，而脊柱作为一个整体受到一个弯曲力，理论上讲相比于直线型或单弯的脊柱，这减少了关键负荷量。

由于椎间盘、韧带、关节突关节的限制，脊柱的矢状位弯曲决定了任一活动节段在任一平面上的旋转轴线重心（胸椎位于前方，颈椎和腰椎位于后方）。脊柱在其全长节段，由于载荷大小不同，方向不同，表现出了不同的刚度（旋转、扭转、剪切僵硬性），故它是非均质的、非线性的以及非均一的[2]。

脊柱的运动节段将旋转和平移结合了起来，例如胸椎轴线的扭转产生了一个始发的轴向旋转力，同时产生一个继发的冠状位旋转（侧曲），导致螺旋形旋转；脊柱后方结构的方向是恒定的，指向胸弯的凸侧。这与特发性脊柱侧凸中后方结构始终指向凹侧形成对比。此外，脊柱侧凸中明显可见脊柱侧屈与前屈相偶联，其前屈程度不超过单个节段在其长轴轴线上旋转前屈的度数，而

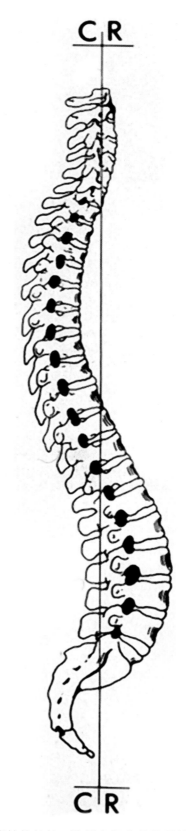

图3.4　脊柱旋转轴。这是由每个节段后关节突关节方向决定的（经允许引自 Newton P, O'Brien M, Shufflebarger H, et al. Idiopathic Scoliosis: The Harms Study Group Treatment Guide. Stuttgart/New York: Thieme; 2010: 35）。

3

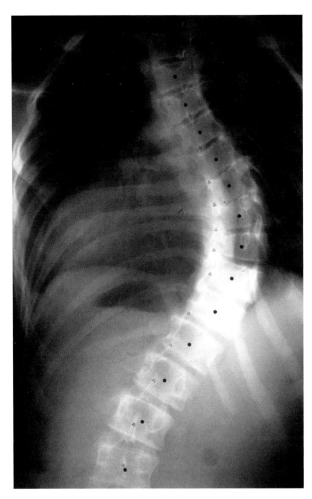

图 3.5　胸段特发性脊柱侧凸，用三角形标记棘突，用圆点标记椎体的前后位 X 线片。从中可看出脊柱后部下降的距离短于脊柱前部，证明结构性脊柱侧凸均为前凸（经允许引自 Newton P, O'Brien M, Shufflebarger H, et al. Idiopathic Scoliosis: The Harms Study Group Treatment Guide. Stuttgart/New York: Thieme; 2010: 32）。

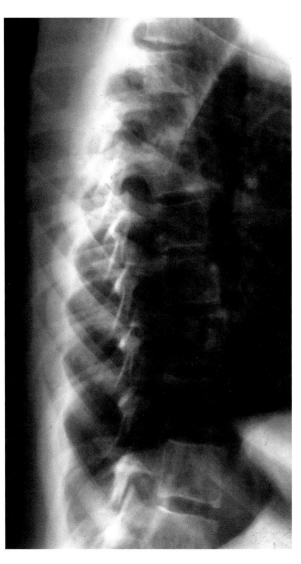

图 3.6　如图 3.5 所示，一个真实的平面曲率顶点侧位片，展示了腰椎前凸（经允许引自 Newton P, O'Brien M, Shufflebarger H, et al. Idiopathic Scoliosis: The Harms Study Group Treatment Guide. Stuttgart/New York: Thieme; 2010: 32）。

屈伸的局部平面指向脊柱侧方。显然，如果侧屈发生在后凸的胸段，并不会自然发生棘突旋转向侧弯凹侧，因此目前最受关注的方向——试图通过实验造成脊柱左右不对称的模型注定将毫无收获，因为首先侧向弯曲并不会出现。

　　在脊柱头尾两端的约束方面，脊柱被认为仅在矢状位层面上能够平移和旋转，因为人体需求眼睛平视、面部朝前，因此骨盆倾斜是被此限制

的。胸主动脉的存在可以被视为一个侧向的限制或弯曲力。

　　在其构成方面，脊柱的复杂性不仅是由于其各类动作如爬行、休息等表现出的非均质性和非线性，还由于其在生长发育过程中自我致畸的能力而体现出其复杂性。骨发育遵循 Hueter[1]-Volkmann[2] 法则以及 Wolff[3] 法则，从脊柱开始

---

① Carl Hueter（1838—1882），德国外科医生，Greifswald 大学的外科教授。他和 Volkmann 注意到，压力会抑制骨生长，而牵张力可以刺激骨生长，即骨骼生长法则"Hueter-Volkmann 定律"。
② Richard von Volkmann（1830—1889），Halle 大学的外科教授，发现了 Volkmann 缺血性挛缩。
③ Julius Wolff（1836—1902），德国解剖学家，提出了 Wolff 定律——骨骼无论正常与否，都会形成最适合抵抗应力的结构。

生长发育起（不仅仅在骨盆成熟的 15 岁，而可能会直到 25 岁时[9]），脊柱的各节椎体因拉力和压力导致刺激或者抑制骨骼成长，进而表现出动态畸形，进一步导致了三维层面的不对称，之后直到骨质疏松或骨关节炎的年纪才会再次出现畸形。生长发育造成椎体不对称越严重，脊柱重新矫正变直就越困难，并需要改变治疗策略（详见"4　特发性脊柱侧凸"）。

>> 3.2　特发性脊柱侧凸的发展

现在让我们暂抛开生物力学不管而把目光转移到临床问题上。通过前述内容来看，弄清楚脊柱侧凸的发展并非一件难事，特别过去几十年甚至上百年的文献已能提供很多信息。特发性侧凸中主要病变的概念是在一个相对固定的前凸区域里，脊柱受到横断位与冠状位不对称的影响，向一侧旋转并且出现侧向的弯曲，这也是一直以来特发性脊柱侧凸的主要病因[10-12]。早在 X 线发明的 40 年前，即 1865 年，Adam 的工作就已阐释侧凸脊柱的大体解剖。他在解剖中清晰展示了结构性脊柱侧凸的弯曲顶点总存在一个前凸[10]。然而，Adam 更为人知晓的是"前屈试验"，但他的这一项工作应该被对脊柱侧凸感兴趣的医生认真阅读。另一位脊柱侧凸领域界非凡的天才人物

是利物浦的 Robert Roaf，此外，他也十分热心并抽出时间帮助年轻的外科医生，如同样对侧凸外科感兴趣的 R.A.D.。同时我们应该注意到他对于脊柱畸形的治疗做出了巨大的贡献[12]。然而，尽管他的研究提出了很多结构性侧凸的原因，其工作并没有引起除英国以外医生的重视。他经典的"基本脊柱侧凸解剖"[11]清晰地揭示了特发性脊柱侧凸畸形是如何发展的，并且所有的利兹脊柱侧凸研究小组只是对于其细节的补充做出了贡献。他指出了由于前胸和腹壁的限制性影响，前柱结构的长度增加只能通过侧向的弯曲以及椎体的旋转来适应，而旋转的度数与前柱增加的长度相关。通过一张图（图 3.7），他阐述了前纵韧带及棘间韧带是如何完成这一过程的。他指出，简单的三维几何揭示了如果椎体旋转超越棘突中线，那么必然会伴随前凸出现，因为这相对拉长了前纵韧带（注意这里"简单"一词的用法）。

接下来，他纳入了正常人及脊柱侧凸患者，测量了脊柱 T1 ～ L5 前方和后方的椎体长度，证实了脊柱侧凸患者其脊柱后方相对较短（表 3.1）。同时，他描述到侧凸的脊柱可被分割为 5 个区域，如图 3.8。对于前凸是主要病变的概念，图 3.9 揭示了当脊柱弯曲时前凸如何产生，以及唯一能够纠正弯曲的方法。这一点极为重要，因为你可以明确理解畸形的产生，同时也可以对其进行纠

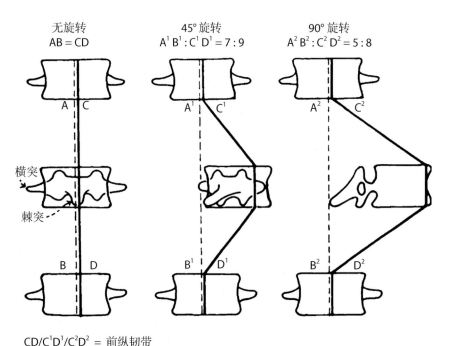

无旋转
AB = CD

45° 旋转
$A^1B^1 : C^1D^1 = 7 : 9$

90° 旋转
$A^2B^2 : C^2D^2 = 5 : 8$

横突

棘突

$CD/C^1D^1/C^2D^2$ = 前纵韧带
$AB/A^1B^1/A^2B^2$ = 棘间韧带

图 3.7　这个图虽简而易懂，但是从左侧的后前位投影到右侧的侧位可发现，脊柱顶椎前侧一定长于后侧 [经允许引自 the British Editorial Society of Bone and Joint Surgery, Roaf R. The basic anatomy of scoliosis. J Bone Joint Surg (Br) 1966; 48B: 786 - 792, Figure 1] 。

表 3.1 普通人与侧凸患者 T1 ～ L5 前缘和后缘的脊柱长度

	成人站立		成人屈曲	
	前缘	后缘	前缘	后缘
普通脊柱（cm）				
胸椎	25.6	29.8	21.9	31.7
腰椎	17.6	15	16.7	16.6
总计	43.2	44.8	38.6	48.3
侧凸脊柱（cm）				
胸椎	27.8	26.1	25.5	19.7
腰椎	16.8	12	20.4	10.5
总计	44.6	38.1	45.9	30.2

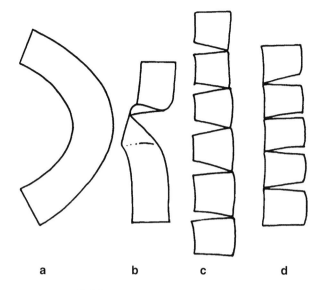

图 3.9 a. 从侧面可看是 C 形硬板。长边代表前纵韧带。b. 如果将其拉直，使顶端与底端相互平行，较长（或前）缘横向弯曲和扭转，可矫正脊柱前凸。c、d. 为避免此情况，只有通过延长后缘来纠正前后边缘之间的差异（c），或通过缩短前缘（d）才能防止此类情况的发生 [经允许引自 the British Editorial Society of Bone and Joint Surgery, Roaf R. The basic anatomy of scoliosis. J Bone Joint Surg (Br) 1966; 48B: 786 - 792, Figure 9] 。

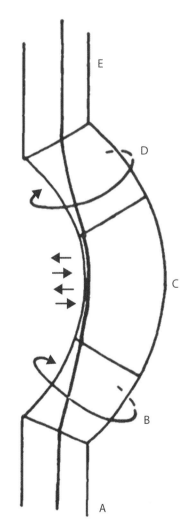

图 3.8 脊柱侧凸曲线的五个区域：单纯前凸（A），前凸和旋转（B），侧屈（C），反向旋转（D），以及前凸（E）[经允许引自 the British Editorial Society of Bone and Joint Surgery, Roaf R. The basic anatomy of scoliosis. J Bone Joint Surg (Br) 1966; 48B: 786 - 792, Figure 5] 。

正 [11]。这也是为什么在利兹，特别是对于那些更严重、更僵硬的侧凸，我们提出了缩短前柱的理念（前方多节段椎间盘切除术），即利兹术式 [13]。或许我们应该称之为 Roaf 术式，但是我们更希望能够引起大家对于这些年我们在利兹所做关于发病机制的研究的重视。我们认为了解这一三维畸形是如何发展的对于了解如何纠正这一畸形具有重要的作用。

在利兹，我们从爱丁堡博物馆皇家手术学院租借了 11 具特发性侧凸的骨骼（致谢馆长 D. C. Mekie 教授），并从各个方面对其进行了研究，包括进行与 Roaf 相同的方式对椎体前后高度进行测量。我们发现了相同的结果，即在顶部区域，椎体前方的高度要显著高于后方（表 3.2）[14]。

另一件重要的事是来自牛津的 Edgar Somerville 提出了第一个可产生结构性侧凸的实验（通过兔实验）[15]（图 3.10）。诚然，他文章的标题是 *Rotational Lordosis: the development of the single curve*（旋转性脊柱前凸：单弯的产生）。他认为把脊柱前凸的概念作为首要病变太过直截了当，

表 3.2 平均椎体高度

结构曲线（cm）		
前缘	后缘	差异
1.108	1.063	− 0.045
1.107	1.118	− 0.011
1.052	0.985	+ 0.067
1.151	0.919	+ 0.232; $P < 0.02$
1.152	0.978	+ 0.174; $P < 0.04$
1.200	1.160	+ 0.040
1.254	1.281	− 0.027
1.280	1.345	− 0.065

因而他在自己之后的职业生涯中观察了发育性髋臼发育不良的儿童。是他鼓舞了利兹团队延续他的研究，他本人也是利兹团队的常客与贵宾。

结构性脊柱侧凸首要病变是顶椎前凸这一个理念在胸椎区域被高度接受，因为这里通常只存在后凸，前凸的存在表明与正常矢状面有相当大的偏离。特发性胸椎侧凸患者常表现为胸椎前凸。但是，随着顶端旋转度数的进一步加深，脊柱侧位片更进一步偏斜，这会给人们带来后凸的假象，但其实这只是对于同样前侧凸的斜位视角[16]。这也是为什么文献中一直在观测患者侧位片的原因。

比如一位神经纤维瘤病的患者，其在侧位片上后凸畸形超过 60° 是前路手术的适应证[17]。这意味着脊柱侧凸变大了，旋转的程度也会随之变大，而与脊柱后凸无关。在最近关于特发性脊柱侧凸的分类中，脊柱后凸的概念仍然存在并且在分类当中尤为重要[18]。当然，旋转越大更需要前路手术是正确的。因为更大的 Cobb 角意味着更僵硬的侧凸，这需要通过前路手术（前路多节段椎间盘切除术）使得内固定器械更好的纠正畸形[13]。

Stagnara 首次提出拍摄脊柱侧凸的正确视角是当患者或 X 线发射器旋转程度与顶椎旋转程度相一致，这样的角度可方便正确地行手术规划（见图 2.10）[7]。在前后（AP）位观察时，Cobb 角会显得更大。但最重要的是，当真正通过弯曲顶点的侧位片拍摄时（与前后拍摄位呈 90°），前凸才真正显示出来（图 3.6）。前凸仍然存在于真正侧视位弯曲顶点，甚至在非常大的曲线。然而，顶椎前凸的程度并不会随着侧弯的增加而增加，因为前凸距离矢状位平面距离越远，它就较小地被压缩。除矢状位异常外，特发性脊柱侧凸还有很多发病因素，比如神经肌肉因素[19-29]，值得一提的是很多因素（比如本体感觉失调或平衡觉失调）在比较侧凸患者和正常人时均显著存在。

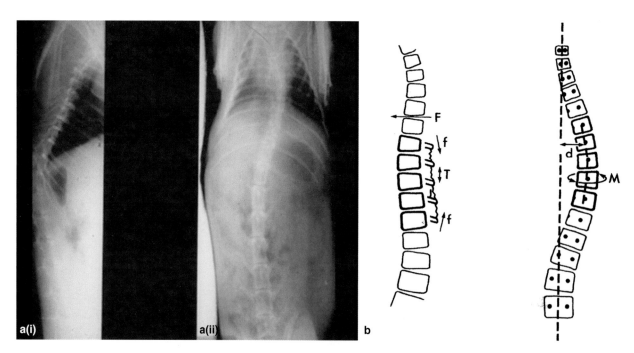

图 3.10　a. 数周内，兔的脊柱被拴住形成前凸，造成伴有旋转的结构性脊柱侧凸，类似特发性脊柱侧凸的发展。b. 双平面脊柱不对称的简化理论模型。侧位片示下胸段脊柱前凸（左侧）；前后位片示冠状面不对称（右侧）。$M \propto f \cdot d$。F = 前屈力；T = 后部结构收紧的张力；f = 相互作用力；d = 冠状面不对称距中线的距离；M = 旋转力矩。

一些出现频率稍高或者有时显著较高，但是并不持续出现在脊柱侧凸患者中的因素，并不能定义为脊柱侧凸的病因学因素，因为他们并不存在于所有的病例当中，并且在健康无侧凸的人群中并不常见。所有特发性脊柱侧凸患儿中唯一持续存在的异常是矢状面脊柱形态的异常。重要的是，我们将在下一章看到，据一项纳入 16 000 位学生、为期 6 年的前瞻性流行病学研究显示，脊柱前凸在脊柱侧凸之前发生，这也明确了其为该病的原发畸形[30]。

为何特发性侧凸的病因学研究应当继续下去难以解释。Adams、Roaf、Somerville，以及利兹脊柱侧凸研究组等，他们的成果尚不为人熟悉或重视，而英国的研究成果也没能广为人知。

在其他位置的单结构性侧凸和其他的弯型，如双侧凸或多弯的进展，很难被看到。然而，最重要的病变位于矢状位。让我们先以单弯为例，通常只有中间的三四个椎体是真正前凸的。让我们先看一个胸腰部左侧凸的前后位图像（见图2.20）。前凸椎体的定义为那些侧向移位出现在凸侧，但棘突旋转到凹侧的椎体（一致性旋转）。顶椎的朝向最明显，其上下方会有棘突在中立位的中立椎，再往远端会有棘突朝向左侧的椎体，也就是侧凸伴凸侧旋转（不一致旋转）[31]。因此，结构性侧凸头尾侧的代偿性弯曲存在侧后凸畸形。以上结论成立的必然性是基于中心前侧凸必须被其上方与下方不对称的后凸所代偿，这样才能维持脊柱的三维稳定性。除此之外，单胸弯的顶点必然位于T8、T9处。如果这个前凸区比平时稍低或略高，那么在脊柱与中线相交之前，就没有足够的"空间"来适应不对称的后凸。随着典型双结构性侧凸的发展，为实现脊柱平衡性，对侧的脊柱前侧凸将会产生（见图2.16c）。这可以在任意双弯的后前位影像中看到。如果一个结构性胸弯的上终点处存在同样的问题，那么一个对侧的脊柱前侧凸就会在典型的双胸弯产生的上方出现，如 Moe 所示[32]（图2.17）。对于单弯而言，前凸顶点从不低于L2，因而顶点为T12/L1的是胸腰弯，顶点在L2的是腰弯。因此，对于单胸腰弯或单腰弯而言，其前凸会更大，或是具有更大的弯曲刚度，有大量病例资料可证实该观点。

已经取得公认的欧拉理论阐释了一个关于脊柱不稳定性的简化理论，因为在弹性屈曲荷载下，弯曲柱（如脊柱）中发生的塑性变形不会发生（除外那些直线梁柱状的条件下），并不是严格地类似于一个真正的弹性梁柱在临界荷载下发生的突然变形和倒塌。然而，在所有的年龄层中，脊柱侧凸的女孩，即使曲度伸直，要显著比正常对照组高[33,34]。除此之外，任意年龄层的女孩较男孩具有更纤细的脊柱，这一点提示了她们具有更有效的椎体长度，即在欧拉方程当中的L，在这一典型的机制当中，女孩的脊柱在压力下更容易弯曲，除外其他的不同点，在此类个体当中她们可能具备更大的弯曲坚韧性（EI）。

现在，让我们加入生物生长因素并将目光转移到进展性脊柱畸形。关于正常儿童生长期矢状位研究显示，胸椎后凸在青春期前期男孩女孩当中呈现逐渐减少的趋势（图3.11）[35,36]。此时，女孩的生长和发育会变快，放大了平背或正常胸椎后凸的变化趋势[33,37]。同时，男孩们要到2～3年后才恢复正常的胸椎后凸，那时他们正处于青春期发育的高峰期。这导致了男孩中相反的畸形出现的概率增加（休门病）。

有趣的是，青春期生长发育的模式存在一个明显的家族倾向[40-42]，并且多项研究证明了特发性脊柱侧凸存在一个较强的家族史[41,43-48]。因此，很多能导致脊柱椎体失稳的生物力学因素相关基因，可能会存在于其他家庭成员中。同时，脊柱中存在一簇基因的共同作用理论要胜于单基因调控脊柱侧凸这一理论。重要的是，在我们对双胞胎或兄弟姐妹在成长过程中的三维形状研究中，已经证明了正常脊柱形状可能是一个家族问题[49]。利用体表形态学在学校和英国双胞胎大会年会的测量结果显示，在无亲缘关系的儿童中，侧面轮廓的对应性从不显著上升到了显著。从同性别、混合性别异卵双生子、同性别异卵双生子到同卵双生子兄弟姐妹，相关系数大小稳步增大，这表明了越来越密切的对应关系，直到同卵双胞胎的侧位脊柱轮廓与其几乎相同（图3.12）[50]。所以，脊柱侧位片对于判断特发性脊柱侧凸的发病原理的基因学因素十分重要。

当我们在观察胸椎矢状位的椎体形态时，常可以看到正常胸椎轮廓在20°～40°之间，或

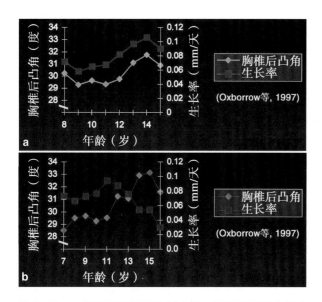

图 3.11 a. 男孩直到接近生长末期，胸段脊柱后凸最大时才发育最快。b. 当女孩发育最快时胸段脊柱后凸最小（经允许引自 Newton P, O'Brien M, Shufflebarger H, et al. Idiopathic Scoliosis: The Harms Study Group Treatment Guide. Stuttgart/New York: Thieme; 2010: 39 - 40）。

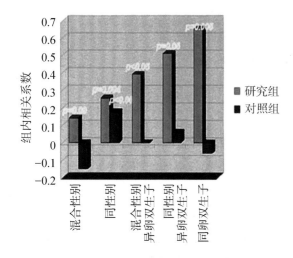

图 3.12 用表面形态计算机在学校筛查项目中测量儿童脊柱侧貌。如上柱状图相关系数示，一个研究对象从男女混合的兄弟姐妹中通过同性别、混合性别异卵双生子、同性别异卵双生子到同卵双生子兄弟姐妹（从左到右），相关系数大小稳步增大，表明与之侧位脊柱轮廓之间的相关性越来越密切，直到同卵双胞胎的侧位脊柱轮廓与其几乎相同。这是一个非常重要的特发性脊柱侧凸发病的重要遗传因素（经允许引自 Newton P, O'Brien M, Shufflebarger H, et al. Idiopathic Scoliosis: The Harms Study Group Treatment Guide. Stuttgart/New York: Thieme; 2010: 31）。

是略小于 40°[33,36]。此外，胸椎头侧两节段和尾侧两节段或是呈直线，或是分别对应颈椎或者腰椎前凸的一部分。因此，如果我们说正常胸椎后凸是 T3～T10，8 个连续的椎体，为 24°（减少算法的复杂性），相比于一个平均的胸椎椎体后凸拥有 3°[2]。也就是再增加 2°，就可以满足连续 3 个椎体后凸超过 5° 的休门病定义。与此同时，仅仅 3° 为生理改变，只要一点点角度丢失，只需要微小改变就会产生一个前凸的胸椎，所以从矢状位产生脊柱畸形仅仅需要一点点变化（图 3.13）。另外，脊柱形态呈现高斯分布[36]（图 3.14），这也是另外一个家族倾向，圆背儿童来

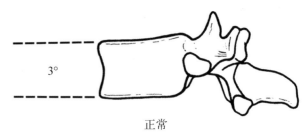

正常

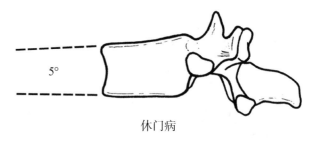

休门病

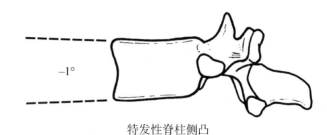

特发性脊柱侧凸

图 3.13 矢状位椎体形状是一个微妙的问题。a. 3° 脊柱后凸大致正常。b. 在 3° 的基础上增加 2° 是 Sorenson 对休门病的定义。c. 脊柱后凸降低 3° 以上使脊柱失稳易于屈曲（经允许引自 Newton P, O'Brien M, Shufflebarger H, et al. Idiopathic Scoliosis: The Harms Study Group Treatment Guide. Stuttgart/New York: Thieme; 2010: 39）。

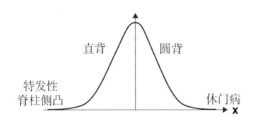

图 3.14　高斯分布。这在儿童中是正常的侧位影像。

自圆背家庭，直背儿童来自直背家庭 [49,50]。因此这里的方程中也存在大量的基因因素。

由于这些改变非常的微小，因而在学校普查项目当中提示 2.2% 的 12 ～ 14 岁的女孩患有特发性脊柱侧凸（超过 10° 的侧方位一致性旋转弯曲）并不令人意外 [30]。伴随成长的侧方形态的改变同时被利兹小组和瑞典的 Willner 与 Johnsson 提及 [35]。

利兹流行病学研究提示胸椎的前凸是特发性脊柱侧凸产生的始动因素 [3]。躯干倾斜角度＞ 5°是这项研究的入选标准，对于接受调查的 16 000 位利兹学龄期儿童，1 000 位入组并接受为期 6年的每年正侧位低剂量 X 线。由于这个敏感的入组标准，入选了很多具有直背的儿童，并且在研究随访过程中发展成为了真性的特发性脊柱侧凸。这为我们回过头来关注其尚未发生侧凸时的侧位片提供了机会，那些发展为特发性脊柱侧凸的儿童已经具备了胸椎曲度变平，并且具有一个顶端的前凸（图 3.15）。

让我们回到欧拉的理论，决定性负荷的减少是通过：①增加侧凸；②增加长度；③增加固有负荷。侧凸的曲度越大，它进展的可能性就会越大，正如特发性脊柱侧凸的自然病史中提示的一样（比萨斜塔的倾斜度越大，其倒塌的风险将会越大）。我们已经提到了女孩的椎体长度的增加 [33,34]，并且固有负荷的增加使得羸弱椎体易于扭曲，诸如骨量减少、营养不良性神经纤维瘤病（NF1）（图 2.33）以及骨发育不全，还有软组织较弱的情况，例如马方综合征和 Ehlers Danlos 综合征（图 2.34）。如此一来就可以比较明确地知道这些结构性脊柱畸形会在哪里出现及其出现的原因。

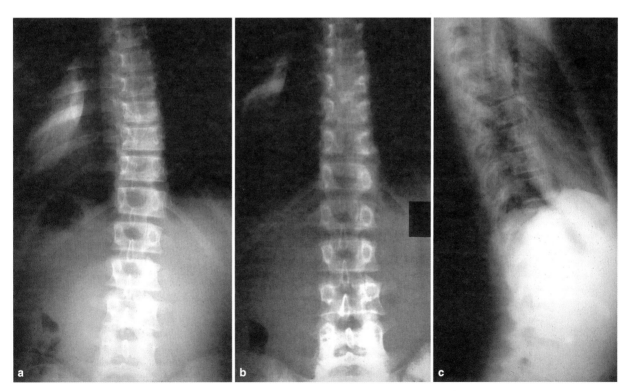

图 3.15　a. 这是一个 14 岁患有轻度右胸段特发性脊柱侧凸女孩的正位 X 线片。她是纵向流行病学调查的对象之一。b. 这是该患者几年前脊柱直立时拍摄时的正位 X 线片。c. 这是患者数年前拍摄的侧位片，显示患者曲线发展之前危险的侧位片（经允许引自 Newton P, O'Brien M, Shufflebarger H, et al. Idiopathic Scoliosis: The Harms Study Group Treatment Guide. Stuttgart/New York: Thieme; 2010: 40）。

>> 3.3   研究模型

尽管曾有人尝试在人体上进行手术，这种尝试往往并非有意为之，而且手术策略并不明智，但是想进一步行人体实验肯定是不切实际的。如果要类比，对于儿童进展性脊柱侧凸进行原位后路融合[51]，就好比对马蹄内翻足患者进行后内侧融合。脊柱后柱融合手术后，因为骨性阻滞，后柱短小，然而患者的前柱仍然持续在生长[12]，这会造成可怕的后果。在"曲轴现象"广泛认可前，这种手术风靡了很久。图 3.16a 是一个未成熟 12 岁男孩，在进入生长高峰期前，出现早发性特发性脊柱侧凸，脊柱正位片提示 Cobb 角为 102°。图 3.16b 是一个 100° 假性后凸的侧位片。旋转的度数很高，所以其正位与侧位具有相同的度数。术者选择 Harrington 单棒进行后路融合（图

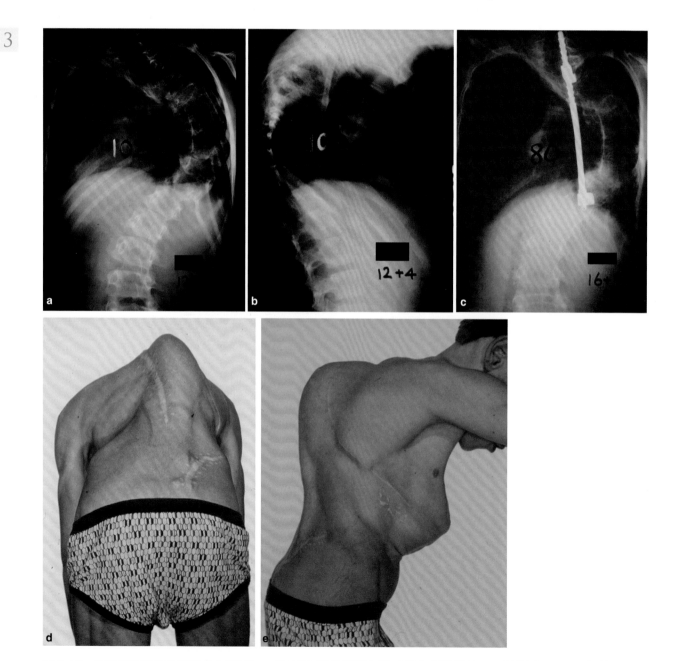

图 3.16   不治疗特发性脊柱侧凸会如何？ a. 前后位图示早期进展性 100° 脊柱侧凸。b. 侧位图示 100° 假性后凸。换句话说，患者的前后位图与侧位图显示同样的畸形。c. 通过 Harrington 杆牵张与后路融合手术，4 年后，畸形程度为 80°；但是目前的畸形仍十分严重以致其旋转指向后方，导致正面看起来有所改善。d. 患者前后位可看出指向后方多于侧方的可怕的畸形。e. 侧面像示该患者脊柱侧凸侧面比背面更严重。

3.16c）。在 4 年后的随访时，Cobb 角为 80°。这是因为其脊柱过度旋转，所以 Cobb 角看起来有所改善（图 3.16d）。

图 3.16e 显示了脊柱椎体（不是脊柱的前缘）向后方指向。值得注意的是，脊柱侧凸凹侧的纵向瘢痕横跨了脊柱前凸部位，并且瘢痕也贯穿了从右侧半骨盆到自体骨移植的取骨处。现在脊柱的前方开始朝向后背。这是一个可怕的畸形。如果没有进行处理，可能角度进展会更慢一些。Leatherman[53] 和 Roaf[12] 在 40 年前就阐述了后路原位融合手术的危险性。早期进展性脊柱侧凸需要采用前路手术，或至少不用后路骨融合阻滞的方法。

然而，结构性侧凸会出现很多原则性问题，这样的例子在世界上每天有很多。图 3.17 是一个在利兹圣詹姆斯医院手术室外的栏杆轨条示意图模型，每个节段的侧凸上覆盖的轨条出现弯曲。这就好比培根在炽热的平底锅里面会折叠弯曲并且边缘的位置需要切开这样才能保持与平底锅贴合（图 3.9）。

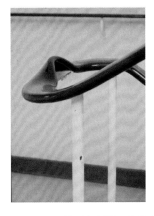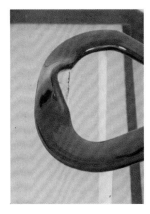

图3.17　图示为利兹圣詹姆斯医院手术室外的栏杆轨条。在每层栏杆的扶手上都有一个类似脊柱侧凸的结构，导致黑色塑料扶手弯曲（经允许引自 Newton P, O'Brien M, Shufflebarger H, et al. Idiopathic Scoliosis: The Harms Study Group Treatment Guide. Stuttgart/New York: Thieme; 2010: 36）。

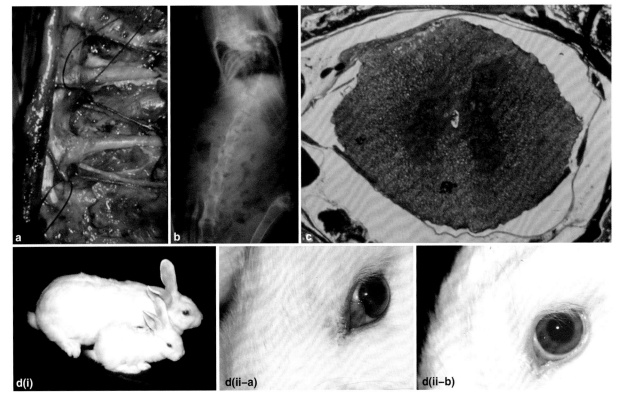

图3.18　a. 在兔身上切断供应脊髓的节段血管。脊髓血供仰仗每个节段的血管滋养。b. 当肋横突关节韧带切断，由于节段血管损伤造成的严重瘫痪型侧凸随即产生。c. 脊髓横断面局部梗死性改变。d. 两只兔子，一只正常，另一只严重侧凸，如图 b，无法存活（i），并有紫绀（ii）[图 d(ii-a) 和图 d(ii-b) 经允许引自 Newton P, O'Brien M, Shufflebarger H, et al. Idiopathic Scoliosis: The Harms Study Group Treatment Guide. Stuttgart/New York: Thieme; 2010: 46]。

对于生物模型，有很多关于脊柱侧凸实验动物的模型，建议先阅读 Smith 的文章[54-56]，之后再阅读利兹小组的文章[57]。实验动物中，新西兰白兔经常被以各种方式构建进展性结构性脊柱侧凸模型，模拟人类特发性侧凸，但是均没有成功。在这些模型当中，从来没有一个初始的侧凸假设，也没有表现出左右不对称畸形。有人尝试通过从一侧到另一侧阻滞骨骼或软组织的方法，无法得到一个脊柱畸形，或者仅仅可以在冠状位上产生一个微小的非进展的非结构性的旋转倾斜[58-66]。也有通过诱导怀孕动物突变得到先天性脊柱畸形[67,68]。另外，产后诱导佝偻病[69]和山黧豆中毒[70]，虽然可以产生预期的结果，但是无法说明人类特发性脊柱侧凸的进展情况。同时对于脊髓或者神经根水平的神经损害，可以产生瘫痪型侧凸[65,71-75]，动物麻醉唤醒后即可产生需要的侧凸模型。

最初由 Langenskiold 和 Michelsson 采用的，通过切除肋骨头或分离肋横突韧带制造侧凸模型盛行多年，但是最终令人费解。直到 De Salis 和同伴无意发现，和人类不同，兔子存在 Adamkiewicz 动脉，保障了每个脊髓阶段均有节段血管供血（图3.18）[21]。兔子的肋骨头和肋横突韧带，毗邻节段血管。因此，Langenskiold 和 Michelsson 所制作的侧凸动物模型，实际上是局部脊髓损伤，导致快速进展的神经肌肉型侧凸[54]。不像严重的伴随心肺功能衰竭的 EOIS，这类兔子无法存活，并且发生紫绀。此重要发现是由 Smith 在 De Salis 工作基础上解释 Langenskiold 和 Michelsson 的研究结果[21]。

兔类脊柱通常矢状位轻度后凸。但如果其被栓系形成前凸，同时无脊髓损伤，那么其就形成典型前-侧凸生长，这一点在特发性侧凸中常见（图 3.10a 和图 3.19）。此乃 Somerville 杰作[14]，并由利兹工作小组推广[54-57]。通过栓系兔子背部所形成侧凸，模仿了人类几何学各个方面。如果栓系解除，畸形变轻，之后脊柱生长变直，此也是可能生理学治疗的关键[77]。

此外，对于脊柱畸形生物形态学也常常存在理解偏差，尤其是横断面不对称畸形的问题。尽管椎体横断面的不对称已有报道，但是描述差异性很大，有的说凹侧椎弓根更细、更长，有的说

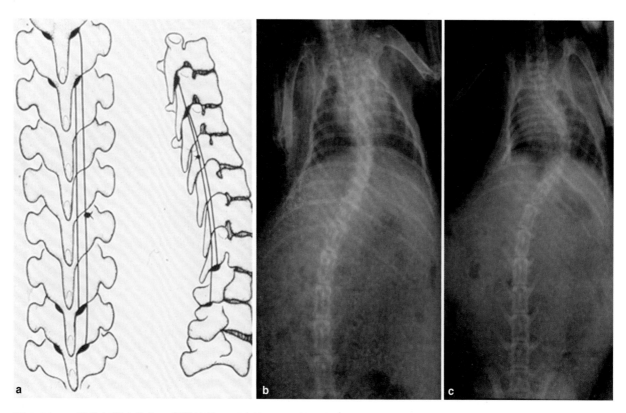

图 3.19　a. 当生长发育的兔子脊柱被栓系形成前凸。b. 接下来几周，前-侧凸畸形不断发展。c. 如果任其发展，前-侧凸继续进展。

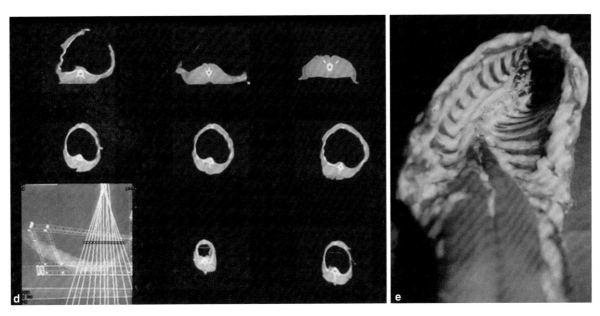

图 3.19（续） d.CT 扫描可见类似人类的侧凸形成。e. 细观胸廓内部，其变化非常类似在特发性胸椎侧凸开胸术的变化。

凸侧椎弓根更细、更长[78,79]。我们也回顾了特发性侧凸畸形的三维特征，特别是人类和动物在横断面的变化[55]。我们发现，多数存在不对称椎体，顶椎区椎弓根凸侧短而粗，凹侧长而细（图3.20）。然而，在顶椎区远近两端，椎体横截面形态发生变化，首先发生中立椎体变化，再发生反向变化[31]。在此区域，椎弓根凸侧长而细，凹侧短而粗。同样地，兔子在顶椎区也存在相同变化。这解释了关于椎体横截面形态学差异性的报道和结论[78,79]，这种差异性取决于我们研究的椎体在整个畸形脊柱中的位置。随后，Smith 等进行了一个重要实验[55]，他们在纵向生长的椎体横截面进行类似四环素的染色，标明生长骨。随着正常椎体根据横截面相关的生长，其椎管周围的骨组织始终保持外生生长。

然而，在侧凸状态下，椎管内和椎体生长向侧凸凹侧生长（图 3.21b）。这样，横断面试图自我纠正，避免畸形形成。所以，此变化确定横断面不是特发性侧凸的致病因素。此点也回答了人们有时会问到的非逻辑问题："哪一个先出现——旋转还是前凸？"在人类和动物模型，特别是严重侧凸，凹侧椎弓根既长又细。同时很好解释，无论椎弓根直径多少，椎螺钉不能穿过椎弓根。其固定几乎主要依靠椎体本身。

Dubousset 和 Machida 通过观察行松果体切除术的鸡和鼠，重燃对于实验性侧凸建模的工

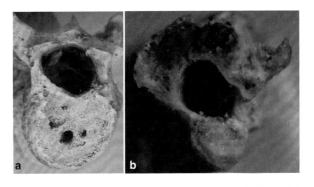

图 3.20 顶椎不对称横断位，凸侧椎弓根短而粗壮，凹侧椎弓根更长更细。a. 人类。b. 兔子。（经允许引自 Newton P, O'Brien M, Shufflebarger H, et al. Idiopathic Scoliosis: The Harms Study Group Treatment Guide. Stuttgart/New York: Thieme; 2010: 44）。

作[80,81]。松果体通过色氨酸一系列酶反应产生褪黑色素，同时血清素是此通道的中介物。Thillard 首先通过松果体切除的鸡来评价褪黑色素的作用，以及其侧凸中相关复合物[82]。如果小鸡在孵化后很快进行松果体切除，其就可以持续产生类似人类的特发性脊柱侧凸改变。然而，如果褪黑色素持续给予，侧凸则不发展[81]。为什么发生此现象？关于特发性侧凸和对照组褪黑色素水平的研究，发现其在人类中结果相矛盾。进一步研究发现白天两组人群褪黑素水平无差别[83,84]。人们认为褪黑色素活性可能像其他脊髓，是通过生长激素介导[85]，但未予肯定。

3

纵观此实验模型的生物力学，不仅有趣而且信息丰富。即使通过松果体切除动物模型，最初异常是前凸改变，进而脊柱扭曲形成典型三维前-侧凸畸形的理论是可以接受的[12]，正如Machida提出并证实的[85]。此改变不发生在四肢行走动物，而鸡是双足行走。因此，Dubousset和Machida继续对松果体切除在鼠中效果进行研究[86]。如果实验最初造成双足行走动物通过松果体切除形成侧凸，但不能在鼠类得到验证，那么此假说就是伪命题（图3.22）。然而，四肢行走鼠类确实在松果体切除后，没有发生侧凸。进而，在训练其直立双足行走鼠类切除尾巴后，侧凸轻易发生（因其无法用尾巴坐下）。这些鼠类矢状位表现，松果体切除后四肢行走鼠类出现生理胸椎前凸，而假手术和松果体切除双足行走鼠类，胸椎形成过度前凸。换句话说，双足行走可加重已存在的胸椎前凸，而不是脊柱扭曲产生前-侧凸的原因，除非双足鼠类行松果体切除。这一结果说明前凸

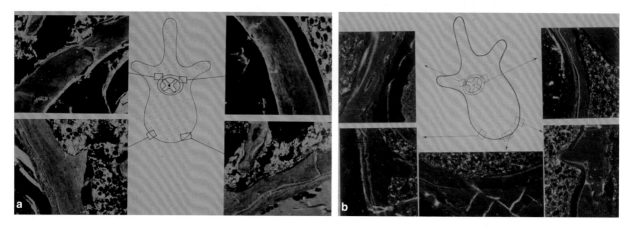

图3.21　a. 中央为手绘图，根据脊柱椎管和椎体外向生长，表现正常椎体生长。因此，椎管上方橘红染色生长区域和椎体下方向外。b. 顶椎侧凸椎体，正如橘红染色生长区域指出的，椎管和椎体偏向凹侧。这样横向位不是特发性侧凸的致病因素（经允许引自 Newton P, O'Brien M, Shufflebarger H, et al. Idiopathic Scoliosis: The Harms Study Group Treatment Guide. Stuttgart/New York: Thieme; 2010: 44－45）。

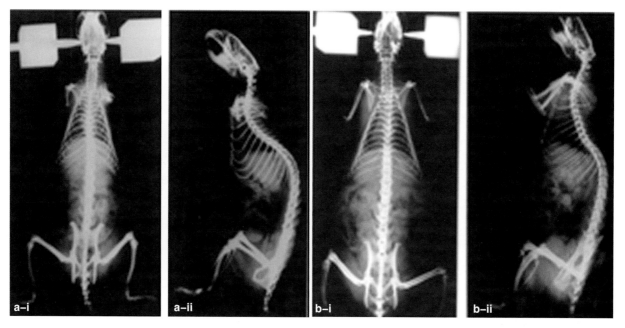

图3.22　鼠类松果体切除术。a. 非松果体切除的假手术组双足行走鼠类（a-i）前后位图像显示脊柱直（a-ii）侧位显示胸椎前凸增加，C2～T7为－43°。b. 松果体切除四肢行走鼠类（b-i）前后位可见脊柱变直。b-ii 侧位显示生理性胸椎前凸，C2～T7为－15°。

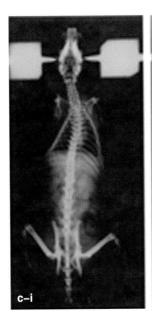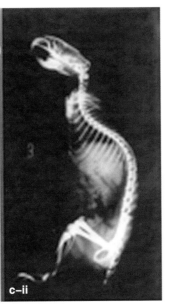

图 3.22（续）　c. 松果体切除化的双足鼠类。c-i 前后显示胸椎侧凸 29°。c-ii 侧位显示胸椎前凸增大，C2 ~ T7 为 −48°。

增大是直立体位造成的，松果体切除是造成侧凸的原因。

追溯 Somerville 和利兹小组[54-57]制作的前 − 侧凸动物模型，除非前凸通过制造一定曲度伴随侧凸（双平面不对称），否则我们不能使得脊柱旋转。可能松果体切除术会造成同样效果。在发展成侧凸的双足鸡和鼠类，其左或右侧凸没有发育偏向性差别。对于鼠类松果体切除术效果的没有其他解释，因为在实验结束时其体重相同，和兔相比，没有本质性劣势（图 3.18）。

临床、流行病、生物力学和实验证据总结起来，提供一致的结构性侧凸病因学证据：首先是矢状面畸形造成前凸，继发造成侧凸伴旋转发生。你不需要关注其他病因学。你有 Adams、Somerville、Roaf、Dubousset 和 Machida 并肩，更不用说已经由利兹小组验证了 30 年的实验模式！

>> 3.4　发病机制如何指导我们治疗

3.4.1　脊柱畸形的手术治疗

重要策略

基于我们目前所了解的脊柱畸形进展，特别

是特发性侧凸进展，目前只需要我们明确，在其发展过程中，必须一步一步地来反转形态变化：①尽可能让脊柱变直和可接受；②防止生长过程中畸形复发，保持矫正部位稳定直至发育成熟。首先，我们必须回到第一原则：机械工程师的横梁或立柱，只以两种之一的方式发生破坏，成角倒塌或横梁扭曲（图 3.1）。然后我们需要了解畸形是僵硬还是柔软。先天性脊柱畸形，或曾行融合手术的脊柱，会变得僵硬，而特发性畸形较为柔软。僵硬脊柱角状畸形，提示断裂，以至于僵硬折弯（变形区）变直，因此可能需要使用截骨术。

特发性侧凸柔韧性较好，因为椎体彼此链接，并且通过椎间横梁扭转形成畸形，因此存在节段矫正潜力。我们知道每个特发性畸形是前凸，并且前凸首发（图 3.6、图 3.7 和图 3.15）。当其旋转超过矢状位平面，其在冠状面伴有旋转就愈发明显（见图 2.10）。因此，原发畸形是前凸，继发畸形是侧凸伴有旋转。因此，这种畸形是三维的，其矫正策略必须基于此，兼顾前凸和侧凸。

当然，当前凸逐渐增加，矢状位上脊柱必需向后方移动，这就是在侧位 X 线上呈现的假性后凸，并且会误导我们对于三维畸形的真实理解（停止拍侧位 X 线，此问题即解决）。当你旋转尸体脊柱，人为造成侧凸，Cobb 角每增加 10° 拍摄 X 线。这种实验方法正如我们 30 年前在博物馆标本固定在留声机旋转平台，观察其产生的曲线。Cobb 角度可以由于投射平面不同而变化极大[13]（图 3.23）。现在你可以看出侧位 X 线仅仅是同样畸形的另一种影像。如今 3D-CT 或者 3D-MRI，通过确认潜在前凸的表现，使得全脊柱在任何角度都可视，能够为你提供一切需求（见图 2.14）。多年以前，在 3D 扫描之前，使用老式 BBC 计算机，通过在后前位和侧位 X 线标记同一解剖位点（在椎弓根基底和上下终板的中点），数字化侧凸曲度。之后我们可以通过曲线格式图像，在任何平面展示侧凸形态（图 3.24）[87]。通常可以定位潜在前凸（图 3.24）。

现在，回到治疗方面。通过对僵硬性脊柱畸形进行截骨手术，是改变外形的唯一出路，也是顶椎椎体切除（VCR）的基本原则，是对于 Roaf[77] 和 Leatherman[88] 闭合楔形截骨概念的提炼。这些先锋式前辈正确指出，对于幼年患者脊柱的后路融合是极其危险和愚蠢的[79]。Roaf[12] 提到："多年来我试图后路脊柱融合，但是对于控制畸形没有成功。原因有二。其一，通常后路融合对于前－侧凸伴旋转区域，位于曲度凸侧，

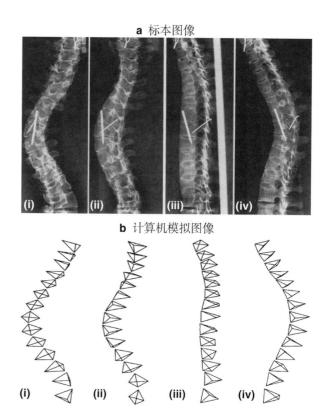

a 标本图像

b 计算机模拟图像

(i)　　　(ii)　　　(iii)　　　(iv)

图 3.24　a. 博物馆标本图像，显示在不同选择旋转角度，有不同表现。这个标本冠状面曲度为 40°。（ⅰ）真实前后位畸形（冠状面角度为 40°）。（ⅱ）标本旋转到中间时拍摄的前后位片。（ⅲ）在标本旋转到 130° 拍摄，实际上是该标本的顶椎侧位片，再从真实前后位旋转 90°。（ⅳ）患者侧位 X 线表现假性后凸。b. 计算机模拟脊柱外形成像结果与 X 线具有同样表现。

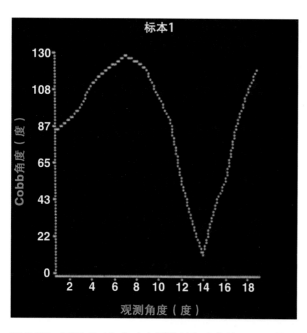

图 3.23　图示 Cobb 角度在博物馆标本旋转 180° 的变化。最初角度为 78°，在正弦波不断变化，在回到最初角度前，最大可达 120°，而最小低至 < 10°（当然顶椎是明显前凸）。这说明不同投射平面，Cobb 角度可以有 100° 以上的变化。

而阻滞生长会更加抑制生长，甚至加重畸形；其二，融合的新骨，与其说是支具，倒不如说是让儿童骨骼休止，如果凸侧骨骺生长畸形力量强大，侧凸会伴随生长加重。"回顾 Harrington 撑开原则，其从头端到尾端全脊柱畸形的撑开治疗，无论是否懈怠，对于畸形是极大的拉伸。当通过撑开矫正时，顶椎区域被延展开，对于撑开的反应减小，需要侧方另加一个推或拉的力量。因此，每个阶段椎板下钢丝的理念，似乎很有吸引力，并且最初在 Harrington-Luque 内植物中结合 Harriongton 棒使用（图 3.25）。这里有两个问题困扰矫正力。首先，如果你初始撑开最大，则畸形较为僵硬，椎板下钢丝技术很难将顶椎拉回中线；第二，提拉钢丝是侧路（图 3.25），这样就在脊柱旋转形成前凸的轴位后面，因此，如果钢丝收紧，顶椎旋转在增加，而不是减少。

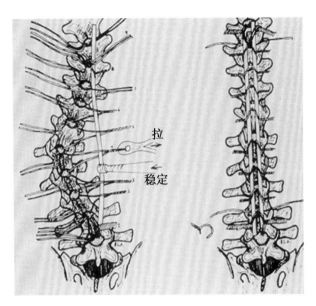

图 3.25 当椎板下钢丝拉动前凸脊柱至直棒，Cobb 角度会改善，但是旋转会加重。

然而，特发性侧凸畸形，因为椎体彼此相连，可以为节段矫正带来机会。可以通过改善每个椎体位置，从而纠正旋转性曲度不良，因此利兹手术过程是针对此问题而设计，尤为致力于顶椎曲度前凸的矫形。尽管 Harriongton 撑开棒和椎板下钢丝在 Harrington-Luque 手术中应用，此手术技术还是很不同的[3,89,90]。首先，Harriongton 棒预弯为后凸保留姿势，使用方形端椎钩（图 3.26）；第二，棒不到手术结束不撑开，以利于最大柔韧性提供给椎板下钢丝。通过后凸棒，凹侧椎板下钢丝向后提拉，而不是侧路手术，这样可以提升已经塌陷的凹侧，而不扭转畸形顶椎（图 3.26d 和图 3.26e）。这对于相对低 Cobb 角，高柔韧性曲度很合适，同时单纯后路就足矣。另外，对迟发性特发性脊柱侧凸 14 岁左右患者，距离骨骼成熟的时间剩下无几，因此对进一步畸形的牵引力，对伴有危险前凸形成后凸也已足够。最初 Harrington 手术的问题，在于不仅其无法令人满意的纠正顶椎区域（见图 1.2），而且潜在前凸持续存在进一步畸形伴随生长而加重的趋势。进而，Moe 在其主席致辞时清晰陈述，Harrington 内固定的理想治疗，是治疗开始和治疗结束时曲度未变。换句话说，经历此手术的健康青少年，获益少，同时可能撑开导致瘫痪。

对于更大 Cobb 角度的患者，特别是年轻患者应该如何处理？尽管对于迟发性特发脊柱侧凸

（LOIS）的最佳手术年龄大约是 14 岁，但仍会有许多患者年龄更小。因此，利兹提出以下两条策略：①获得最大矫形；②阻滞前柱生长，避免畸形复发和曲轴现象出现。随后，术中多使用生长板消融和半椎体骨骺融合治疗前路凸侧，但是，由于前凸持续生长，产生的生物力学问题使得手术获益大打折扣。毫无悬念，其结果不太理想[92]。显而易见的是，侧凸顶椎区域相邻椎体（邻近不对称棱柱）的间隙可以通过前路多节段间盘切除完成。这样前凸可以向后拉成后凸并去旋转，因此三维畸形的三个平面都可以顾及。那么，问题是为什么前柱生长阻滞，就可以避免术后畸形发生？虽然 Cobb 角度大的患者，特别是年轻患者，存在很大生长潜力，但是，前路手术十分必要。这里指的前路手术，不是"前路松解"，而是完成矫形手术后再增加一次前路操作，因为在这类前侧凸患者，在顶椎区前柱较后柱在更长。然而，这个操作也增加了椎间隙高度，并且增加了柔韧性（图 3.27a、b）。另一方面，Cobb 角度大的患者往往更僵硬，是因为生长使得椎体更加不对称（图 3.28），要想阻止椎体畸形生长，就必须采取手段阻止。既然前凸可以向后拉成后凸，三维畸形的三个平面应该都可以矫正。椎间盘切除，意味着将所有椎间盘组织和后纵韧带去除，甚至可以使用骨刀去除邻近椎体软骨终板平面。这样就可以暴露粗糙骨松质平面，同时阻滞前柱生长。当椎间盘切除后，椎间隙自然下沉变窄，需要使用椎板撑开器，来充分暴露使得椎间盘后部能够取出。在利兹手术中平均切除 4～5 个椎间盘，手术结束时许多椎间盘可以完全闭合，其余的椎间盘在术后休息数日后也可以闭合。因此，前路椎间融合术可以确保融合。同时，进行内固定后，也可以用去皮质肋骨进行空隙处的植骨融合。此方法大约 35 年前开始使用，1987 年第一篇文献报道了 50 例患者[18]。此前从未报道过三柱矫形后获得如此良好效果（图 3.29）。当时，前后路联合手术需要间隔 1～2 周。在两次手术之间，仅通过前路扩大间隙，Cobb 角矫正超过 50%，并使得畸形自发塌陷。另外，后路内植物矫正不需要过度，从而更加安全。

提起"前路松解"，不仅是顶椎去除几个椎间盘，更是通过利兹手术方式阻止前路过度

3

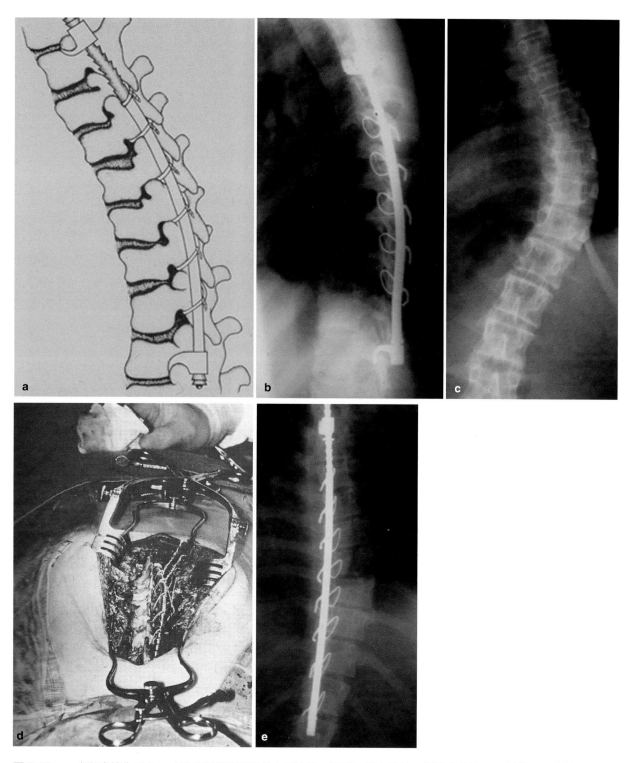

图 3.26　a. 必须弯棒为后凸，才能使得椎板下钢丝向后拉动，而不是侧向移位，得以去旋转。b. 侧位可见此效果完成。注意钢丝环直径，要达到骨－棒解除的同样大小，以保证脊柱自身被拉向后侧，重建后凸。c. 前后位术前右侧胸弯，表现侧向旋转曲度和显著肋骨不对称。d. 术中照片可见凹侧脊柱被拉向后方，脊柱去旋转。e. 前后位术后显示脊柱去旋转，同时肋骨对称。

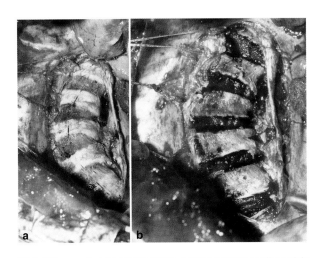

图 3.27　a. 术中照片可见前路 5 节段椎间盘骨膜下剥离暴露。b. 术中照片可见椎间盘完全切除后在间隙填塞明胶海绵。

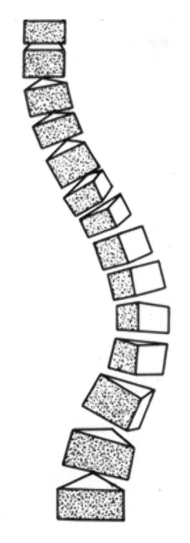

图 3.28　图示说明在结构性侧凸中每节椎体，在顶椎区渐进性形成三维畸形，进而造成三维楔形和非叠加性生长。

生长，因此，后路单纯融合被接下来的 Roaf 和 Leatherman 等过去主流权威给予了警告。

为了更多了解椎体节段旋转，从而帮助我们制订手术策略，我们可以通过 CT 扫描，测量单个椎体的旋转度。例如图 3.30，可见顶椎相邻两椎体无相对旋转畸形，这是因为在脊柱前凸时，由于胸椎关节突关节的阻挡，椎体的旋转轴相对旋转能力受限。相邻节段旋转最常发生的区域，通常在顶椎的远近端，前凸往往较小甚至存在后凸。远近端椎通过椎板下钢丝固定后，随着钢丝收紧，可以获得明显的去旋转。通常可以再施加额外的撑开力量，但是多数不需要，因为矫正区域已经足够坚强。目前，通过双侧椎弓根螺钉固定和锁紧，就可以完成以上操作。同时，如果尝试混合使用椎弓根螺钉和顶椎椎板下钢丝，可以提供很好的生物力学效应，但是这种方法却没有被广泛推广。同样地，各种方式钢丝和吊顶形式没有被广泛接受，更可能因为术中处理潜在的前凸问题，甚至恢复矢状位平衡，目前其重要性还没有得到广泛认识。

有些畸形臭名昭著，原因为它们是早发性的，并且进展潜力大，包括神经纤维瘤病和 EOIS 形成短节段锐角畸形。当然可以通过后路"生长棒"系统控制的 EOIS 曲度，同时要配合前路多节段椎间盘和生长板的切除，否则前路过度生长，会抵消后路非融合固定取得的效果。神经纤维瘤病当然有极大的畸形进展潜力，同时快速进展为营养不良性曲度，而特发性侧凸则进展相对缓慢。在我们看来，神经纤维瘤病通常表现为发育时营养不良，并且进展很快。因此，前路手术必须进行。毫无疑问，现代经椎弓根后路矫正技术，对于此类快速进展曲度，极大增加了一期手术可靠性，但是对于此类患者仍旧不够坚固。

当先天性畸形需要手术治疗，并且表现越僵硬，越要进行多节段的椎间盘切除术（每个顶椎 VCR 上下的两个椎间盘），并且将更加获益，这样可以在顶椎的上下两个节段实现更好的畸形矫正。这并不会增加很多时间，并且应该在楔形椎体切除之前完成。

与此同时，当利兹团队推广他们手术的时候，Cotrel 和 Dubousset[94] 将他们双棒法的革新技术也进行了推广，这样可以使得在一个棍上同

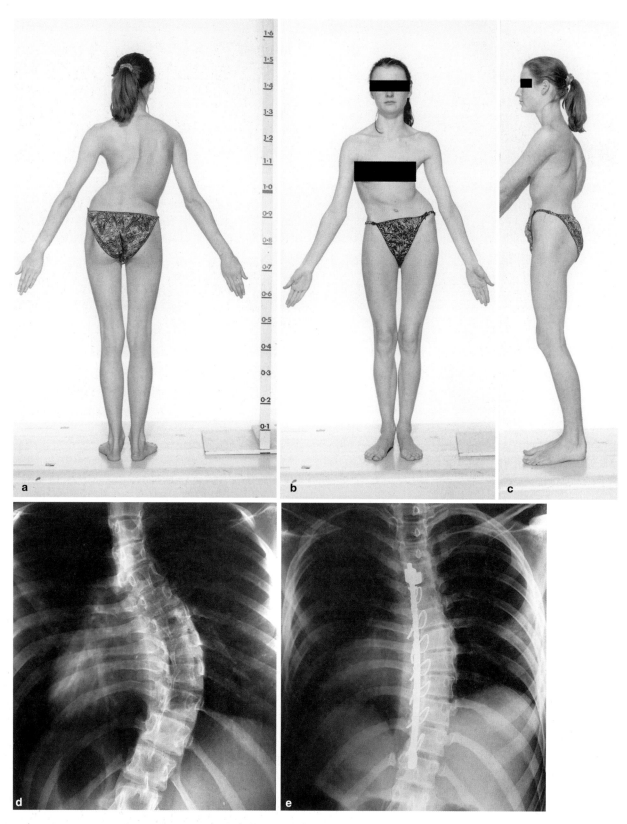

图 3.29　a～c. 13 岁女孩术前，严重特发性右侧胸弯畸形，伴随显著失代偿和剃刀背。d. 影像学前后位术前显示右侧胸弯，伴明显旋转和肋骨不对称。e. 前后位术后提示去旋转充分，肋骨对称性改善。

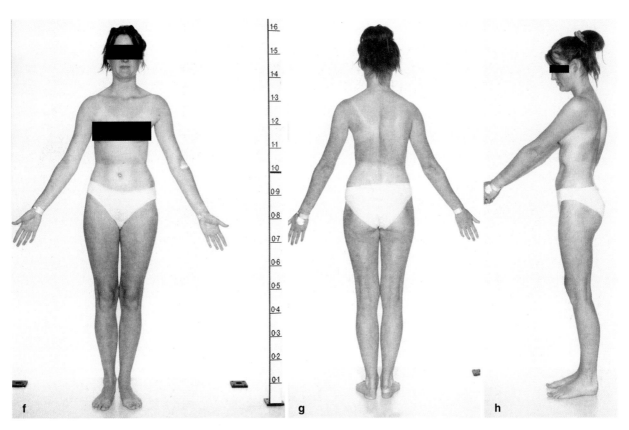

图 3.29（续） f～h. 术后大体像提示侧凸纠正满意，脊柱平衡。图 f 提示尽管肋骨突出显著纠正，但是仍旧残留肋骨隆起，此情况常见。这是由于肋骨突出已有多年，肋骨本身形态畸形，失去其自然弹性。这就是为什么山脊样或剃刀背畸形（通常伴有先天畸形）需要肋骨成型或肋骨切除对矫形手术加以补充，以达到最满意效果[93]。然而，脊柱后凸重建术后随访 3 年，旋转畸形没有进一步加重。

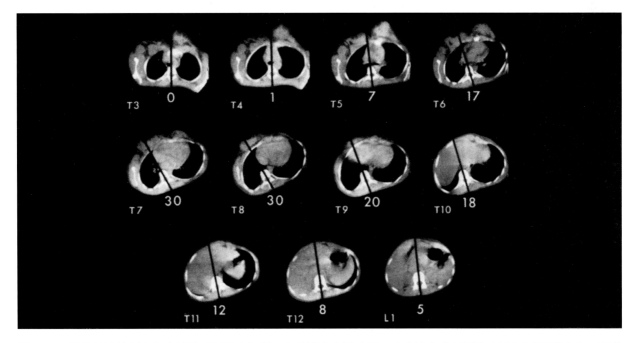

图 3.30 特发性脊柱侧凸胸弯椎体系列轴向扫描，自头端中立椎（T3，上端左）向尾端中立椎 L1（下端右）。顶椎 T7 和 T8 彼此无旋转，最大的节段轴向旋转发生在顶椎上下，位于 T5/T6 和 T6/T7 之间，以及 T8 和 T9 之间。所有特发性脊柱侧凸一般具有同样的表现，这对于节段内有效去旋转十分有用。当然，现代化 3D-CT 或者 MRI 可以更好展示。

时受力和分散压力。Dubousset 团队，正像我们利兹团队一样，研究了特发性脊柱侧凸（AIS）的三维结构，并在此做出了大量研究，特别是同 Machida[80] 合作的动物实验。正因为这些重要的研究工作，他和 Yves Cotrel 创造出了他们独特的 CD 内植物。此后，去旋转手术策略开始被使用，尝试去调整前方的畸形成为后凸[94]。这是一种整体意义的去旋转，并且它可以继而导致椎体在畸形上方以及下方旋转，从而减少对畸形矫形本身带来的好处[95]。当然，将 CD 内植物引入的唯一问题在于，这是一个后路的内植物，并且忽略了对于前路椎间盘切除术的重要性以及椎间盘生长潜能的去除工作。当然 Cotrel 和 Dubousset 对前凸有很深的认识，但他们内植物的流行使得后路

手术被广泛地使用。自 Dwyer 系统（图 1.8）问世以来，特别是 Zielke 系统（图 1.9）的应用，前路内固定手术在特发性脊柱畸形的治疗中取得了满意的效果，甚至在多节段椎间盘切除后前柱的固定，其效果与单纯后路手术不分伯仲。最先将前路手术应用在胸椎上的是来自我们团队的医生（J.H.），他通过多椎间盘切除术来重现后凸，从而重现了正确的三维纠正，与此同时也停止了前方的过度生长。

因此可以看到，理解三维畸形如何发生，有助于畸形三平面持久矫正的策略优化。结构性侧凸不是一个右 - 左不平衡的问题，单纯处理它无法为患者提供最理想的矫正。

（于淼 李君禹 译，李危石 翟骁 审校）

• 参 考 文 献 •

［1］White AA III, Pajabi MM. Clinical biomechanics of the spine. 2nd ed. Philadelphia: Lippincott; 1990:653

［2］**Millner PA, Dickson RA. Idiopathic scoliosis: biomechanics and biology. Eur Spine J. 1996; 5(6):362–373**

［3］**Deacon P, Archer IA, Dickson RA. The anatomy of spinal deformity: a biomechanical analysis. Orthopedics. 1987; 10(6):897–903**

［4］Williams PL, Warwick R, Dyson M, Bannister LH (eds). Gray's anatomy. Edinburgh: Churchill Livingstone; 1989:321

［5］Kouwenhoven JWM, Vincken KL, Bartels LW, Castelein RM. Analysis of preexistent vertebral rotation in the normal spine. Spine. 2006; 31(13):1467–1472

［6］Kouwenhoven JWM, Bartels LW, Vincken KL, et al. The relation between organ anatomy and pre-existent vertebral rotation in the normal spine: magnetic resonance imaging study in humans with situs inversus totalis. Spine. 2007; 32(10):1123–1128

［7］du Peloux J, Fauchet R, Faucon B, Stagnara P. Le plan d'election pour l'examen radiologique des cypho-scolioses. Rev Chir Orthop Repar Appar Mot. 1965; 51:517–524

［8］**Deacon P, Berkin CR, Dickson RA. Combined idiopathic kyphosis and scoliosis. An analysis of the lateral spinal curvatures associated with Scheuermann's disease. J**

Bone Joint Surg Br. 1985; 67(2):189–192

［9］Bernick S, Cailliet R. Vertebral end-plate changes with aging of human vertebrae. Spine. 1982; 7(2):97–102

［10］Adams W. Lectures on the pathology and treatment of lateral and other forms of curvature of the spine. Edinburgh: Churchill Livingstone; 1865

［11］**Roaf R. The basic anatomy of scoliosis. J Bone Joint Surg Br. 1966; 48(4):786–792**

［12］Roaf R. The treatment of progressive scoliosis by unilateral growth arrest. J Bone Joint Surg Br. 1963; 45(4):637–651

［13］Dickson RA, Archer IA. Surgical treatment of late-onset idiopathic thoracic scoliosis. The Leeds procedure. J Bone Joint Surg Br. 1987; 69(5):709–714

［14］Deacon P, Flood BM, Dickson RA. Idiopathic scoliosis in three dimensions. A radiographic and morphometric analysis. J Bone Joint Surg Br. 1984; 66(4):509–512

［15］**Somerville EW. Rotational lordosis; the development of single curve. J Bone Joint Surg Br. 1952; 34-B(3): 421–427**

［16］**Dickson RA, Lawton JO, Archer IA, Butt WP. The pathogenesis of idiopathic scoliosis. Biplanar spinal asymmetry. J Bone Joint Surg Br. 1984; 66(1):8–15**

［17］Winter RB, Moe JH, Bradford DS, et al. Spine deformity in neurofibromatosis. A review of one hundred and two patients. J Bone Joint Surg Am. 1979;61:677–694

[18] Lenke LG, Betz RR, Haher TR, et al. Multisurgeon assessment of surgical decision-making in adolescent idiopathic scoliosis: curve classification, operative approach, and fusion levels. Spine. 2001; 26(21):2347–2353

[19] Bushell GR, Ghosh P, Taylor TKF. Collagen defect in idiopathic scoliosis. Lancet. 1978; 2(8080):94–95

[20] Butterworth TR, Jr, James C. Electromyographic studies in idiopathic scoliosis. South Med J. 1969; 62(8):1008–1010

[21] **De Salis J, Beguiristain JL, Cañadell J. The production of experimental scoliosis by selective arterial ablation. Int Orthop. 1980; 3(4):311–315**

[22] **Langenskiold A, Michelsson JE. Experimental progressive scoliosis in the rabbit. J Bone Joint Surg Br. 1961; 43-B:116–120**

[23] Langenskiold A, Michelsson JE. The pathogenesis of experimental progressive scoliosis. Acta Orthop Scand Suppl. 1962; 59:1–26

[24] Piggott H. Experimentally produced scoliosis in animals. In: Zorab PA (ed). Proceedings of a second symposium on scoliosis: causation. Edinburgh: Churchill Livingstone; 1968:15–17

[25] Robb JE, Conner AN, Stephenson JBP. Normal electroencephalograms in idiopathic scoliosis. Acta Orthop Scand. 1986; 57(3):220–221

[26] Sahlstrand T, Petruson B. A study of labyrinthine function in patients with adolescent idiopathic scoliosis. I. An electro-nystagmographic study. Acta Orthop Scand. 1979a; 50(6 Pt 2):759–769

[27] Sahlstrend T, Petruson B. Postural effects on nystagmus response during caloric labyrinthine stimulation in patients with adolescent idiopathic scoliosis. II. An electro-nystagmographic study. Acta Orthop Scand. 1979b; 50(6 Pt 2):771–775

[28] Yarom R, More R. Myer p. Platelet and muscle abnormalities in idiopathic scoliosis. In:Warner JO, Mehta MH (eds). Proceedings of the seventh Philip Zorab symposium: scoliosis prevention. New York: Praeger; 1983: 3–22

[29] Zuk T. The role of spinal and abdominal muscles in the pathogenesis of scoliosis. J Bone Joint Surg Br. 1962; 44B:102–105

[30] **Stirling AJ, Howel D, Millner PA, Sadiq S, Sharples D, Dickson RA. Late-onset idiopathic scoliosis in children six to fourteen years old. A cross-sectional prevalence study. J Bone Joint Surg Am. 1996; 78(9):1330–1336**

[31] **Cruickshank JL, Koike M, Dickson RA. Curve patterns in idiopathic scoliosis. A clinical and radiographic study. J Bone Joint Surg Br. 1989; 71(2):259–263**

[32] Moe JH. A critical analysis of methods of fusion for scoliosis; an evaluation in two hundred and sixty-six patients. J Bone Joint Surg Am. 1958; 40-A(3):529–554, passim

[33] Willner S. A study of growth in girls with adolescent idiopathic structural scoliosis. Clin Orthop Relat Res. 1974(101):129–135

[34] Archer IA, Dickson RA. Stature and idiopathic scoliosis. A prospective study. J Bone Joint Surg Br. 1985; 67(2):185–188

[35] Willner S, Johnson B. Thoracic kyphosis and lumbar lordosis during the growth period in children. Acta Paediatr Scand. 1983; 72(6):873–878

[36] **Oxborrow N, Gopal S, Walder A, et al. A new surface topographical measure of spinal shape in scoliosis. J Bone Joint Surg Br. 1998; 80 Supp III:276–277**

[37] Willner S, Nilsson KO, Kastrup K, Bergstrand CG. Growth hormone and somatomedin A in girls with adolescent idiopathic scoliosis. Acta Paediatr Scand. 1976; 65(5):547–552

[38] Scheuermann HW. Kyphosis juvenile (Scheuermanns Krankheit). Fortschr Geb Rontgenstr. 1936; 53:1–16

[39] Bradford DS. Juvenile kyphosis. Clin Orthop Relat Res. 1977(128):45–55

[40] Bolk L. The menarche in Dutch women and its precipitated appearance in the youngest generation. Proc Acad Sci Amst Sec Sci. 1923; 26:650–663

[41] Hewitt D. Some familial correlations in height, weight and skeletal maturity. Ann Hum Genet. 1957; 22(1):26–35

[42] Tanner JM. Growth at adolescence. Oxford: Blackwell Scientific; 1962

[43] Cowell HR, Hall JN, MacEwen GD. Genetic aspects of idiopathic scoliosis. A Nicholas Andry Award essay, 1970. Clin Orthop Relat Res. 1972; 86(86):121–131

[44] De George FV, Fisher RL. Idiopathic scoliosis: genetic and environmental aspects. J Med Genet. 1967; 4(4):251–257

[45] Drummond DS, Rogala EJ. Growth and maturation of adolescents with idiopathic scoliosis. Spine. 1980; 5(6):507–511

[46] Duval-Beaupère G. Pathogenic relationship between scoliosis and growth. In: Zorab PA (ed). Scoliosis and growth: proceedings of a third symposium. Edinburgh: Churchill Livingstone;1971 : 58–64

[47] **Howell FR, Mahood JK, Dickson RA. Growth beyond**

skeletal maturity. Spine. 1992; 17(4):437–440

[48] Riseborough EJ, Wynne-Davies R. A genetic survey of idiopathic scoliosis in Boston, Massachusetts. J Bone Joint Surg Am. 1973; 55(5):974–982

[49] Delmas A. Types rachidiens de statique corporelle. Rev Morphol Physiol Hum. 1951; 2:26–32

[50] Mardia KV, Dryden IL, Hurn MA, Li Q, Millner PA, Dickson RA. Familial spinal shape. J Appl Stat. 1994; 21:623–642

[51] Winter RB, Moe JH. The results of spinal arthrodesis for congenital spinal deformity in patients younger than five years old. J Bone Joint Surg Am. 1982; 64(3):419–432

[52] **Dubousset J, Herring JA, Shufflebarger H. The crankshaft phenomenon. J Pediatr Orthop. 1989; 9(5):541–550**

[53] Leatherman KD, Dickson RA. Two-stage corrective surgery for congenital deformities of the spine. J Bone Joint Surg Br. 1979; 61-B(3):324–328

[54] **Smith RM, Dickson RA. Experimental structural scoliosis. J Bone Joint Surg Br. 1987; 69(4):576–581**

[55] **Smith RM, Pool RD, Butt WP, Dickson RA. The transverse plane deformity of structural scoliosis. Spine. 1991; 16(9):1126–1129**

[56] Smith RM, Hamlin GW, Dickson RA. Respiratory deficiency in experimental idiopathic scoliosis. Spine. 1991; 16(1):94–99

[57] Lawton JO, Dickson RA. The experimental basis of idiopathic scoliosis. Clin Orthop Relat Res. 1986(210):9–17

[58] Bisgard JD. Experimental thoracogenic scoliosis. J Thorac Surg. 1934; 4:435–442

[59] Bisgard JD, Musselman MM. Scoliosis; its experimental production and growth correction: growth and fusion of vertebral bodies. Surg Gynecol Obstet. 1940; 70:1029–1036

[60] Bobechko WP. Spinal pacemakers and scoliosis. J Bone Joint Surg Br. 1973;55B:232–233

[61] Engel D. Experiments on progductino of spinal deformities by radium. Am J Roentgenol. 1939; 42:217–234

[62] Miles M. Vertebral changes following experimentally produced muscle imbalance; preliminary report. Arch Phys Med Rehabil. 1947; 28(5):284–289

[63] Nachlas IW, Borden JN. Experimental scoliosis; the role of the epiphysis. Surg Gynecol Obstet. 1950; 90(6):672–680

[64] Ottander HG. Experimenal progressive scoliosis in a pig. Acta Orthop Scand. 1963; 33:91–98

[65] Robin GC, Stein H. Experimental scoliosis in primates. Failure of a technique. J Bone Joint Surg Br. 1975; 57(2):142–145

[66] Schwartzmann JR, Miles M. Experimental production of scoliosis in rats and mice. J Bone Joint Surg. 1945; 27:59–69

[67] Duraiswami PK. Experimental causation of congenital skeletal defects and its significance in orthopaedic surgery. J Bone Joint Surg Br. 1952; 34-B(4):646–698

[68] Ingalls TH, Curley FJ. Principles governing the genesis of congenital malformations induced in mice by hypoxia. N Engl J Med. 1957; 257(23):1121–1127

[69] Yamamoto H. Experimental scoliosis in rachitic bipedal rats. Tokushima J Exp Med. 1966; 13(1-)(2):1–34

[70] Ponseti IV. Skeletal lesions produced by aminonitriles. Clin Orthop. 1957; 9(9):131–144

[71] Alexander MA, Bunch WH, Ebbesson SOE. Can experimental dorsal rhizotomy produce scoliosis? J Bone Joint Surg Am. 1972; 54(7):1509–1513

[72] Liszka O. Spinal cord mechanisms leading to scoliosis in animal experiments. Acta Med Pol. 1961; 2:45–63

[73] MacEwen GD. Experimental scoliosis. In: Zorab PA (ed). Proceedings of a second symposium on scoliosis: causation. Edinburgh: Livingstone; 1968:18–20

[74] Pincott JR, Davies JS, Taffs LF. Scoliosis caused by section of dorsal spinal nerve roots. J Bone Joint Surg Br. 1984; 66(1):27–29

[75] Robin GC. Experimental paralytic scoliosis. Isr J Med Sci. 1966; 2(2):208–211

[76] Langenskiold A, Michelsson JE. The pathogenesis of experimental progressive scoliosis. Acta Orthop Scand Suppl. 1962; 59 suppl:1–26

[77] Roaf R. Wedge resection for scoliosis. J Bone Joint Surg Br. 1955; 37-B(1):97–101

[78] Ober FR, Belwster AH. Lovett's lateral curvature of the spine and round shoulders. 5th ed. Philadelphia: P Blakestones; 1931:3

[79] Roye DP. Scoliosis. In: Keim HA (ed). The Adolescent Spine. 2nd ed. New York, NY: Springer Verlag;1982:112

[80] Dubousset J, Queneau P, Thillard MJ. Experimental scoliosis induced by pineal and diencephalic lesions in young chickens: Its relation with clinical findings. Orthop Trans. 1983; 7:7

[81] **Machida M, Dubousset J, Imamura Y, Iwaya T, Yamada T, Kimura J. An experimental study in chickens for the pathogenesis of idiopathic scoliosis. Spine. 1993; 18(12):1609–1615**

[82] Thillard MJ. Déformations de la colonne vertébrale

consécutives à l'épiphysectomie chez le poussin. C R Hebd Seances Acad Sci. 1959; 248(8):1238–1240

[83] Hilibrand AS, Blakemore LC, Loder RT, et al. The role of melatonin in the pathogenesis of adolescent idiopathic scoliosis. Spine. 1996; 21(10):1140–1146

[84] Fagan AB, Kennaway DJ, Sutherland AD. Total 24-hour melatonin secretion in adolescent idiopathic scoliosis. A case-control study. Spine. 1998; 23(1):41–46

[85] **Machida M. Cause of idiopathic scoliosis. Spine. 1999; 24(24):2576–2583**

[86] **Machida M, Saito M, Dubousset J, Yamada T, Kimura J, Shibasaki K. Pathological mechanism of idiopathic scoliosis: experimental scoliosis in pinealectomized rats. Eur Spine J. 2005; 14(9):843–848**

[87] Howell FR, Dickson RA. The deformity of idiopathic scoliosis made visible by computer graphics. J Bone Joint Surg Br. 1989; 71(3):399–403

[88] Leatherman KD. The management of rigid spinal curves. Clin Orthop Relat Res. 1973; 93(93):215–224

[89] Dickson RA, Archer IA, Deacon P. The surgical management of idiopathic thoracic scoliosis. J Orthopaedic Surgical Techniques. 1985; 1:23–28

[90] Dickson RA. Idiopathic scoliosis: foundation for physiological treatment. Ann R Coll Surg Engl. 1987; 69(3):89–96

[91] Moe JH. Methods of correction and surgical techniques in scoliosis. Orthop Clin North Am. 1972; 3(1):17–48

[92] Andrew T, Piggott H. Growth arrest for progressive scoliosis. Combined anterior and posterior fusion of the convexity. J Bone Joint Surg Br. 1985; 67(2):193–197

[93] Houghton GR. Cosmetic surgery for scoliosis. In: Dickson RA, Bradford DS (eds). Management of spinal deformities. London: Butterworths International Medical Reviews; 1984:237–251

[94] Cotrel Y, Dubousset J, Guillaumat M. New universal instrumentation in spinal surgery. Clin Orthop Relat Res. 1988; 227(227):10–23

[95] Wood KB, Transfeldt EE, Ogilvie JW, Schendel MJ, Bradford DS. Rotational changes of the vertebral-pelvic axis following Cotrel-Dubousset instrumentation. Spine. 1991; 16(8) Suppl:S404–S408

注：加粗的是重要参考文献。

4 特发性脊柱侧凸

>> **4.1 晚发性特发性脊柱侧凸流行病学**

4.1.1 脊柱侧凸

20 世纪 60 ～ 70 年代入行的脊柱外科医生应该都清楚地记得自己初入脊柱畸形研究领域，尤其是特发性脊柱侧凸研究领域的那个年代。我们的先辈们基于他们自身对脊柱侧凸非常狭隘且当时从未受质疑的观点和理论基础为当时的脊柱侧凸治疗制定了相当严格甚至有些固步自封的准则 [1,2]。所幸，随着我们这代人不懈的努力，对于脊柱畸形的认识和治疗理念已经大有改观。即使在 20 世纪六七十年代，我们也清楚地知道，对于轻度脊柱侧凸患者而言，侧凸进展的发生率相当之低。因此对于这类患者普遍采取保守观察的治疗措施无可厚非；但是，一旦侧凸幅度达到或超过 20°，保守观察则不再适用，这时医生一般都建议采用密尔沃基（Milwaukee）支具进行干预治疗。Moe 率先提出，当侧凸 Cobb 角超过 25° 时应使用支具进行干预，并表示此种干预治疗方法"效果良好"。这一理念的更新促成了校园脊柱侧凸简易筛查工作的大力推广。与此同时，根据 Scandinavia 的理论研究，对于侧凸超过 60° 的进展性脊柱侧凸患者，其会面临心肺功能障碍的风险，甚至危及生命，因此对于这类患者往往需要采取更进一步的治疗措施 [4-7]（表 4.1）。

表 4.1　20 世纪 70 年代的特发性脊柱侧凸治疗方法

< 25°	观察
25° ～ 60°	支具
> 60°	手术

因此，使用支具治疗用于防止 Cobb 角 > 25° 的侧凸继续进展（直至超过 60°），这一治疗原则目前已被广泛接受并严格执行。在 Harrington 矫形系统问世之前，对于手术治疗的脊柱侧凸患者，首先需要借助脊柱牵引装置达到最佳矫正效果，然后使用石膏固定。随后在石膏背部开一个小口，医生通过该小口进行脊柱融合手术。术后患者还需要使用石膏支具长达 3 ～ 6 个月之久！

而在 Harrington 矫形系统发明之后，脊柱融合术之前的各项流程（牵引、石膏固定、开口等）得以大大简化。这就是著名的"Harrington 革新"。尽管不是所有 25° 以上的侧凸都会恶化（80% 的侧凸不会继续恶化），但支具治疗的先驱们指出，患者还是应该每天佩戴支具 23 小时，因为：①支具治疗的效果是毋庸置疑的；②侧凸发展到 60° 或以上可能会危及患者的生命。这是当时公认的事实，毋庸置疑 [9,10]。医学界几乎一致认为侧凸继续发展的最终结果会导致死亡或心力衰竭，因此，医生和患者对该治疗方案都是欣然接受的态度。

如果后果真的如此严重，并且患者在临床上再次出现了 30° 或 40° 的侧凸幅度，那么适当下调社区筛选的标准也是相当合理的。这是引入学校筛查项目的基础，也是出于健康考虑。幸运的是，我们开始了解特发性脊柱侧凸的患病率和发展情况。在学校筛查开始时，这些流行病学问题被归类为健康问题 [11-14]。支具疗法深入人心，以至于没有人愿意进行对照试验。坦率地说，当时的医学权威根本不会允许这样的事情发生。不过在过去的几十年里，这种权威受到了挑战，现在的人们很难相信当初的做法竟然能够延续如此之久。然而，文献中有明确的证据驳斥患有脊柱侧凸的健康年轻人可能会死于心肺功能障碍这一说法。

早在 20 世纪 60 年代，就有几篇关于未经治疗的脊柱侧凸患者的长期随访的研究报道。瑞典医生 Nachemson[4]、Nilssonne 和 Lundgren[5] 以及美国医生 Collis 和 Ponsetti[6] 对患者的长期预后进行了跟踪记录。Nilssonne 和 Lundgren 追踪了 102 名患者的侧凸发展状况，这些患者的侧凸程度远远超过常见晚发性特发性脊柱侧凸（LOIS）。据 Nilssonne 和 Lundgren 报告，这些患者中有近 2/3 的人死于心肺疾病，此外，患者的生活也不尽人意，譬如：其中 76% 未婚，90% 的人背部出现不良症状，30% 靠残疾抚恤金生活，17% 患有残疾。Nachemson 的研究报告中也提到了严重的心肺疾病以及死亡等情况。Collis 和 Ponsetti 在报告中提到，2/3 的患者侧凸超过 60°，并且肺活量下降。Bengtsson 详细研究了未经治疗的脊柱侧凸患者在心理和精神方面的问题，发现这些患者的离婚率更高、结婚率更低和自杀率更高等 [7]。如果在 10 岁或 11 岁时，患者的侧凸幅度为 130° 左右，并且侧凸很典型，那么可以得出的唯一结论是：这些病例是早发性特发性脊柱侧凸（EOIS）（或确实是先天性的），而不是晚发性脊柱侧凸。同时，LOIS 患者的个人经历清楚地表明，即使侧凸幅度远远超过 60°，肺功能也没有异常；特发性脊柱侧凸术前常规评估心肺功能的需要让我们对这一指标认识更为深刻。20 世纪 70 年代，在牛津，我们提出取消对即将接受脊柱侧凸手术的青少年进行术前心肺常规检查。该提议遭到公然反对。那些所谓的心肺功能受损的 30～40 岁的人在哪里？他们本应该住在重症监护病房，但他们却没有。相反，他们在外面享受生活！最近，Pehrsson 等人在另一项关于死亡率的长期研究中提出，尽管青春期发病的脊柱侧凸患者并没有死于呼吸衰竭[15]，但特发性脊柱侧凸引发的器质性健康问题越来越趋向低龄化。

那么，为什么会有如此明显的差异？答案非常明显。杰出的肺病理学家 Lynn Reid 已经在 1965 年伦敦 Philip Zorab 会议上对此详细描述过[16]。她的观察结果随后于 1971 年发表。她在伦敦 Brompton 医院对因心肺损伤而死亡的儿童进行了尸检。她发现这些婴儿的肺部均发育不良，类似于先天性膈疝婴儿的肺发育不良，腹腔脏器挤压了肺部，正是这些"恶性"特发性脊柱侧凸导致了严重心肺损害和死亡。Davies 和 Reid 发现肺泡形成于 2～3 岁的阶段，结束于 8 岁[17]（见图 2.26）。因此，严重的胸部畸形会挤压正在发育的肺部，从而阻止肺泡的形成。Margaret Branthwaite 当时是 Brompton 医院的一名胸外科主治医生，后来成为一名杰出的律师。她发表了一项关于未经治疗的特发性脊柱侧凸的心肺研究结果。研究指出，在 5 岁之前出现侧凸（通常在婴儿期）的儿童心肺功能较差，而在 5 岁以后开始出现侧凸的儿童在未来则没有这种心肺问题。

作为利兹的研究人员，我们非常清楚 20 世纪 60 年代特发性脊柱侧凸多发的原因——这是因为当时的医生没有考虑患病年龄。早发性进展性脊柱侧凸（特发性或先天性）对器质性健康有不良影响，而 LOIS 则不会。所以我们认为有必要将特发性脊柱侧凸分为 EOIS（5 岁之前）或 LOIS（5 岁之后）[19]（图 2.25）。尽管如此，脊柱侧凸筛查在 20 世纪 70 年代、80 年代，甚至 90 年代仍然盛行。尽管大量证据反对该做法，但脊柱侧凸筛查仍然大行其道。

既然如此，支具的效果如何呢？我们将在后文讨论其有效性（或者更确切地说是无效性）。目前来说，还没有证据能够证明支具的效果。然而，脊柱侧凸筛查确实带来了有价值的连锁效应，那就是我们开始试图了解更多的自然历史，尽管我们今天知道的并不比 20 年前多。这可能是因为学校筛查项目的减少导致收集的信息也相应减少。尽管从流行病学角度，研究受到了一定阻碍，但大批原本正常的儿童也不用再经历这种不益于健康和不道德的治疗了。

>> 4.2　脊柱侧凸筛查

4.2.1　定义和标准

在进行脊柱侧凸筛查时，我们需要注意一些细节。比方说，你不能在周六早上逛了一大圈玛莎百货后就直接测量血压！几十年来，我们一直都有严格的筛查标准。所谓的"筛查"是指通过测试、检查或其他可以迅速完成的步骤，对未识别的疾病或缺陷进行的推定识别[20]。世界卫生组织（WHO）出台了若干标准，只有在满足这些标准后才能告知患者潜在的疾病。相关标准一共有 10 条[21]（表 4.2）。

表 4.2　WHO 筛查标准

1. 病症必须是严重的健康问题。
2. 针对该疾病，应该有对应的治疗或有效干预措施。
3. 应提前了解病史。
4. 应有潜伏期或早期症状。
5. 应进行适当和可接受的筛选试验或检查。
6. 应提供诊断和治疗设施。
7. 统一的患病确诊标准。
8. 尽早介入治疗优于延后治疗。
9. 综合考虑治疗成本。
10. 应继续搜集患病案例，杜绝一劳永逸。

关于脊柱侧凸有许多先决条件，我们来看看 WHO 出台的若干标准。首先，脊柱侧凸对个人和社区来说是一个重要的健康问题。当然，在 20

世纪 60 年代末和 70 年代初，人们普遍认为儿童患上特发性脊柱侧凸后若不接受治疗可能会导致丧生。几十年来，我们对婴儿先天特发性肺病已经非常了解，但在筛查被彻底废除之前，我们并没有对此引起足够重视。其次，我们需要有效的干预措施。学校在筛查出患有轻微侧凸的儿童时，需注意侧凸弯度是否达到脊柱侧凸界定标准 11° 或以上，同时椎体是否发生旋转（椎体凸出）。目前，轻微侧凸还没有公认的治疗方法，也不需要治疗。它不属于脊柱侧凸，更准确地说，它是"学校认为的脊柱侧凸"（学校检测为背部弯曲，但不属于脊柱侧凸）。

疾病一般都有潜在的早期症状，但对于 LOIS 而言，除了脊柱变形，并没有其他症状。因此，在筛检时，应设计一套适用且准确的方案，包括前弯测试（图 4.1）以及一套针对还没达到脊柱侧凸阈值的度数范围标准，用于诊断轻微侧凸。在利兹大学，我们使用 Quantec 体表形态测量系统（图 4.2）来处理流行病学和自然历史领域的测量数据，虽然系统能够在几分之一秒内记录 250 000 个以上的数据点，但并不能在 0 ～ 100 分的计量表上确定精确的脊柱变形度数。从治疗的年龄标准来看，临床规定早期治疗比晚期治疗更有益，但不幸的是，我们并没有进行足够的早期或保守治疗。

尽管成本问题对完全由私人出资的医疗服务机构来说可能并不重要，但在医疗服务成本极其有限的英国，这一点非常重要。脊柱侧凸筛查项目不得不与宫颈癌筛查竞争，其结果必然将以失败告终。

儿童被筛查出脊柱侧凸后，还需要接受脊柱 X 线检查。由此，脊柱侧凸被永久地写入病例（无论对孩子还是家人都是一样），就像犯罪记录一样。按摩疗法成为了脊柱侧凸的治疗方法之一。R.A.D. 清楚地记得在 70 年代末，波士顿的 John Hall 用戏谑的语气告诉他，他花了大量时间告诉年幼的孩子和父母，孩子并没有患上脊柱侧凸，只是恰好接受了脊柱侧凸治疗（因为这些荒谬的筛查项目）。幸运的是，美国预防服务工作组最终建议取消学校的脊柱侧凸筛查项目[24]（希望一切顺利，我们再也不会看到这样的事情了）。

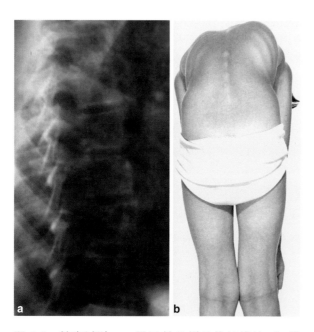

图 4.1 前弯试验。a. 显示前凸侧凸位 X 线片。b. 前弯脊柱，侧凸引起空间被挤压，肋骨隆起（见图 3.9）（经允许引自 Newton P, O'Brien M, Shufflebarger H, et al. Idiopathic Scoliosis: The Harms Study Group Treatment Guide. Stuttgart/New York: Thieme; 2010: 53）。

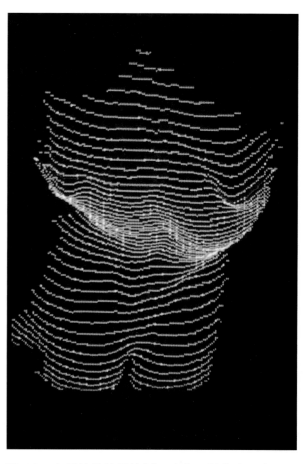

图 4.2 右侧特发性脊柱侧凸患者，其体表形态已被 Quantec 系统记录。

表 4.3　按年龄划分的脊柱侧凸总患病率

分组	年龄组（岁）	患者人数	患病率（%）	女孩患病率（%）	男孩患病率（%）
	6～8	4	0.1	0.1	0.1
脊柱侧凸	9～11	16	0.3	0.4	0.1
	12～14	56	1.2	2.2	0.3

表 4.4　6°及以上侧凸部位分布

顶椎	侧凸		
	6°～10°	11°～15°	＞15°
	患者人数	患者人数	患者人数
胸椎	37（40%）	24（51%）	20（69%）
胸腰椎	28（30%）	17（36%）	8（28%）
腰椎	28（30%）	6（13%）	1（3%）
总计	93	47	29

4.2.2　自然史

　　虽然几乎所有的流行病学研究都选取了年龄段在 10～14 岁之间的女性学生作为研究对象，但最近利兹大学的一项 MRC 研究则选取了 16 000 名 6～14 岁的男学生和女学生作为研究对象[25]，以涵盖 LOIS 的所有年龄段[25]。在所选取的这些研究对象中，其中刚进入研究组的年龄为 10 岁的学生在整个研究随访结束时已经成年。在年龄段为 12～14 岁之间的女孩中，有 2.2% 的人患有特发性脊柱侧凸，且侧凸在 11° 或以上（表4.3）。随着侧凸弯度增加，70% 的胸椎弯曲和女性患者的脊椎侧凸达到 15° 以上（表4.4 和表4.5）。

　　与牛津大学的研究结果相比[26]，利兹大学在 20 年后的研究表明，随着时间的推移，LOIS 呈日渐下降的趋势（牛津 LOIS 女孩患病率为 2.5%，而利兹为 2.2%）。

　　根据欧拉弹性模型和常识，我们知道脊柱侧凸程度越严重，恶化的速度也越快（就像比萨斜塔倾斜得越多，倾斜速度也越快）。此外，这还有助于我们了解其他类型的侧凸。众所周知，右胸侧凸比左胸侧凸恶化的概率更高，原因在于胸椎和腰椎的横向平面结构。胸椎与横面右侧不对称，因此更容易发生右侧胸椎侧凸（由于胸主动脉压迫[27, 28]）（图 3.2 和图 3.3）。在"正常儿童"中，还可能发生冠状面畸形，表现为左、右胸椎出现同等程度的轻微侧凸（＜10°）。如果之前

表 4.5　相邻部位侧凸患病率

Cobb 角	男性：女性	患病率（%）
＞10°	1.4～2：1	2.3
＞20°	5.1：1	0.3～0.5
＞30°	10：1	0.1～0.3
＞40°	—	＜0.1

数据来源：经允许引自 Weinstein SL. Adolescent idiopathic scoliosis: Prevalence and natural history. In Weinstein SL (ed) The Pediatric Spine. Principles and Practice. 1994. Copyright © by Lippincott-Raven。

冠状面畸形发生在左侧，将抵消右侧横向平面不对称产生的不利影响。但如果之前冠状面畸形发生在右侧，那么右侧横向平面不对称可能使之前的胸弯恶化得更快。而且，横向平面畸形的方向与内脏相反[29]（见图 3.3），这也充分证实了利兹大学提出的侧凸理论[30,31]。

　　虽然几乎所有筛查的青少年都是轻微脊柱侧凸，但仍然我们提供了丰富的自然历史信息。

　　在 Brooks 检测的 134 例患者中，只有 5% 的患者侧凸继续加重，而 22% 的患者侧凸有所缓解。在 Rogala 检测的 603 例患者中，只有 7% 的患者继续恶化；在侧凸＜10° 的患者中，继续恶化的人数占比为 2%；在侧凸＞10° 的患者中，继续恶化的患者占比为 10%。共计 52 名弯度在 20°～30° 之间的未成年患者出现侧凸恶化的症状[14]。1984 年，特发性脊柱侧凸流行病学的关

键人物 Lonstein 发表了一篇非常重要的疾病自然史论文[32]。在 727 例弯度在 5°～29° 之间的特发性脊柱侧凸患者中，部分患者一直被随访至骨骼生长结束，另一部分患者被随访到侧凸停止恶化为止：其中，23% 的患者继续恶化，而 11% 的患者侧凸有所改善。Risser 征为 0° 和弯度＜15° 的侧凸易于改善，而侧凸弯度、Risser 征或患者年龄越大，侧凸恶化更快。双侧凸恶化的比例超过单侧凸（27% vs. 18%），而单侧胸腔弯曲的恶化最为明显。

Risser 征是重要的筛查指标（见图 2.23），被广泛应用于脊柱侧凸患者的临床管理中[33]。他指出在骨盆后前位 X 线片中，横向和前侧位置髂骨隆起（帽化），并且，随着隆起不断加重，会向后方偏移，沿髂骨下行至髂骨内侧，止于骶骨附近。同时，在骨突与髂骨之间的分隔闭合后，骨骼将停止生长，但这一过程可能需要 2～3 年的时间。髂嵴突向内和后侧偏移的平均时间约为 1 年，但个体差异较大。女孩完成髂突偏移的平均年龄为 14 岁，男孩为 16 岁，当然女孩完成这一过程的年龄从 10～18 岁不等。在 5～10 岁之间，脊柱生长缓慢，侧凸的速度大约为每年 4°～5°；而在 10～15 岁青春期期间，侧凸的年均增长速度为 10°。

Weinstein 是著名的脊柱侧凸专家，他和 Ponseti 发表了一篇关于 LOIS 患者在成年后侧凸进展的文章。他们对 102 名患者进行了超过 40 年的跟踪研究，收集的侧凸曲线共计 133 条。根据患者在成年后拍摄的 X 线片以及随访检查的结果显示，侧凸还在继续恶化。超过 2/3 的患者在骨骼成熟后会继续恶化，而＜30° 的侧凸则不会随脊柱形态变化而变化。影响胸部侧凸预后的重要因素有 Cobb 角、椎体顶端旋转和 Mehta 提出的肋椎角差[34]；而在腰椎侧凸上，L5 与晶状体间线的关系和平移移位等其他因素对侧凸进展也有重要影响（平移移位是指腰椎 L3 横向移位至 L4）。然而，应该注意的是，骨骼成熟一般被认定为 Risser 4 级（髂突完全骨化）或者 Risser 5 级（髂突与髂骨融合）。当然，椎体终板直到患者进入第 3 个十年的中期才会发生融合，正因为如此，利兹大学脊柱侧凸研究小组开始在流行病学调查中测量患者坐姿高度，测量过程通常

持续数年，研究发现青少年的骨骼发育平均超过 Risser 成熟度 2 cm 左右[36]。因此，研究人员认为，Risser 早在脊柱成熟前 10 年已经完成发育，因此不是分析成年期侧凸进展的最佳参照物。

由于骨盆成熟度和脊柱成熟度之间存在差距，怀孕可能会加速脊柱侧凸进展[37-39]。Nachemson 甚至建议 20 多岁的患病女性，尤其是接受过支具治疗的女性避免怀孕。

Weinstein 研究的案例中，部分患者出现了明显的侧凸进展[3]。在 Risser 成熟期侧凸达到 50°～75° 的患者，尤其是胸部侧凸患者，侧凸进展也最快。尽管研究发现非常惊人，但我们仍然不能确定椎间盘退变是否也起到一定作用。

最近，Weinstein 在一篇综述文章中总结了脊柱侧凸自然史，文章提到的 250 多个参考文献是所有脊柱侧凸患者的必读文献[41]。文章介绍了脊柱侧凸患病率、进展概率和进展因素（例如表 4.6）。利兹脊柱侧凸研究小组证实，侧凸超过 10° 的患病发生率为 2%～3%，男女比例均匀[25]。侧凸幅度增加到 30° 以上后，男女比例为 10：1，患病率为 1～3：1 000。表 4.6 表明，概率随侧凸程度和年龄的变化而变化。

自从引入脊柱侧凸手术以来，背部疼痛与脊柱侧凸的关系一直困扰着脊柱侧凸外科医生。在没有任何统计分析的情况下，假设 L4/L5 脊椎的 Harrington 融合会导致背部疼痛，那么，只能取出 Harrington 棒，进行伸展性截骨手术。我们还不清楚这是否改变了自然史。我们需要注意矢状面侧凸和腰椎前凸的修复，但我们还不确定矢状

表 4.6　初次检查侧凸大小对应侧凸进展概率和患者年龄的关系

初次检查的侧凸大小（*）	检查时的年龄		
	10～12 岁	13～15 岁	16 岁
＜19°	25	10	0
20°～29°	60	40	10
30°～59°	90	70	30
＞60°	100	90	70

注：* 数据均为百分数。

数据来源：经允许引自 Nachemson A, Lonstein J, Weinstein S. Report of the Scoliosis Research Society Prevalence and Natural History Committee 1982. Presented at the Scoliosis Research Society Meeting, Denver.

面扁平化是否会造成背部疼痛，或者事实上并没有必要太过于关注关节的问题。现在，在现代器械的帮助下，长期患有腰背痛的问题有望大大缓解，但对于结果我们还不太肯定。普通人背痛的年发病率从 60%～80% 不等。这方面，我们可以在 Weinstein 于 1999 年发表的自然史论文中找到确切的参考资料[41]。发病率和患病率并不能划上等号，它们是不同的范畴。首先，它们都是比率——发病率是新患病的比率，而患病率是现有患者的总数。一般认为，脊柱侧凸患者的背痛问题并不比一般人更严重[42]。然而，1/4 的脊柱侧凸患者，主要是那些脊柱下方腰弯和伴有偏移的腰弯患者，曾向他们的医生提到过背痛。在爱荷华州的一项长期研究中，在 Risser 成熟期，只有 2% 的患者患有骨关节炎；而在他们 40 岁时，影像学证据显示多达 38% 的患者患上了脊柱退行性关节疾病；在 50 岁时这一数据达到了 91%。脊柱侧凸患者中绝大多数是女性，她们可能携带了骨关节炎"基因"，而在骨关节炎中，腰椎是关节疾病的关键。此外，我们必须观察同年龄组非脊柱侧凸的女性，从而评估腰椎退行性改变的概率，并确定合适的对照组。我们还必须关注接受过手术治疗和没有接受过手术治疗的人。证据显示，使用长型 Harrington 棒可能引发骨关节炎，但在现代器械的帮助下，患者可能将摆脱这样的困扰。目前，我们还没有确定矢状面形态的重要性（见"4.3.5 特殊弯型"）。

>> 4.3 晚发性特发性脊柱侧凸

4.3.1 临床表现与评价

详细研究 LOIS 很重要，因为就临床而言，诊断 LOIS 是全世界脊柱侧凸外科医生最需要攻克的任务。90% 以上的脊柱侧凸属于 LOIS。此外，LOIS 的治疗方法是脊柱侧凸治疗的基础。40 年前开始涌现出大量的 LOIS 患者，这种趋势持续到之后的 10 年或 15 年之久，而这一现象完全归因于学校的脊柱筛查项目。在过去的 20 年里，脊柱不对称被认为是一种疾病。对于一个 11 岁还在发育的女孩，她的父母会担心脊柱不对称带来的后果；而对于一个 14 岁的成熟女孩，她会担心这种不对称会使她和朋友看起来不一样。不论是哪个年龄段的女孩，她们都正在成长过程中遭遇脊柱弯曲的困扰，他们想知道为什么会这样，未来会怎么样，以及是否能够治疗。与 30～40 年前相比，现在的治疗方案已经有了长足的进步。

对于家长而言，最近一次看到自己的女儿，她还是正常的模样；对于女孩自己而言，最近一次在镜子中看到自己的身材还是正常的样子。但现在，脊柱变得难看了，肋骨或腰椎突出了一块（图 4.3）。随着胸椎侧凸的进展，还在发育中的乳房可能出现两侧不一致的现象。由于胸部侧凸和整个躯干的扭曲（斜胸），当右胸侧凸更严重时，左乳房可能看起来比右侧大。有人提出，这可能与特发性胸椎侧凸有关，因为肋骨有丰富的血管，所以肋骨长度不对称属于继发性疾病[43]。甚至有人预言，LOIS 患者必须接受肋骨矫正手术。如果男孩或婴儿患上特发性脊柱侧凸，也会出现这样的症状吗？由于胸椎和腰椎侧凸常伴有明显的腰部不对称，所以男孩或婴儿也可能表现出肋骨不对称的症状。对女孩而言，突出的肋骨与腰部扭曲一样难看。同时，高低肩也是常见的体征：当右胸弯时，右肩更高；而左肩更高则可能为双侧胸弯（见图 2.17）。失代偿性患者也存在明显的畸形（见图 2.19）。无论是哪一种身体畸形，它也只是身体的畸形，这种畸形并不会引发严重的健康后果。

经过进一步的询问，孩子和绝大多数 LOIS 患者一样并没有任何健康问题。然而，也有一些需要注意的危险信号。背部疼痛并不是儿童或脊

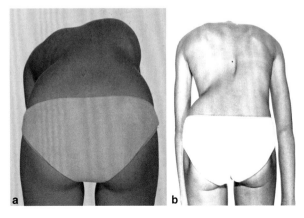

图 4.3 LOIS 畸形。a. 胸廓侧凸、肋骨隆起，外观不佳。b. 两侧腰不对称，外观不佳。

4

柱侧凸患者面临的最大威胁，但对于基层卫生保健急诊医生而言，背痛则是一个危险的信号，尤其是发现脊柱侧凸患者出现背痛的时候。疼痛，尤其是夜间疼痛，表明脊柱侧凸已具有病理基础，需要进一步检查和成像，而首先需要考虑的是是否存在脊髓肿瘤、脊髓空洞（见图 2.38）或骨成骨细胞瘤、骨样骨瘤等肿瘤引起的疼痛，这必须通过 MRI 或骨闪烁显像术以及 CT 排除。通常情况下，普通 X 线片可以定位病灶。例如，骨样骨

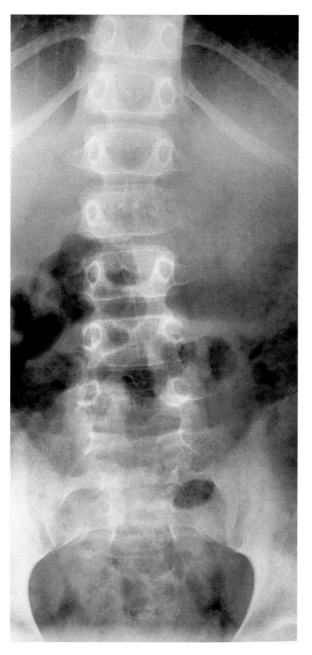

图 4.4　成骨细胞瘤平面图，右 L2 椎弓根 / 横突交界处增大，椎弓根不明显（"猫眼"征）。

瘤 / 骨胚细胞瘤会扩大横突（图 4.4），而硬膜内肿瘤或脊髓空洞有可能扩大病变处的椎弓根间距。MRI 对脊髓肿瘤和脊髓液的诊断具有决定性作用，而 CT 扫描和同位素扫描对骨病损的诊断具有较高的阳性率。对于发生病变的个体，检查时脊柱往往非常僵硬；而对于 LOIS 患者，在侧凸超过一定范围之前，脊柱仍然非常灵活。硬膜内病变最重要的神经异常是腹部反射的缺失或不对称，而骨病损则不存在神经异常。骨样骨瘤经常被误诊为夜间疼痛，这可能会引发青少年心理或行为问题。对于这类非器质性问题以及疼痛，外科切除术是非常有效的方法。骨肿瘤引发的脊柱侧凸并不严重，一般不超过 20° 或 30°。接受切除术后的侧凸脊柱需要牵引矫正，才会逐渐向正位恢复。

由于典型的特发性脊柱侧凸与其他疾病有相似的表征，因此观察整个肌肉骨骼系统的状态非常重要。对于高瘦的孩子，应排查马方综合征可能导致的蛛网膜下陷、高弓腭、关节松弛，而孩子出现咖啡斑，尤其是腋窝雀斑时，需要排查神经纤维瘤病 1 型（NF1）。胶原病和神经纤维瘤常常表现出特发性脊柱侧凸的典型临床特征。只有严重骨营养不良的患者才会出现短而尖锐的脊柱侧凸，而神经纤维瘤病 1 型的脊柱旋转幅度较大。同时，高步态提示周围神经病变的可能，而宽步态提示弗里德里奇共济失调的存在。脊柱侧凸外科医生不能脱离肌肉骨骼系统而诊断患者。所以在这本书中，我们介绍了脊柱侧凸矫形的各种原理，其中脊柱侧凸是重要的特征，因为它往往是脊柱外科医生在检查患者时发现的第一个特征。

除了上述与特发性脊柱侧凸表征高度相似的非特发性侧凸外，太多不必要的 X 线检查也是我们需要关注的问题，因为这对于还在发育阶段的甲状腺和乳房是有害的 [45,46]。第一次进行特发性脊柱侧凸筛查时，通常会进行 X 线造影，这是为了确定患者是否为特发性脊柱侧凸，并排除脊柱先天性异常等其他类型的脊柱侧凸的可能。患者站立位和侧面位的后前位片已经完全可以满足初诊排查的需求（图 4.5）。检查的目的主要是为了排除先天性脊柱畸形，而不是记录用肉眼就可以观察到的畸形位置。侧面位 X 射线反映的脊柱侧凸变形通常被误诊为驼背（详见"3　脊柱畸形的病因学研究"）。左手和手腕后前位片可测量骨龄，

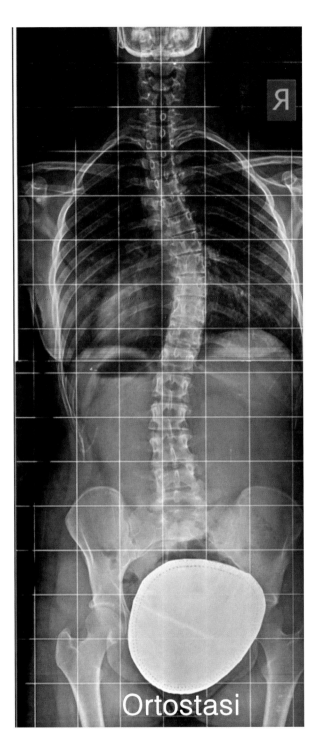

图 4.5 站立位脊柱后前位 X 线片，带网格。

而通过滴定法测量年龄可以更准确地衡量骨骼的成熟状态和生长速度[47]。

在第一张 X 线片上记录的 Cobb 角对于人们理解自然历史是很重要的，但是每年测量一次 Cobb 角完全没有必要，而且我们还需要考虑辐射的危害。重要的不是 X 线片，而是患者和家人告诉我们的关于畸形本身的情况。首先，需要让

患者家庭建立起信心，让他们了解 LOIS 并不是疾病，事实上，脊柱是完全正常的，但它的确会影响孩子的成长。这种情况是很常见的，超过 2%的女孩都受其困扰，但它的的确确不是一种疾病。接着，应告诉患者家人未来该如何应对。我们的问题是：这种畸形是否可以接受？"接受"意味着患者和家属能够坦然面对现在的畸形，前提是它不会明显恶化。不幸的是，我们没有办法在不采取手术的情况下预防侧凸进展。如果患者及家人不能接受，说明患者及其家属不能面对畸形，那就需要接受手术矫正以改善情况。

如今，在现代仪器的帮助下，矫形不仅是一种切实可行的措施，也是外科医生和患者所青睐的治疗方案。当然，纠正变形并不一定意味着要将 Cobb 角恢复为零。初诊时，若脊椎侧凸已经达到 30°，则表示脊柱侧凸已经恶化到一定的程度，此时外科矫正的基本原则是在身体外表发生明显变形之前从中线进行手术矫正，让它回到正位。

至于这种畸形程度是否可以接受，外科医生无权决定，决定权在患者和家属手上。外科医生要做的是向患者家属提供所有必要的信息，以便他们能根据风险和回报作出决定。如果外科医生在看完 X 线片后，告诉患者畸形程度是 45°，必须要接受手术，这是非常不合适的做法。不论 Cobb 角发展到什么程度，都应该由患者和家属自己决定是否需要手术。如果他们仔细权衡了风险和回报，必然会得出最适合自己的决定。幸运的是，借助于现代的医疗手段，风险程度已被降至最低，手术的回报往往远超风险。人们经常能从互联网上获得脊柱侧凸的知识，因此对于医生而言，明智的做法是向他们提供疾病相关的重要信息，然后向他们普及可能来自互联网的不实信息。

如果患者和家属觉得脊柱畸形的程度可以接受，而我们却没有一种治疗方法能够防止脊柱畸形继续恶化，这是非常不幸的。在密尔沃基和波士顿，人们曾认为这些新奇的装置可能会有力地改变自然史，但不幸的是，事实并非如此。在这种情况下，观察是唯一的出路，没有必要用 X 线每 6个月或每年测量一次 Cobb 角。在给患者做检查时，最重要的是了解患者和家属讲述脊柱畸形对他们生活的影响。诊断结束时，可使用校准视距仪测量站立高度，并将读数记录在标准厘米图上[49]。

初诊时，完全没有必要再拍其他的脊柱 X 线片。事实上，除非患者脊柱畸形发展到不可接受的阶段，以后也没有必要再拍类似的 X 线片。手术前的影像资料可以帮助制订手术计划。对于特发性患者来说，脊柱柔韧性与侧凸程度息息相关，侧凸越严重，柔韧性就越差。原因很简单，随着生长，脊柱的三维变形越来越严重。在决定手术之前，如果已经在临床检查中发现了这一症状，那么就完全没有必要再拍 X 线片。

初诊是非常重要的，但并没有必要向患者和家属普及过多有关脊柱侧凸的信息。可以在第二次和以后的随访中向患者和家属介绍脊柱侧凸的重要情况。我们应反复向患者和家人强调，患者除了脊柱畸形外，其他一切正常。

人们往往会问是什么引发了特发性脊柱侧凸。随着他们了解的越多，可以讨论的问题也越多。在回答患者相关的问题时，应告诉他们这不是一个简单的发育问题，而是脊柱的前侧比后侧长得更快所产生的问题。当观察孩子的背部时，这一点就很明显了，他们会发现孩子的背很平，比同龄人的背都要平。然后，因为脊柱畸形，脊柱会随着长高而弯曲，这也许就是他们所需要知道的全部病理知识了。对于一个 14 岁大的女孩来说，她可能已经承受了相当大的社会和心理压力，因此，护士也可以和女孩沟通一下，帮助疏解女孩的心理压力。

利兹脊柱侧凸研究小组的研究员 Fiona Smith 博士是一名心理学荣誉研究生，正在攻读博士学位。她通过心理学调查问卷对特发性脊柱侧凸女孩的脊柱畸形程度与社会心理压力之间的关系进行了研究。问卷参数包括身体质量指数（BMI）。对于那些患有严重畸形的人来说，饮食紊乱和 BMI 低是很常见的症状。青少年学童饮食失调的正常患病率约为 2% 或 3%，但在患有严重特发性脊柱侧凸的儿童中，这一比例高出 10 倍，为 20%～30%。当女性的骨量达到峰值时，就会出现骨质疏松症。当然，偶尔也会发现暴瘦的患者，他们的面容十分憔悴（图 4.6），这些人可能需

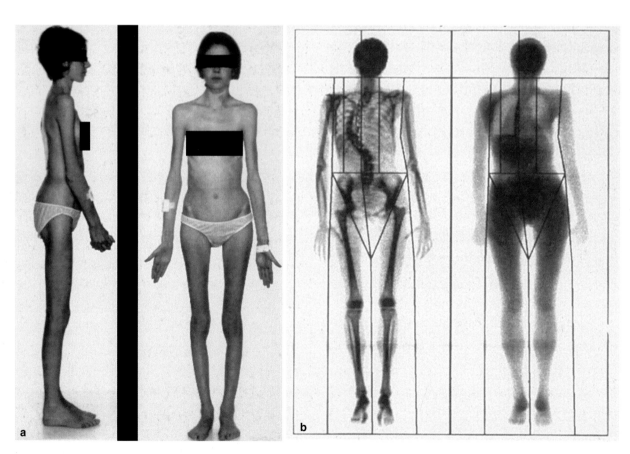

图 4.6　a. 这名 15 岁女孩患有严重厌食症，严重营养不良，并有闭经。b. DEXA 扫描显示骨质疏松症与骨质疏松症交界处的 T 评分（－2）。

要在加强营养之后才适合进行手术干预。因此，我们并没有把特发性脊柱侧凸简单地归结为一种外表上的畸形，它比我们看到的要复杂得多。巨大的社会心理压力促使畸形患者接受外科手术，因为对他们而言，外表的畸形是他们最为担心的事情。目前，大部分患者的畸形在 20°～30° 之间，所以在初诊时，患者还能接受当前的畸形程度。另外，对于部分患者而言，侧凸达到 50° 时，他们也能够勉强接受；而对于其他患者，即使是 35° 的侧凸也是完全无法接受的。如果我们随便向患者和家属出示脊柱畸形 X 线片，他们也许会因为畸形的明显程度感到震惊和内疚。因此，应该预先提醒他们，X 线片上的图像严重夸大了身体外表的畸形。尽管脊柱侧凸外科医生看重 X 线和 Cobb 角，但也无须在每次就诊时都拍 X 线片，这只会让患者和家属感到不安。信心才是最重要的。

4.3.2 分型

重新分型是必要的，但这也不是说以前的 SRS 分型法是错的[2]（表 4.7）。如果不是在适用性或有效性方面受到限制，其实并没有必要重新分型。King 分型法[51]（表 4.8）仅针对胸廓曲线的后路手术，而 Lenke 分型法（表 4.9）主要针对所有弯型的后路手术。

我们稍后将了解特发性脊柱侧凸手术前如何选择融合节段。

在进行前路手术之前，一般认为后路脊柱手术是在结构曲线上融合所有椎骨。比如，胸腔的后前位 X 线片表明第一中立椎（不旋转椎骨）可能位于上端椎或下端椎（见图 2.7）。因此，端椎间融合时间过短会导致 2 或 3 节椎骨无法完全

表 4.7 原始 SRS 分型

- 单侧结构弯
  - 胸腔
  - 胸腰椎
  - 腰椎
- 双侧结构弯
  - 双侧胸腔
  - 胸腔与胸腰椎
  - 胸腔与腰椎
- 三维结构弯

表 4.8 King 分型

分型 1　双结构右胸弯和左胸腰弯或腰弯，其中下侧突出程度大于胸弯

分型 2　双结构左胸弯、右胸腰弯及腰弯程度相等或胸段突出较大

分型 3　单结构胸弯

分型 4　胸弯不平衡，伴有明显的失代偿向侧凸的趋势

分型 5　双侧胸弯，主要为右胸弯和左上胸弯

表 4.9 Lenke 分型

分型 1　主胸弯

分型 2　双主胸弯

分型 3　双胸弯与胸腰/腰弯，弯度相当

分型 4　三主弯——双主胸弯伴随胸腰或腰弯

分型 5　单胸腰或腰弯

分型 6　双结构弯——主胸弯或胸腰弯或腰弯，主胸弯程度较低，非结构性弯曲

融合。这将导致侧凸在手术后继续发展，根本原因还是因为脊椎没有完全融合。此外，这可能导致身体失衡和失代偿。在过去，我们常说融合过短可能反而导致"增生"，也就是说，由 Cobb 角测量的侧凸角度可能在融合中心区域的上方或下方进展。过去还没有引入"曲轴现象"的时候，由于早发性侧凸弯度较小，如果不同时抑制脊柱前凸的生长，后路融合手术将会导致脊柱进一步变形。在以前的治疗中，在手术中通过器械纠正侧弯，而后侧脊椎与腰椎的融合，往往会导致脊柱僵硬、矢状面扁平，并造成腰椎前凸和下腰痛等问题，患者后续还需要接受腰椎扩大截骨术，以缓解症状。

King 分型[51]的提出者 John Moe 认为后路全节段融合并不是理想的治疗方案，因此引入了选择性融合[54,55]，即采用器械治疗胸弯，保留腰椎功能，从而减少术后背部的疼痛。最初的论文相当冗长，但本质上颠覆了基于全身 X 线分析（站立、仰卧、弯曲等）的后路融合[51]。这就是在做手术之前我们不需要那么多 X 线片的原因。当然我们都是根据弯曲程度和侧凸矫正的需求并结合放射学手段来完成选择性胸椎融合的。

Harrington 曾坚持下端后路融合区应该在"Harrington 稳定区"实施[56]。如果沿腰骶关节突

画两条垂直的平行线，那么留在平行线以内的椎体就处于稳定区。随着 King 分型的发表[51]，论文作者们提出，通过骶骨中心画一条垂直于髂嵴嵴顶的垂直线，就可以获得更准确的稳定区域，他们称之为骶中线（CSL）。骶中线一直延续到今天（现称之为 CSVL），被这条线平分的脊椎也被称为稳定椎（图 4.7）。

侧凸的柔度是最重要的标准之一，并由此引入了柔韧性指数的概念。如果将胸弯矫正的百分比从胸弯或腰弯百分比中减去，剩下的百分比就被称为柔韧性指数。然后他们据此提出了 King 分型，如表 4.8 所示。该分型仅适用于后路胸椎侧凸手术。

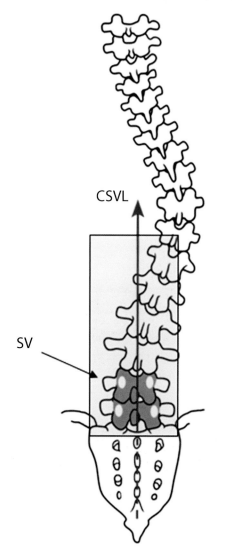

CSVL

SV

图 4.7　骶中线（CSVL）。图中为稳定椎体（SV）和 Harrington 稳定区（阴影区）（经允许引自 the Spinal Deformity Study Group Radiographic Measurement Manual, page 47, published by Medronic, Inc., 2004）。

分型 1 为双结构右胸弯 + 左胸腰弯或腰弯，下方侧凸度数超过胸弯，且胸弯柔韧性好。毫不奇怪，分型 1 在选择性胸椎融合术中效果并不好，融合术必须延伸到腰弯底部。但是，手术在前弯治疗中效果很好。

分型 2 为双结构弯，胸弯与腰弯程度相当，或胸弯弯度更大，多数可采用选择性胸弯融合治疗。手术前提是，腰弯柔韧性高，允许下方脊柱恢复，或能够在实质上改善胸弯。

分型 3 为胸弯，按胸廓基本形态和代偿弯进行细分。本质上，分型 3 是一种单纯的单胸弯，当然可以通过选择性融合来处理。

分型 4 是胸弯不平衡，表现为侧凸，因此需要更长的后路融合术。

分型 5 就是我们过去常说的 Moe 双胸弯[55]，其中右胸弯必须用金属支架处理，直达右侧颈胸部区域或者更远处，以保持肩部对称。

早在 20 世纪 80 年代早期，医生就已经用这种方法治疗特发性脊柱侧凸。尽管在 Harrington 器械盛行的时代我们并没有对该疾病有更多的认识，但是它确实是一种简单而有效的分型方式。例如，分型 3 是右胸弯；分型 1 与腰弯关系密切。然后在治疗分型 4 时，我们知道治疗需要覆盖到下腰椎，而对于分型 5 的 Moe 双胸弯，我们需要覆盖到颈胸段以上[44]。

尽管如此，King 分型的提出是建立在对当时大量患者（超过 400 名）的研究基础之上的。我们喜欢这种分型，尽管根据这种分型方法，胸弯是从后向前发展的。同时我们也可以清楚地看到前路手术的重要作用。

一篇于 2001 年发表的有关 Lenke 分型（表 4.9）的论文描述了另一个决定融合节段的最为重要的因素，这也是今天最常用的分型方法。再次强调，它只关注后路手术。它还将患者的外侧 X 线片与矢状剖面结合，当然正如我们在 "2　基本原则" 中的解释，这一做法是无效的（见图 2.10）。在三维畸形中，椎体在空间中所处的倾斜度和旋转位置是不同的，因此没有一个平面可以将整个变形过程可视化[57-61]。Stagnara 的方案是参照曲线顶点绘制的，但它们只是顶椎区域的平面视图（顶椎椎体，可能上下各有一两个）。它们显然比患者的后前位片和侧位片要好，但从侧位来记录矢状位剖面根本没有任何意义，所以没有必要拍摄侧位片。该理论提出的术语也有点怪异，如后凸畸形和平背畸形等，因为不管在前还是在后，都属于前凸！由于上述原因，结构脊柱侧凸的三维畸形模型并没有得到广泛的认可。

Lenke 弯型分型如表 4.9 所示。同样的分型可以追溯到 Goldstein 和 Waugh[2] 的时代。弯型本身不会改变，只是被分成不同类型。1 型主胸弯的腰椎有助于判断胸腰弯或腰弯是否属于结构类变化（图 4.8）。当然这些并不是真正的结构弯，它们表示主胸弯以下正在发生的进展——要么腰椎直（A），或是轻微的左腰弯（B），或是略严重的腰椎弯（C）。CSVL 与 King 分型都以 Harrington 的理论为基础。如果这条线从腰椎中间穿过，那它就是腰椎直（A）；如果仍然在腰椎内，那就是轻微的左腰弯（B）；如果位于腰椎凹侧，那就是略严重的腰椎弯（C）。因此，初诊可以按 1～6 型划分患者，并结合 A、B 或 C 型腰椎进行分类。然后将 T5～T12 的胸椎矢状面测量值相加，N 表示正常（10°～40°），"－"表示＜10°；如果＞40°，则表示为"＋"。因此，1AN 表示主胸弯，腰椎直，患者侧位 X 线矢状位为 10°～40°。由于肩关节重叠，T5 在外侧

不易被识别。此外，胸椎后凸在青春期还会继续变化（见图 3.11），因此胸椎后凸不是可靠的参考依据。观察对象的情况可能会随发育而发生变化，在视觉上的变化可能更大[52]。然而，脊柱侧凸外科医生并没有这么严格。例如，1AN 型是单纯的单胸弯，腰椎弯完全是代偿性的，不需要腰椎调节；1B 型患者的腰弯总是在下方且有足够的活动能力，而 1C 型患者的腰弯总是在下方，其活动能力还有待检查确定。

虽然从患者侧面位评估胸椎矢状面是无效的，但是我们仍然需要思考这种假性后凸的真正含义[58-61]。由于原发性脊柱前凸从矢状面旋出，所以从侧位很难看清楚，也导致了假性后凸。因此，这种假性后凸真正反映的是前凸旋转的程度。因此，如果在 Lenke 分型中，矢状面为＋（即假性后凸＞40°），这意味着弯度大、旋转多。这在营养不良性神经纤维瘤病的脊柱侧凸中尤其明显。许多骨骼结构问题，比如脊柱营养不良导致尖锐的角型脊柱侧凸案例中，患者的侧位假性后凸可能达到 50° 或以上。那如果侧视图的假性后凸有 50°，也就意味着需要进行前路及后路手术[63]。当然对于由脊柱侧凸顶点旋转及畸形明显，而非驼背导致的假性后凸，不能单纯由后路手术

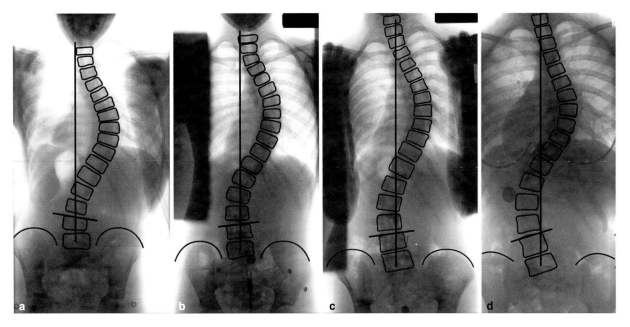

图 4.8　椎体轮廓、CSVL、L4 倾斜的 PA 影像。a.Lenke 1AR 型曲线（L4 向右倾斜）。b.Lenke 1AL 型曲线（L4 向左倾斜）。c. Lenke 1B 型曲线。d.Lenke 1C 型曲线（经允许引自 Newton P，O'Brien M，Shufflebarger H，et al. Idiopathic Scoliosis: The Harms Study Group Treatment Guide. Stuttgart/New York: Thieme; 2010: 202）。

进行矫正，还需要配合前路手术。但在此过程中，医生有可能误认为这是 X 线片提供的信息。简单地说，我们无法根据特定的角度得出结论，但如果假性后凸特别大或者患者很年轻，那么也要注意做前路手术的必要性。

当假性后凸 < 10° 时，很容易在双弯结构中观察到，比如胸弯、胸腰弯和腰弯，其中整个脊柱表现为前凸（见图 2.21），也就是胸椎矢状面修正型，但其实是假性后凸。结构性前凸从侧位观察与驼背类似（见图 2.22），因为椎骨连接处的弯度是最小的。

在分型时，应该遵循简单和有效的原则，因为患者侧位图并没有实际意义，因此最好的做法是放弃胸椎矢状面修正型，改用 Lenka 分型（仅适合后路手术），但它和 King 分型的区别并不大。

采用哪种分型并不重要，因为它们都是在描述弯曲的类型[2]。表 4.7 是最早的 SRS 分型，后面略有修改，是有效的分型方法。我们还需要真正理解假性后凸的含义。此外，Lenke 分型只针对后路手术，而大部分侧凸可以通过更短的融合手术治疗，治疗效果并没有明显区别。例如，所有的 Lenke 6 型在胸腰椎区都有明显的结构性主弯，因此可以提前治疗。可能是因为以上分型方法，后路手术还需要结合分型选择方案。虽然前路手术并不多见，但它已被证明是与后路手术一样有效。作为 Leatherman 和 Zielke 的学生，我们有着丰富的前路手术经验，因此让脊柱侧凸外科医生重视脊柱前路是正确的做法。

4.3.3 治疗

非手术治疗

回到简单的治疗理念，我们问过患者和家属是否能接受目前的畸形，如果他们能接受，那么理想情况下，我们可以采用非手术治疗方式，也就是说，延缓侧凸进展，保持现状。

如果我们有一个真正有效的支撑系统，那将是最有效的治疗方式。不幸的是，还没有这样的器械能有效辅助矫正（详见 "3 脊柱畸形的病因学研究"）。Hueter-Volkmann 理论的最大问题在于，一旦矢状面发生前凸，那么椎骨尤其是在顶端区域的椎骨将发展为三维畸形，并叠加在直立位上（图 4.9）。这就像乐高积木，在通过曲线到达顶点时，积木块会逐渐变形，不再是矩形。如果脊柱能像乐高积木那样，在治疗过程中始终保持矩形的形状，这样的治疗方法才是可行的。但当它们逐渐发生三维畸形，那么它们只能在初始侧凸位置不断堆叠（图 4.9），除非相邻椎体之间还有空间，或者将终板矫正成垂直方向（图 3.9）。只有在顶椎区域（L4 或 L5）周围的三维畸形发展到最严重时（利兹手术）[67-69]才有必要这样做（见 "手术治疗" 部分）。但在当今，还没有任何矫形器械能够矫正这种渐进的发育畸形和不平衡。同时，侧凸 X 线片显示，随着 Cobb 角的增加，柔韧性逐渐降低。并不是纤维化或空间压缩或其他原因降低了柔韧性，而仅仅是因为椎骨继续堆叠；否则，也不会发生特发性脊柱侧凸了。

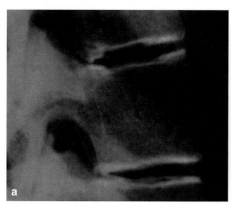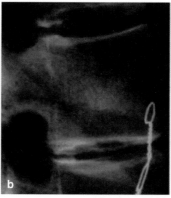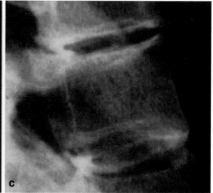

图 4.9 渐进不对称生长。不同弯度椎体的侧位 X 线片。a. 弯度 20°，矢状面形状合理。b. 弯度 40°，显示椎体背部及下表面为椭球体。c. 弯度 80°，显示明显的不对称三维椎体。除非采取措施，否则这些椎骨不会叠直（经允许引自 Newton P, O'Brien M, Shufflebarger H, et al. Idiopathic Scoliosis: The Harms Study Group Treatment Guide. Stuttgart/New York: Thieme; 2010: 202）。

相反，特发性脊柱畸形至少在三维上没有明显的椎体变形，我们也将其称为休门胸椎后凸。这一过程发生在矢状面，因为矢状面总是在脊柱旋转轴的后方，在紧张状态下不会弯曲[70]。当然，随着休门胸椎后凸进展，椎骨会因前方受压而逐渐变成楔形，但不是三维发展。因此，只要有足够的生长空间，延长矫形支具或延伸石膏可以逐渐矫正畸形。当畸形发展到约 60° 后，休门胸椎后凸对支具的反应下降，这可能是因为没有足够的生长空间了。此时，可能需要手术治疗。当然，只有当患者感到畸形不可接受时，才需要手术介入。在诊断时，不应以 X 线测量作为诊断依据。脊柱后凸会导致脊柱伸展，而脊柱前侧凸则会弯曲，导致后凸进一步发展（图 4.1）。因此，一般在处理 LOIS 时，医生不会考虑外部治疗，即使有消息称支具治疗正在进行临床试验也不行[73]。

在进行对照试验时，首先需要有足够证据表明实验治疗的有效性，当然，我们还没有足够的证据来证明治疗效果；两项回顾性试验[74,75]表明支架治疗没有任何益处，而一项前瞻性非随机研究显示对照组的患者绝大部分患有胸弯[76,77]，因此更倾向于支架治疗。

从古至今，已经有无数的发明被应用于脊柱侧凸的治疗中，但没有任何效果[78]。Cotrel 和他的同事们研发的延长去旋转屈曲（EDF）石膏在投入使用后并不能有效延缓侧凸进展[79]。

当时，Milwaukee 支具在治疗特发性脊柱侧凸方面颇受医生的青睐。这一现象很难理解，因为 Milwaukee 支具是专门为脊髓灰质炎脊柱侧凸患者在手术后支撑脊柱而设计的，与特发性脊柱侧凸毫无关系，更不用说作为一种预防措施了[80]。Milwaukee 支具将牵引脊柱，因此下颌骨会在使用初期发生强烈的反牵引反应[81]。患者可能会有窒息感，这是因为下颌骨发生牵引作用，以保持患者直立。在治疗的最初阶段，矫形器会挤压腰椎，同时略微改善 Cobb 角。这是因为随着腰椎的有效弯曲，上面的胸椎将主动过度伸展，导致胸椎前凸移向中线[19]。然而，胸椎 Cobb 角最多能够恢复到正常人的一半，如果患者按规定每天佩戴支具 23 小时，脊柱将无法实现最大侧凸位置并锻炼柔韧性，对于普通青少年而言，这是日常体育活动中所必需的身体条件。然而，当时的

医学界规定，只要是侧凸超过 25° 时，就必须佩戴支具。

循证医学已经"流行"多年。它"将个人临床专业知识与来自系统研究的外部证据相结合，特别是与治疗有关的科学原则"[82]。还没有任何理论规定 LOIS 患者必须采用保守治疗。矫正法在治疗 LOIS 时，设计了一种完全不同于其他类型脊柱侧凸的治疗方法，而且这种矫正法在早期报道中并没有完全运用统计方法或严格的分析方法进行验证。大家只是服从权威，顺从规则。持不同意见的人很难在脊柱外科领域有所成就。在20 世纪 70 年代，各种报告和跟踪调查数据都不完善，完整的随访记录不到总调查数的一半，这说明当时大家对支具的效果深信不疑。然而，也有论文提出："关于长期效果，还没有有效数据将治疗组与非治疗组进行对比[9]。"另一位研究者评论道："Milwaukee 支具在特发性脊柱侧凸治疗中的作用仍不清楚……Milwaukee 支具在脊柱侧凸治疗中的适当作用是什么？对此，我们必须继续随访接受治疗的患者[9]。"

1984 年，哥德堡研究小组对 144 例支具治疗患者和 111 例无支具患者进行了回顾性对比，两组患者的畸形程度平均不到 30°，表明对支具治疗患者进行统计研究并没有实际意义。

然后，Caroline Goldberg 评估了波士顿支具的效果。和哥德堡研究小组一样，她发现支具和无支具对照组之间没有任何差异。她指出："我们不得不怀疑支具是否是治疗晚发性特发性脊柱侧凸的有效方法[75]。"尽管如此，支具使用患者仍然没有减少。1994 年，明尼阿波利斯研究小组公布了他们的一项研究结果，这项研究对 1954—1979 年间接受支具治疗的 1 000 多名患者进行了调查[83]。他们对支具患者与 727 名无支具随访患者的病程进行了对比。若 Cobb 角增加 5° 以上或采取手术干预的话，表明支具治疗无效。结果表明，支具治疗组的失败率较低，但没有统计学意义。尽管小组之前表示："我们仍不清楚 Milwaukee 支具对特发性脊柱侧凸的治疗效果[10]。"来自学术界的批评并没有停止[84]，之后，小组再次发出声明："在 20 世纪 80 年代，人们对于支具采取了极端消极的态度，利兹大学的教授 Robert Dickson 甚至提出必须完全放

弃支具治疗[19]。"在发表任何声明之前，我们最好确定引用的内容是正确的。事实证明，Robert Dickson 教授从来没有说过"必须完全放弃支架治疗"，相反，他的原话是："在自然史的背景下，没有证据表明 Milwaukee 支具治疗可以减缓脊柱侧凸的进展。"——这是一个完全不同的概念。Noonan 和 Weinstein 对明尼阿波利斯研究中被剔除的大量患者表示担忧，因为只有 28% 的研究问卷被最终完成[85]。波多黎研究小组认为支具治疗效果更好，但与治疗组相比，对照组胸弯更严重。众所周知，胸弯继续发展的概率很大[86]。他们还提到患者非常配合治疗。但牛津大学的 Houghton 研究发现，牛津的青少年儿童佩戴支具的时间只占规定时间的 10%。Robert Dickson 教授的好朋友、已故的 Greg Houghton 的研究结果在国际会议上受到了质疑（Houghton 骑自行车时，与一名醉酒司机相撞，头部受到致命伤），但 Robert Dickson 教授从他的母校那里了解过这项研究，而且认为这项研究无可挑剔。

因为有如此多既得利益者和利益相关者，毫不意外，一项前瞻性随机对照试验得到大家的吹捧。进行这项试验的人提出："之前的研究没有一项能够证明治疗真实有效。"他们补充说："一项精心设计的研究必须召集大量具有相似畸形类型和程度的患者，他们应该被随机分配到不同的治疗方案中，并且患者的骨骼应该已经发育成熟。"由于支具的持续支撑作用以及非支具治疗患者对研究的排斥，随机分配根本不可能实现。一项非随机研究调查了 286 名患者，其中包括 129 名对照组患者、111 名支具患者以及 46 名电刺激患者（早在几年前就被抛弃的治疗方案，设计电刺激治疗组也许是因为研究人员相信电刺激组可以作为第三个对照组）。表 4.10 中所显示的结果可以看出治疗失败（侧凸发展超过 6°）大部分集中在电刺激治疗组，而支具治疗组的失败率最低。6° 的阈值在统计学上可能是显著的，但是 6° 的 Cobb 角变化在临床上真的是显著的吗？

Journal of Bone and Joint Surgery 上发表的一篇文章列出了各试验组的胸弯和胸腰弯比例，如表 4.11 所示。与对照组相比，支具组的胸弯程度更低[32]，而电刺激组的胸弯程度更高[77]。由此，

表 4.10　支具治疗组、观察对照组、电刺激组的试验结果

	支具治疗组	观察组	电刺激组
试验人数	111	129	46
失败人数	40	56	29
失败率	36%	52%	63%

注：失败即弯度进展超过 6°。

表 4.11　胸弯和胸腰弯在支具治疗组、观察对照组、电刺激组的比例

	支具治疗组	观察组	电刺激组
胸弯	68%	81%	89%
胸腰弯	32%	19%	11%

从这项试验中得出的唯一结论是，脊柱侧凸支具没有任何益处。换句话说，这三组之间的差异实际上是三组间胸弯进展的差异。对此，Stuart Weinstein 和 Robert Dickson 教授对支具在特发性脊柱侧凸上的治疗效果进行了调研，目前还没有发现能够证明支具治疗效果的有效证据[88]。

支具依然受到青睐，而另一场调查也在计划中[73]。部分前瞻性试验支具的治疗数据作为基础，表明治疗是有益的。试验观察了不同类型的患者，包括 20°～30° 和 30°～40° 的胸弯与腰弯患者，以确定哪种治疗方法是有益的，而不是首先评估它是否有益。研究并没有发现有力的证据来证明保守治疗能够有效缓解特发性脊柱侧凸的进展。我们还需要寻找其他方法。

除了 Nachemson 的论文外，其他论文也证明了支具的治疗效果。Katz 等人在 2010 年发表了一篇论文，他们对 126 名患者进行了研究，这些患者的身体弯曲在 25°～45° 之间。在该研究中，Katz 等人通过热传感器测量患者佩戴支具的时长，而患者使用的是波士顿支具[89]。总共 100 名患者完成了试验。佩戴支具超过 12 小时后，矫正的成功率为 82%（弯曲进展＜6°）；佩戴支具超过 7～12 小时后，成功率为 61%，佩戴时间＜7 小时的成功率为 31%。和其他研究一样，该研究主要的测量标准是 Risser 4 或 5 级，同时还测量了身高。在 Risser 为 0 或 1 级且弯度＞35° 的患者中，支具佩戴次数的差异无统计学意义（$P=0.05$）。当然，考虑到脊柱仍在生长，在停止支具治疗 3 年后，侧凸也许会重新复发。

此外，将 6° 作为阈值的做法也受到了大家的质疑 [89]。

2011 年，意大利的 Negrini 等人发表了一篇关于支具治疗的论文，该论文针对的是那些弯度超过 45° 且坚决拒绝接受手术的患者 [48]。首先，脊柱矫形手术是一种非常安全的方法。他们不确定这是否是一个正确的选择，但无论如何，他们拒绝手术，并选择了支具"治疗"。在此次研究中，共有 28 名受试者，他们开始接受治疗的平均年龄为 14.2 岁，Cobb 角平均约为 50°（49.4°），整体范围在 45°～58° 之间。据称，报告的依从性达到 94%！6 名患者（21%）的弯度在 30°～35° 之间，12 名患者（45%）的弯度在 36°～40° 之间。71% 的患者总体情况有所改善。据称，他们的胸弯平均改善了 8°，腰弯平均改善了 16°。人们发现这些数据令人难以置信，因为年满 14 岁后，椎体弯度如果超过 45°，那么椎体顶端的三维楔状椎体就不能被任何形式的外部矫形支具矫正。

关于支具的讨论就要告一段落，现在另一项试验已经开始，而且正在进行中 [90]。文献描述了简称 BrAIST（青少年特发性脊柱侧凸试验支具）的支具试验的设计和开发。我们了解到，R.A.D. 教授也参与了该试验。此次试验将 50° 设定为手术阈值，主要针对的问题是"在青少年特发性脊柱侧凸患者中，支具是否能将侧凸弯度降低到外科手术阈值以下？"研究的终点是骨骼成熟或达到手术阈值。这里有两个主要问题：一是手术阈值为 50° 的 Cobb 角；另一个是侧位 X 线片评估是否存在脊柱后凸或前凸。当然所有的特发性脊柱侧凸都是前凸的。事实上，在脊柱从矢状面旋转出之前，侧凸就已经开始作用于冠平面，并且随着脊柱的旋转变得越来越明显。在这方面，拍摄横向 X 线片是没有意义的。儿童侧位 X 线检查后凸时，设定的正常范围为 10°～40°，但这种后凸在特发性脊柱侧凸中属于"假性后凸"（详见"3 脊柱畸形的病因学研究"）。而且据我们所知，Cobb 角 50° 并不是手术的临界值。无论 Cobb 角如何，患者和家属都不能接受这种畸形，这才是外科治疗的根本动力。试验设计或许有许多其他弊端，但这项研究的好处在于：首席调查员是 Stuart Weinstein。遗憾的是，参考书目没有列出利兹研究小组的出版物，例如，Weinstein 和 Dickson 发表的"论支具与筛查在特发性脊柱侧凸中的应用" [87]。

我们希望对弯度和柔韧性等重要变量进行严格的区分，以确保试验设计的合理性。试验当然应该由 Stuart Weinstein 负责。虽然很难理解外部矫形支具是如何在这种渐进性的三维畸形中起作用的，但我们的研究重点并不在于如何预防 10° 以下的侧凸进展。我们关注的是，如果支具起作用，那么它到底有哪些益处？这样我们就可以给患者提供更多选择，让他们充分衡量风险和回报。现代心理咨询和外科手术是越来越安全的治疗方法，效果很好，但要说服一个十几岁的孩子在缺乏明确治疗目标的前提下每天长时间地戴着支具，这是极不合理的做法。

手术治疗

在引导患者和家属接受外科治疗时，必须要遵循的前提是侧凸畸形已发展到患者不可接受的程度，以至于他们必须进行手术才能恢复正常。如果她们的骨骼已经发育成熟（通常在 15 岁左右），那么即使脊椎骨骺要到 20 岁才会融合，畸形也应该不会再有实质性的进展。因此，在这个年龄之前脊柱侧凸可能会继续进展，但通常没有实质的临床意义。因此，如果患者在 15 岁时仍然可以接受这种程度的畸形，那么完全不用进行干预治疗。当然我们也可以连续观察到 20 岁，以确保在此期间侧凸不会继续发展。当然，侧凸也有可能继续发展 [41]。到 20 岁时，脊柱最终停止生长，但侧凸还有可能继续恶化。目前还没有证据证明侧凸恶化是由怀孕引起的。

如果患者在 15 岁时已经无法接受畸形的程度，那么只能进行手术。外科手术恢复了他们的外表，让他们和同龄人一样，这对于患者和医生而言都具有重要的意义。

一旦决定做手术，我们会重新拍 X 线片。到目前为止，我们只在初诊时拍过一次 X 线片和一次侧位检查。在患者决定做手术前，绝对没有必要再拍 X 线片。因为侧位图通常被误诊为驼背，影像的意义不大，唯一的决定因素在于变形是否可以被患者接受。对于正在发育的儿童，尤其是女孩，我们不能进行过多的 X 线检查，除非患者已经不能接受畸形的程度并计划接受手术治疗。

我们也无须为了确定骨龄而对左手和手腕进行 X 线检查。

4.3.4 影像学评估

外科医生应该已经从初诊的后前位 X 线片和临床检查中了解到弯度的进展状态。临床检查也可了解弯度的柔韧性，因此术前影像对于准确选择弯度长度和决定整体手术策略非常重要。术前影像包括标准的后前位片和侧位 X 线片（图4.5）。再次重申，除非手术需要，否则完全没有必要为了记录所谓的后凸"＋""N"或"－"而进行侧位 X 线检查。

当然，在骨科手术中，传统的做法是拍前后位和侧位 X 线片，这样我们就可以在两个矩形平面上了解问题所在。这对骨折、肿瘤和许多其他病理学非常重要，但对于观察畸形则没有那么有用，这是因为在典型特发性侧凸案例中，X 射线无法确定畸形是否属于先天性异常，而侧位 X 线片则能够通过细微的角度变化推断是否存在脊柱前侧凸。

侧位观察并不能有效评估脊柱畸形的程度，因为特发性脊柱侧凸往往为脊柱前凸，印象上呈现的脊柱后凸只是一种错觉。根据脊柱前凸在特发性脊柱侧凸三维畸形中的重要角色，侧位 X 线片可以给我们提供很多有用的信息。对于相对较小的 Cobb 角，侧位 X 线显示胸椎扁平，此时，我们仍然可以看到 T7、T8、T9 和 T10 的原始前凸弯度。这是因为随着弯度变小，脊柱前凸并没有从矢状面旋转太多，但与此同时，随着 Cobb 角的增大，它从矢状面旋转到冠状面的距离越大，就越容易呈现出胸后凸的表征。假性后凸越大，脊柱侧凸就越大，旋转量也越大。这不仅意味着在预后方面侧凸进展速度更快，而且还需要前路手术来缩短脊柱前侧，为变形的椎体提供空间。当旋转过度时，多发性神经纤维瘤病中典型的短而尖锐的弯曲表现得尤其明显。但是，我们无须做侧位 X 线检查，并标上"－""N"或"＋"以让检查结果匹配符合 Lenke 分型，因为这样做没有意义，也意味着这样做的医生还没有理解"3 脊柱畸形的病因学研究"的内容。

我们可以拍摄左右最大侧屈位的 X 线片，患者应努力伸展到最大限度，影像医生或住院医师可

用手臂从侧凸顶尖处往外拉。最大侧屈位 X 线片可以提供有用的信息。如果拍摄椎体末端后前位片，若弯曲处柔韧性良好，侧凸胶片会出现 0° 的 Cobb 角，甚至是负 Cobb 角。这样做的真正目的是测试弯度上、下补偿弯的柔韧性，而不是要检查顶端区域（图4.10）。另一种方法是取最大侧屈位 X 线片，与后前位直立影像上相同的端椎体进行比较，观察顶端区域的柔韧性，这比单独在直立位 X 线片上观察脊椎末端间的柔韧性要更准确。仰卧最大牵引位 X 线片也经常应用在临床检查中，但并不是必做项目。医生倾向于拍摄拉伸的 X 线片，因为在侧凸柔韧性不清楚时，它们可以作为补充。如果担心椎弓根在根尖区域的太小，还可以使用 PA Stagnara 投照法来查看椎弓根[62]。

由于 MRI 高效且安全，应该在术前进行 MRI，以排查神经轴上是否存在其他疾病，如脊髓空洞等，因为脊柱侧凸矫正过程中若存在脊髓空洞，神经并发症的发生率将提高[91]。Huebert 和 MacKinnons 的两例患者在使用 Harrington 器械后出现截瘫，随后死亡。这篇文章发表于 40 多年前，但在当时并没有引起重视。新西兰的奥克兰大学最近发表的一篇文章提到[92]，他们观察了 13 名胸弯患者，患者接受了神经外科减压术来处理脊髓空洞。他们的胸椎后凸程度要比非特发性胸弯

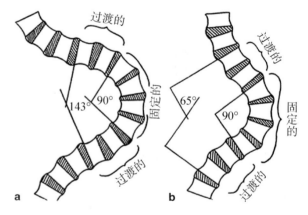

图 4.10 该图摘自 Roaf（1955 年）关于楔形切除的论文。图中演示了 Cobb 角的伪校正。在 Roaf 的案例中，一个 Risser 校正夹提供最大牵引力来实现矫正功能。a.Cobb 角为 143°。b."矫正"后，Cobb 角是 65°。当然，固定的顶端区域一点也没有改变［经允许引自 the British Editorial Society of Bone and Joint Surgery, Roaf R. Wedge Resection for Scoliosis. J Bone Joint Surg (Br) 1955;1:97－101］。

患者严重得多。患者的弯度矫正率接近 50%，所有接受脊髓监测和唤醒测试的患者均无不良神经问题。有趣的是，脊髓空洞减压术并没有带来脊柱侧凸程度的改善。

Huebert 与 MacKinnon 的两个病例与来自新西兰的病例显然是不同的，前者的空洞未经处理，后者的空洞在矫形手术前已获得减压。有时脊柱外科医生可能会咨询神经外科医生：空洞是否很大？是否有手术指征？大多数时候对方的回答是目前空洞的大小不需要外科干预。但问题的关键是：如果术中牵拉脊髓或改变脊髓形态，是否会引起神经损害？如果空洞很大，笔者建议采用前路椎间盘去除的方法以减少侧弯矫形中的撑开操作。

临床上传统的测量 Cobb 角的方法是采用量角器[93]（图 2.8）或 Cobbmeter 软件[94]（图 2.9）。目前在医院的 PACS 系统上也可以划线和测量角度，沿着椎体棘突画铅垂线评估脊柱平衡。临床上也可用铅垂线评估脊柱平衡，测量代偿弯是否与主弯相匹配[95]（图 2.18）。

评估顶椎旋转也很重要，同样的 Cobb 角，顶椎旋转分度可不同。最早准确评估椎体旋转的方法是由 Nash 和 Moe 提出的[96]（图 2.12），这种方法目前仍然是临床上测量顶椎旋转的最佳方法。此外，还有通过三维 CT 和 MRI 准确测量椎体旋转的方法，采用 MRI 测量可有效减少拍片时的辐射损伤，但这两种检查都是平卧位下的测量（图 2.14）。

在患者骨龄未成熟前，左手和左腕的 X 线片也很重要，用于评估患者的骨骼成熟度。Risser 征评估骨龄[33] 有时并不合适，因为骨盆的成熟度与脊柱的成熟度不完全一致，有些情况下椎体骨骺完全融合后 5 年甚至更长时间，Risser 征才会出现变化[35]。尽管 Risser 征评估骨龄存在一定缺陷，但仍是目前临床运用最广泛的一种方法。骨龄成熟后，脊柱的生长明显减退，但仍有生长的能力，这对于正常的脊柱没有影响，但对于畸形的脊柱仍会产生一定的负面影响，加重畸形的发展。

4.3.5 特殊弯型

手术策略的选择取决于患者的弯型，包括我们修订的 6 种原始分型（表 4.7）和 6 种 Lenke 提出的分型[52,97]（表 4.9）。几乎所有的弯型都可以采用前路或后路手术。选择合适的融合节段很重要，达到最佳矫形效果，又能保留脊柱的活动度和平衡。除了单纯的前路或后路内固定手术，对于一些僵硬的晚发性 AIS 患者，常需要其他的矫形技术。这些患者侧凸僵硬，在侧屈位片上围顶椎区柔韧性 < 20%[98]，通常需要截骨矫形。

此外，还有一些问题与手术策略的制订相关[99]：代偿弯是否需要融合？具体需固定到哪个节段？最佳的手术入路是哪种？是否需要行前路松解？后路手术的远端固定椎（LIV）如何选择（图 4.8）？

近年来，AIS 患者采用选择性还是非选择性手术已成为学者研究的热点。选择性融合的概念最早是由 Moe 提出的[56]，所有脊柱外科医生都需要牢记这一点，正如 Sucato 所说"对于晚发性 AIS 患者，手术的目的是预防侧弯进展、矫正脊柱畸形，同时维持冠状面和矢状面的平衡。在保证上述矫形效果的前提下，手术应尽可能减少脊柱融合节段[100]"。后路选择性手术主要运用于胸弯患者，是否行胸弯选择性融合主要取决于腰弯的柔韧性。对于 Lenke 3 型胸腰双主弯患者，自从 Harrington 内固定系统问世后[56]，后路选择性融合成为了可能，但对于脊柱外科医生仍然是一种挑战。一般来说，如果胸弯矫正后，腰弯能自发性地回到稳定区，则可以进行选择性胸弯融合。

关于选择融合的位置和节段，术后远期的平衡、疼痛和退变等问题仍存在一定争议。如果仅做胸椎选择性融合，腰椎将有更大的活动能力去代偿上方融合的椎体。Engsberg 等纳入 30 个行内固定融合术的 AIS 患者，采用体表传感器，拍摄视频分析内固定融合后脊柱的活动度[101]。不仅仅是融合节段脊柱的活动度显著下降，未融合节段的脊柱活动度也有所下降。此外，未融合节段的代偿能力术后也无明显增加，这与术后早期活动能加强未融合节段的活动能力的理论相违背。Cochrane 与 AlfNachemson 在哥德堡的研究发现，采用旧的 Harrington 内固定器械进行手术，如果下端用钩固定到 L4 或 L5，术后可能会发生腰椎滑脱伴下腰痛、小关节突退变和椎间隙狭窄等问题，发生率大约为 11%[102]。采用 Harrington 内固定系统的长节段固定的远端往往会发生机械性并发症及疼痛，但是否会导致退变还不是很明确，因为 L4/L5 及 L5/S1 节段本来就易发生退变性椎间盘疾病，L3/L4 及 L4/L5 节段易发生关节突原发性骨关节炎。需要开展更多研究来证明侧弯手术是否会引起或加速脊柱退变。此外，退变性椎间盘疾病与退变性后方关节突原发性骨关节炎是不同的。两者的发病机制及预后也是不同的，相对于退变性骨关节炎患者，退变性椎间盘疾病主要影响的是稍年轻的人群；而前者主要发生于年龄较大的人群，尤其是女性，有遗传背景，侧弯持续进展。

邻近节段退变是指影像学上，融合的脊柱的相邻节段出现退变性改变，但不一定具有临床表现[103]。邻椎病是指不仅影像学上出现邻近节段退变，也出现了相应的临床表现。近年来，邻近节段的问题已引起脊柱外科医生极大的关注，大多数医生认为无论是邻近节段退变还是邻椎病都会带来一系列负面问题，但缺乏直接的证据。

早年有两篇文献报道 25% 的患者因为颈部退变性疾病或颈椎病做了前路颈椎融合术，术后 5～9 年内出现邻近节段退变逐渐加重，其平均发生率为 2%～3%[104,105]。Herkowitz 纳入 44 例神经根型颈椎病患者，随机行前路颈椎间盘切除椎间融合术，或后路单纯椎间孔切开减压不做融合。结果发现做后路非融合的患者出现邻近节段退变的比例反而更高，但与临床症状没有相关性[106]。Bohlman 纳入了 100 多例行前路颈椎间盘切除椎间融合术的神经根型颈椎病患者，发现 9% 的患者出现进展型的邻椎病，最终需翻修术[107]。Gore 报道 14% 的患者因邻椎病行翻修术[105]，每年因邻椎病行翻修手术的发生率大约为 1.5%～4%。Lunsford 纳入 300 例行颈前路椎间盘切除术的患者，部分患者未做融合，结果发现因邻椎病行翻修手术的发生率为 2.5%，融合与非融合两组之间无差异[108]。Henderson 报道在行颈后路椎间孔切开减压不做融合的患者中，因邻椎病行翻修手术的发生率为 3%[109]。临床研究证实无论是前路融合手术还是后路非融合手术，其邻椎病发生率相似。Hilibrand 纳入 400 多例神经根型颈椎病或脊髓型颈椎病的患者，行颈前路减压融合术，术后随访评估是否出现与邻近节段相关的新发神经症状，采用 Kaplan-

Meier 生存曲线进行分析[110]。每年的邻椎病发生率大约为 3%，但通过生存曲线分析，发现术后 10 年时邻椎病发生风险高达 25%。邻椎病发生危险因素包括：初次手术时邻近节段已出现相应的临床症状、手术融合节段位于 C5/C6 或 C6/C7，这两个节段在自然状况下也易出现退变性疾病。有趣的是，前路手术节段超过一个的患者，其邻椎病发生率显著降低。综上，邻椎病在颈椎病术后是一种常见并发症，它可能与颈椎病自身的自然史有关，融合手术本身并不会增加邻椎病发生风险。

在腰椎方面，Lehmann[111] 与 Luk[112] 报道在腰椎或腰骶椎融合上方节段会出现腰椎不稳现象，但与临床症状无关。Penta[113] 比较了融合和非融合的腰椎的自然史，结果发现两组邻椎病发生率无差别，融合椎上端节段退变发生率为 1/3 左右。此外，延长融合节段也不增加邻近节段退变的风险。Rahm[114] 也发现腰椎术后邻近节段退变的发生率为 1/3，并且这些患者的临床效果较差。但有趣的是，假关节的发生似乎可减缓邻近节段退变的进展。Whitecloud[115] 报道在已手术节段的邻近节段再行融合术，很难形成稳定的融合效果，其假关节发生率在 80% 左右。Etebar[116] 报道出现症状的邻椎病发生率为 14%，而 Ghiselli[117] 报道腰骶部融合术后出现症状的邻椎病发生率仅为 1/32。Throckmorton[118] 比较了在退变椎间盘和正常椎间盘邻近节段行内固定手术的病例，结果发现正常椎间盘组的临床结果较差。Ghiselli[119] 回顾了 200 多例腰椎手术病例，其中 37% 的病例因为邻椎病存在翻修手术指征。

结合目前已有的研究，我们仍不清楚这些影像学和临床上的邻近节段退变是由于融合手术引起的，还是本身组织退变引起的。因此，对于既往术后发生的邻近节段退变，我们不应该将其完全归咎于手术，目前仍没有明确的证据支持其原因是手术还是退变的自然发展。

如果没有办法确定一个退变的活动节段是否有症状，也找不到疼痛的来源，那么究竟对哪个节段进行脊柱融合手术就很难确定。当不确定我们认为的责任节段是否真的是引起症状的节段时，就难以对邻椎病做出很好的判断。有效的治疗方法是减少该部位的活动，而不是彻底清除它，如做韧带支持或椎间盘置换。世界上各个骨科学会都把"下腰部疼痛"作为千禧年的重点问题，Nachemson 对此问题进行了很好的阐述[120,121]。下腰部疼痛的诊断很困难，如单节段椎间盘退变、椎弓崩裂、轻度侧弯和轻度滑脱没有很好的预测指标，可以出现疼痛，也可以没有疼痛的表现。影像学家 Roland 和 van Tulder 建议不要再用未经证实的疾病诊断标签[122]。一些随机对照研究已证实小关节综合征的诊断命名是错误的，其他的疾病诊断命名（包括退变性椎间盘疾病、椎间盘分离吸收、节段不稳等）都被证明有误[120]（表4.12）。这些错误的诊断命名会导致患者陷入病态行为。

下腰部手术治疗的罪魁祸首有时正是脊柱外科医生自身。Alf Nachemson 是 R.A.D. 的导师之一，在其职业生涯中他勇往直前，在 1974 年时发表了最后一篇文章，题目为 *Failed back surgery syndrome is syndrome of failed back surgeons*（腰椎手术失败综合征是腰椎外科医生失败综合征）[123]，这篇文章值得所有脊柱外科医生学习。他在文中总结了脊柱外科医生可能存在的问题（表 4.13），并提出大量失败教训证实腰椎手术失败综合征行翻修手术效果较差。我们不仅要关注红色警告，一些黄色警告也必须重视[123]（表 4.14），我们

需要摒弃那些毫无依据的观念，对于慢性下腰痛患者，其结局不再只是一个穿着白大褂、口袋里拿着解剖刀的医生等着给他做脊柱融合手术。Ciol[124] 发现在美国，做过腰椎手术的 65 岁以上老人，其中 20% 在术后 4 年内都做过至少一次翻修手术，其他研究报道的比例更高[125]。Nachemson 等 1998 年在一些骨科会议上调研了美国、英国和瑞典的骨科医生，问他们是否会给慢性下腰痛的患者选择做脊柱融合术，如果患者换成自己，还会做手术吗？嘲讽的是尽管给患者做手术的比例很高，但选择给自己做融合术的比例很低（表 4.15）。

表 4.13 腰椎手术失败综合征

腰椎手术失败综合征主要是由于脊柱外科医生存在以下缺陷引起的，并缺乏行翻修手术有效的科学依据：

- 下腰部或下肢疼痛患者的手术指征缺乏科学依据，椎间盘突出引起的严重神经根受压除外
- 未提供手术有效的科学依据
- 受内固定器械厂商或同事建议影响内固定材料的选择
- 一些慢性下腰部疼痛手术治疗相关的研究缺乏对照组，医生对此类研究错误解读并运用于临床
- 忽视社会心理因素对疾病的影响

大量失败教训证实腰椎手术失败综合征行翻修手术效果较差

表 4.12 脊柱影像学报告中建议加入的批注

轻度退变	影像学出现此表现的患者中，半数无腰痛症状，该影像学诊断与患者疼痛可能无关
严重椎间盘退变	影像学出现此表现的患者中，40% 无腰痛症状，该诊断与疼痛可能无关
椎关节强直	影像学出现此表现的患者中，约半数无腰痛症状，该诊断与疼痛可能无关
腰椎滑脱	影像学出现此表现的患者中，约半数无腰痛症状，该诊断与疼痛可能无关
脊柱裂	影像学出现此表现的患者中，约半数无腰痛症状，该诊断与疼痛可能无关
移行椎	影像学出现此表现的患者中，约半数无腰痛症状，该诊断与疼痛可能无关
休门病	影像学出现此表现的患者中，40% 无腰痛症状，该诊断与疼痛可能无关

来源：Roland M, van Tulder M. Should radiologists change the way they report plain radiography of the spine? Viewpoint, Lancet 1998;352:229–230。

表 4.14 黄色警告标签

- 健康理念较差
- 长期受疼痛折磨
- 不敢活动或移动
- 后背外伤导致长期残疾
- 经常需急诊处理后背疼痛
- 全身麻木
- 四肢无力

表 4.15 对于"你是否会让慢性下腰痛患者做融合手术？"1998 年 Mentometer 会议调研骨科医生的回答结果

国家	选择"做"（%）	选择"给自己做"（%）
美国	45	10
英国	35	5
瑞典	30	7

表 4.16　AIS 患者腰背痛

临床症状	侧弯患者*（%）40 年随访 （n=161）	侧弯患者†（%）50 年随访 （n=106）	对照组*（%） （n=100）
从来不疼	20	13	14
很少疼（一生中发作 1～5 次）	19	13	25
偶尔疼（1 年中发作数天）	24	33	36
经常疼（1 个月中发作数天）	20	22	19
每天疼	17	19	6

* 数据来源：Weinstein SL, Zavala DC, Ponseti IV. Idiopathic scoliosis: Long-term follow-up and prognosis in untreated patients. J Bone Joint Surg (Am) 1981;53:702–712。

† 数据来源：Weinstein SL, Dolan LA, Spratt KF, Peterson K,Spoonamore M. Natural history of adolescent idiopathic scoliosis: Back pain at 50 years. Presented at the annual meeting of the Scoliosis Research Society, September 1998; New York, NY。

当然，本书并不是关于下腰痛，而是研究脊柱畸形的治疗。Weinstein[41] 报道腰背痛发生率在脊柱侧弯患者与正常人群中无显著差异。在爱荷华州的研究中，纳入 161 例晚发性 IS 患者，其中 80% 诉腰背痛，而在 100 个无畸形的人群中诉腰背痛的比例也高达 86%。表 4.16 详细阐述了不同分组的疼痛的频率。

单主弯

胸弯（Lenke 1 型，King 3 型）[125]

单纯前路

特发性侧弯矢状面上常常伴有胸椎后凸减少，甚至胸椎前凸表现，因此手术矫形的一个重要目标是恢复正常的胸椎后凸（详见"3 脊柱畸形的病因学研究"），手术可以从前路做（图4.11 和图 4.12），也可以从后路做（图 4.13 ～图4.15）。由于胸壁相对固定、胸椎椎间盘高度较小，胸弯较腰弯常常更僵硬。如果胸弯度数不大，相对柔软，则畸形可通过内固定手术轻易矫正；但对于畸形严重，侧屈位片上侧弯度数还是很大的胸弯，需要一系列的术前准备，尽量使畸形变得柔软；当然，有时也可以通过单纯后路经椎弓根置钉矫正严重的僵硬畸形。总的来说，如果选择后路手术，但预计胸弯矫正率不超过 50%，建议先行前路多个椎间盘切除术[125]。这种前路松解术早在 30 年前就被利兹提出，是矫形手术的重要部分，目的是提高侧弯柔韧性，有利于下一步内固定融合手术（表 4.17）[67-69]。在当时，因为单纯的特发性侧弯进行开胸手术似乎有些激进，这种手术方式不可避免地对 AIS 患者造成或多或少的不可逆的胸壁损伤。但后来 Brompton 提出

EOIS 与 LOIS 之间的区别[16-19]，我们进一步报道了多例采用胸腔镜小切口进行前路松解术，这大大减小了手术对 AIS 患者的胸壁损伤[58]。采用胸腔镜进行前路松解术已不存在问题，我们后续做了上百例此类手术，之后的后路内固定融合术都取得了良好的矫形效果。前路松解术的主要目的是让畸形的脊柱获得矫正的空间，有利于其自发矫形，前路松解术后随访显示在内固定置入之前，畸形矫正率可达到最终矫形率的一半以上。因此，我们常常会选择做前路多节段椎间盘切除术。对于僵硬的胸弯，前路做 4 ～ 5 个椎间盘切除已经足够（图 3.27），之后的后路矫形手术可取得满意的矫形效果（图 4.16）。分析侧位片可以发现，前路多节段椎间盘切除术后，脊柱前柱缩短，从而有利于恢复正常的胸椎生理性后凸，这也是利兹手术的重要部分。此外，冠状面上同样能受益，当从前路手术提高了脊柱柔韧性后，后路融合手术矫正冠状面畸形时相对容易，可避免一些复杂的创伤性较大的操作（图 4.11）。

在前路松解术广泛推广前，我们大多是从后路松解脊柱的，包括切除关节突和肋骨头等以增加脊柱的柔韧性，当然这种后路松解远不如前路松解有效。但对于重度僵硬的胸椎侧凸，做完前路松解术后，后路做一些肋骨头切除等有助于获得更好的松解效果（图 4.17）。

后路手术中上固定椎（UIV）的选择主要取决于术前肩平衡，可通过外观及影像学进行评估（图 4.18）。对于 Lenke 2 型侧弯，如果担心术后双肩失平衡问题，做完前路手术后需行后路手术，并且凸侧 UIV 选择应较高以保证术后肩平衡

4

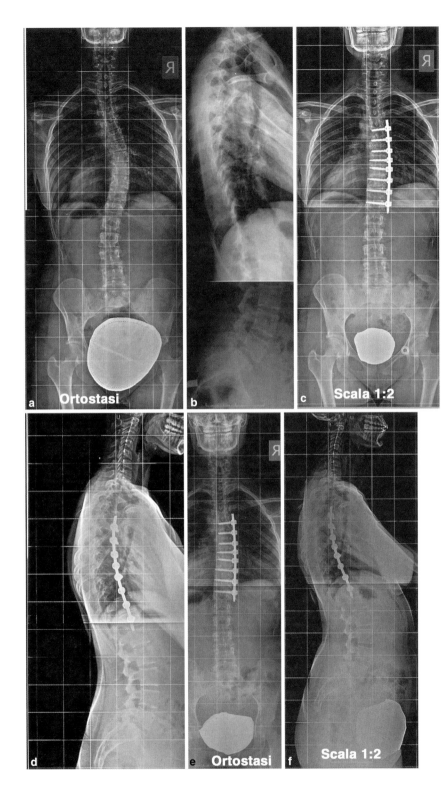

图 4.11 胸弯单纯前路手术。a. 正位 X 线片示 Lenke 1AL 型右胸弯。b. 侧位片示典型的胸椎平背畸形。c. 前路矫形融合术后，正位 X 线片示矫形效果良好，下端固定至 T12，保留腰椎。d. 术后侧位片示恢复正常胸椎后凸角度。e、f. 术后随访 2 年，正侧位 X 线片示前路融合良好，无矫正丢失，患者满意度良好。

（图 4.13）。对于单右胸弯，术前右肩比左肩高，UIV 应选为 T3 或 T4；术前双肩等高，UIV 应选为 T2 或 T3；术前左肩高（图 2.17）的患者往往是双胸弯（Lenke 2 型，King 5 型），UIV 需固定至更高位置以获得肩部平衡（术中可以在手术台上观察双肩高度）。对于这类侧弯，前路固定

融合手术是不可行的，因为近端位置太高，需要接近甚至固定至颈椎。

下固定椎（LIV）的选择着重关注骶骨中垂线（CSVL）接触到哪个腰椎（图 4.7）。对于 Lenke 1A 或 1B 型侧弯，术前只需要看正位 X 线片即可；而对于 Lenke 1C 的患者，腰弯明显向左，

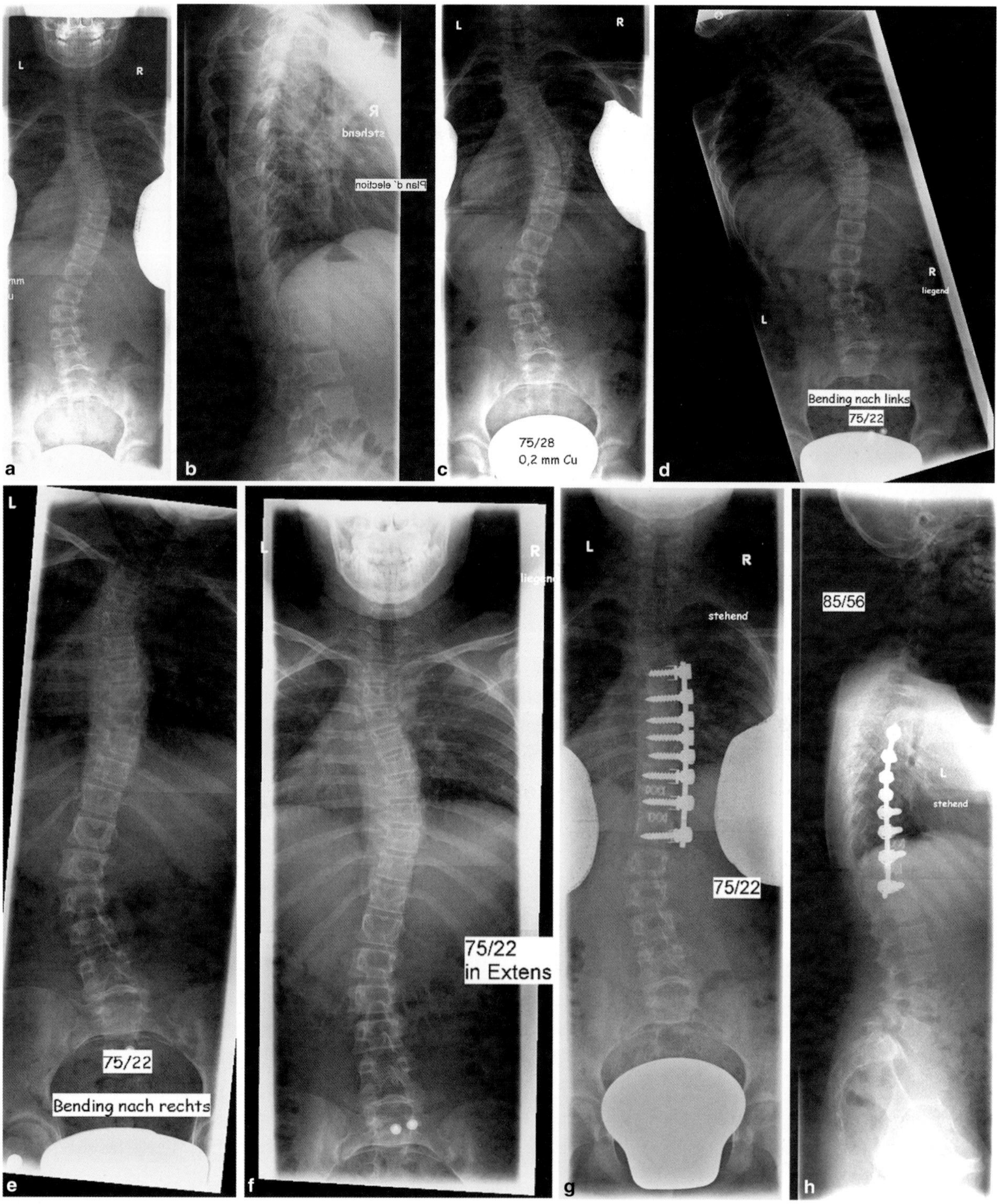

4

图 4.12 a.10 岁 AIS 女性患者，正位 X 线片示 Lenke 1B 型右胸弯。b. 初诊时的侧位片图像质量较差，但仍可以清楚看出存在胸椎前凸，选择手术策略时应考虑到这点。c. 随访 2 年后，侧弯进展明显。d. 左侧屈位片示腰弯柔韧性良好。e. 右侧屈位片示胸弯柔软，活动度良好。f. 卧位片下侧弯矫正为小 S 弯。g. 术后正位片示侧弯矫形良好。h. 术后侧位片示胸椎前凸得到矫正。

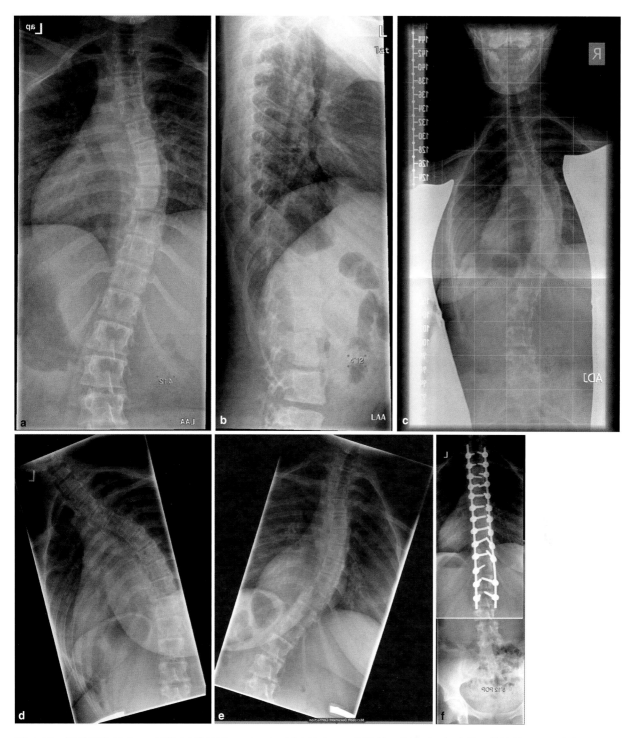

图 4.13　单纯后路手术。a. 正位 X 线片示 Lenke 1A 型右胸弯。b. 侧位片示平背畸形，胸椎顶椎处前凸。c. 随访 2 个月，侧弯迅速进展，进入青少年生长高峰期。d. 左侧屈位片显示腰椎柔韧性良好，但上胸椎柔韧性较差。e. 右侧屈位片显示主胸弯柔韧性一般。f. 脊柱后路矫形术后，下端固定至 L2。原先的手术策略是前路手术矫形，但考虑到患者上胸弯僵硬，故选择从后路手术，上端固定至 T2。

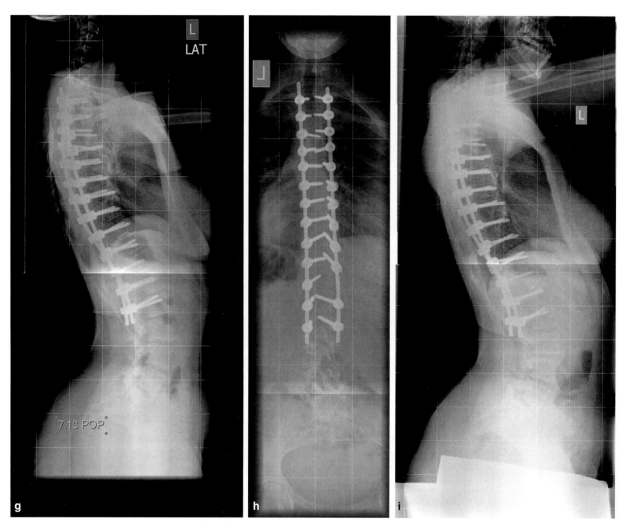

图 4.13（续）　g. 侧位片示矢状面平背畸形得到改善，但效果不如前路手术（见图 4.11d）。h. 术后 2 年随访 X 线正位片未见明显矫正丢失。i. 侧位片示矢状面序列维持良好。

这时 LIV 的选择存在一定难度。在过去，我们一般评估腰弯的柔韧性，如果柔韧性较好（侧屈位片上腰弯变直），可以只做选择性胸椎融合（图 4.11、图 4.13 和图 4.14）。如果腰弯柔韧性较差，LIV 需选择 L4 或 L3（视情况而定）。Lenke 进一步提出定量标准，评估胸弯和腰弯 Cobb 角、顶椎偏移和顶椎旋转的比值，如果比值大于 1.2，可以考虑做选择性融合[126]。这类患者的 LIV 选择很重要，与术后远端叠加现象（adding-on）的发生密切相关。此外，前路手术也可以做选择性胸椎融合（图 4.11）。

在前路手术中，在暴露脊柱前方时，应从切口近端至远端沿长轴分离开骨膜，伤口关闭时形成两条具有成骨活性的骨膜带。Stagnara 提出用一层覆有骨膜的骨组织进行植骨，有利于融合[127]。由于纤维环以 Sharpey 纤维的方式附着在椎间盘两侧，椎间盘看上去要比实际的尺寸宽（见图 3.27a）。当用骨膜剥离器上下分离出纤维环后，椎间盘就暴露出来，其前方的纤维环可完整切除，进而用咬骨钳去除髓核。使用 1 cm 骨刀分离骨与软骨板，一直到达椎间盘的后方，去除后方的纤维环及其附着的生长板。继续使用 1 cm 骨刀，斜行分离椎间盘上下的后方纤维环与后纵韧带，从而去除整个椎间盘。理论上无须去除后纵韧带，其对矫形无影响（见图 3.29）。

由于椎间盘暴露过程中，其空隙会自然闭合，因此在去除后方纤维环时常常需要椎间撑开工具。上述过程介绍了当脊柱前方过长，如何通过切除椎间盘来缩短前柱长度。如果顶椎明显前凸，可以使用骨刀修整终板，将其变为矩形或轻度后

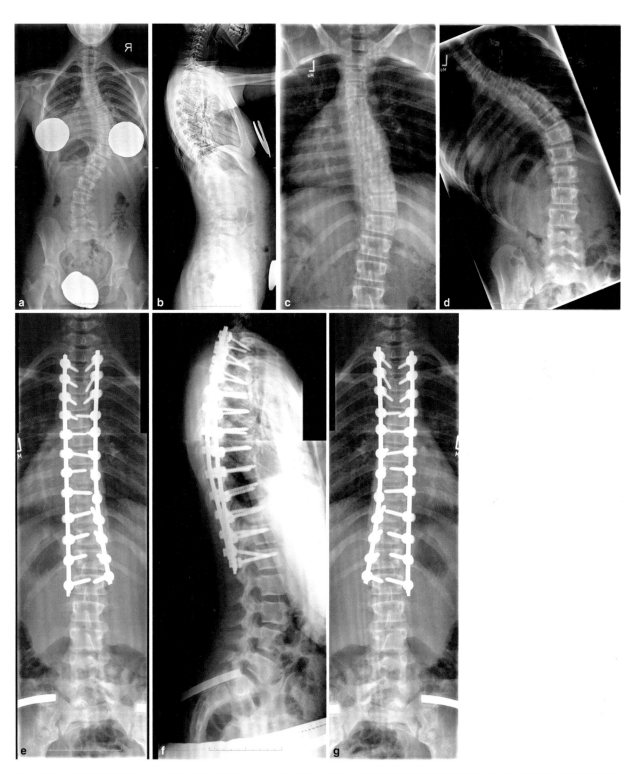

图 4.14 单纯后路手术。a. 正位 X 线片示 Lenke 1AL 型右胸弯，近端和远端代偿弯都有旋转。b. 侧位片示平背畸形。
c. 卧位片示胸弯明显减小，双肩平衡。d. 左侧屈位片显示腰椎柔韧性良好，但上胸椎柔韧性较差。e. 患者行选择性后路胸椎融合术，术后正位片示矫形良好。f. 术后侧位片示矢状面序列良好。g. 术后 2 年随访 X 线正位片未见明显矫正丢失（很多病例随访仅仅只有 1 年或 2 年，因为这些病例都是下级医院三级转诊至我院，远期随访一般都会去当地医院。但短期随访的 X 线片示脊柱融合良好，无矫正丢失，亦可证明手术效果良好）。

4

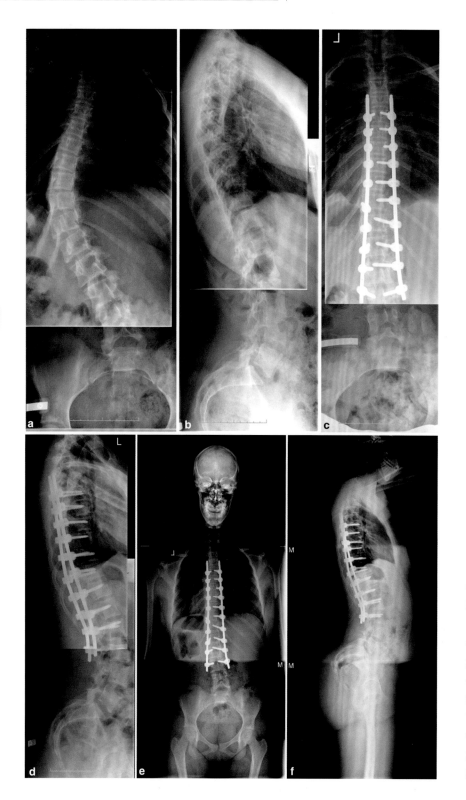

图 4.15 单纯后路手术。a. 正位 X 线片示左胸弯，顶椎位置较低，代偿弯不够，躯干失平衡。b. 侧位片示平背畸形严重。c. 患者行脊柱后路融合术，下端固定至 L3。d. 术后侧外片示胸椎平背畸形仍然存在，但较前好转，腰椎生理前凸恢复，不做前路多节段椎间盘切除术很难恢复胸椎生理后凸。e、f. 术后 2 年随访正侧位片示矫形效果维持良好。

表 4.17　最早采用利兹手术的 50 例晚发性特发性脊柱侧弯患者手术疗效

	Cobb 角 ＜ 60°（42 例）			Cobb 角 60°～90°（8 例）*		
	术前	末次随访	矫正率（%）	术前	末次随访	矫正率（%）
平均 Cobb 角	54°	18°	66	77°	27°	65
平均顶椎旋转	31°	15°	51	54°	27°	50

注：* 采用前后路联合手术（详见正文）。

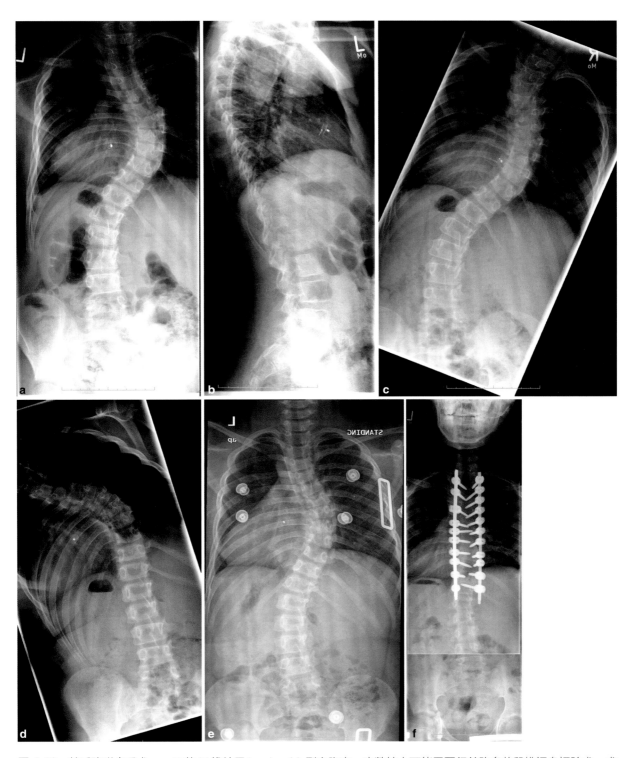

图 4.16　前后路联合手术。a. 正位 X 线片示 Lenke 1A 型右胸弯，度数较大可能需要行前路多节段椎间盘切除术。术前双肩水平，提示需行后路手术维持肩平衡。b. 侧位片示典型的平背畸形。c. 右侧屈位片示胸弯僵硬，度数减小不明显。d. 左侧屈位片示腰弯柔韧性良好，故可行选择性胸弯融合术。e. 前路多节段椎间盘切除术后。f. 后路选择性胸弯融合术后矫形效果良好，提示前路松解术存在价值。

4

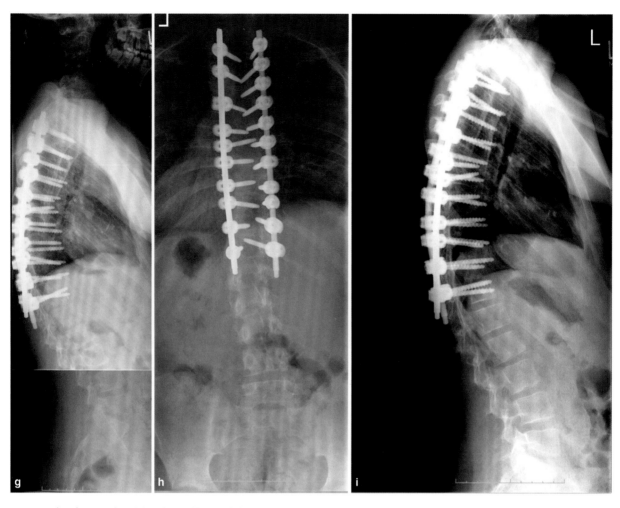

图 4.16（续） g. 术后侧位片示胸椎后凸恢复。h、i. 术后 1 年随访正侧位片示矫形效果维持良好，无明显矫正丢失。

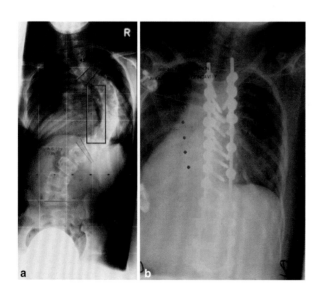

图 4.17 前后路联合手术。a. 术前正位片示重度右胸弯，度数超过 100°。b. 患者先行前路松解术，再行后路脊柱融合术、肋骨头切除术，术后矫形效果良好。

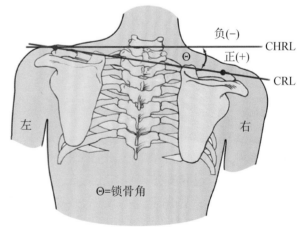

图 4.18 锁骨角的测量示意图（经允许引自 Spinal Deformity Study Group Radiographic Measurement Manual, page 56, published by Medtronic, Inc, 2004）。CHRL 指锁骨水平参考线；CRL 指锁骨参考线。

凸。在操作过程中需备好骨蜡，当遇到椎体内椎体静脉丛的大分支时涂抹骨蜡止血。在椎间隙内涂上凝胶泡沫，置入内固定并闭合椎体，闭合的最终效果应达到邻近的两个椎体表面相互接触，形成前方椎间融合，但若难以闭合，可以在间隙内植骨或放入融合器。分离出的肋骨可作为自体植骨材料，无须取髂骨。但如果骨性间隙比较小，则无须植骨，因为术后短期顶椎区前凸会进一步自发矫正，此时残余的小间隙将会完全关闭。

胸腰弯/腰弯（Lenke 5 型）

如果行后路矫形内固定手术，则融合节段需包括主弯内凸侧所有的椎间盘；对于单纯的腰弯患者，为了节省融合节段，我们常常选择做前路手术，融合 4～5 个节段（图 4.19 和图 4.20）。从前路做手术简单快捷，创伤小；后路手术融合节段长，损伤椎旁肌较多，椎旁肌内富含血供，易出血（胸腰椎前方无椎旁肌起止点附着，膈膜位于腰水平脊柱侧面，腰大肌起始于腰椎侧面）。向凸侧最大程度的侧屈位片及卧位片是选择融合节段时参考的关键影像学检查：椎间盘开口方向与侧凸方向相反的节段可选择为前路手术的 UIV 及 LIV，一般来说前路比后路手术需融合的节段要短。

图 4.19 是典型的 Lenke 5 型右胸腰弯，卧位片上显示 L3-L4 椎间盘是开口的，向右侧的侧屈位片显示 L3 及 L4 之间水平，选择 L4 作为 LIV，术后 X 线片示矫形效果良好，这个病例下端固定至 L3 也可能取得相似的矫形效果。

但侧屈位片上的信息不是选择 LIV 的唯一参考（图 4.20）：这是一个轻度右腰弯病例，侧屈位片上 L3-L4 椎间盘明显开放，L5 骶化明显，L1 左侧存在短肋。尽管下端固定至 L4，术后仍存在底座的倾斜，也许此病例需固定至更低节段。为了避免远端叠加现象的发生，有时远端可适当延长一个节段，但对于骨龄成熟的患者，无需此考虑。

双弯

如图 4.21，该患者并非 Lenke 5 型单胸腰弯，其上方有胸弯，尽管没有旋转，但不属于非结构性弯，因此属于 Lenke 6 型（注：结构性弯一般定义为侧弯伴旋转）。向右的侧屈位片显示柔韧性一般，右胸弯仍有部分残余度数。卧位片上柔韧性好于侧屈位片。我们仍做了前路 T10～L2 胸腰

弯内固定矫形术，术后残余小 S 形弯，但冠状面平衡良好，矢状面恢复正常形态。总之，脊柱恢复平衡，残余的畸形外观不明显，患者满意度良好。

完整去除椎间盘直至后纵韧带这一步很关键，因为椎间盘的后方 10% 需要去除。在前路矫形手术中需注意避免过度矫正。当偏心置入横突螺钉时，可有效去旋转，恢复腰椎前凸矢状面序列。如果去除的椎间盘上下椎体骨面与骨面接触，仅残余少量空间，则无须植骨或放入融合器；但如果没有达到骨面与骨面接触，则必须植骨或放入融合器。

双胸弯（Lenke 2 型）

Lenke 2 型侧弯的形态和大小各异，图 4.22 是笔者遇到的最为复杂的病例之一。正位 X 线片示右胸弯超过 90°，上方还有一个较大的上胸弯，双肩明显不等高。侧位片示后凸畸形明显，提示主弯旋转超过 90°，因此脊柱前方转向后方，在侧位片上的 Cobb 角与正位片上的度数相似。该患者一期行前路多节段椎间盘切除术，起到去旋转作用，侧弯度数减小；二期行后路手术，上端固定至 T2，术后矫形效果良好，双肩等高。如果不做一期前路手术，几乎不可能达到如此理想的矫形效果。

图 4.23 类似于 Lenke 1 型右胸弯，但正位片示左肩明显抬高，因此其属于 Lenke 2 型双胸弯。侧位片示典型平背畸形，胸椎存在明显前凸。卧位片示主胸弯具有一定柔韧性，但上胸弯柔韧性较差。两侧侧屈位片上双胸弯都无明显改善，冠状面 CT 示上胸弯僵硬，矢状面 CT 示胸椎存在明显前凸。患者行脊柱后路矫形融合术，上端固定至 T2，术后左肩仍轻度抬高；下端固定至 L3，给这个年轻男孩远端保留 3 个活动的椎间盘。术后侧位片示矢状面恢复正常生理曲度。术后 1 年随访双肩等高，患者对其外观满意。

胸弯及胸腰或腰弯双主弯（Lenke 3 型，Lenke 6 型）

双主弯患者，当胸弯为主弯时，患者为 Lenke 3 型；当胸腰或腰弯为主弯时，患者为 Lenke 6 型。

如果胸弯是主弯，传统手术方式为双主弯后路矫形术，UIV 与单胸弯的选择方式一致，LIV 的选择一般为 L3 或 L4，主要判断依据是侧屈位片上的下位椎间盘是否开放（图 4.24）。

4

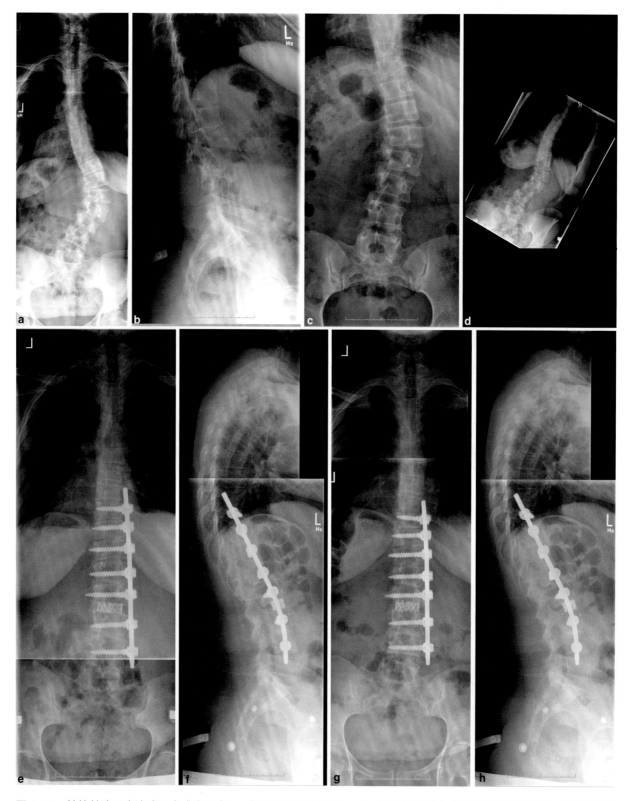

图 4.19　单纯前路手术治疗腰弯或胸腰弯。a. 术前正位 X 线片示 Lenke 5 型右腰弯。b. 侧位片示脊柱前侧凸，旋转明显。c. 卧位片示 L3-L4 椎间盘开放。d. 向右侧的侧屈位片显示 L3 及 L4 之间水平，选择 L4 作为 LIV，笔者认为下端融合节段可以再少一个节段。e. 脊柱前路矫形术后，侧弯得到明显矫正。f. 侧位片示腰椎前凸恢复。g、h. 1 年随访示内固定位置良好，无矫正丢失。

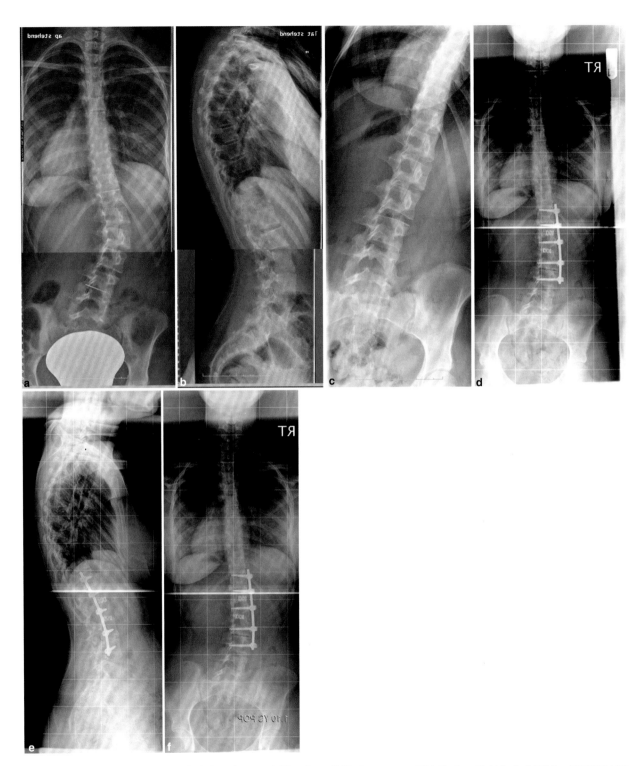

图 4.20　单纯前路手术治疗腰弯或胸腰弯。a. 术前正位 X 线片示 Lenke 5 型右胸弯。患者有 6 个腰椎，最下面的腰椎出现骶化，因此倒数第二个可定位为 L5。b. 侧位片示腰椎前凸存在，顶椎轻度旋转，脊柱无明显后倾。c. 向右侧的侧屈位片显示 L3-L4 椎间盘上下水平，可选择 L3 作为 LIV，上方 T11-T12 椎间盘也上下平行，L5 骶化较明显，尤其是右侧。d. 脊柱前路矫形术后，下端固定至 L4，上端固定至 T12。e. 侧位片示正常生理性腰椎前凸恢复。f. 2 年随访时显示下端可能需多固定一个节段，但患者满意度良好。

4

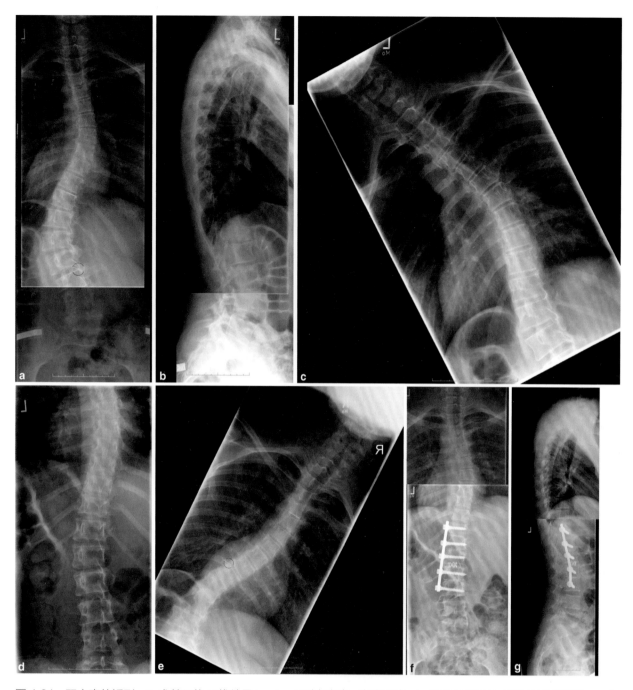

图 4.21 双主弯的矫形。a. 术前正位 X 线片示 Lenke 6 型右胸弯，左胸腰弯。b. 侧位片示 AIS 常见的平背畸形。c. 向左侧的侧屈位片显示胸腰弯柔韧性良好，但无明显去旋转。d. 平卧位 X 线片显示胸弯及胸腰弯恢复良好。e. 向右侧的侧屈位片显示胸弯仍有部分残余度数，但旋转不明显。f. 脊柱前路短节段矫形术后示脊柱平衡良好，此病例前路手术是最佳方式。g. 术后侧位片示矢状面恢复良好。

另外，需要拍摄左侧屈位片评估下胸弯或胸腰弯的柔韧性。当患者最大限度弯向左侧时，评估其外观，外观的变化对于是否采用选择性融合也有重要的意义。结合影像学和患者外观方可做出是否采用选择性融合的决策，以及选择手术入路（前路或者后路）。当做出选择性融合的选择时，

采用前路内固定融合术可以获得满意的整体平衡和矫形效果。合理的手术策略可以减少腰椎失代偿的发生率。

当双主弯度数差不多而胸弯特别僵硬时，应该采用非选择性融合术；前路椎间盘切除术后，下端固定至 L3 或 L4（图 4.25）。

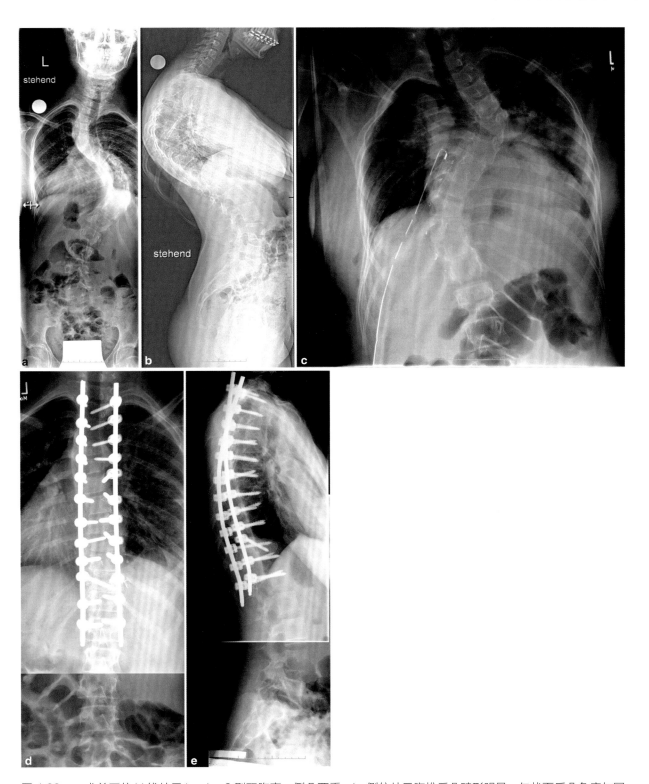

图 4.22　a. 术前正位 X 线片示 Lenke 2 型双胸弯，侧凸严重。b. 侧位片示胸椎后凸畸形明显，矢状面后凸角度与冠状面侧凸角度几乎接近，提示胸椎严重旋转。c. 一期行前路多节段椎间盘切除术，术后侧凸度数减小，脊柱柔韧度提高。d. 二期行脊柱后路矫形术，下端固定至 L1，保留腰椎活动度，上方固定节段几乎笔直，患者满意度良好。e. 术后侧位片示恢复正常胸椎后凸。

4

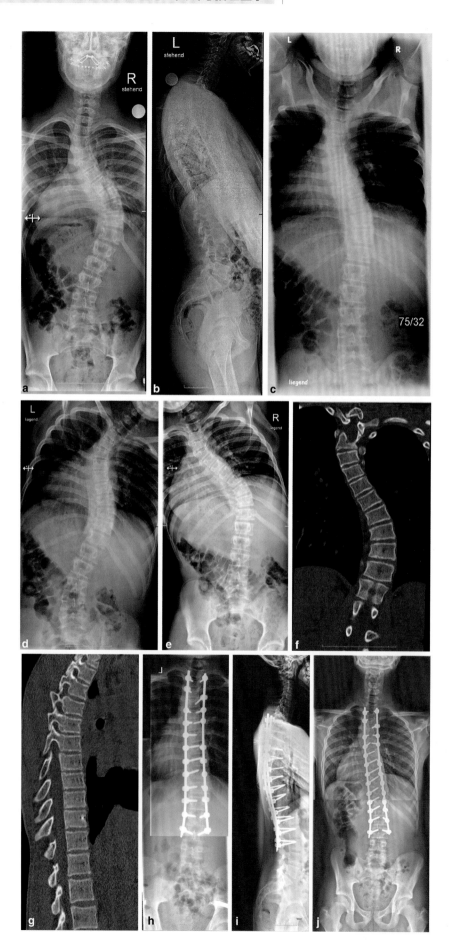

图 4.23　a. 术前正位 X 线片示右胸弯伴左肩轻度抬高。b. 侧位片示典型平背畸形。c. 卧位片示主胸弯具有一定柔韧性，但上胸弯柔韧性较差。d. 向右侧的侧屈位片示胸弯存在一定柔韧性。e. 向左侧的侧屈位片示上胸弯柔韧性较差。f. 冠状面 CT 示左肩显著抬高，上胸弯僵硬。g. 矢状面 CT 示胸椎存在明显前凸。h. 患者行脊柱后路矫形融合术（T2～L3），术后矫形效果良好，但左肩仍轻度抬高。i. 术后侧位片示矢状面恢复正常生理曲度。j. 术后 1 年随访双肩等高。

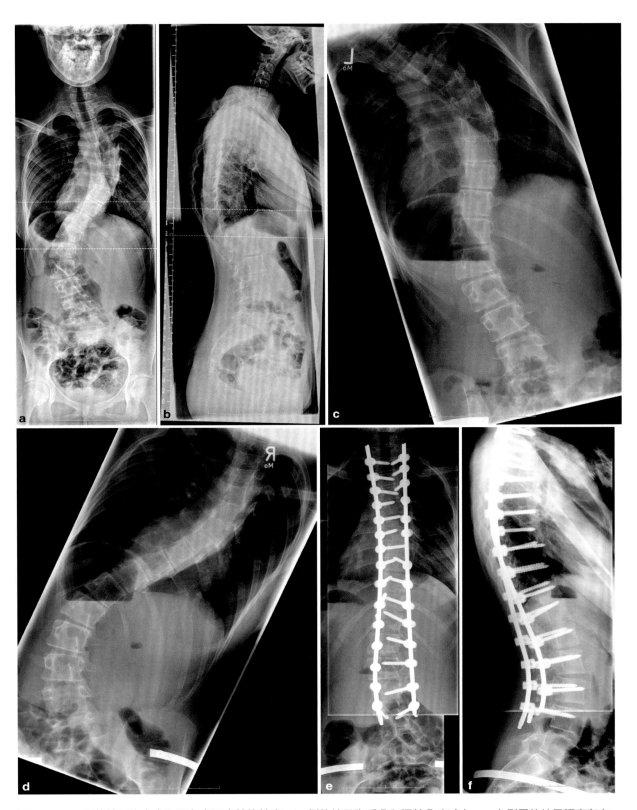

图 4.24 a. 正位片示胸右弯和腰左弯两个结构性弯。b. 侧位片示胸后凸和腰前凸略减小。c. 左侧屈位片示腰弯存在一些柔韧度。d. 右侧屈位片示胸弯柔韧度不佳。e. 术后正位片示下端固定至 L4，获得满意的矫形效果。f. 侧位片显示矢状面形态恢复正常。

4

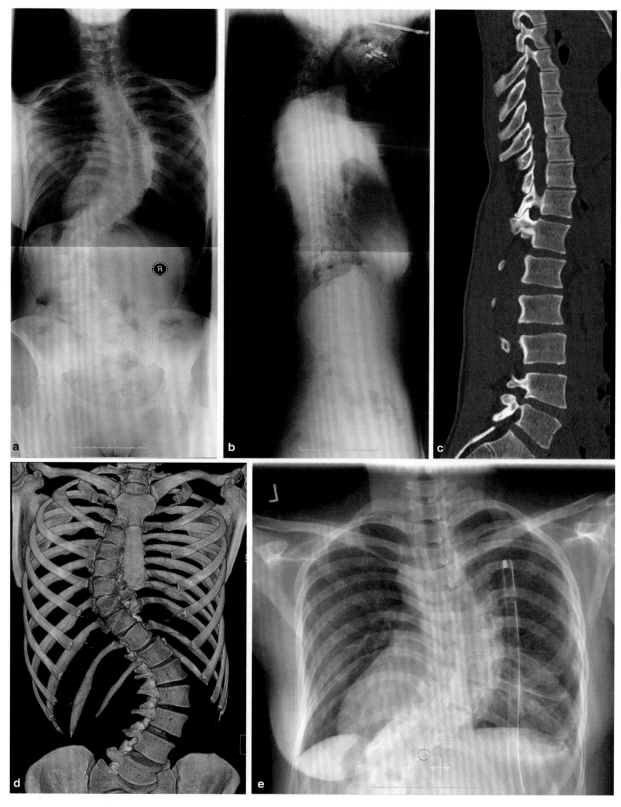

图 4.25 a. 正位片示 Lenke 3 型 AIS，右胸弯和左腰弯均为结构性弯，侧凸度数较大，柔韧性不佳，双弯患者即使侧凸角度较大，外观也不明显。因为两个弯的椎体旋转方向相反，椎体旋转在一定程度上相互抵消，外观不明显。这就是临床上双弯和单弯度数相似，但是单弯患者的外观畸形较双弯患者更加明显。b.侧位片显示脊柱整体上呈平背畸形。c.CT 矢状面重建示轻微的胸前凸和腰椎假性后凸。d. 冠状位 CT 三维重建。e. 胸弯行前路多节段椎间盘切除术后。

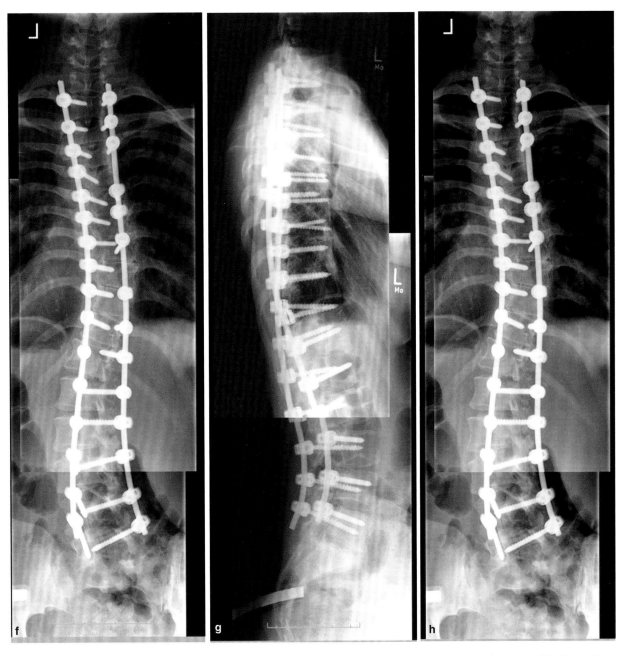

图 4.25（续）　f. 正位片示患者接受后路 T2～L5 内固定融合术，脊柱呈轻微 S 形，平衡良好。g. 侧位片示矢状面形态良好。h. 术后 2 年正位片示矫形维持良好，L4 和 L5 椎体水平化保持良好。

如果下胸弯或胸腰弯是主弯，下胸弯或胸腰弯的短节段前路矫形内固定术可以获得良好的矫形效果和整体平衡（图 4.26）。

三弯（Lenke 4 型）

Lenke 4 型包括 2 个结构性胸弯和一个结构性腰弯。UIV 和 LIV 的选择策略和之前描述的其他类型侧凸一样，UIV 选择 T2 或者 T3，LIV 选择 L3 或者 L4。

尽管普遍认为 Lenke 1 型、5 型和 6 型 AIS

是前路矫形内固定术的适应证，但是当其他类型 AIS 的侧凸柔韧性足够时，也可以采用前路矫形内固定术。侧屈位片和患者外观对于确定融合节段有决定性的意义。当决定采用前路手术矫正上胸弯时，要明确是否可以取得较后路手术更好的矫形效果[55,65,66]。

对于手术入路的选择主要依赖于手术医生的经验和所受的训练。笔者拥有丰富的前路手术经验；因此，只要适应证得当，会优先选择前路手

4

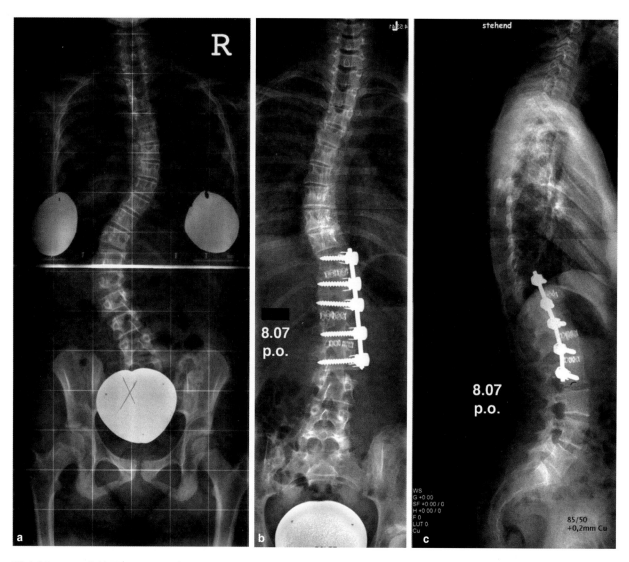

图4.26　a.正位片示Lenke 6型AIS。b.T10～L2前路短节段固定，术后获得较好的平衡。c.侧位片示矢状面形态良好。

术。而对于前路手术手术经验不足的医生，自然会优先选择后路手术，前路手术的难度和并发症是这些医生最为担心的。绝大多数做前路手术的医生其实并没有受过专门的心胸外科手术训练，需要心胸外科或者腹部外科医生的帮助。当受过一些心胸外科或者腹部外科手术训练后，脊柱外科医生就可以独立开展前路手术。其实不管是经胸手术、经胸膜手术、经腹手术还是腹膜外手术，操作上并不复杂。另外，侧凸度数越大，大血管越向侧凸凹侧移位，越远离手术入路。

通过比较28例前路开放手术，97例前路胸腔镜辅助手术和63例后路手术的数据，发现前路手术较后路手术融合节段短[128]。但是，无论是前路开放性手术还是前路胸腔镜辅助手术，手术时间均需要6个小时左右，而后路手术只需要

4个小时左右。我们并不知道是哪位医生做了这两种前路手术，我们做前路手术从没超过4个小时。当然，只要手术过程规范，时间并不是主要问题。另一个意外的结果是，前路手术和后路手术出血量相似。前路开放手术矫形效果较前路胸腔镜辅助手术更佳，而与后路手术相似。有经验的医生做前路开放手术只需要3～4个小时，当经胸时，使用双腔管单肺通气，每1小时要鼓肺1次，直到手术结束。

Lenke 1型、5型、6型AIS采用前路或者后路手术均可以获得较好的矫形效果，而Lenke 2型、3型和4型AIS还是推荐采用后路手术。当侧凸角度较大或者较为僵硬时可以行前路多节段椎间盘切除术增加矫形效果。正像David Clements说的那样，分型无助于选择UIV和LIV或者内固

定类型[129]。他认为"我们还需要更多的病例，更长的随访，甚至需要随机双盲对照试验来验证我们的治疗效果"。

>> 4.4 严重 AIS 的治疗

20 世纪 50 年代后期，halo 环被用于脊柱外科，其通过 4 颗螺钉固定在颅骨外板[130,131]，联合股骨髁上牵引可以获得超过 40 kg 的牵引力。De Wald 和 Ray 改进了骨盆环，使得骨牵引可以运用于活动自如的患者[132]。这项技术于 20 世纪 60 年代和 70 年代在远东广泛运用于结核的患者[133]。这两项牵引技术需要谨慎地增加牵引重量，并密切检测脊髓神经功能[134,135]。其他并发症，比如深静脉血栓和肺栓塞也有报道[136]。另外，halo 重力牵引也曾广泛运用，虽然现在已经很少使用了[137]。

牵引术被用于大角度侧凸患者（> 80°），发明者认为通过牵引可以缓解脊柱的紧张度和僵硬度。然而，随着对于脊柱畸形的进一步认识；医生意识到，对脊柱畸形这种三维畸形，尤其存在顶椎区显著三维结构改变的患者使用牵引术，其理论依据并不充分。当然，如果牵引力足够大，牵引时间足够长，大角度侧凸确实能够通过牵引减少度数。然而，这种度数的减少更多是发生在代偿弯而不是畸形最严重的顶椎区（图 4.10），代偿弯即使不牵引也可以通过内固定很好地得到矫正。当然，严重的脊柱侧凸更常见于先天性脊柱侧凸或者神经纤维瘤病引起的脊柱侧凸，在 AIS 中并不常见。Harms 研究组对比了 15 例接受牵引的 AIS 患者和 8 例没有接受牵引的 AIS 患者的手术疗效[138]。术前平均 Cobb 角，牵引组为 97°，对照组为 93°，两组没有统计学差异。2 年随访发现，牵引组矫正率为 64%，对照组为 61%，同样没有统计学差异。所以，我们对于大角度的 AIS 术前行牵引术持保留态度。

4.4.1 术中牵引术

Halo 环和 C 字弓的使用越来越普遍。牵引重量通常为体重的 1/4 ~ 1/3。就像之前提到的那样（图 4.10），牵引力为轴向牵引力，顶椎区为严重的三维畸形，无法作用于顶椎区，只能作用于

代偿弯。另外，患者睡着后接受牵引，具有潜在的危险性，必须在脊髓神经电生理的监测下施行。我们曾经遇到过一个合并轻微颈椎先天性畸形的患者；我们在术前没有发现这个畸形，施行术中牵引后患者发生四肢瘫。对于这种患者，我们认为术中牵引是禁忌证。

使用临时棒行内牵引也可能是个有效的办法，其原理和哈氏棒的外撑开器一样（这种撑开器主要在置入哈氏棒前提供临时的撑开力）[8]。如今，通过松解或者截骨可以获得良好的柔韧性，这种器械已经不再使用。大角度的 AIS 是前路松解的适应证，通过前路松解可以获得满意的柔韧性，而且可以使侧凸对内固定的矫形力有更好的反应，获得更好的矫形效果[67-69]。

4.4.2 前路多节段椎间盘切除术

这种技术又被称为前路松解，但是我们并不喜欢这样的表达，应为这意味着脊柱后侧和凹侧紧缩。脊柱前柱过长，通过前路多节段椎间盘切除术制造间隙，使前柱塌陷，作为前后路联合手术的第一阶段手术或者为前路内固定术创造条件。30 年前，利兹研究小组介绍了前路多节段椎间盘切除术作为他们治疗严重胸弯的手术的一部分[67-69]（图 4.16 和图 4.17）。我们对这种手术方式并不熟悉，我们自己的手术方式可以有效治疗大角度胸弯（> 100°）。这种手术是二期后路矫形内固定手术的先驱手术，多用于后凸型哈氏棒结合凸侧椎板下线缆手术。这种内固定与现在的后路椎弓根螺钉系统相比，矫形力明显不足。因此，我们对于稍 > 60° 的 AIS，常规使用前路松解，其对于二期后路矫形内固定有良好的辅助效果。患者行前路松解术后，即刻可以获得大约 50% 的矫形率，在行二期后路手术前的一两周可以额外获得 20% ~ 25% 的矫形效果。现在很多医生一期完成前路松解和后路矫形内固定手术，然而，这种术式可能使者失去 20% ~ 25% 的额外矫形效果。

当前，在使用全椎弓根系统的背景下，何时使用前路多节段椎间盘切除术或者前路松解术，是大家普遍关心的问题。Luhmann 等回顾一组包含 84 例胸主弯在 70° ~ 100° 的 AIS 患者时发现，当使用后路椎弓根螺钉系统时，前路多节段

椎间盘切除术并不能提供额外的矫形效果[139]。Suk 等同样比较了两组 70° ～ 100° 的 AIS 患者的手术疗效，发现无论是否采用一期前路松解术，矫形率都可以达到 60% 以上[140]。有趣的一个现象是，后路椎弓根螺钉系统足够牢固，可以有效抑制曲轴现象的发生。Suk 建议前路松解的适应证是 110° 以上的 AIS。Newton 总结认为，前路松解手术需要与否，取决于你想得到什么样的矫形效果[141]。

利兹研究小组特别强调前路手术的安全性，他们认为如果术者能够确信前路手术不会带来任何手术风险，那么可以去做。我们遵循这样的原则，数百例手术没有发生一例神经并发症。

回顾 Luhmann 和 Suk 的病例，我们不能理解为什么前路松解没有增加矫形效果。除了 Jean Dubousset，利兹研究小组比其他研究小组更早地认识到顶椎区前凸的存在。AIS 患者存在稍许胸椎前凸减少或者平背，而纯粹的胸椎前凸并不多见。因此，从安全性考虑，如果你要显著地矫正胸椎前凸和侧凸，你必须延长顶椎区的弯曲，而在大角度的患者中可能存在神经并发症的风险。而使用前路松解可以使椎间隙塌陷，从而缩短脊柱并且获得良好的椎体去旋转效果（图 4.16）。在我们一开始做的一些病例中，我们通过前路多节段椎间盘切除术可以获得约 1/3 的侧凸矫正，但是令人惊喜的是，可以同时获得 50% 的去旋转，这样可以获得良好的三维矫形效果，而不仅仅是冠状位矫形。综上所述，我们仍然无法理解，为什么通过前路松解无法获得更好的矫形效果。就像 Newton 说的，前路松解的指征在于你想获得什么样的矫形效果，如果你想获得非常好的矫形效果，我们还是建议做前路松解手术。

当然，如果你想通过前路松解重建脊柱后凸，那么做前路松解术是很有必要的，对于年轻的患者尤其有效。利兹研究小组行前路松解术时，平均切除 4 ～ 5 个椎间盘；当侧凸严重时，由于入路遮挡，可能切不到 4 个椎间盘。出现这种情况时，可以切除顶椎区以外的椎间盘替代。再次强调，椎间盘至少要切除至后纵韧带，当所有椎间盘都切除后，椎间隙将立刻闭合起来（因为前纵韧带存在牵张）（见图 1.4 和图 3.27）。如果闭合不了，可能是椎间盘没有切干净。可能你认为你已经足够接近后纵韧带了，其实并没有。不要混淆纤维环后份和后纵韧带，当你移除后份纤维环后你可以很容易地认出后纵韧带的纵向纤维。

>> 4.5　截骨术

AIS 患者一般不需要截骨，除非患者既往有手术史，比如年幼时接受过后路手术，术后持续进展；或者矢状面形态恢复不佳导致的平背综合征。大多数病例是手术失败造成的。对于先天性脊柱侧凸或者萎缩型神经纤维瘤病继发的脊柱侧凸，截骨术经常使用，但对于特发性脊柱侧凸很少需要使用截骨术，甚至对于年龄很小的患者也不需要。

4.5.1　Smith-Peterson 截骨

Smith-Peterson 截骨主要用于矫正强直性脊柱炎导致的胸腰椎后凸畸形[142,143]。随着抗炎药及其他药物的使用，未经治疗的强直性脊柱炎患者越来越少，患者呈现出一种良性胸腰段后凸进展。无法平视是种特殊的残疾（见图 2.40），生活质量受到很大影响。患者通过髋关节过伸维持平视；当然，当髋关节也发生强直时，这种代偿机制将不会发生。有些患者佩戴三棱镜，但是手术才是可以彻底解决这个问题的途径。强直性脊柱炎患者的脊柱从前到后完全融合，腰椎截骨可以获得 40° 的矫形，脊柱骨折后移使得脊柱在截骨点获得足够的活动空间。截骨点应该位于脊髓圆锥以下以免损伤脊髓。截除脊柱后份骨骼至椎间孔前缘，截出 "V" 形，闭合截骨点后可以重建脊柱稳定性。早年，我们使用哈氏压缩棒闭合截骨点，另外需要使用弹性压缩系统；否则，当截骨点闭合时无法改变半径（图 4.27）。对于某些严重畸形患者，需要使用弹性棒，比如哈氏压缩棒，弯曲半径可以随着截骨点闭合后脊柱形态的改变而相应变化。对于合并侧凸的患者，可以采用不对称截骨获得冠状面和矢状面的矫形。截骨的并发症主要是血管、神经损伤[144,145]。

因为融合后的特发性脊柱侧凸是三维畸形，与单平面畸形的强直性脊柱炎有很大不同。因此，Smith-Peterson 截骨并不适用这些特发性脊柱侧凸患者，本章仅仅介绍该种术式，而并没有对其适应证深入讨论。

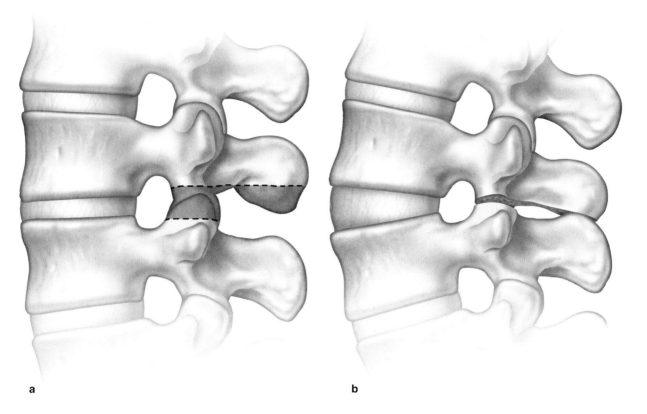

a　　　　　　　　　　　　　　　**b**

图 4.27　Smith-Peterson 截骨。a. 侧位片示 SPO 术后部分骨质被切除。b. 截骨后闭合骨面（经允许引自 Newton P, O'Brien M, Shufflebarger H, et al. Idiopathic Scoliosis: The Harms Study Group Treatment Guide. Stuttgart/ New York: Thieme; 2010: 189）。

4.5.2　Ponte 截骨

　　与 Smith-Peterson 截骨类似，Ponte 截骨也可以用来矫正矢状面畸形[146,147]。Ponte 截骨最初用于休门病后凸畸形的矫正，其通过后柱缩短起到矫形效果。Ponte 截骨必须尽量靠近椎间孔前缘，需要切除上下椎板和整个关节突关节（图 4.28）。截骨的节段数决定能够获得的矫形角度。必须将椎板广泛潜行切除，以免闭合椎板间隙时损伤脊髓。Geck 采用 Ponte 截骨治疗 17 名休门病患者，没有发现神经并发症，但是他仍然强调不应该过分矫形以免发生神经并发症[147]。

4.5.3　经椎弓根截骨

　　Michele 和 Kruger 在 1949 年首先介绍经椎弓根截骨，Heinig 将其以蛋壳技术推广[149]。该技术本来运用于椎体病变而不是脊柱畸形，截骨主要包括切除椎弓根和部分椎体（图 4.29）。对于合并冠状面畸形的患者，可以采取不对称截骨，每个节段可以获得 25° ～ 45° 的冠状面矫形。对于标准的经椎弓根截骨，需要切除双侧椎弓根，而对于不对称截骨，只需切除凸侧椎弓根。近年来，不对称截骨在脊柱畸形矫形中的运用越来越广泛[150]。

　　暴露脊柱后，在截骨区上下椎弓根置入椎弓根螺钉。完整切除后方椎板，并且切除上下节段的部分椎板，随后切除横突。暴露椎体侧壁后，切除凸侧椎弓根。截除部分椎体，截出一个不对称的 V 形结构；随后，抱紧螺钉，闭合截骨面。邻近节段椎板的次全切除可以有效防止神经并发症的发生。截骨时发现椎板外突时，应该切除多余的椎板。对于严重的僵硬性侧凸，有时候经椎弓根截骨是不够的，需要采用顶椎区全椎体切除。

4.5.4　顶椎区全椎体切除术

　　顶椎区全椎体切除（Apical Vertebral Resection, AVR）可以通过前后路联合或者单一后路手术完成。尽管普遍认为截骨点上下 3 个节段置入椎弓根螺钉就可以维持脊柱稳定，但是对于胸主弯，

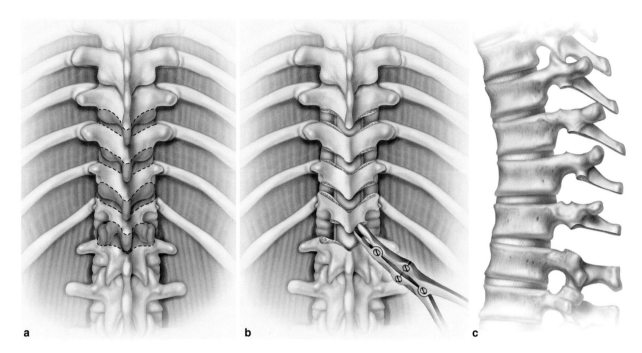

图 4.28 Ponte 截骨。a. Ponte 截骨需要切除的结构（黄韧带，上下关节突，棘突）。b. 多节段 Ponte 截骨技术。c. 截骨后缺损，闭合缺损部位可以缩短后柱、矫正后凸（经允许引自 Newton P, O'Brien M, Shufflebarger H, et al. Idiopathic Scoliosis: The Harms Study Group Treatment Guide. Stuttgart/New York: Thieme; 2010: 190-191）。

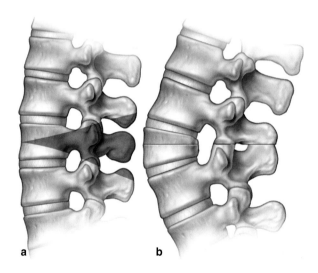

图 4.29 经椎弓根截骨。a. 经椎弓根截骨示意图。b. 预期的矫形效果（经允许引自 Newton P, O'Brien M, Shufflebarger H, et al. Idiopathic Scoliosis: The Harms Study Group Treatment Guide. Stuttgart/New York: Thieme; 2010: 192）。

整个结构性弯都需要固定，往往需要固定上下超过 4 个节段。拿水管作比喻，如果想将弯曲的水管扳直，只有切断水管将弯曲的部分切除。如果这个水管内容纳着脊髓，只有将水管缩短或至少不延长，才能保证脊髓不发生牵张性损伤。Leatherman（见图 1.7）和 Roaf（见图 4.10）首

先提出这种理论。为达到缩短脊柱的目的，应该在侧凸凸侧截除更多的椎体。在标准的前后路联合手术中，应该通过胸廓切开术到达椎体，并在骨膜下剥离椎体。首先切除已经楔形变的顶椎上下椎间盘，接着用尖锐的骨刀从凸侧至凹侧切除椎体。随后，用髓核钳咬除最后一层骨质，打开椎管。特别注意的是，这最后一层骨质应该先从凸侧咬除，再返回咬除凹侧骨质。因为两侧椎弓根中间有一根椎基静脉，损伤后会发生猛烈的出血。骨蜡和明胶海绵可以用来封闭凹侧椎体骨膜切除后的出血。切除凹侧椎弓根并将其向后牵拉至与椎体齐平。此时结束前路截骨，截骨间隙放入明胶海绵，随后修补骨膜周围袖套。椎体上下的椎间盘应该移除，以获得最大的矫形。

二期手术是常规的后路手术。整个结构性弯应该剥离至横突尖，在截骨节段将椎板切成 V 形，值得注意的是一期前路手术时应该置入一个金属标记物，以利于医生行后路手术正确定位截骨节段。椎板切除到能够看见关节突关节和凹侧椎弓根，并切除椎弓根和关节突关节。在凹侧骨质切除之前，应该在凸侧置入临时棒维持稳定，完成凹侧截骨后再在凹侧置入矫形棒闭合截骨面。在 Leatherman 时代主要使用哈氏棒完成矫

形固定，现在主要采用椎弓根螺钉系统。截骨点闭合后，应该固定结构弯的所有节段。截骨在完全直视下进行，医生可以直接观察脊髓情况。在Royle 行第一台半椎体切除术后，早期具有开拓精神的医生迅速开始使用这种手术技术。但是，早期截骨多为张开式截骨；这种术式延长脊柱，而不是缩短脊柱，因此，经常发生截瘫[157-162]。Wile 的一个患者就发生了截瘫。香港的 Hodgson 也采用环形张开式截骨，同样发生了很多例截瘫[161]。Domisse 随后报道了一组包含 68 例行一期 Hodgson 截骨术患者的临床疗效，发现 4 名患者发生了截瘫[162]。Leatherman 推崇分期手术——一期前路、二期后路[158]。如今，前后路联合手术可以一期完成。

后路 AVR 可能无法完全闭合骨面，需要使用融合器或者骨移植物作为填充。单纯后路手术已经成为现在的标准术式，截骨前需要在截骨点上下三个节段各置入 3 对螺钉（图 4.30）。随后，

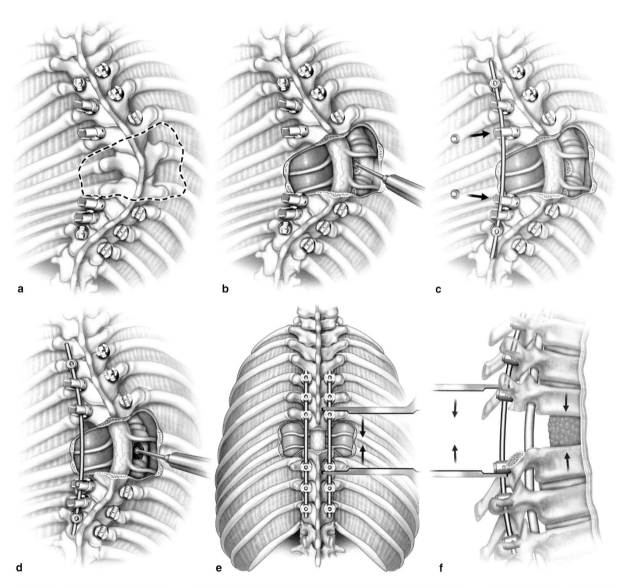

图 4.30　顶椎区全脊椎切除术。a. 截骨前置钉（截骨区上下 3 个节段置入椎弓根螺钉）。b. 切除脊柱后份和凹侧椎弓根。广泛地硬膜囊和神经根减压以免发生神经损伤。c. 截除前柱或者中柱骨质前，预先在凹侧置棒以免发生脱位和神经损伤。d. 从凸侧截除椎体。e. 通过抱紧凸侧棒进行矫形。f. 骨面无法完全闭合时需要额外前部支撑（融合器或者骨移植物）。用融合器或者骨移植物作为支点抱紧凸侧棒，可以获得额外的矫形（经允许引自 Newton P, O'Brien M, Shufflebarger H, et al. Idiopathic Scoliosis: The Harms Study Group Treatment Guide. Stuttgart/New York: Thieme; 2010: 193-197）。

广泛剥离显露并切除胸椎横突和凹侧的肋骨和肋骨头。广泛切除椎板，暴露硬脊膜。胸椎神经根可以结扎或者切除，以保证前方大血管不受损伤。首先切除凹侧椎弓根，随后切除凹侧椎体和椎间盘。随后在凹侧置棒，稳定脊柱，防止脱位。同样的操作在凸侧再做一遍，用临时棒反复地缩短脊柱以闭合截骨点。凸侧闭合后，如果存在间隙，使用融合器或者骨移植物填充。整个矫形过程应该在严密的神经电生理监测下实施。预防性置入胸管可以有效治疗血气胸，虽然血气胸发生率并不高。青少年骨松质质量较好，骨面渗血会比较多，使用骨蜡封闭骨面可以减少术后骨面渗血。

目前，脊柱矫形医生的截骨经验已经很丰富，Suk 回顾了 16 例 Cobb 角 > 80°、脊柱柔韧性 < 25% 的患者的临床资料[163]；侧凸获得了大约 60° 的矫正，平均失血量为 7 000 mL。这组患者出现了相当比例的并发症，最严重的是一名患者出现的全瘫。Jensen 的 23 例患者中，患者平均矫正率为 78%，1 例患者出现暂时性瘫痪，另外 1 例患者因为失血而死亡[164]。为什么 Suk 对于这些中度侧凸患者行 AVR 还不得而知，实际上行前路多节段椎间盘切除可以获得相似的疗效，且安全性更高。

Letko 的 16 例患者中有一半接受了一期前路松解[165]，LIV 固定至稳定椎，平均失血量为 7 000 mL。虽然与手术技术无关，但是还是发生了相当高比例的血胸、胸腔积液和气胸，预防性置入胸管可以有效治疗这些胸部并发症（图 4.31）。

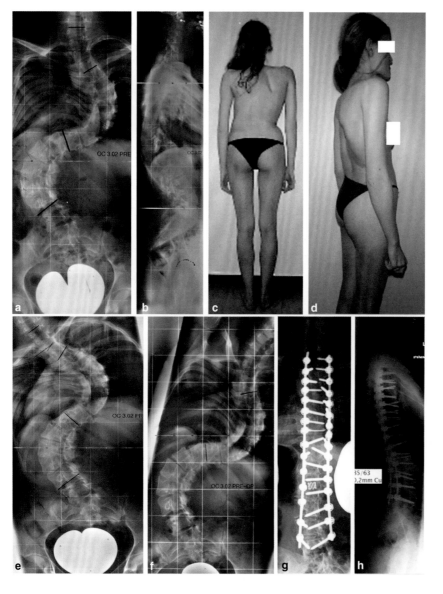

图 4.31　a、b.21 岁 女 性，Lenke 3CN 型，T5～T11 胸弯 110°，T12～L4 腰弯 95°。c、d. 术前外观片。e、f. 侧屈位片显示胸弯柔韧度为 12%，腰弯柔韧度为 19%。g、h. 该患者一期行前路 T4～L1 松解，二期行后路多节段 Ponte 截骨，顶椎区双侧肋骨头切除，T8、T9 和 L2 的不对称 PSO，固定范围为 T2～L4（经允许引自 Newton P, O'Brien M, Shufflebarger H, et al. Idiopathic Scoliosis: The Harms Study Group Treatment Guide. Stuttgart/New York: Thieme; 2010: 198）。

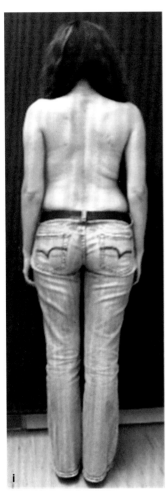
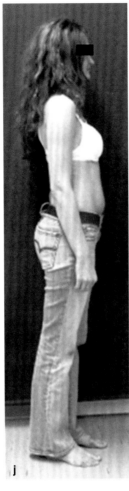

图 4.31（续） i、j. 患者术后外观片（经允许引自 Newton P, O'Brien M, Shufflebarger H, et al. Idiopathic Scoliosis: The Harms Study Group Treatment Guide. Stuttgart/New York: Thieme; 2010: 199）。

　　我们对 67 例患者行分期 AVR，虽然大部分是先天性脊柱侧凸而不是特发性脊柱侧凸，未发生神经并发症和死亡[154]。AVR 是严重脊柱侧凸良好治疗手段，选择前路、后路还是前后路联合手术主要取决于医生的经验和习惯。瘫痪和死亡是最严重的并发症，单一后路行 AVR 需要医生具有良好的手术技巧和丰富的经验。

>> 4.6　早发性特发性脊柱侧凸

4.6.1　临床特征

　　早发性特发性脊柱侧凸的自然史仍不明确，该类侧凸大多数发生在 5 岁之前，其中绝大多数在 1 或 2 岁发病[19]。发生在这个年纪的特发性脊柱侧凸对于器官功能影响较大[17,18]。这种畸形造成的胸廓畸形会造成肺泡发育不全（见图 2.25 和图 2.26）。与膈疝的患者类似，早发性特发性脊柱侧凸患者凹侧的胸廓容积减少，导致肺的发育空间不足[17]。在 20 世纪 60 年代和 70 年代，与特发性脊柱侧凸肺功能的相关研究大多数来自瑞典[4-7]。

　　1930 年荷兰学者 Harrenstein 首先发现了肺功能可以自行好转[166]。现在认为，只有 5%～10% 的患者肺功能恶化，而 90% 的患者肺功能好转。60 年前，来自爱丁堡的学者 James 发现在他的 33 名患者中，只有 4 名患者肺功能好转[167]。随后他又观察了 52 名患者，最后共纳入 212 名患者进入研究[168]。他发现，212 名患者中，肺功能恶化的患者还是比好转的患者多。牛津研究小组发现，肺功能恶化的患者是好转患者的 4 倍[169]。一个来自伦敦的研究随后发现：100 名患者中，有 92 名肺功能好转，只有 5% 的患者肺功能恶化[170]。然而，对于这种肺功能整体趋向好转的趋势，研究者们没有指出原因。

　　McMaster 从 James 手中接过爱丁堡脊柱侧凸研究所所长的位置，他在 1983 年描述了婴幼儿特发性脊柱侧凸的发生率随着年代变化而减少的趋势。1968—1982 年在爱丁堡脊柱侧凸研究所治疗的 672 例特发性脊柱侧凸患者中，144 例是婴幼儿特发性脊柱侧凸，51 例是儿童特发性脊柱侧凸，477 例是青少年特发性脊柱侧凸（表 4.18）。1968—1971 年，婴幼儿特发性脊柱侧凸的发生率从 41% 降到 4%[171]（图 4.32）。波士顿的 Riseborogh 和 Wynne Davies 统计了 1967—1970 年的相似遗传背景的婴幼儿特发性脊柱侧凸发生率，发现与爱丁堡 1980—1982 年的数据相似（图 4.32）。他们认为，英国目前流行仰卧位喂养婴儿，其对胸廓重塑的影响较侧卧位小，对于侧凸发生率的下降也有一定的贡献（图 4.33）。随后英国人发现，仰卧位喂养可能导致婴幼儿在婴儿床上窒息而亡，又开始采用侧卧位喂养，导致婴幼儿特发性脊柱侧凸的发病率回升。McMaster 的病例中，96% 的患者为婴幼儿特发性脊柱侧凸，大多是男孩，而儿童脊柱侧凸女孩对男孩的比例为 2：1，到青少年特发性脊柱侧凸这个比例上升到 4：1。这种性别比例变化的原因还不得而

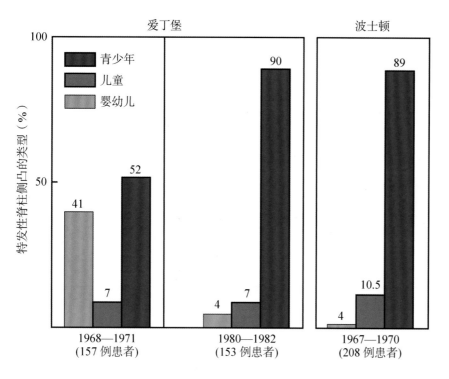

图 4.32 柱状图显示爱丁堡和波士顿两个中心的特发性脊柱侧凸发生率。

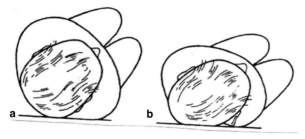

图 4.33 a.姿势行颅骨重塑引起的颈部向左侧倾斜。b.对侧招风耳。注意胸廓的重塑。

表 4.18 1968—1982 年至爱丁堡诊所就诊的特发性脊柱侧凸患者

特发性脊柱侧凸的类型	患者数量		
	男性	女性	总共
婴幼儿	85	59	144
儿童	18	33	51
青少年	96	381	477
总共	199	473	672

知。McMaster 还发现，6 岁内来就医的患者中，80% 的患者侧凸好转，只有 17% 的患者侧凸加重；而在 1 岁以后来就医的患者中，70% 的患者侧凸加重，而只有 30% 的患者侧凸好转。James 定义婴幼儿为 3 岁以下，儿童为 3 ～ 10 岁，而青少年为 10 岁以上，随着年龄的增大，女性患者的比例持续增加。

McMaster 继续搜集了 109 例连续的婴幼儿特发性脊柱侧凸患者的资料（平均年龄 6 岁 10 个月，范围是 3 ～ 10 岁）[172]，初诊时胸弯 Cobb 角平均为 40° 左右；6 岁以下患者男女比例是 1.6：1，6 岁以上患者是 1：2.7。他们发现，患者随着年龄的增大，弯型越来越趋向于和青少年特发性脊柱侧凸类似。10 岁前，侧凸每年进展 1° ～ 3°；而 10 岁以后，每年进展 4.5° ～ 11°。

我们把脊柱侧凸患者按照年龄分为两组：早

发性（＜ 5 岁）和迟发性（＞ 5 岁）（见图 2.25），如果按照 James 的定义，只有很少一部分患者可以归类于儿童特发性脊柱侧凸。同样，儿童脊柱侧凸患者年龄越小，弯型更趋近于婴幼儿特发性脊柱侧凸；而年龄越大，则更趋近于青少年特发性脊柱侧凸。至于这些儿童患者的侧凸是婴幼儿脊柱侧凸发展所致还是青少年特发性脊柱侧凸的早期形式还不得而知。Tanner 绘制出正常儿童的生长峰值曲线（图 4.34），发现不同年龄段的分布差异很大[173]。所以，这就解释了为什么婴幼儿 3 岁后生长峰值曲线变平缓，而 8 岁的儿童脊柱侧凸患者发育高峰期提前。

脊柱畸形的形成有两种不同的观点。Dennis Browne[174] 认为脊柱侧凸在宫内时即形成，同时形成的还有头部倾斜和骨盆倾斜，这个观点被很多学者认同[175-177]。Mau 则持另一种观点，他

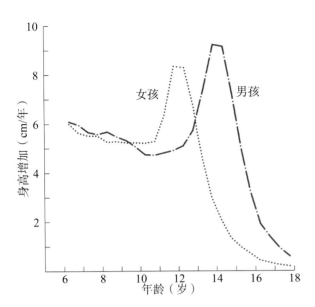

图 4.34 Tanner 生长曲线图。

认为婴儿出生后的睡觉的体位是侧凸形成的原因[178]。欧洲国家喜欢将出生后的婴儿斜躺，这样的睡姿将导致姿态重塑，这就是为什么头部倾斜、招风耳和骨盆倾斜常常位于同一侧的原因（图4.33）。McMaster 关于婴幼儿脊柱侧凸的研究证实了这种姿态重塑的存在，进一步解释了为什么孩子采用仰卧位喂养时，脊柱侧凸发生率大大下降[171]。利兹研究小组的 Dempster 证明了这个观点，他们研究了患儿出生后 6 个月的颅骨形态，发现头部倾斜只发生在患儿出生后[179]。相比之下，北美婴儿大多数是仰卧位喂养，因此早发性特发性脊柱侧凸发生率较欧洲大大降低。

Wynn-Davies 在他的 134 例患者中发现，大多数患者在 6 个月内出现脊柱侧凸[177]。Mau 注意到侧凸的进展和中枢神经发育相关[178]。Connor 认为合并一些先天性的畸形，比如食管裂孔疝是进展的高危因素[180]。而 Wynn-Davies 发现侧凸进展组的一些患者存在智力发育迟缓[177]。她还发现，这些进展患者的先天性心脏病、先天性髋关节脱位、低体重的发生率也较高，有些患儿则存在母亲分娩时年龄大的问题。她发现这些患儿的父母和兄弟姐妹的脊柱侧凸发生率也较高，她认为早发性和迟发性特发性脊柱侧凸具有相似的遗传背景。男性与女性发病率比为 3：2，弯型多为单胸弯、胸腰弯或者双主弯。3/4 的胸弯患者为右胸弯，而右胸弯的女孩容易进展。胸弯和胸腰弯的患者预后较好，而双主弯患者度数

总是持续增加。初诊时侧弯严重程度和顶椎旋转程度是重要的预后因素。

Mehta 在患者冠状位 X 线片上测量了一些参数，期望找出预测进展的因素[34]。侧凸严重程度和肋骨椎体角的差值（RVAD）可以预测侧凸的进展。初诊侧凸的度数超过 30°，进展的可能性就很大了。就像比萨斜塔一样，倾斜越厉害，继续倾斜的可能性越大，RVAD 的差值越大，侧凸进展可能性也越大（见图 2.15）。两个不同 RVAD 的患者的 X 线片上，我们可以明显看出凸侧肋骨较凹侧明显下沉，差值超过 20° 预示着侧凸进展可能性较大。Mehta 推荐，当 RVAD 超过 20° 时，2～3 个月后应该再次摄片观察进展状况。如果还存在其他进展的危险因素（低体重，侧凸较为僵硬），应该立刻治疗侧凸。侧凸柔韧性对于治疗时机的选择非常重要，柔韧的侧凸缓解可能性很大。最好的评估方法是将患儿侧凸的凸侧顶点放在医生膝盖上，随后轻柔地放下骨盆和头部以评估柔韧性。如果侧凸度数变化不明显，则预示着侧凸比较僵硬，进展可能性大。

4.6.2 EDF 石膏治疗

Cotrel 和 Morrell 改进了 EDF 石膏[79]，作为支具治疗的一种替代选择（图 4.35），很多正常的青少年也使用 EDF 石膏矫正姿势。Mehta 和 Morrell 使用 EDF 石膏治疗婴幼儿脊柱侧凸，并且取得了不错的疗效，且越早使用，效果越好。EDF 石膏的原理是石膏夹克的去旋转带抵在侧凸凸侧的肋骨上以达到脊柱去旋转的效果。每 3 个月更换石膏以利于患儿生长。1979 年他们报道了 21 例患者使用这种石膏[181]。他们认为，石膏可以使 2～3 岁的患者脊柱变直，当生长高峰来临时，可以有效控制侧凸的进展。2005 年 Mehta 报道了 136 例接受石膏治疗的婴幼儿特发性脊柱侧凸患者的治疗效果；其中，83% 的患者符合他们治疗的指征，17% 的患者不符合他们的治疗指征。更重要的是，并不存在严格的治疗指征，使用 RVAD > 20° 作为治疗指征并不准确，有些小于这个度数的患者侧凸进展，而有些大于这个度数的患者的侧凸反而不进展。近些年，侧凸发生的男女比例有所变化，男女比变成 1.1：1，而左胸弯对右胸弯之比为 87：49，单弯和双弯

4

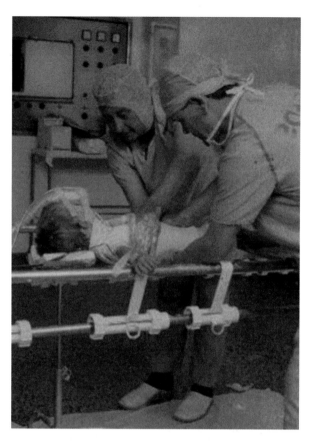

图4.35 为一名进展性婴幼儿特发性脊柱侧凸患者制作 EDF 石膏。石膏每 2～3 个月更换 1 次，直至 4 岁。

比例接近 1∶1。与之前的研究类似，有相当一部分患者延误了治疗，平均发现年龄为 9 个月，但是大部分都在 1 岁 10 个月以后才来门诊治疗。她将患者分为两组，组一是早期就诊者（平均 19 个月发现，发现到去门诊治疗间隔12 个月），组二是延迟就诊患者（平均 12 个月发现，发现到去门诊治疗间隔 30 个月以上）。30 年前，Alan Conner 已经对这种治疗延误表示担忧[180]，然而目前看来这种状况并没有得到改善[183]。脊柱侧凸筛查唯一的优点让患者父母理解了 "scoliosis"（脊柱侧凸）的含义，而不是把它误认为 "sclerosis"（硬化）。简单地说，如果在 3 岁前没有去门诊治疗，治疗就延误了，脊柱侧凸可能会进展。组一中 94 名患者的侧凸得到了改善，而组二中 42 名患者只有部分患者侧凸缓解，有一部分患者甚至完全失败。

理解婴幼儿生长模式对于脊柱畸形医生非常重要，新生儿平均身高是 50 cm。1 岁内，身高可以增加 25 cm；1～2 岁，身高增加 12.5 cm 左

右；而 2～3 岁时，身高增加 6 cm。在青春期前，4～10 岁间，儿童的身高每年约增加 6 cm。当然，这些都是大概的数字，但是每个医生都应该熟悉并牢记。因为患者身高增加主要在 3 岁以内，Mehta 推荐治疗应该在 3 岁之前，否则侧凸在 3 岁内会加速进展[182]。有争议问题的是什么时候停止石膏换 Milwaukee 支具治疗。10 岁前、3 岁后，当每年身高增加只有 6 cm 时，支具治疗可以获得比较好的效果。

治疗结束时，如果侧凸完全纠正或者大部分得到纠正，那么就可以停止治疗，定期随访。但是如果治疗失败，患者 3～4 岁时侧凸持续进展，那么手术治疗就非常有必要。有趣的是，就算 X线片上脊柱变直，患者始终存在胸廓不对称和椎体旋转，这些是最后需要矫正的地方。不幸的是，很少有中心使用 EDS 石膏，尽管这是种很有效的治疗方法。

4.6.3 手术治疗

生长棒

当畸形快速进展且保守治疗失败时，手术治疗就非常有必要。控制畸形的进展是手术治疗的首要目标，而治疗方式非常重要。之前，手术治疗主要是融合术，存在很多问题[184,185]。融合术将使脊柱停止生长（见图3.16），这对于小儿患者是不合适的。因为害怕脊柱早期融合，医生们借助哈氏棒的概念，定期撑开而不融合脊柱[186]。为了不影响骨膜生长，采用两根 L 形棒，借助椎板下钢丝，固定脊柱、避免融合[187]。这种内固定的创意来源于 Luque 棒[188]，但是 Leatherman 首先将其用于特发性脊柱侧凸[189]。另外，必须记住结构弯的前柱比后柱长且生长更为迅速[57,190]。当脊柱侧凸加速进展时，可以先行前路多节段椎间盘切除术，同时切除双侧生长板[67-69]。如果不能理解这些基本概念，使用单纯后路融合术，将导致治疗效果不佳。

虽然生长棒有很多优点，但是其导致的继发性冠状面畸形不容忽视。生长对于不同进展类型的侧凸起到的作用是不同的；对于趋向好转的侧凸，生长可以促进侧凸度数减少；而对于进展的侧凸，生长会促进侧凸进一步增大。矫正潜在的脊柱前凸，可以矫正继发弯。

在双侧生长棒广泛使用之前，常常使用单侧哈氏棒治疗 EOIS。将钩固定至上下中立椎，将棒从皮下穿入，每 6 个月至 1 年撑开一次。当棒太短而无法完全撑开侧凸时，应该换棒（图 4.36）。我们将棒弯出一定的后凸，并在凹侧椎板下穿入线缆，在凹侧将脊柱拉近矫形棒，获得了良好的效果[69]（图 4.37）。

进展的 EOIS 在生长高峰期前 3 年加速进展，在进展加速期需要及时地获得治疗。当患者 4 ~ 6 岁时，脊柱侧凸没有明显进展，非融合技术可以有效控制侧凸进展，因为在这个时期脊柱生长不快。如果患者在 4 岁以内侧凸快速进展，应该立刻行前路手术抑制前柱的过快生长[173]。对 2 或 3 岁的孩子行前路手术看起来十分残忍，但是这对于抑制侧凸快速进展是非常必要的。行胸廓切开术，可以充分暴露脊柱的软骨结构。2 岁孩子的脊柱长度是成人的一半，而到 10 岁时脊柱长度已经接近于成人[191]。应该切除椎间盘周围所有的软骨，以确定生长板完全去除。采用前路手术阻滞前柱生长是手术的第一步，该手术可以增加脊柱柔韧性，使后路生长棒手术可以有效矫正侧凸，而不仅仅是预防侧凸进展。

美国 EOIS 的发生率较英国和欧洲国家低很多，具体原因未知。最近一些学者搜索 Growing Spine Study Group 的多中心研究数据库的数据，得到了一些有趣的结果[192]。2010 年 Akbarnia 和 Thompson 发表了他们的研究成果，140 名患者在

1987—2005 年接受了 897 次生长棒手术。有 67 名患者资料来自 Moe[186] 的研究，通过皮下穿棒，获得了 30% 的矫形率，但是并发症发生率很高，其风险 - 获益比值得商榷[193,194]。侧凸从 67° 只减少到 47°，矫形效果并不明显。

Blalemore 首先描述了单棒技术[195]。上下端椎置入钩或者螺钉固定融合，皮下或者肌肉下穿棒。每 6 个月撑开一次，其间需要佩戴支具。当生长棒撑到末端时，需要换棒，使用横联将两个独立的棒连接起来可以减少换棒次数（图 4.38）。

Akbarnia 首先使用双侧生长棒治疗 EOIS[196]（图 4.39）。上下固定区融合后可以为内固定提供坚强的顶板和底座。利兹研究小组将上下端椎的骨皮质剥离并植在原处，端椎区可以获得自发性融合。Akbarnia 发现使用双棒较单棒畸形矫形率和脊柱生长更佳。并发症发生率为 30% ~ 50%，但是这些并发症都是事先可以预料的[197]。从生物力学角度来说，不管用什么固定方式，断棒总是不可避免地发生。

生长棒可以通过皮下或者肌肉下穿入，结束治疗后（生长棒无法再撑开或者发生部分自发性融合），移除内固定行融合手术。Growing Spine Study Group 的多中心研究中 140 名患者中特发性脊柱侧凸只有 40 例[192]。

单棒较双棒的内固定并发症明显增高。4 名患者出现暂时性神经损伤。我们超过 85% 的患者使用术中脊髓监测。初诊时平均 Cobb 角为 75°，治疗结束时平均为 47°。初诊时平均年龄为 6 岁，平均治疗时间为 5 年。

4.6.4 其他生长调节技术

仍然有些学者认为结构性脊柱侧凸是单纯冠状面畸形[43]，他们的依据是实验性抑制一侧脊柱生长可以制造出微小的非结构性畸形，然而这种畸形和特发性脊柱侧凸无论从并发病学上还是形态上都有很大的不同，并不值得进一步讨论。而通过处理脊椎神经中央联合也无法有效干预脊柱侧凸[198]。在病因学章节已经提过，脊柱先发生前凸，而后出现椎体旋转[31]。

椎体 U 形钉

早期的动物实验为患者使用 U 形钉提供了理论依据[199-202]。U 形钉可以采取小切口或者胸

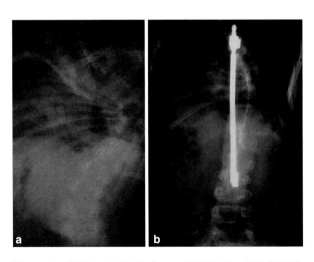

图 4.36 使用皮下穿棒技术。a. 正位片示一名 6 岁男孩胸弯 100°。b. 正位片示患者手术 10 年（前路多节段胸椎间盘切除术，生长棒置入术，撑开 12 次）。

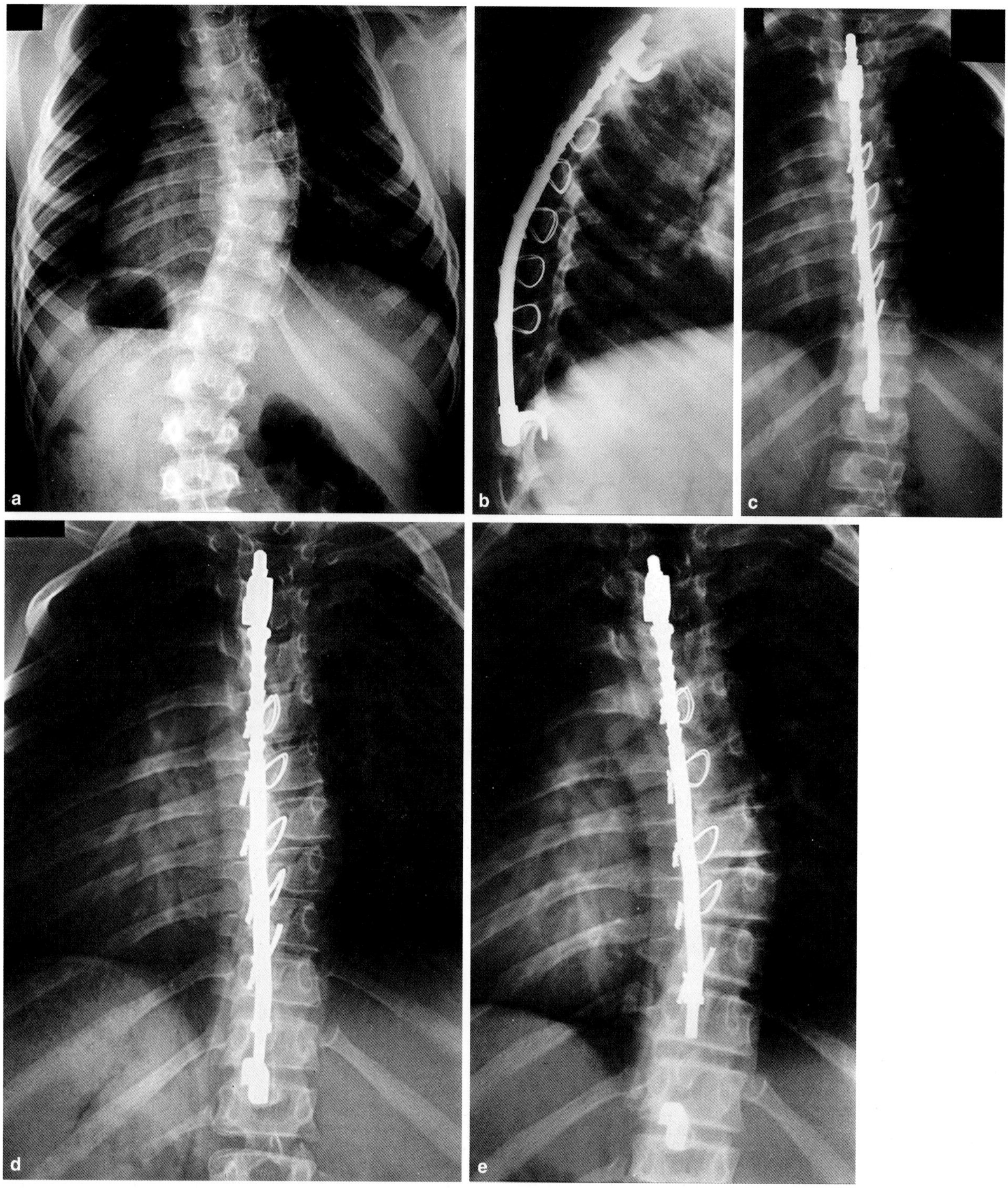

图4.37 一个EOIS患者接受EDF石膏治疗，但是5岁时侧凸仍然在进展。a. 术前正位片。b. 侧位片。c. 正位片：术后，后凸恢复。d. 术后3年正位片示棒的下端脱钩，说明脊柱持续生长。e. 正位片。当患者未发育成熟时，脊柱仍然具有很大生长潜能。掀开骨膜，置入椎板下线缆并不能抑制脊柱生长。成熟后去除内固定，矫形仍然能够得到维持（经允许引自 Newton P, O'Brien M, Shufflebarger H, et al. Idiopathic Scoliosis: The Harms Study Group Treatment Guide. Stuttgart/New York: Thieme; 2010: 14 ）。

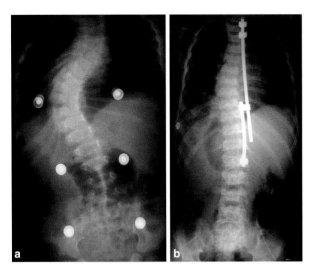

图 4.38 单棒和多米诺。a.18 个月男孩，患者有 EOIS，MRI 无异常。b. 使用两根棒用多米诺连接置于凹侧，患者 11 岁时脊柱矫形维持良好。患者发过两次断棒，幸运的是这两次断棒均邻近换棒。患者将在 2 年内接受终末期融合手术（经允许引自 Newton P, O'Brien M, Shufflebarger H, et al. Idiopathic Scoliosis: The Harms Study Group Treatment Guide. Stuttgart/New York: Thieme; 2010: 402 ）。

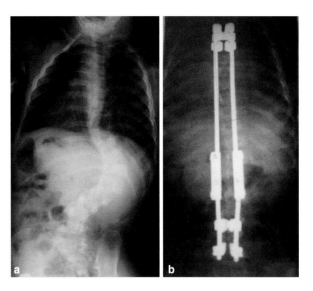

图 4.39 Arkbarnia 双棒。a. 一个 19 个月婴幼儿特发性脊柱侧凸患者。患者 12 个月时侧凸 21°，7 个月内侧凸进展到 76°。b.19 个月时，患者接受双侧生长棒置入，术后侧凸矫正至 35°（经允许引自 Newton P, O'Brien M, Shufflebarger H, et al. Idiopathic Scoliosis: The Harms Study Group Treatment Guide. Stuttgart/New York: Thieme; 2010: 403-404 ）。

腔镜置入。根据椎体大小可以选择单齿或者双齿 U 形钉。Betz 致力于使用 U 形钉治疗 EOIS（图 4.40），但是这些患者已经过了第一个生长高峰，脊柱侧凸的进展已经不太明显。在顶椎区或明显后凸减小的区域（后凸＜ 10°），U 形钉的置入位置应靠近腹侧。椎体 U 形钉主要用于角度较小的处于生长发育高峰期的特发性脊柱侧凸患者，尽管如此，Betz 的研究仍然具有较高的临床价值[202-203]。初诊角度 20°～ 45° 的患者术后改善至 10° 以内视为治疗成功，术前主胸弯＜ 35° 的患者手术成功率约为 80%。该研究未发现内固定移位或神经血管损伤等严重并发症，且术前脊柱柔韧性越好的患者矫形效果越显著。Betz 报道目前置入超过 1 400 枚 U 形钉，对于年龄＜ 8 岁的患儿，该团队并不推荐应用椎体 U 形钉，故 VBS 技术对早发性特发性脊柱侧凸患者而言并不是一种真正意义上的治疗策略，而是这一年龄段患者支具治疗的一种替代方案。因此，进行 VBS 技术与支具治疗间的对比研究是有必要的，然而目前还没有任何循证依据表明特发性脊柱侧凸患者首先应进行支具治疗。

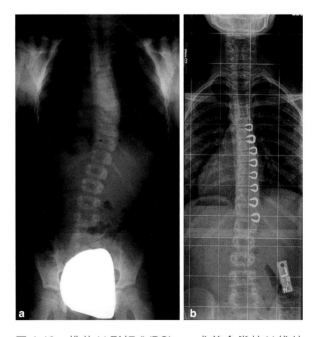

图 4.40 椎体 U 形钉 (VBS)。a. 术前全脊柱 X 线片示 7 岁男性患儿，术前右胸弯 30°，胸椎后凸 8°。b. 术后 4 年，主胸弯改善至 15°（经允许引自 Newton P, O'Brien M, Shufflebarger H, et al. Idiopathic Scoliosis: The Harms Study Group Treatment Guide. Stuttgart/New York: Thieme; 2010: 396 ）。

4

50 年前，骨骺阻滞技术作为调节脊柱生长的方法用于脊柱畸形的治疗[204]。Roaf 清楚认识到结构性脊柱侧凸的三维特征，这与 Adams[205] 和 Somerville[206] 报道一致，而利兹团队在后者研究基础上进行了更为深入、细致的研究[57,59,207-209]。脊柱凸侧前方生长阻滞有助于减缓畸形进展，因此，相较于对低龄患者过早的进行脊柱后路融合术，骨骺阻滞术似乎更适用于该类患者[184,185]。然而早发性特发性脊柱侧凸进展较快，脊柱融合术可从生物力学上有效阻止侧凸进展，这与 Roaf 的治疗理念相反[210]。与脊柱前凸侧阻滞类似，360° 骨骺阻滞亦未能取得较好的临床疗效[211,212]。

纵向扩张性人工钛合金肋骨植入术

另一种替代生长棒的方法是 Campbell 提出的纵向扩张性人工钛合金肋骨植入术（VEPTR），其一端固定在肋骨近端，另一端固定于脊柱或者骨盆[213]（图 4.41）。Smith 于 2006 年对该技术进行改良并认为其具有不接触脊柱从而不会导致早期脊柱骨性融合的优点[214]。虽然早发性特发性脊柱侧凸患者的近端肋骨对于承重并不是特别重要，但该技术在侧凸角度较大的患者中可取得良好的临床疗效，因此，远端固定至骨盆的

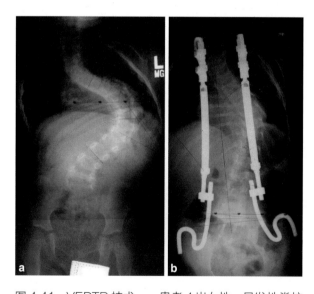

图 4.41　VEPTR 技术。a. 患者 4 岁女性，早发性脊柱侧凸，主弯 109°。b. 行从 T2 固定至骨盆的 VEPTR 治疗（经允许引自 Newton P, O'Brien M, Shufflebarger H, et al. Idiopathic Scoliosis: The Harms Study Group Treatment Guide. Stuttgart/New York: Thieme; 2010: 404‑405）。

VEPTR 技术是一种有临床意义的非融合技术概念。该技术治疗终末期仍然需要脊柱融合术。

通过楔形截骨术重塑脊柱椎体形态是另一个生物学治疗概念。正如我们所见，一般规律是侧凸越大则椎体楔形变越明显，这在顶椎区更加显著。因此，重塑脊柱椎体形状是一种合理的治疗选择。利兹手术是行前路切除顶椎区椎间盘和终板以及对顶椎及周围 2～3 个楔形椎进行楔形截骨的术式，其首次被引入时[67]的目的是尽可能使椎体矩形化从而达到重建脊柱序列的目的。近年来，重建椎体形态的治疗理念再次进入人们视线[215-217]。该类技术往往应用于发育成熟的脊柱畸形患者，当然，对于具有较高生长潜能的患者，重塑顶椎椎体形状仍然可能是最为有效的治疗策略。

现如今，随着现代化的内固定器械以及前路多节段椎间盘切除术的应用，超过 100° 的侧凸也可以获得良好的矫形效果。但是，患者希望矫正的残留肋骨隆起仍然无法完全避免。因此，当肋骨隆起问题严重的时候，基于传统 Harrington 内固定系统的肋骨成形术概念被提出[218-221]。Briard-Chopin 技术即是将凸侧肋骨移至凹侧，无疑是一种首选的技术[222]。肋骨切除虽然容易，但是往往累及的肋骨数目较多，有时甚至可达到 8 对。手术通过胸部侧面暴露隆起的肋骨，然后在骨膜下依次移除相应肋骨。术后放置胸腔引流可有效避免肺损伤和呼吸功能相关并发症。此外，肋骨膜产生新的骨组织以及坚固的纤维组织使得胸壁的强度不会明显降低。需要说明的是，迟发性特发性脊柱侧凸患者没有自发的呼吸系统并发症，因此，如果肺功能轻微下降（2～3 个月内）不会引起任何生理后果。

如果早发性特发性脊柱侧凸患者侧凸进展很快，至生长周期结束时侧凸超过 100°，则需要复杂的截骨术来改善外观畸形及缓解患者心理压力。但必须注意的是，术前肺功能是一个非常重要的问题。通过凸侧胸廓的前路手术单侧肺通气时会因凹侧肺组织发育不良很可能无法维持正常肺功能。当然，凭借专业的麻醉技术前路手术仍然是可能的，Leatherman 在手术安全方面的丰富经验证明了这一点。然而，现如今单纯后路截骨术似乎是更为明智的选择。

>> 4.7 病例分析

由于需要学习的病例太多，因此在相关章节之后有"病例分析"部分，其展示并讨论了其他一些典型病例。下文将展示 12 个特发性脊柱侧凸病例，请分析影像学资料、考虑手术方案，并将它们与我们的手术策略进行比较。

病例 1：前路多节段椎间盘切除术

见图 4.42、图 4.43 和图 4.44。

点评

现在行脊柱内固定融合术，所处理的是冠状面和横断面上一半的畸形，而且这是自发出现的。若后路矫形术前等几天则疗效可能会更好。

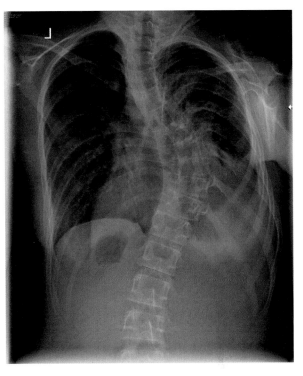

图 4.43　X 线片示前路多节段椎间盘切除术后，不仅 Cobb 角减少了至少一半，旋转畸形也获得了显著改善。

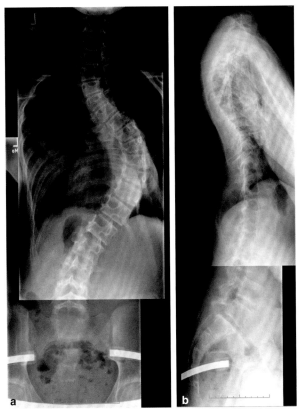

图 4.42　a.X 线片示严重的右胸弯型特发性脊柱侧凸，侧凸角度超过 100°，同时合并严重的椎体旋转和剃刀背畸形。b. 侧位片显示躯干极度前凸。

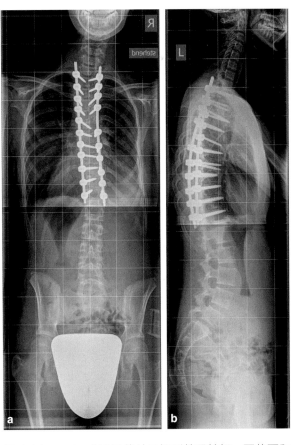

图 4.44　a、b. 术后 X 线片示矫形效果较好，冠状面和矢状面平衡恢复良好。

病例 2：单纯前路手术在 Lenke 1AR 型脊柱侧凸中的应用

见图 4.45a ～ e。

点评

脊柱矫形术后侧凸畸形明显改善，但侧凸下端椎累及 L3，L2 为中立椎，因此下端固定至 L2 过短，固定至 L3 更为合适。这些失衡的腰弯进展风险较高，需要后路补充固定融合。学习是一个终生的过程，但在某些情况下不需要花这么长时间。

病例 3：单纯前路手术在 Lenke 1B 型中的应用

见图 4.46a ～ h。

点评

Lenke 1B 型脊柱侧凸患者胸椎曲线非常适合应用前路手术，其在固定融合节段较短的同时能够恢复正常的胸椎后凸。此外，在确保冠状面和矢状面上治疗策略均正确的同时也必须矫正椎体旋转（第三平面），并观察图 4.46d 中肋骨的对称性与图 4.46a 的不对称性。这病例也充分证明了支具治疗存在的限制性。

4

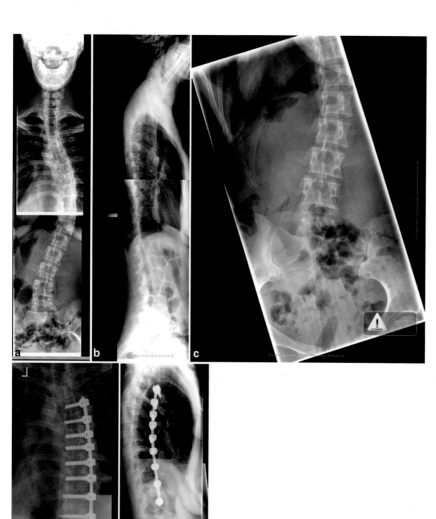

图 4.45　a.Lenke 1A 右胸弯型脊柱侧凸患者，L2 为下中立椎，下端融合椎应该为 L3。腰弯大于胸弯且患者存在一定程度的躯干失衡。b. 侧位片示严重的平背畸形，这表明下腰椎存在旋转，从而使下腰椎前凸减小。c.腰弯侧屈位片示腰弯在冠状面上伸直，但是中立椎为 L3，L2 随主胸弯一起旋转，是否可行前路选择性胸腔融合术？ d. 术后 X 线片示由于上端融合椎过高导致了 adding-on 现象。e. 术后侧位 X 线片显示胸廓矢状面的生理性后凸恢复，这是通过单纯后路手术无法实现的。

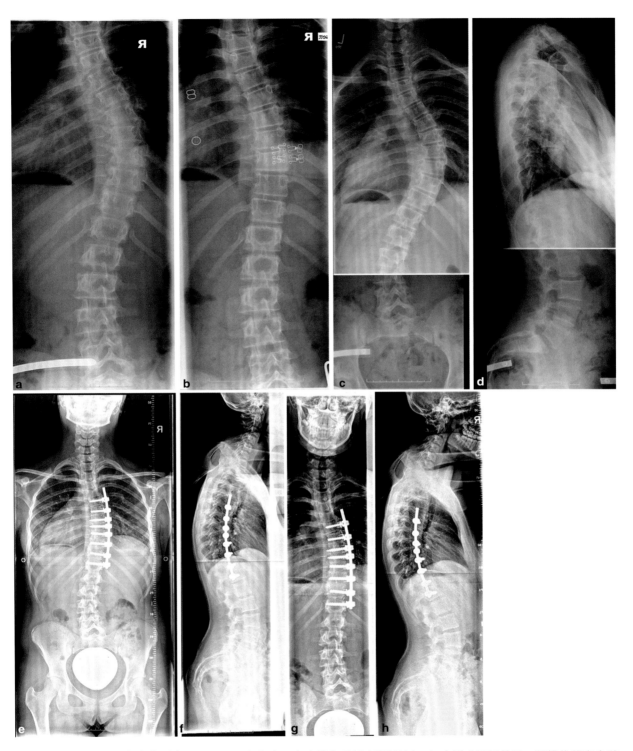

图 4.46 a. X 线片示患者弯型为 Lenke 1B 右胸弯，中立椎为 T12 甚至 T11。与病例 1 不同的是，腰椎代偿弯会随旋转发生一些结构变化，腰弯旋转必须与胸弯方向相反，从而有效缩短胸弯长度，病例 1 患者则不存在这一问题。b. 由于侧凸角度较小，因此患者最初接受了支具治疗。前后位 X 线片示佩戴支具时的侧凸曲线看起来更好，因为平坦的腰椎前凸可导致胸部过度伸展，从而使胸椎更偏向中线。当然，一旦停止佩戴支具畸形就会回至原来的程度甚至更糟，前凸也会随之增加。c. 支具治疗 18 个月后复查示侧凸明显进展，支具治疗失败。d. 侧位片显示总体矢状面形态再次变平，但顶椎区胸椎前凸仍清晰可见。e. 前路内固定术后的 X 线片显示获得良好的矫正效果和良好躯干平衡。f. 侧位片显示胸椎恢复正常生理性后凸。g、h. 术后两年随访显示矫形效果及矢状面形态均维持良好。

病例 4：单纯前路手术在 Lenke 1B 型中的应用

右胸弯伴躯干失衡。见图 4.47a ～ h。

点评

有人认为腰椎有足够的活动度可以进行前路选择性融合，但事后看来该病例内固定应该选择

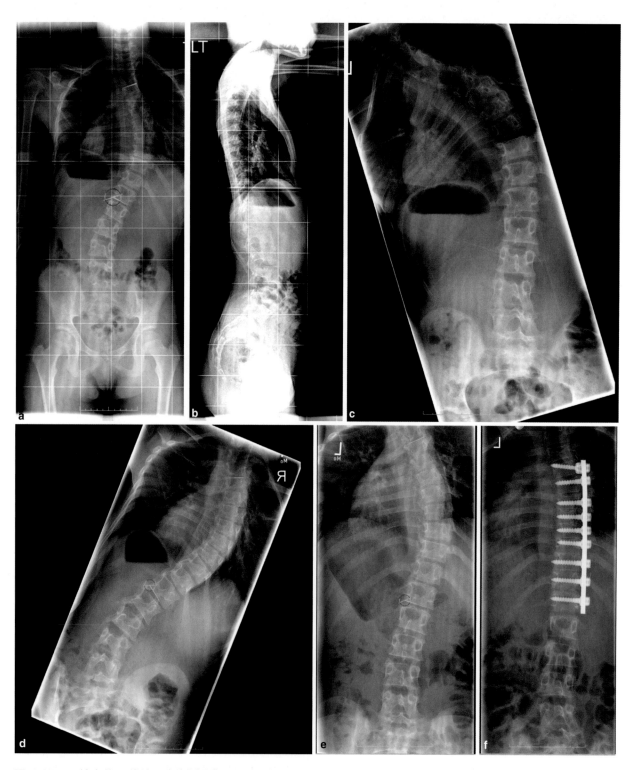

图 4.47　a. 站立位 X 线片示患者侧凸为 Lenke 1 型，右胸弯。该胶片为站立位拍摄并且右侧有失代偿，这是因为腰弯大于上胸弯（见图 2.19）。b. 侧位片示存在平背畸形及顶椎区前凸。c. 左侧屈位片示腰椎柔韧性较好。d. 右侧屈位片示胸椎柔韧性较差。e. 伸展位片示胸椎柔韧性较好。f. 术后 X 线片显示矫形效果良好。

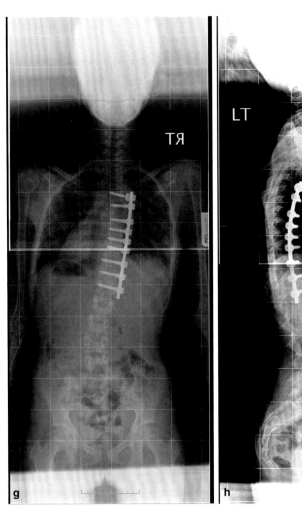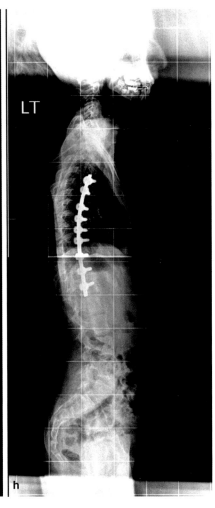

图 4.47（续）　g、h. 2 年随
访时显示矫形维持良好。

到 L4，这样躯干失代偿就不会再次出现。King 4
型患者常常需行后路长节段固定手术，或者接受
伴有一定失代偿但功能正常的腰椎，这可能应该
由患者自己决定。尽管保留轴向牵引不影响顶端
区域，我们还是更倾向伸展位下评估脊柱柔韧性，
因为其显示的柔韧性常常比左右侧屈位片更好。
事实上，左右侧屈位片可能不是确定胸椎柔韧性
的最佳选择，在这种情况下，伸展位片下评估脊
柱柔韧性非常具有价值。

病例 5：单纯后路手术在 King 4 型和 Lenke 1 型中的应用

见图 4.48a ～ e。

点评

这是 King 4 型伴躯干失衡的一个完美病例，
Lenke 分型确实没有很好地将其覆盖。伸展位 X
线片可获得更多关于后路矫形术后的相关信息。

这些 King 4 型必须行后路长节段固定才能使其恢
复平衡，且在侧凸角度和前平面平衡方面矫形效
果也非常好。术后侧位 X 线片显示胸椎生理性后
凸减小，顶椎区前凸变化不大。这是后路融合手
术本身的问题，即它不能有效改善矢状面序列，
因为脊柱前部没有缩短。

病例 6：单纯后路手术在 Lenke 1C 型中的应用

见图 4.49a ～ g。

点评

较好的腰弯活动性有利于进行选择性胸椎融
合术。该病例是一个很好的前路胸椎手术的例子，
具有能同时获得冠状面和矢状面最佳序列的优
势。其最终的结果是为了保留一定的腰椎活动度
将下端固定至 L3。同样地，伸展位片也反映了最
终矫形效果。

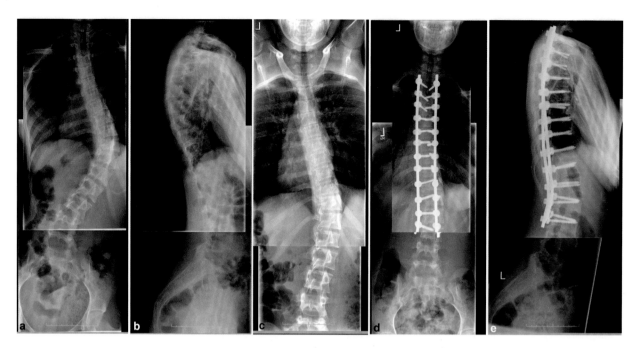

图 4.48　a. X 线片示弯型为一个长右胸弯，顶椎为 T12，几乎到胸腰交界。同样，下腰弯大于上胸弯，因此脊柱出现了失平衡。b. 侧位片示平背畸形向下延伸至腰椎前凸。c. 伸展位片显示尽管胸弯得到很好的矫正，但是如果行牵引则脊柱就无法保持平衡，下端中立椎若不是 L5 则至少应是 L4。d. 术后 X 线片示后路下端固定至 L3 获得较好的矫形效果和躯干平衡，此外，L4 和 L5 也得到了很好的水平化。e. 术后侧位片示矢状面形态比理想值差。后路内固定融合术的问题在于不能充分矫正矢状面形态，除非术前行前路利兹手术（前路松解）。只有这样才能让脊柱恢复正常矢状面形态，从而帮助松解顶椎区域，以此来解决肋骨隆起的问题。

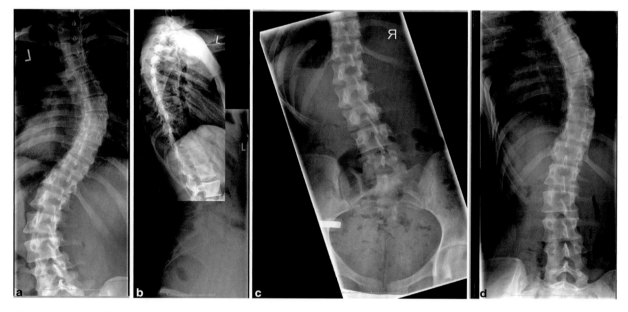

图 4.49　a. 全脊柱后前位 X 线片示弯型为 Lenke 1C 型右胸弯。b. 侧位片似乎可见因存在较大的椎体旋转而出现的假性胸椎后凸。此外可见肋骨隆起。c. 左侧屈位片示腰椎具有相当好的柔韧性。d. 伸展位片示胸弯显著大于腰弯。

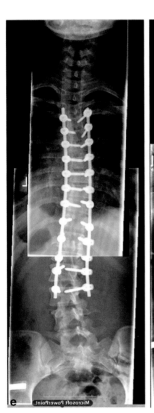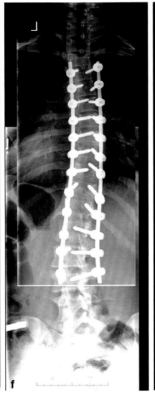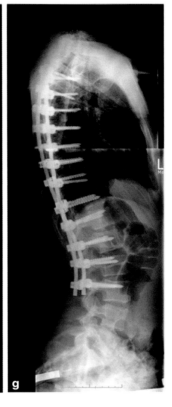

图 4.49（续） e.术后片示下端固定至 L3，保留了 3 个腰椎间盘活动度。f. 术 后 2 年 随 访 X 线片示内固定在位，矫形维持良好。g.侧位片示矢状面形态亦维持较好。

病例 7：一期前路椎间盘切除术联合二期后路内固定融合术在 Lenke 1AL 型中的应用

见图 4.50a ~ i。

点评

显然该侧凸较为僵硬，在侧屈位片也得到了证实。从最初的伸展位片就能发现这一问题，因此可能会质疑是否需要进行左右侧屈位片检查。很明显，一期前路多节段椎间盘切除是很有必要的，能显著矫正椎体旋转，这是通过后路手术不可能实现的。当然如果没有一期前路椎间盘切除也可以重建胸椎生理性后凸。在前后融合良好的情况下，2 年随访时矫形维持良好就足够了，特别是其与许多其他患者一样，来自欧洲以外较远的某个地方，因此不需要进一步的随访。

病例 8：一期前路椎间盘切除术联合二期后路内固定融合术在 Lenke 1AL 型中的应用

见图 4.51a ~ h。

点评

初诊的全脊柱片示椎体旋转畸形严重伴肋骨不对称畸形，侧弯 Cobb 角＞90°。这提示需要进行一期前路多节段椎间盘切除术。应注意的是上胸弯也发生了结构性变化，棘突旋转指向右侧。在目前这个阶段肩膀是水平的，确保后路融合手术上端固定锥足够高以保持肩平衡是非常重要的。前路多节段椎间盘切除术后的 X 线片显示了这一点的重要性。胸弯的改善使脊柱倾向 Lenke 2 型双主弯改变。因此，有必要将上固定椎定至 T2 以改善肩部畸形，而术后 X 线片显示肩平衡较术前显著改善。还要注意的是两侧几乎对称的肋骨，通过重建胸椎后凸（图 4.51h）导致的椎体去旋转对于肋骨隆起的患者是有利的。

4

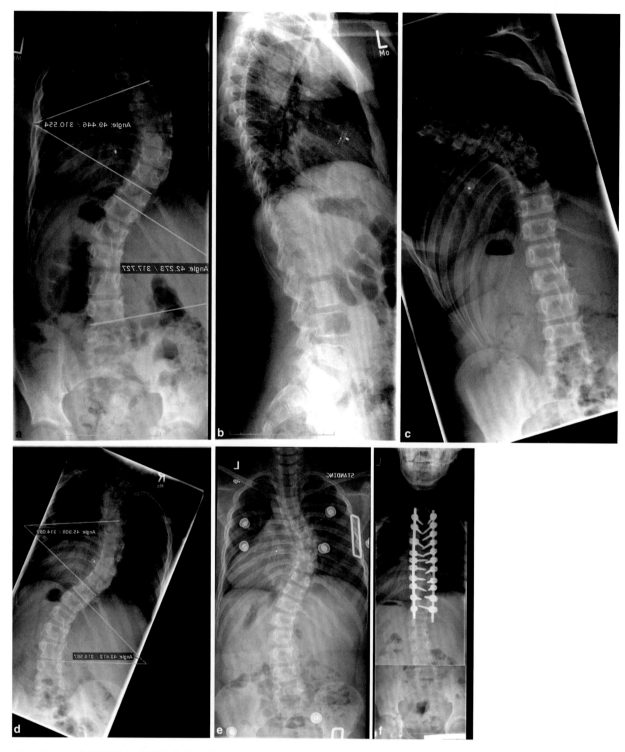

图 4.50　a. 全脊柱片示弯型为合并冠状面失代偿的右胸弯，角度大约 50°。b. 侧位片上存在一定的胸椎假性后凸，提示存在椎体旋转。c. 左侧屈位片示腰弯柔韧性好。d. 右侧屈位片示胸弯僵硬活动性差。e. 行一期前路多节段椎间盘切除术后侧凸得到明显减小，同时椎体旋转亦获得有效改善（相较于图 a 中的肋骨）。f. 二期后路选择性胸椎融合术后矫形效果显著，脊柱平衡亦得到良好重建。

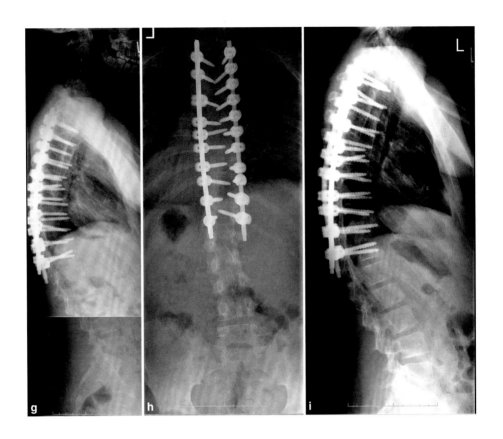

图 4.50（续） g. 侧位片示胸椎后凸生理性后凸恢复。h. 术后 2 年随访示矫形维持良好。i. 侧位片示下固定椎以下腰椎前凸恢复较好。

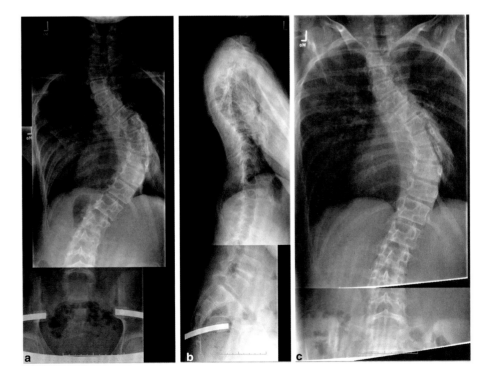

图 4.51 a. X 线片示患者右胸弯角度大、僵硬，且顶椎位置较低。凸侧肋骨颈与脊柱重叠，表明椎体旋转畸形严重。b. 侧位片示胸腰段整体前凸。c. 伸展位片显示结构弯改善不明显。

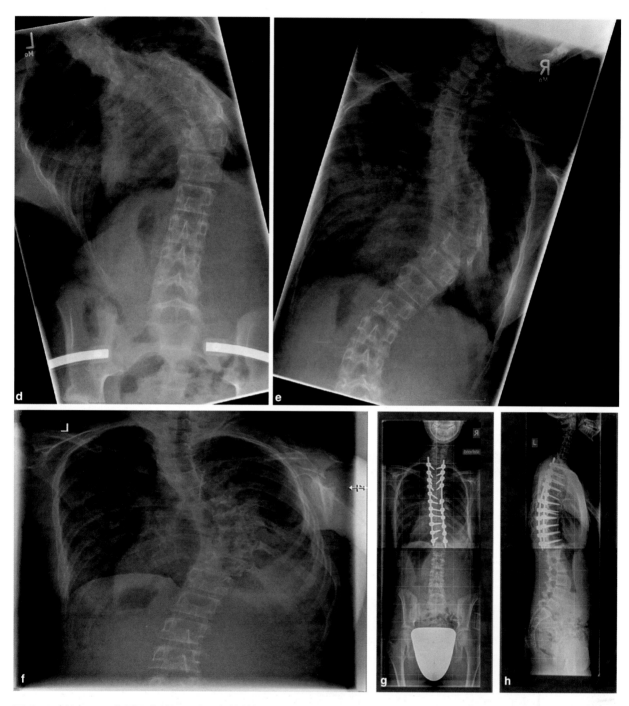

图 4.51（续） d. 左侧屈位片示腰弯柔韧性较好。e. 右侧屈位片示右胸弯侧凸及旋转畸形均改善不明显。f. 行前路多节段椎间盘切除术后侧凸、椎体旋转及肋骨畸形均得到不同程度改善。要注意的是椎间盘切除术后椎间盘间隙已闭合。g. 后路选择性融合术后显示脊柱平衡重建良好。重要的是，矫形术后不仅侧凸角度有了很大的改善，椎体旋转和肋骨对称性亦获得显著改善。与术前 X 线片 (a) 相比，若未行前路多节段椎间盘切除术，很难获得良好的脊柱三维矫形效果。h. 术后侧位片示胸腰段矢状面形态恢复良好。

病例 9：胸腰弯或腰弯；Lenke 5 型的治疗

见图 4.52a ～ g。

点评

该弯型需要行前路短节段内固定融合术。右侧屈位片表明 L2/L3 和 L3/L4 椎间隙均张开，因此可以选择 L2 或 L3 作为下固定椎。后路长节段固定融合术是否有必要？

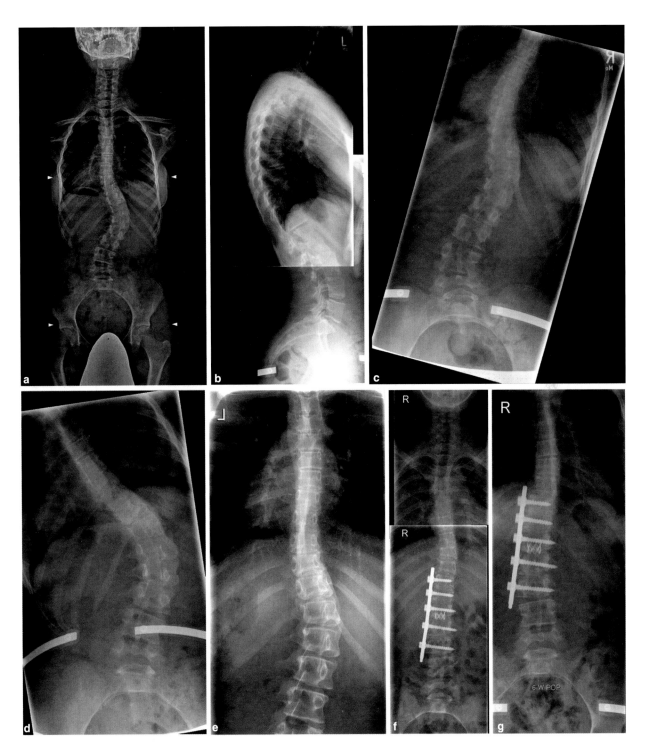

图 4.52　a. X 线片示弯型为右胸腰弯。b. 侧位片示侧弯未累及胸椎，胸椎生理性后凸存在，但胸腰椎以下存在一个长的脊柱前凸。c. 右侧屈位片表明腰弯柔韧性较好且左侧的 L2/L3 和 L3/L4 椎间隙均张开。腰弯上方存在一个较小的左胸弯。d. 左侧屈位片表明胸弯被明显拉直。e. 伸展位片显示侧弯角度及脊柱平衡总体上获得较好改善。f. X 线片示患者接受前路短节段固定融合术，下端固定椎为 L3。尽管仍存在较小的胸弯，但并不影响脊柱整体平衡。g. 随访 X 线片示矫形及冠矢状面形态维持良好。

病例 10：双弯；Lenke 6 型的治疗

见图 4.53a ～ h。

点评

尽管侧屈位片表明胸腰弯柔韧性较好，但柔韧性仍不能满足行前路旋转性胸椎融合的要求，

因此，后路手术是其最佳的选择。X 线片显示胸椎椎体旋转不显著，侧屈位片显示胸椎柔韧性亦不明显。然而对于年轻患者，比如仍有 2 ～ 3 年的成长周期，胸腰椎前路固定是可行的，但是需要观察上方胸弯是否会随着时间推移而改善。这也是一种可选的治疗策略。

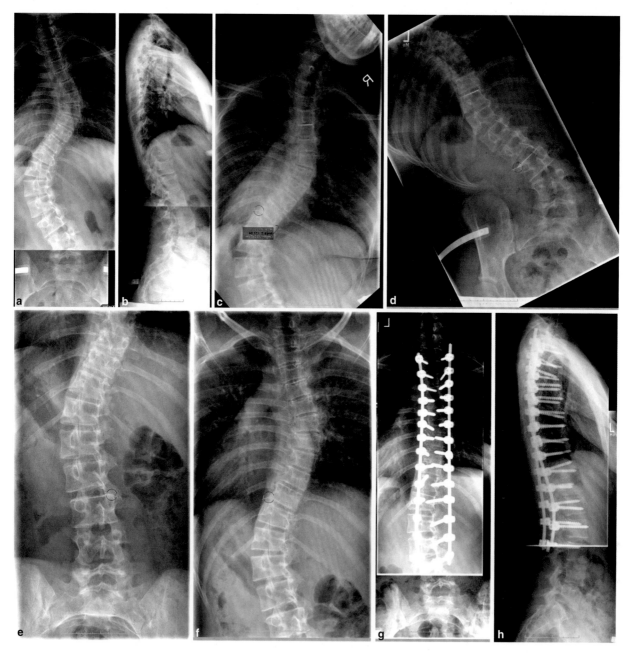

图 4.53　a. 弯型为 Lenke 6 型，较大的胸腰弯和较小的结构性胸弯。b. 侧位片示总体平背畸形伴轻微胸腰段后凸。c. 右侧屈位片显示胸弯改善不明显。d. 左侧屈位片示胸腰弯比预期的更加柔软。e.S1 以上的伸展位片示胸腰弯的柔韧性比预期更好。f.T1 以下的伸展位片显示的上胸弯改善情况优于侧屈位片。g. 行脊柱后路 T2 ～ L3 内固定融合术。h. 术后侧位 X 线片显示胸椎后凸减小，但腰椎前凸恢复良好。

病例 11：双胸或腰弯；Lenke 3 型的治疗

见图 4.54a ～ h。

点评

尽管术前侧屈位片表明上胸弯活动性较好且双肩等高，但是术后出现左肩稍微高于右肩，幸运的是仍在患者接受范围内。提高上端固定椎应该会获得更好的矫形效果。

病例 12

见图 4.55a ～ f。

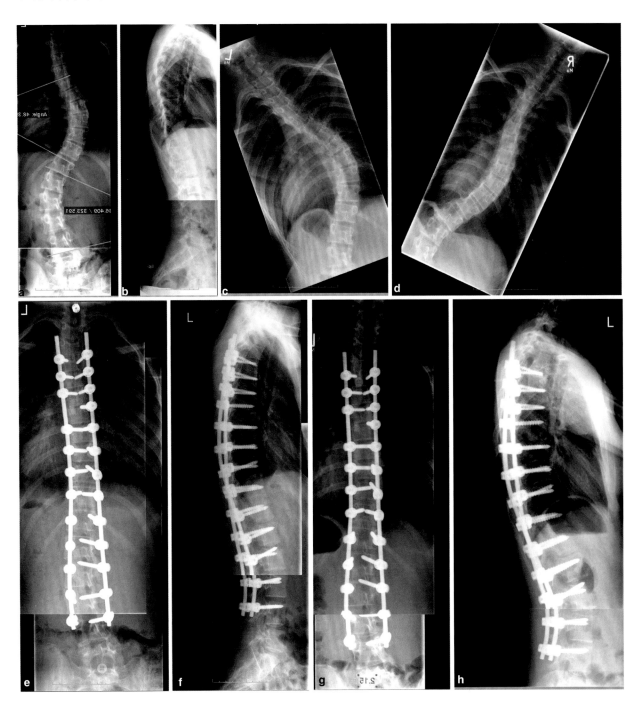

图 4.54　a. 弯型为 Lenke 3 型，右胸左腰双结构弯。b. 侧位片示双弯矢状面生理曲度减小，需要注意的是没有交界性后凸。c. 左侧屈位片显示上胸弯柔韧性较好，另外需要注意的是腰弯的垂直叠加。d. 右侧屈位片显示胸弯具有一定的柔韧性。e. 行后路内固定融合术，下固定椎为 L4。f. 术后侧位片示矢状面形态改善明显。g、h. 2.5 年随访示矫形效果维持良好。

4

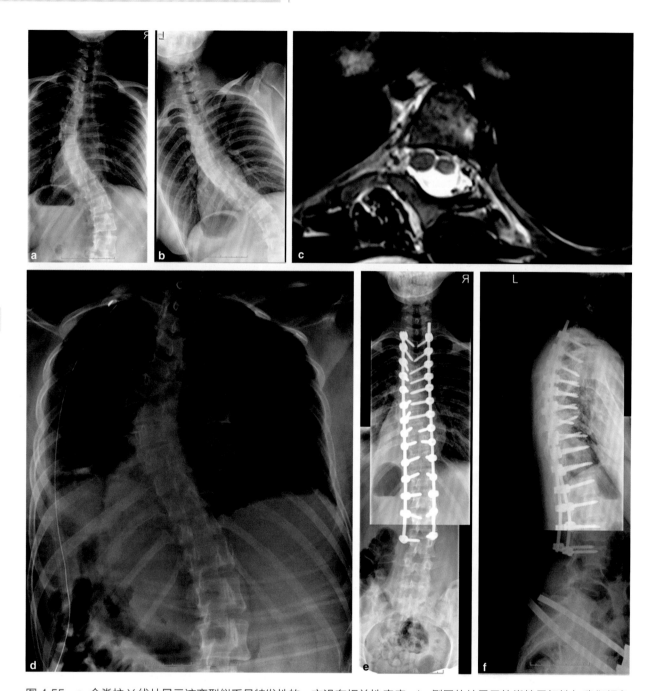

图 4.55　a. 全脊柱 X 线片显示该弯型似乎是特发性的，亦没有相关性疼痛。b. 侧屈位片显示的脊柱柔韧性与我们想象中的相符。但是需要注意的是，该例胸弯的方向是向左凸出，这是一个不典型的表现。所有需手术治疗的侧弯患者均应常规进行 MRI，在这个看似特发性的病例中，一个不典型弯型肯定要求对椎管的内容进行仔细观察以排除椎管内异常。c. 这张图片全脊柱 MRI 显示存在从 D5 延伸到 D11 的脊髓纵裂。在这种脊髓长度下直接进行手术具有较高的风险，因此这种情况需要一期行前路多节段椎间盘切除术以允许脊柱自发缩短。d. 由于顶椎区域缩短，侧弯角度已经有所改善。e、f. 后路全椎弓根螺钉系统固定术后畸形矫正显著，且未发生神经并发症。

点评

　　需要注意的是，我们在处理看似特发性的病例时不应忽视其一些非特发性特征。比如疼痛、僵硬和不典型弯（如左胸弯）均是潜在危险信号，可能是合并肿瘤或明显的椎管内异常，正如本例所示。当然，左胸弯并不一定总是病理性的，MRI 排除这种可能性是必须的。脊柱手术没有捷径，因此需要谨慎应对。

我们希望您能够喜欢这些病例并从中吸取教训；也许最明显的一点是前路多节段椎间盘切除和生长板切除（利兹手术）可以产生最佳的脊柱柔韧性并有效缩短顶椎区域，从而最大限度地矫正脊柱侧凸，但更为重要的是，可以显著改善顶椎区椎体旋转。随着软骨终板的移除，有效预防了畸形复发，同时促进了前面椎体间融合。

（史本龙　乔军　秦晓东　闫煌　译，
朱泽章　审校）

●参　考　文　献●

[1] Moe JH. The Milwaukee brace in the treatment of scoliosis. Clin Orthop Relat Res. 1971; 77(77):18–31

[2] **Goldstein LA, Waugh TR. Classification and terminology of scoliosis. Clin Orthop Relat Res. 1973(93):10–22**

[3] **Weinstein SL, Ponseti IV. Curve progression in idiopathic scoliosis. J Bone Joint Surg Am. 1983; 65(4):447–455**

[4] **Nachemson A. A long term follow-up study of non-treated scoliosis. Acta Orthop Scand. 1968; 39(4):466–476**

[5] Nilsonne U, Lundgren KD. Long-term prognosis in idiopathic scoliosis. Acta Orthop Scand. 1968; 39(4):456–465

[6] Collis DK, Ponseti IV. Long-term follow-up of patients with idiopathic scoliosis not treated surgically. J Bone Joint Surg Am. 1969; 51(3):425–445

[7] Bengtsson G, Fällström K, Jansson B, Nachemson A. A psychological and psychiatric investigation of the adjustment of female scoliosis patients. Acta Psychiatr Scand. 1974; 50(1):50–59

[8] Harrington PR. Treatment of scoliosis. Correction and internal fixation by spine instrumentation. J Bone Joint Surg Am. 1962; 44-A:591–610

[9] Mellencamp DD, Blount WP, Anderson AJ. Milwaukee brace treatment of idiopathic scoliosis: late results. Clin Orthop Relat Res. 1977(126):47–57

[10] Carr WA, Moe JH, Winter RB, Lonstein JE. Treatment of idiopathic scoliosis in the Milwaukee brace. J Bone Joint Surg Am. 1980; 62(4):599–612

[11] Brooks HL, Azen SP, Gerberg E, Brooks R, Chan L. Scoliosis: A prospective epidemiological study. J Bone Joint Surg Am. 1975; 57(7):968–972

[12] Lonstein JE. Screening for spinal deformities in Minnesota schools. Clin Orthop Relat Res. 1977(126):33–42

[13] Adair IV, Van Wijk MC, Armstrong GWD. Moiré topography in scoliosis screening. Clin Orthop Relat Res. 1977(129):165–171

[14] Rogala EJ, Drummond DS, Gurr J. Scoliosis: incidence and natural history. A prospective epidemiological study. J Bone Joint Surg Am. 1978; 60(2):173–176

[15] **Pehrsson K, Bake B, Larsson S, Nachemson A. Lung function in adult idiopathic scoliosis: a 20 year follow up. Thorax. 1991; 46(7):474–478**

[16] Reid L. Lung growth. In: Zorab PA (ed). Scoliosis and growth. Proceedings of a Third Symposium. Edinburgh: Churchill Livingstone; 1971

[17] **Davies G, Reid L. Effect of scoliosis on growth of alveoli and pulmonary arteries and on right ventricle. Arch Dis Child. 1971; 46(249):623–632**

[18] **Branthwaite MA. Cardiorespiratory consequences of unfused idiopathic scoliosis. Br J Dis Chest. 1986; 80(4):360–369**

[19] **Dickson RA. Conservative treatment for idiopathic scoliosis. J Bone Joint Surg Br. 1985; 67(2):176–181**

[20] Commission on Chronic Illness. Chronic illness in the United States, Vol I. Cambridge, MA: Harvard University Press; 1957

[21] Whitby LG. Screening for disease: Definitions and criteria. Lancet. 1974; 2(7884):819–822

[22] Bunnell WP. An objective criterion for scoliosis screening. J Bone Joint Surg Am. 1984; 66(9):1381–1387

[23] Oxborrow N, Gopal S, Walder A, et al. A new surface topographical measure of spinal shape in scoliosis. J Bone Joint Surg Br. 1998; 80 Supp III:276–277

[24] Richards BS, Vitale MG. Screening for idiopathic scoliosis in adolescents. An information statement. J Bone Joint Surg Am. 2008; 90(1):195–198

[25] **Stirling AJ, Howel D, Millner PA, Sadiq S, Sharples D, Dickson RA. Lateonset idiopathic scoliosis in children six to fourteen years old. A cross-sectional prevalence study. J Bone Joint Surg Am. 1996; 78(9):1330–1336**

[26] Dickson RA, Stamper P, Sharp A-M, Harker P. School screening for scoliosis: cohort study of clinical course. BMJ. 1980; 281(6235):265–267

[27] Inkster RG. Osteology. In: Brash JC (ed). Cunningham's textbook of anatomy. 9th ed. London: Oxford Medical;

4

1953:136

［28］Kouwenhoven JWM, Vincken KL, Bartels LW, Castelein RM. Analysis of preexistent vertebral rotation in the normal spine. Spine. 2006; 31(13):1467–1472

［29］**Kouwenhoven JWM, Bartels LW, Vincken KL, et al. The relation between organ anatomy and pre-existent vertebral rotation in the normal spine: magnetic resonance imaging study in humans with situs inversus totalis. Spine. 2007; 32(10):1123–1128**

［30］**Deacon P, Archer IA, Dickson RA. Idiopathic scoliosis—biomechanics and biology. Orthopaedics. 1987; 10: 897–903**

［31］**Smith RM, Pool RD, Butt WP, Dickson RA. The transverse plane deformity of structural scoliosis. Spine. 1991; 16(9):1126–1129**

［32］**Lonstein JE, Carlson JM. The prediction of curve progression in untreated idiopathic scoliosis during growth. J Bone Joint Surg Am. 1984; 66(7):1061–1071**

［33］**Risser JC. The Iliac apophysis; an invaluable sign in the management of scoliosis. Clin Orthop. 1958; 11(11):111–119**

［34］**Mehta MH. The rib-vertebra angle in the early diagnosis between resolving and progressive infantile scoliosis. J Bone Joint Surg Br. 1972; 54(2):230–243**

［35］**Bernick S, Cailliet R. Vertebral end-plate changes with aging of human vertebrae. Spine. 1982; 7(2):97–102**

［36］**Howell FR, Mahood JK, Dickson RA. Growth beyond skeletal maturity. Spine. 1992; 17(4):437–440**

［37］Blount WP, Mellencamp D. The effect of pregnancy on idiopathic scoliosis. J Bone Joint Surg Am. 1980; 62(7):1083–1087

［38］Berman AT, Cohen DL, Schwentker EP. The effects of pregnancy on idiopathic scoliosis. A preliminary report on eight cases and a review of the literature. Spine. 1982; 7(1):76–77

［39］Bunnell WP. The natural history of idiopathic scoliosis before skeletal maturity. Spine. 1986; 11(8):773–776

［40］Nachemson A, Cochran TP, Irstam L, Fallstrom K. Pregnancy after scoliosis treatment. Presented at SRS annual meeting, Montreal

［41］**Weinstein SL. Natural history. Spine. 1999; 24(24): 2592–2600**

［42］Weinstein SL, Zavala DC, Ponseti IV. Idiopathic scoliosis: long-term follow-up and prognosis in untreated patients. J Bone Joint Surg Am. 1981; 63(5):702–712

［43］Xiong B, Sevastik JA. A physiological approach to surgical treatment of progressive early idiopathic scoliosis. Eur Spine J. 1998; 7(6):505–508

［44］Dubousset J. Signe d'epaule taught by Pierre Queneau, Personal communication via email, February 2015

［45］Ardran GM, Coates R, Dickson RA, Dixon-Brown A, Harding FM. Assessment of scoliosis in children: low dose radiographic technique. Br J Radiol. 1980;53(626):146–147

［46］De Smet AA, Fritz SL, Asher MA. A method for minimizing the radiation exposure from scoliosis radiographs. J Bone Joint Surg Am. 1981; 63(1):156–161

［47］Tanner JM, Whitehouse RH, Takaishi M. Standards from birth to maturity for height, weight, height velocity, and weight velocity: British children, 1965. II. Arch Dis Child. 1966; 41(220):613–635

［48］Negrini S, Negrini F, Fusco C, Zaina F. Idiopathic scoliosis patients with curves more than 45 Cobb degrees refusing surgery can be effectively treated through bracing with curve improvements. Spine J. 2011; 11(5):369–380

［49］**Tanner JM, Whitehouse RH. Height standard chart. Hounslow: Printwell; 1959**

［50］**Smith FM, Latchford G, Hall RM, Millner PA, Dickson RA. Indications of disordered eating behaviour in adolescent patients with idiopathic scoliosis. J Bone Joint Surg Br. 2002; 84(3):392–394**

［51］**King HA, Moe JH, Bradford DS, Winter RB. The selection of fusion levels in thoracic idiopathic scoliosis. J Bone Joint Surg Am. 1983; 65(9):1302–1313**

［52］**Lenke LG, Betz RR, Haher TR, et al. Multisurgeon assessment of surgical decision-making in adolescent idiopathic scoliosis: curve classification, operative approach, and fusion levels. Spine. 2001; 26(21):2347–2353**

［53］**Dubousset J, Herring JA, Shufflebarger H. The crankshaft phenomenon. J Pediatr Orthop. 1989; 9(5):541–550**

［54］Moe JH. A critical analysis of methods of fusion for scoliosis; an evaluation in two hundred and sixty-six patients. J Bone Joint Surg Am. 1958; 40-A(3):529–554, passim

［55］Moe JH. Methods of correction and surgical techniques in scoliosis. Orthop Clin North Am. 1972; 3(1):17–48

［56］**Harrington PR. Technical details in relation to the successful use of instrumentation in scoliosis. Orthop Clin North Am. 1972; 3(1):49–67**

［57］**Dickson RA, Lawton JO, Archer IA, Butt WP. The pathogenesis of idiopathic scoliosis. Biplanar spinal asymmetry. J Bone Joint Surg Br. 1984; 66(1):8–15**

［58］**Deacon P, Flood BM, Dickson RA. Idiopathic scoliosis in three dimensions. A radiographic and morphometric analysis. J Bone Joint Surg Br. 1984; 66(4):509–512**

［59］Deacon P, Berkin CR, Dickson RA. Combined idiopathic kyphosis and scoliosis. An analysis of the lateral spinal curvatures associated with Scheuermann's disease. J Bone Joint Surg Br. 1985; 67(2):189–192

［60］Dickson RA. Aetiology of idiopathic spinal deformities. Arch Dis Child. 1985;60(6):508–511

［61］Dickson RA. Scoliosis: how big are you? Orthopedics. 1987; 10(6):881–887

［62］du Peloux J, Fauchet R, Faucon B, Stagnara P. Le plan d'election pour l'examen radiologique des cypho-scolioses. Rev Chir Orthop Repar Appar Mot. 1965; 51:517–524

［63］Winter RB, Moe JH, Bradford DS, et al. Spine deformity in neurofibromatosis. A review of 102 patients. J Bone Joint Surg Am. 1979; 61:677–694

［64］Cruickshank JL, Koike M, Dickson RA. Curve patterns in idiopathic scoliosis. A clinical and radiographic study. J Bone Joint Surg Br. 1989; 71(2):259–263

［65］Newton PO, Upasami VV. Surgical treatment of the right thoracic curve pattern. In: Newton P, O'Brien M, Shufflebarger HL, Betz RR, Dickson RA, Harms J (eds). Idiopathic scoliosis. The Harms Study Group Treatment Guide. New York: Thieme; 2010:200–223

［66］Halm H, Richter A, Thomsen B, Köszegvary M, Ahrens M, Quante M. ［Anterior scoliosis surgery. State of the art and a comparison with posterior techniques]. Orthopade. 2009; 38(2):131–134, 136–140, 142–145

［67］Dickson RA, Archer IA, Deacon P. The Surgical Management of Idiopathic Thoracic Scoliosis. J Orthopaedic Surgical Techniques. 1985; 1:23–28

［68］Dickson RA, Archer IA. Surgical treatment of late-onset idiopathic thoracic scoliosis. The Leeds procedure. J Bone Joint Surg Br. 1987; 69(5):709–714

［69］Dickson RA. Idiopathic scoliosis: foundation for physiological treatment. Ann R Coll Surg Engl. 1987; 69(3):89–96

［70］Millner PA, Dickson RA. Idiopathic scoliosis: biomechanics and biology. Eur Spine J. 1996; 5(6):362–373

［71］Bradford DS. Juvenile kyphosis. Clin Orthop Relat Res. 1977(128):45–55

［72］Bradford DS, Moe JH, Montalvo FJ, Winter RB. Scheuermann's kyphosis and roundback deformity. Results of Milwaukee brace treatment. J Bone Joint Surg Am. 1974; 56(4):740–758

［73］Shah SA. The case for bracing. In: Newton P, O'Brien M, Shufflebarger HL, Betz RR, Dickson RA, Harms J (eds). Idiopathic scoliosis. The Harms Study Group Treatment Guide. New York: Thieme; 2010:88

［74］Miller JAA, Nachemson AL, Schultz AB. Effectiveness of braces in mild idiopathic scoliosis. Spine. 1984; 9(6):632–635

［75］Goldberg CJ, Dowling FE, Hall JE, Emans JB. A statistical comparison between natural history of idiopathic scoliosis and brace treatment in skeletally immature adolescent girls. Spine. 1993; 18(7):902–908

［76］Nachemson AL, Peterson L-E. Effectiveness of treatment with a brace in girls who have adolescent idiopathic scoliosis. A prospective, controlled study based on data from the Brace Study of the Scoliosis Research Society. J Bone Joint Surg Am. 1995; 77(6):815–822

［77］Peterson L-E, Nachemson AL. Prediction of progression of the curve in girls who have adolescent idiopathic scoliosis of moderate severity. Logistic regression analysis based on data from The Brace Study of the Scoliosis Research Society. J Bone Joint Surg Am. 1995; 77(6):823–827

［78］Jones WHS. Hippocrates (4 vols). London: Heinemann; 1922–1931

［79］Cotrel Y, Morel G. La technique de l'EDF dans la correction des scoliosis. Rev Chir Orthop. 1964; 50:59–75

［80］Blount WP, Moe JH. The Milwaukee Brace. Baltimore: Williams & Wilkins; 1973

［81］Alexander RG. The effects on tooth position and maxillofacial vertical growth during treatment of scoliosis with the Milwaukee brace. Am J Orthod. 1966; 52(3):161–189

［82］Sackett DL, Richardson WAS, Rosenberg W, Haynes RB. Evidence-Based Medicine: How to Practice and Teach EBM. London: Churchill Livingstone; 1997

［83］Lonstein JE, Winter RB. The Milwaukee brace for the treatment of adolescent idiopathic scoliosis. A review of one thousand and twenty patients. J Bone Joint Surg Am. 1994; 76(8):1207–1221

［84］Winter RB. The pendulum has swung too far. Bracing for adolescent idiopathic scoliosis in the 1990s. Orthop Clin North Am. 1994; 25(2):195–204

［85］Noonan KJ, Weinstein SL. Letter to Editor. J Bone Joint Surg Am. 1997; 76:954–955

［86］Fernandez-Feliberti R, Flynn J, Ramirez N, Trautmann M, Alegria M. Effectiveness of TLSO bracing in the conservative treatment of idiopathic scoliosis. J Pediatr Orthop. 1995; 15(2):176–181

［87］Houghton GR, McInerney A, Tew A. Brace compliance in adolescent idiopathic scoliosis. J Bone Joint Surg Br.

4

1997; 69:852

[88] Dickson RA,Weinstein SL. Bracing (and screening)—yes or no? J Bone Joint Surg Br. 1999; 81(2):193–198

[89] Katz DE, Herring JA, Browne RH, Kelly DM, Birch JG. Brace wear control of curve progression in adolescent idiopathic scoliosis. J Bone Joint Surg Am. 2010; 92(6):1343–1352

[90] Weinstein SL, Dolan LA, Wright JG, Dobbs MB. Design of the bracing in adolescent idiopathic scoliosis trial (BrAIST). Spine. 2013; 38(21):1832–1841

[91] Huebert HT, MacKinnon WB. Syringomyelia and scoliosis. J Bone Joint Surg Br. 1969; 51(2):338–343

[92] Bradley LJ, Ratahi ED, Crawford HA, Barnes MJ. The outcomes of scoliosis surgery in patients with syringomyelia. Spine. 2007; 32(21):2327–2333

[93] Cobb JR. Outline for the study of scoliosis. American Academy of Orthopaedic Surgeons Instr Course Lect. 1948; 5:261–275

[94] Whittle MW, Evans M. Instrument for measuring the Cobb angle in scoliosis. Lancet. 1979; 1(8113):414

[95] Leatherman KD, Dickson RA. The Management of Spinal Deformities. Wright: London; 1988:6

[96] Nash CL, Jr, Moe JH. A study of vertebral rotation. J Bone Joint Surg Am. 1969; 51(2):223–229

[97] Lenke LG, Betz RR, Harms J. Adolescent Idiopathic Scoliosis. A new classification to determine extent of spinal arthrodesis. J Bone Joint Surg. 2001; 83A(8):1169–1181

[98] Suk SI, Kim JH, Cho KJ, Kim SS, Lee JJ, Han YT. Is anterior release necessary in severe scoliosis treated by posterior segmental pedicle screw fixation? Eur Spine J. 2007; 16(9):1359–1365

[99] Newton PO, Upasani VV. Surgical treatment of the right thoracic curve pattern. In: Newton P, O'Brien M, Shufflebarger HL, Betz RR, Dickson RA, Harms J (eds). Idiopathic scoliosis. The Harms Study Group Treatment Guide. New York: Thieme; 2010:200–223

[100] Sucato DJ. Selective versus nonselective surgery for adolescent idiopathic scoliosis. In: Newton P, O'Brien M, Shufflebarger HL, Betz RR, Dickson RA, Harms J (eds), Idiopathic Scoliosis. The Harms Study Group Treatment Guide. New York: Thieme; 2010:88–93

[101] Engsberg JR, Lenke LG, Reitenbach AK, Hollander KW, Bridwell KH, Blanke K. Prospective evaluation of trunk range of motion in adolescents with idiopathic scoliosis undergoing spinal fusion surgery. Spine. 2002; 27(12):1346–1354

[102] Cochran T, Irstam L, Nachemson A. Long-term anatomic and functional changes in patients with adolescent idiopathic scoliosis treated by Harrington rod fusion. Spine. 1983; 8(6):576–584

[103] Hilibrand AS, Robbins M. Adjacent segment degeneration and adjacent segment disease: the consequences of spinal fusion? Spine J. 2004; 4(6) Suppl:190S–194S

[104] Baba H, Furusawa N, Imura S, Kawahara N, Tsuchiya H, Tomita K. Late radiographic findings after anterior cervical fusion for spondylotic myeloradiculopathy. Spine. 1993; 18(15):2167–2173

[105] Gore DR, Sepic SB. Anterior cervical fusion for degenerated or protruded discs. A review of one hundred forty-six patients. Spine. 1984; 9(7):667–671

[106] Herkowitz HN, Kurz LT, Overholt DP. Surgical management of cervical soft disc herniation. A comparison between the anterior and posterior approach. Spine. 1990; 15(10):1026–1030

[107] Bohlman HH, Emery SE, Goodfellow DB, Jones PK. Robinson anterior cervical discectomy and arthrodesis for cervical radiculopathy. Long-term follow-up of one hundred and twenty-two patients. J Bone Joint Surg Am. 1993; 75(9):1298–1307

[108] Lunsford LD, Bissonette DJ, Jannetta PJ, Sheptak PE, Zorub DS. Anterior surgery for cervical disc disease. Part 1: Treatment of lateral cervical disc herniation in 253 cases. J Neurosurg. 1980; 53(1):1–11

[109] Henderson CM, Hennessy RG, Shuey HM, Jr, Shackelford EG. Posterior-lateral foraminotomy as an exclusive operative technique for cervical radiculopathy: a review of 846 consecutively operated cases. Neurosurgery. 1983; 13(5):504–512

[110] Hilibrand AS, Carlson GD, Palumbo MA, Jones PK, Bohlman HH. Radiculopathy and myelopathy at segments adjacent to the site of a previous anterior cervical arthrodesis. J Bone Joint Surg Am. 1999; 81(4):519–528

[111] Lehmann TR, Spratt KF, Tozzi JE, et al. Long-term follow-up of lower lumbar fusion patients. Spine. 1987; 12(2):97–104

[112] Luk KD, Lee FB, Leong JC, Hsu LC. The effect on the lumbosacral spine of long spinal fusion for idiopathic scoliosis. A minimum 10-year follow-up. Spine. 1987; 12(10):996–1000

[113] Penta M, Sandhu A, Fraser RD. Magnetic resonance imaging assessment of disc degeneration 10 years after anterior lumbar interbody fusion. Spine. 1995; 20(6):743–747

［114］Rahm MD, Hall BB. Adjacent-segment degeneration after lumbar fusion with instrumentation: a retrospective study. J Spinal Disord. 1996; 9(5):392–400

［115］Whitecloud TS, III, Davis JM, Olive PM. Operative treatment of the degenerated segment adjacent to a lumbar fusion.(comment). Spine. 1994; 19(5):531–536

［116］Etebar S, Cahill DW. Risk factors for adjacent-segment failure following lumbar fixation with rigid instrumentation for degenerative instability. J Neurosurg. 1999; 90(2) Suppl:163–169

［117］Ghiselli G, Wang JC, Hsu WK, Dawson EG. L5-S1 segment survivorship and clinical outcome analysis after L4-L5 isolated fusion. Spine. 2003; 28(12):1275–1280, discussion 1280

［118］**Throckmorton TW, Hilibrand AS, Mencio GA, Hodge A, Spengler DM. The impact of adjacent level disc degeneration on health status outcomes following lumbar fusion. Spine. 2003; 28(22):2546–2550**

［119］Ghiselli G, Wang JC, Bhatia NN, Hsu WK, Dawson EG. Adjacent segment degeneration in the lumbar spine. J Bone Joint Surg Am. 2004; 86-A(7):1497–1503

［120］Nachemson A. Back pain: delimiting the problem in the next millennium. Int J Law Psychiatry. 1999; 22(5–6):473–490

［121］Nachemson AL. Back pain in workplace: A threat to our welfare states. In: Walter D, Seide K (eds). Berufsbedingte Erkrankungen der Lendenwirbelsäule. Berlin: Springer; 1998:191–206

［122］**Roland M, van Tulder M. Should radiologists change the way they report plain radiography of the spine? Lancet. 1998; 352(9123):229–230**

［123］**Nachemson AL. Failed Back Surgery Syndrome is syndrome of failed back surgeons. Pain Clin. 1999; 11(4):271–284**

［124］Ciol MA, Deyo RA, Kreuter W, Bigos SJ. Characteristics in Medicare beneficiaries associated with reoperation after lumbar spine surgery. Spine. 1994; 19(12):1329–1334

［125］Malter AD, McNeney B, Loeser JD, Deyo RA. 5-year reoperation rates after different types of lumbar spine surgery. Spine. 1998; 23(7):814–820

［126］Lenke LG. Selection of fusion levels. In: Newton P, O'Brien M, Shufflebarger HL, Betz RR, Dickson RA, Harms J (eds). Idiopathic Scoliosis. The Harms Study Group Treatment Guide. New York: Thieme; 2010:153

［127］**Stagnara P, Gounot J, Fauchet R, et al. Les greffes antérieures par voie thoracique dans le traitement des deformations et dislocations vertébrales en cyphose et cyphoscoliose. Rev Chir Orthop Repar Appar Mot. 1974; 60:39–56**

［128］Newton PO, Upasani VV. Surgical treatment of the right thoracic curve pattern. In: Newton P, O'Brien M, Shufflebarger HL, Betz RR, Dickson RA, Harms J (eds). Idiopathic Scoliosis. The Harms Study Group Treatment Guide. New York: Thieme; 2010:214

［129］Clements DH, Pahys JM, Cahill P. Classification of adolescent idiopathic scoliosis for surgical intervention. In: Newton P, O'Brien M, Shufflebarger HL, Betz RR, Dickson RA, Harms J (eds). Idiopathic Scoliosis. The Harms Study Group Treatment Guide. New York: Thieme; 2010:104

［130］**Perry J, Nickel VL. Total cervicalspine fusion for neck paralysis. J Bone Joint Surg Am. 1959; 41-A(1):37–60**

［131］Nickel VL, Perry J, Garrett A, et al. Applications of the halo. Orthop Prosthet Appliance J. 1960; 14:31–35

［132］**DeWald RL, Ray RD. Skeletal traction for the treatment of severe scoliosis. J Bone Joint Surg Am. 1970; 52:233–238**

［133］O'Brien JP, Yau ACMC, Smith TK, Hodgson AR. Halo pelvic traction. A preliminary report on a method of external skeletal fixation for correcting deformities and maintaining fixation of the spine. J Bone Joint Surg Br. 1971; 53(2):217–229

［134］Ransford AO, Manning CWSF. Complications of halo-pelvic distraction for scoliosis. J Bone Joint Surg Br. 1975; 57(2):131–137

［135］O'Brien JP. The management of severe spinal deformities with the halo-pelvic apparatus; pitfalls and guidelines in its use. J Bone Joint Surg Br. 1977;59:117–118

［136］Leslie IJ, Dorgan JC, Bentley G, Galloway RW. A prospective study of deep vein thrombosis of the leg in children on halo-femoral traction. J Bone Joint Surg Br. 1981; 63-B(2):168–170

［137］Stagnara P. Traction cranienne par le "Halo" de Rancho los Amigos. Rev Chir Orthop Repar Appar Mot. 1971; 57:287–300

［138］Sponseller PD, Takenaga R. The use of traction in treating large scoliotic curves in idiopathic scoliosis. In: Newton P, O'Brien M, Shufflebarger HL, Betz RR, Dickson RA, Harms J (eds). Idiopathic Scoliosis. The Harms Study Group Treatment Guide. New York: Thieme; 2010:181–184

［139］**Luhmann SJ, Lenke LG, Kim YJ, Bridwell KH, Schootman M. Thoracic adolescent idiopathic scoliosis curves between 70 degrees and 100 degrees: is anterior**

4

release necessary? Spine. 2005; 30(18):2061–2067

[140] Suk S-I, Lee SM, Chung ER, Kim JH, Kim SS. Selective thoracic fusion with segmental pedicle screw fixation in the treatment of thoracic idiopathic scoliosis: more than 5-year follow-up. Spine. 2005; 30(14):1602–1609

[141] Newton PO, Upasani VV. Surgical treatment of the right thoracic curve pattern. In: Newton P, O'Brien M, Shufflebarger HL, Betz RR, Dickson RA, Harms J (eds). Idiopathic Scoliosis. The Harms Study Group Treatment Guide. New York: Thieme; 2010:215

[142] Smith-Petersen MN, Larson CB, Aufranc OE. Osteotomy of the spine for correction of flexion deformity in rheumatoid arthritis. Clin Orthop Relat Res. 1969; 66(66):6–9

[143] McMASTER PE. Osteotomy of the spine for correction of fixed flexion deformity. AMA Arch Surg. 1958; 76(4):603–610

[144] **McMaster MJ, Coventry MB. Spinal osteotomy in akylosing spondylitis. Technique, complications, and long-term results. Mayo Clin Proc. 1973; 48(7):476–486**

[145] Adams JC. Technique, dangers and safeguards in osteotomy of the spine. J Bone Joint Surg Br. 1952; 34-B(2):226–232

[146] **Ponte A. Posterior column shortening for Scheuermann's kyphosis: an innovative one-stage technique. In: Haher TR, ed. Surgical Techniques for the Spine. New York: Thieme Medical Publishers; 2003:107–113**

[147] Geck MJ, Macagno A, Ponte A, Shufflebarger HL. The Ponte procedure: posterior only treatment of Scheuermann's kyphosis using segmental posterior shortening and pedicle screw instrumentation. J Spinal Disord Tech. 2007;20(8):586–593

[148] Michele AA, Krueger FJ. Surgical approach to the vertebral body. J Bone Joint Surg Am. 1949; 31A(4):873–878

[149] **Heinig CF. Eggshell procedure. In: Luque ER (ed). Segmental Spinal Instrumentation. Thorofare: Slack Inc., 1984**

[150] Yamin S, Li L, Xing W, Tianjun G, Yupeng Z. Staged surgical treatment for severe and rigid scoliosis. J Orthop Surg. 2008; 3:26

[151] Leatherman KD. Resection of vertebral bodies. J Bone Joint Surg Am. 1969; 51:206

[152] Leatherman KD. Resection of Vertebral Bodies. American College of Surgeons Fellowship Thesis

[153] **Leatherman KD. The management of rigid spinal curves. Clin Orthop Relat Res. 1973(93):215–224**

[154] **Leatherman KD, Dickson RA. Two stage corrective surgery for congenital spine deformities. J Bone Joint Surg Br. 1977; 59:497**

[155] **Roaf R. Wedge resection for scoliosis. J Bone Joint Surg Br. 1955; 37-B(1):97–101**

[156] Royle ND. The operative removal of an accessory vertebra. Med J Aust. 1928;1:467–468

[157] Compere EL. Excision of hemivertebrae for correction of congenital scoliosis. J Bone Joint Surg. 1932; 14:555–562

[158] Von Lackum HL, Smith A de F. Removal of vertebral bodies in the treatment of scoliosis. Surg Gynecol Obstet. 1933; 57:250–256

[159] Wiles P. Resection of dorsal vertebrae in congenital scoliosis. J Bone Joint Surg Am. 1951; 33 A(1):151–154

[160] Herbert JJ. Osteotomie vertebrale pour cyphose congenitale. Rev Chir Orthop Repar Appar Mot. 1951; 37:506–508

[161] **Hodgson AR. Correction of fixed spinal curves. J Bone Joint Surg Am. 1965;47:1221–1227**

[162] Dommisse GF, Enslin TB. Hodgson's circumferential osteotomy in the correction of spinal deformity. J Bone Joint Surg Br. 1970; 52B:778

[163] Suk SI, Chung ER, Kim JH, Kim SS, Lee JS, Choi WK. Posterior vertebral column resection for severe rigid scoliosis. Spine. 2005; 30(14):1682–1687

[164] Jensen R. Letko, Melcher R, et al. Posterior resection of the apical vertebral allows excellent correction in rigid scoliosis. 12th International Meeting on Advanced Spine Techniques, Banff, Canada, July 7–9, 2005

[165] Letko K, Jensen R, Harms J. Partial or complete apical vertebral resection in the treatment of cases of moderate and severe rigid AIS. 13th International Meeting on Advanced Spine Techniques, Athens, Greece, July 12–15, 2006

[166] Harrenstein RJ. Die Skoliose bei Saueglingen und ihre Behandlung. Z Orthop Chir. 1930; 52:1–40

[167] **James JIP. Idiopathic scoliosis; the prognosis, diagnosis, and operative indications related to curve patterns and the age at onset. J Bone Joint Surg Br. 1954; 36-B(1):36–49**

[168] James JIP, Lloyd-Roberts GC, Pilcher MF. Infantile structural scoliosis. J Bone Joint Surg Br. 1959; 41-B:719–735

[169] Scott JC, Morgan TH. The natural history and prognosis of infantile idiopathic scoliosis. J Bone Joint Surg Br. 1955; 37-B(3):400–413

[170] Lloyd-Roberts GC, Pilcher MF. Structural idiopathic

scoliosis in infancy: A study of the natural history of 100 patients. J Bone Joint Surg Br. 1965;47:520–523

[171] **McMaster MJ. Infantile idiopathic scoliosis: can it be prevented? J Bone Joint Surg Br. 1983; 65(5):612–617**

[172] **Robinson CM, McMaster MJ. Juvenile idiopathic scoliosis. Curve patterns and prognosis in one hundred and nine patients. J Bone Joint Surg Am. 1996; 78(8):1140–1148**

[173] Tanner JN. Growth at Adolescence. Oxford: Blackwell; 1962

[174] Browne D. Congenital postural scoliosis. Proc R Soc Med. 1956; 49(7):395–398

[175] Dunn PM. Congenital postural deformities. Br Med Bull. 1976; 32(1):71–76

[176] Watson GH. Relation between side of plagiocephaly, dislocation of hip, scoliosis, bat ears, and sternomastoid tumours. Arch Dis Child. 1971; 46(246):203–210

[177] **Wynne-Davies R. Infantile idiopathic scoliosis. Causative factors, particularly in the first six months of life. J Bone Joint Surg Br. 1975; 57(2):138–141**

[178] Mau H. Does infantile scoliossi require treatment? J Bone Joint Surg Br. 1968; 50B:881

[179] Dempster DW, Dickson RA. The epidemiology of plagiocephaly and infantile idiopathic scoliosis. Proceedings and Reports of Universities, Colleges, Councils, Associations and Societies. British Scoliosis Society. J Bone Joint Surg Br. 1987; 69(5):851

[180] Conner AN. Developmental anomalies and prognosis in infantile idiopathic scoliosis. J Bone Joint Surg Br. 1969; 51(4):711–713

[181] Mehta MH, Morel G. The non-operative treatment of infantile idiopathic scoliosis. In: Zorab PA and Siegler D (eds). Scoliosis. Proceedings of the Sixth Symposium. London: Academic; 1979:71–84

[182] **Mehta MH. Growth as a corrective force in the early treatment of progressive infantile scoliosis. J Bone Joint Surg Br. 2005; 87(9):1237–1247**

[183] McMaster MJ, Macnicol MF. The management of progressive infantile idiopathic scoliosis. J Bone Joint Surg Br. 1979; 61(1):36–42

[184] **Letts RM, Bobechko WP. Fusion of the scoliotic spine in young children. Clin Orthop Relat Res. 1974(101):136–145**

[185] **Winter RB, Moe JH. The results of spinal arthrodesis for congenital spinal deformity in patients younger than five years old. J Bone Joint Surg Am. 1982; 64(3):419–432**

[186] **Moe JH, Kharrat K, Winter RB, Cummine JL. Harrington instrumentation without fusion plus external orthotic support for the treatment of difficult curvature problems in young children. Clin Orthop Relat Res. 1984(185):35–45**

[187] Fisk JR, Peterson HA, Laughlin R, Lutz R. Spontaneous fusion in scoliosis after instrumentation without arthrodesis. J Pediatr Orthop. 1995; 15(2):182–186

[188] Luque ER. Segmental spinal instrumentation for correction of scoliosis. Clin Orthop Relat Res. 1982(163):192–198

[189] Leatherman KD, Dickson RA. The management of spinal deformities. London: Wright; 1988:105

[190] Dickson RA, Lawton JO, Deacon P, et al. The pathogenesis of idiopathic scoliosis. In: Philip Zorab Symposium 1983. New York: Praeger; 1985:64–79

[191] **Dimeglio A. Growth in pediatric orthopaedics. J Pediatr Orthop. 2001; 21(4):549–555**

[192] **Bess S, Akbarnia BA, Thompson GH, et al. Complications of growing-rod treatment for early-onset scoliosis: analysis of one hundred and forty patients. J Bone Joint Surg Am. 2010; 92(15):2533–2543**

[193] Acaroglu E, Yazici M, Alanay A, Surat A. Three-dimensional evolution of scoliotic curve during instrumentation without fusion in young children. J Pediatr Orthop. 2002; 22(4):492–496

[194] Mineiro J, Weinstein SL. Subcutaneous rodding for progressive spinal curvatures: early results. J Pediatr Orthop. 2002; 22(3):290–295

[195] Blakemore LC, Scoles PV, Poe-Kochert C, Thompson GH. Submuscular Isola rod with or without limited apical fusion in the management of severe spinal deformities in young children: preliminary report. Spine. 2001; 26(18):2044–2048

[196] **Akbarnia BA, Marks DS, Boachie-Adjei O, Thompson AG, Asher MA. Dual growing rod technique for the treatment of progressive early-onset scoliosis: a multicenter study. Spine. 2005; 30(17) Suppl:S46–S57**

[197] Akbarnia BA. Management themes in early onset scoliosis. J Bone Joint Surg Am. 2007; 89 Suppl 1:42–54

[198] Zhang H, Sucato DJ. Unilateral pedicle screw epiphysiodesis of the neurocentral synchondrosis. Production of idiopathic-like scoliosis in an immature animal model. J Bone Joint Surg Am. 2008; 90(11):2460–2469

[199] Akyuz E, Braun JT, Brown NA, Bachus KN. Static versus dynamic loading in the mechanical modulation of

4

vertebral growth. Spine. 2006; 31(25):E952–E958

［200］ Aronsson DD, Stokes IA, Rosovsky J, Spence H. Mechanical modulation of calf tail vertebral growth: implications for scoliosis progression. J Spinal Disord. 1999; 12(2):141–146

［201］ Braun JT, Ogilvie JW, Akyuz E, Brodke DS, Bachus KN, Stefko RM. Experimental scoliosis in an immature goat model: a method that creates idiopathictype deformity with minimal violation of the spinal elements along the curve. Spine. 2003; 28(19):2198–2203

［202］ **Betz RR, Ranade A, Samdani AF, et al. Vertebral body stapling: a fusionless treatment option for a growing child with moderate idiopathic scoliosis. Spine. 2010; 35(2):169–176**

［203］ Betz RR. Correction without fusion. In: Newton P, O'Brien M, Shufflebarger HL, Betz RR, Dickson RA, Harms J (eds). Idiopathic Scoliosis. The Harms Study Group Treatment Guide. New York: Thieme; 2010:392–407

［204］ **Roaf R. The treatment of progressive scoliosis by unilateral growth arrest. J Bone Joint Surg Br. 1963; 45(4):637–651**

［205］ Adams W. Lectures on the pathology and treatment of lateral and other forms of curvature of the spine. London: Churchill and Sons; 1865

［206］ Somerville EW. Rotational lordosis; the development of single curve. J Bone Joint Surg Br. 1952; 34-B(3):421–427

［207］ Dickson RA. Scoliosis in the community. Br Med J (Clin Res Ed). 1983; 286(6365):615–618

［208］ Deacon P, Archer IA, Dickson RA. The anatomy of spinal deformity: a biomechanical analysis. Orthopedics. 1987; 10(6):897–903

［209］ Smith RM, Dickson RA. Experimental structural scoliosis. J Bone Joint Surg Br. 1987; 69(4):576–581

［210］ **Andrew T, Piggott H. Growth arrest for progressive scoliosis. Combined anterior and posterior fusion of the convexity. J Bone Joint Surg Br. 1985;67(2):193–197**

［211］ Winter RB. Convex anterior and posterior hemiarthrodesis and hemiepiphyseodesis in young children with progressive congenital scoliosis. J Pediatr Orthop. 1981; 1(4):361–366

［212］ Bradford DS. Partial epiphyseal arrest and supplemental fixation for progressive correction of congenital spinal deformity. J Bone Joint Surg Am. 1982;64(4):610–614

［213］ **Campbell RM, Jr, Smith MD. Thoracic insufficiency syndrome and exotic scoliosis. J Bone Joint Surg Am. 2007; 89 Suppl 1:108–122**

［214］ Smith JT, Smart MP, Emans JB, et al. Results of surgical experience using the VEPTR device for the treatment of thoracic insufficiency syndrome: A multicenter study. Paper presented at: 13th International Meeting on Advanced Spine Techniques, Athens, Greece, July 12–15, 2006

［215］ Parent S, Labelle H, Skalli W, de Guise J. Vertebral wedging characteristic changes in scoliotic spines. Spine. 2004; 29(20):E455–E462

［216］ Guille JT, Betz RR, Balsara RK, Mulcahey MJ, D'Andrea LP, Clements DH. The feasibility, safety, and utility of vertebral wedge osteotomies for the fusionless treatment of paralytic scoliosis. Spine. 2003; 28(20):S266–S274

［217］ McCarthy KP, Chafetz RS, Mulcahey MJ, Frisch RF, D'Andrea LP, Betz RR. Clinical efficacy of the vertebral wedge osteotomy for the fusionless treatment of paralytic scoliosis. Spine. 2010; 35(4):403–410

［218］ Manning CW, Prime FJ, Zorab PA. Partial costectomy as a cosmetic operation in scoliosis. J Bone Joint Surg Br. 1973; 55(3):521–527

［219］ Laughlin TT, Mohlenbrock WC. Rib hump resection in scoliosis surgery. Orthop Trans. 1980; 4:24–25

［220］ Steel HH. Convex rib resection in scoliosis. Orthop Trans. 1982; 6:25

［221］ Schollner D. Steigerung der Vitalkapazität durch Rippenbuckelresektion mit der Brustkorbdehnungstechnik. Z Orthop Ihre Grenzgeb. 1966; 101:323–333

［222］ **Chopin D, Briard JL, Seringe R. Surgery for thoracic deformity in scoliosis. In: Zorab PA, Siegler D (eds). Scoliosis. London: Academic; 1979:161–168**

4

注：加粗的是重要参考文献。

5 休门病

CHAPTER 5

Scheuermann's Disease

休门病是青春期后出现的僵硬性脊柱后凸畸形。矢状位可见顶椎区椎体楔形变、前方高度降低。胸椎休门病发生率约为 8%，与特发性脊柱侧凸类似，该病也有家族性趋势（图 5.1）[1]。休门病顶椎呈双峰分布，2/3 病例的顶椎位于 T8，与特发性胸椎侧凸类似，其余部分位于胸腰交界段或上腰椎[2]。不同的后凸顶椎区域所对应的临床特点也不同，如 Scheuermann 所描述的分型：Ⅰ型，顶椎区位于 T8（图 2.27 和图 5.2a）；Ⅱ型，顶椎较低（图 5.2b）。Ⅰ型表现为特发性后凸，尽管缺乏流行病学数据支持，但临床上发现男孩比女孩发病率更高[1,2]。在 Bradford 的研究发现，由于女性更关心其外观，因此表现出了发病率较男性更高的特点，但这并非是真正的女性发病率更高[3]。相比之下，Ⅱ型休门病脊柱后凸的临床表现与剧烈体力活动有关，几乎只影响成年男性，通常主诉为疼痛而不是畸形[1,4-8]，因此被称为"学徒的脊柱"。

决定畸形临床表现最重要的因素是脊柱旋转轴的位置，休门病或其他脊柱后凸，旋转轴位于

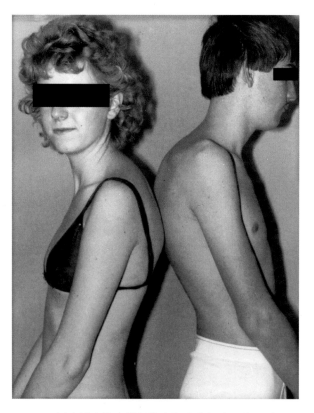

图 5.1 侧身站立的兄妹俩均为轻度休门病。他们对于圆背畸形外观不满意（Ponte 病）。

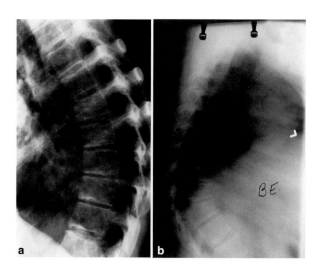

图 5.2 a. 侧位 X 片显示Ⅰ型休门病，顶椎区 3 个连续椎体的楔形变超过 5°。b. 侧位 X 线片显示Ⅱ型休门病，胸腰段连续 2 个椎体明显楔形变。

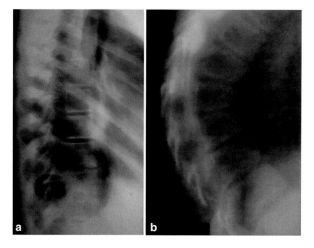

图 5.3 a. 侧位 X 片提示前凸的椎体后方可见较多 Schmorl 结节形成。b. Ⅰ型休门病特发性胸椎后凸的侧位 X 线片。Schmorl 结节在椎体前方清晰可见。特发胸椎侧凸和Ⅰ型休门病在矢状面上的畸形方向相反（经允许引自 Newton P, O'Brien M, Shufflebarger H, et al. Idiopathic Scoliosis: The Harms Study Group Treatment Guide. Stuttgart/New York: Thieme; 2010: 36）。

顶椎前方，从而避免脊柱旋转（图 3.4）。因此，休门病并非旋转不稳定，并且与特发性胸椎侧凸不同，休门病的后凸畸形仍处于脊柱正中平面[9]。

>> 5.1 发病机制

休门病Ⅰ型与特发性胸椎侧凸在矢状面的畸形方向相反（后凸 vs. 前凸）（图 5.3）。不同

于特发性脊柱侧凸，休门病是由于脊柱矢状面椎体前方楔形变和终板不规则改变导致的脊柱不对称。这两种疾病均好发于胸椎下 2/3，发生于儿童生长期，两者都表现出家族性，并且在脊柱发育成熟时停止进展。无论两者是何种发病机制，其最终共同表现是椎体前后生长不平衡，而休门病则是椎体前方生长相对减少。

休门病最初指骨关节炎，软骨环隆起的缺血性坏死[10]，学者随后观察到环形骨骺对脊柱生长无明确作用，而终板骨骺在其中发挥重要作用[10-15]。此外，休门病患者影像学上骨骺不规则并不像平背畸形者常见。同时，Schmorl 认为终板前后生长的不对称是由于椎间盘向椎体前方突出使得椎体前方发育相对抑制[16]。中间的 Schmorl 结节是正常脊柱椎体侧位 X 线上常见的一种影像学表现，这并不与上述猜想相矛盾，说明在脊柱正常生长发育过程中可能受到纵向应力的作用，休门病后凸畸形和特发性脊柱侧凸分别是上述病理进展较重的临床阶段。实际上，休门病后凸的 Schmorl 结节通常位于椎体前方[17,18]，特发性脊柱侧凸的 Schmorl 结节位于椎体后方，而正常脊柱 Schmorl 结节呈散在分布，多位于椎体中间[16]。

休门病后凸与内分泌失调或钙稳态失衡的相关性并不明确[3,19]。后凸区域前后位 X 线常表现双侧椎旁阴影，提示前纵韧带和骨膜增厚与终板病变存在相关性，尽管这很可能是继发性改变。手术中可以明确发现上述结构的增厚和张力增加。这些病理改变的常见原因在于终板前方生长受到干扰，导致后凸顶椎区椎体前方生长慢于后方。这可能是由于一系列反复的轻微创伤造成的，导致骨骺板产生 V 形损伤，使得椎体前方生长受抑[20]。当椎体后方承受同样刺激时，表现为特发性脊柱侧凸椎体后方高度下降。通过前路手术取出的椎体组织学检查验证了这一理论[19,21-23]。

Ascani 认为休门病可能与生长激素的分泌过多有关，而 Murray 已经证实休门病患者身高正常，未受影响。经仔细测量休门病患者身高并与利兹正常人群对比后发现，男性和女性患者的身高似乎都有所增加[26]。休门病可能是青少年骨质疏松症的一种特殊形式，但是上述观点被 Gilsanz 的研究否定，他报道了休门病患者骨密度是正常的[27]。

有趣的是，瑞典的 Willner 和 Oxborrow 的利兹团队都表明随着正常儿童的生长，胸椎后凸发生了显著变化，男孩和女孩的胸椎后凸在 10～12 岁左右后凸减少（图 3.11），但会在 14 岁生长发育高峰期时再次增大。因此，脊柱矢状面形态受到精细的控制，大部分儿童在经历这些变化后不会产生畸形；但也有部分不幸的患儿进展为另一个极端情况，一部分出现后凸过大，另一部分出现前凸并伴有发特发性侧凸（见图 3.14 和图 3.15）。后者更为重要，因为这组人群更易受到脊柱旋转轴后移导致椎体旋转的影响[9]。

Delmas[30] 和 Stangra[31] 都研究了正常儿童脊柱侧面序列，并且观察异常脊柱序列的一组儿童，包括平背和圆背。证实脊柱序列异常与生长和形态的其他方面一样，是由遗传决定的[32]（平背儿童来自平背家庭，圆背儿童来自圆背家庭），因此，有理由认为休门病的后凸畸形和特发性脊柱侧凸具有相似的患病率和家族聚集倾向[1]。在这两种情况下，椎体正中矢状面改变的相似性也被提到[33,34]。休门病顶椎区域椎体的显著变化源于正中矢状位的进行性畸形（图 5.4）。对于特发性脊柱侧凸，正中矢状位（前凸）的角度变化程度要小得多，因为脊柱前凸形态的不稳定性导致椎体出现远离中线的旋转，逐渐减少终板后方的重力[34]。因此，严重的休门病后凸角度可能超过100°，而严重特发性胸部脊柱侧凸的前凸角度仅为 10°～15°，其畸形主要以冠状面上 Cobb 角的形式表现出来（见图 3.1 和图 3.16）。

>> 5.2 临床诊断

休门病后凸的临床表现和特征依据分型是 Ⅰ型（胸椎）或是 Ⅱ型（胸腰椎或腰椎）的不同而存在差异。Ⅰ型（胸椎）畸形较少主诉疼痛，表现为背部外观异常合并肩部前倾。少数严重的患者本人通常无外观主诉，往往是其父母先发现双肩姿势异常。站立位体格检查显示后凸顶椎位于T8/T9，前倾位时尤为明显（图 5.5b）。站立位双肩收缩畸形相对不明显，但是后凸本身是没有变化的。俯卧位顶椎区给予压力可触及局部较为僵硬，这一重要的临床特征可与姿势性圆背畸形

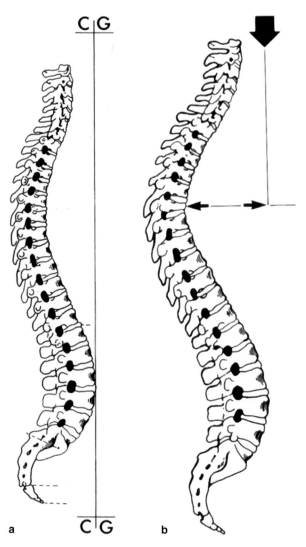

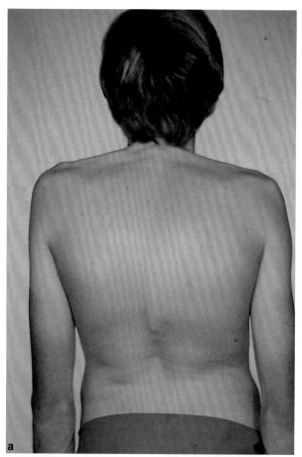

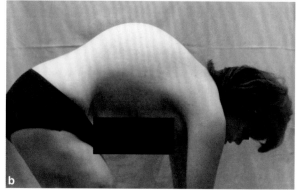

图 5.4　a. 身体重心位于腰椎前方，随着胸椎后凸逐渐进展而位于脊柱旋转轴的后方。b. 畸形仅在矢状面内进展而不会发生侧屈（经允许引自 Newton P, O'Brien M, Shufflebarger H, et al. Idiopathic Scoliosis: The Harms Study Group Treatment Guide. Stuttgart/New York: Thieme; 2010: 37）。

图 5.5　a. 通常从背部更好观察 I 型休门病的胸椎角状后凸，也可看到轻度脊柱侧凸。b. I 型休门病向前屈曲时的角形后凸外观。

相鉴别[10]。腰椎前凸可存在代偿性增大。直腿抬高由于肌腱紧张而普遍降低，常继发于骨盆倾斜，而不是 Lambrinudi 推测的原发性脊柱畸形所致[36]。除最严重的休门病后凸畸形外，临床神经系统查体基本均是正常的。然而，脊髓在后凸顶点呈弓弦状态，这种情况下可能有客观的神经症状，即截瘫，伴有阵挛、反射亢进和向上的足底反应[37-39]（图 5.6）。

　　I 型休门病患者中疼痛并不常见，但随着畸形持续时间的延长，疼痛发生率会上升[40]，这在老年患者中也并不常见。疼痛部位一般在畸形的顶椎区，但可以向上或向下波及。畸形越重，疼痛程度越明显，但是其统计学上的相关性并不十分明确[24]。

　　据推测，约 1/3 的休门病胸椎后凸患者有轻度的、非进行性脊柱侧凸[1,41]。事实并非如此。对 50 例胸椎休门病患者的分析表明，85% 的患者出现轻度脊柱侧凸[34]。一部分患者侧弯发生在后凸区域（图 5.5a），脊柱侧面观为不对称后

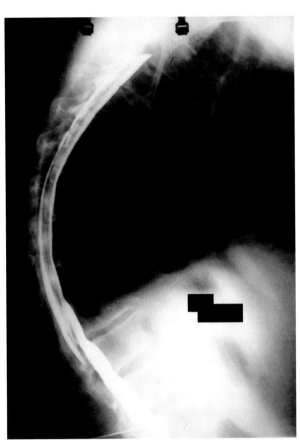

图 5.6 严重 I 型休门病后凸畸形的脊髓侧方造影，没有特别的脊髓压缩区，但顶椎以上多个层面可见上脊髓变细，足以产生上运动神经元症状。

凸，棘突不旋转或向凸侧旋转（不一致的旋转）。另外大部分休门病伴脊柱侧凸的患者侧凸发生在后凸顶点以下的 4 或 5 个椎体节段（图 2.27）。这一区域是代偿性腰椎前凸增加的区域，其下方的旋转方向与特发性脊柱侧凸畸形的产生方向一致，这也证实了特发性脊柱侧凸的前凸原因。我们发现患者平均度数为 14°，棘突向侧凸的凹侧旋转（一致的旋转）[34]。然而，随着青少年年龄增加，休门病畸形的进展减缓，后凸的存在导致脊柱旋转轴更加前移。

II 型休门病（胸腰段或腰段）患者中疼痛较为常见 [7,8]，与活动量相关，休息后可缓解。II 型休门病脊柱后凸患者中椎弓峡部断裂和椎体滑脱的发生率明显增加，而且这些患者的椎弓峡部断裂可能是多发的 [7]。上述脊柱序列异常导致的疼痛症状可成为部分患者的主诉。由于畸形下方椎体发生楔形变的程度不明显，因此通常不引起临床症状。

事实上，II 型休门病通过临床检查很难被发现。前屈位时后凸变得更明显，不能通过加压或脊柱过伸来纠正。II 型休门病中合并脊柱侧弯并不常见 [7]。

>> 5.3 影像学诊断

"正常"胸椎后凸从 T3 延伸至 T9 或 T10，正中矢状面上由胸椎椎体排列组成 [42]（图 5.2）。椎间盘高度并未参与到后凸形成。因此，胸椎体通常呈楔形，前部比后部的高度小。胸椎后凸的生理范围很广，一般认为在 20°～ 40° [3,43]。然而，在所谓的"正常"胸椎后凸的测量方法中，有学者使用经验性测量点（如 T2～ T12），也有学者使用端椎测量，这些针对不同年龄正常儿童得出结果：在一项研究中为 27° [43]，另一项研究中为 33° [44]，还有的研究为 36° [45]。将男孩和女孩混合在一起，并且不考虑年龄因素的影响，得出胸椎后凸的平均值往往是不可靠的，Willner 和 Oxborrow 研究表明，胸椎后凸随着生长发育存在相当大的变化 [28,29]（见图 3.12）。这在特发性脊柱侧凸和休门病的发病机制中都非常重要，因为当女孩经历青春期生长高峰时，她们的胸椎后凸处于最低水平，如果她们生长过度，则很容易发生前凸。然而，男孩达到最大胸椎后凸 3 年后才发育成熟，如果他们生长过度，那么很容易患上休门病。这解释了发病在性别间的明显差异，特发性脊柱侧凸在女性中更为普遍，而休门病在男性中更为普遍 [31,42,44,45]。Sorensen 认为，胸椎后凸超过 40° 应是休门病诊断的一个放射学指标 [1]，但这显然没有顶椎区椎体形态改变重要。此外，胸椎后凸的测量还包括上面和下面的代偿性前凸，这往往有掩盖中间部分变化趋势的效应。因此，顶点连续 3 个或 3 个以上椎体楔形变 5° 或以上的是最佳诊断依据 [1]（图 5.2）。此外，椎体楔形变是唯一持续的放射学表现。终板不规则改变和 Schmorl 结节存在于前方（图 5.3）。然而，以顶点连续 3 个或 3 个以上椎体楔形变 5° 或以上作为基本诊断标准似乎较少被认同。Ponte 报道的 3 000 多例所谓的休门病仅仅是基于顶椎椎体楔形变而进行诊断。这被称为 Ponte 病可能更合适，但它肯定不是休门病。

有趣的是，Knutson 观察到休门病顶椎椎体的软骨膜下生长只发生于前方，并且 Schmorl 结节都倾向于向椎体中间相对移动[17]。他还指出休门病后凸是逐渐增加的。胸椎前血管沟的持续存在是整体发育不成熟的一个指标，这也通常被认为是发生前柱塌陷的一种方式[47]。随着脊柱发育成熟，任何 Schmorl 结节或端板不规则改变都会趋于愈合。

休门病患者中正位 X 线显示 85% 合并侧方脊柱畸形，顶椎位于后凸顶点下方 4 或 5 个椎体节段[34]（图 2.27）。腰椎斜位或侧位片提示椎弓根峡部裂存在于 1/3 的 II 型休门病患者中[7]，腰椎正侧位片提示 I 型休门病腰椎前凸增加，有早期所谓退行性改变的趋势。随着年龄的增长，休门病会引起椎前骨刺形成，畸形可逐渐进展直至椎体前缘骨性融合[1,2,40]（图 5.7）。我们需要谨慎对待这些退变性改变[40]。椎体前缘骨刺被错误地称为骨赘或韧带骨赘。骨赘是骨关节炎中脱出的透明软骨细胞周围新骨的突出物，而韧带骨赘是韧带联合边缘突出的骨刺。我们应该记住椎间关节既不是滑膜关节，也不是联合软骨（骨纤维软骨）。椎间关节为多骨性成分的联合体［骨－透明软骨（软骨终板）－纤维软骨（椎间盘）－透明软骨－骨］（图 5.8）。根据沃尔夫定律，凹侧椎间关节的边缘骨刺是受到压力而出现的新骨所形成（详见"3 脊柱畸形的病因学研究"），不能误解为退行性关节疾病的表现。

特征性的顶椎区 3 个椎体楔形变有助于区分休门病后凸畸形与其他类型的后凸畸形，特别是先天性后凸畸形、神经纤维瘤－后凸畸形、间充

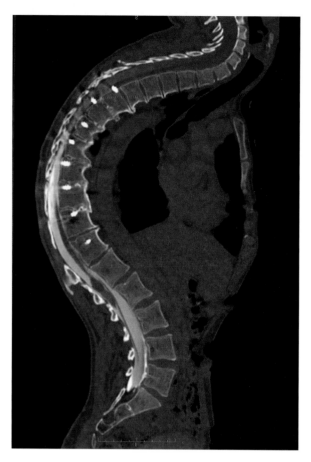

图 5.7　I 型休门病患者矢状位 CT 扫描，提示后路固定矫形失败。同时可见椎体前方多处骨刺形成，部分可能发生融合。

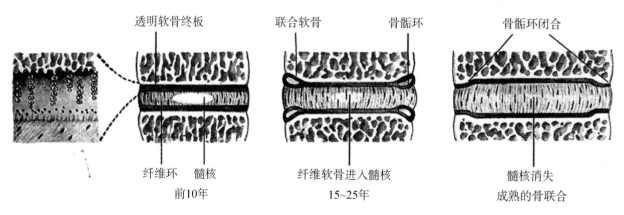

图 5.8　椎间关节多为纤维软骨联合－骨（椎体）－透明软骨（软骨终板）椎间盘（纤维软骨）－透明软骨－骨［经允许引自 Gray's anatomy. Williams PL, Warwick R, Dyson M, Bannister LH (eds). Churchill Livingstone, Edinburgh 1989: Fig 4.1b］。

质疾病中的弹状椎体相关的后凸畸形（详见"10脊柱畸形相关综合征"），与感染和肿瘤相关的后凸畸形，放射科医生常常把典型的休门病脊柱后凸报告为脊柱骨髓炎，特别是当终板不规则明显，椎前软组织肥大，出现椎旁阴影时。在这种情况下，临床表现有助于区分两者。当青少年胸椎承载垂直负荷伴发屈曲损伤时，椎体楔形变类似于休门病。这两种在法医学上可能不需要严格区分，因为休门病的后凸畸形可能是椎体前方生长停滞导致进一步压缩和生长减缓，这一过程也确实会反复引起非常微小的创伤。

>> 5.4 处理措施

既往的治疗方法，包括卧床休息或在各种支架上的长时间平卧，都是不符合时代且与潜在的疾病发展过程不相符的。由于严重的神经并发症较为少见，治疗的选择取决于身体外观、患者自身及小部分外科医生的观点。Ⅱ型（胸腰段或腰椎）后凸通常不是畸形的问题，而是疼痛的问题，通常可以通过传统的保守措施来缓解，包括伸展运动、手法理疗以及剧烈疼痛时的保护性支具或胸腰围[7,8]。Ⅱ型休门病后凸畸形较少选用手术治疗。然而，Ⅰ型休门病后凸畸形可随生长发育而进展，这可能成为一大问题。

5.4.1 保守治疗

休门病胸椎后凸可能是唯一通过保守治疗获得满意疗效的脊柱畸形（早发性特发性脊柱侧凸除外），因为该病是脊柱二维畸形，没有旋转不稳定，是由于椎体前方受压引起的形状进行性改变，导致椎体前方高度逐渐下降。因此，伸展后凸顶椎区减少压缩程度[49]，并在正中矢状面进行椎体形态的生理重建是可行治疗手段（图5.9）。保守治疗正是通过伸展躯体来进行的[50]。通过减小腰椎前凸的伸展位石膏或支架促使胸椎过度伸展，达到较为理想的矫形效果，而对于特发性脊柱侧凸，如此操作产生的过伸作用会在矢状面上产生前凸，从而在 X 线片上使侧凸明显改善。上述方法仅能增加前凸，其不合理之处已有评论[51]。虽然 Milwaukee 支具无须使用附加矫形器，是休门病后凸的主要保守治疗手段[41]，但肩下 Boston 支具可减少腰椎前凸效果更好。增加矫形器前方高度可以防止脊柱屈曲。我们研究发现，支具一次佩戴 12 小时是足够的，患者也能接受。Bradford 提出的支具使用指征包括后凸 < 70°，Risser 征 < 3°，椎体楔形变少于 3 个（这真的是休门病吗？）。然而开始治疗的角度大小主要取决于患者不能接受的畸形程度。显而易见的是，患者的生长潜力越大，保守治疗效果越明显。不

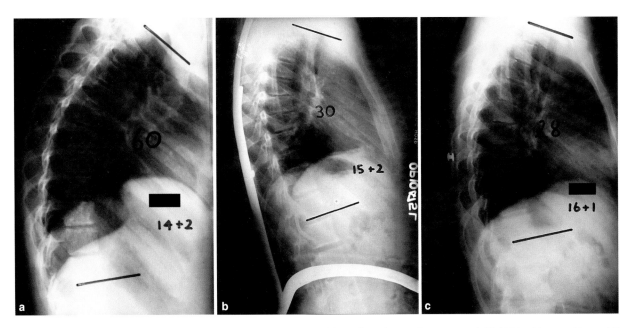

图 5.9　a.14 岁中度Ⅰ型休门病患者的侧位 X 线片，首先过伸位石膏固定。b. 肩下 TLSO 侧位片显示校正 50%。c. 拆除石膏后 1 个月，16 岁时的侧位片提示矫形得以维持。

过少于3个椎体楔形变很难符合于Sorense1和Scheuermann的诊断标准，他们坚持必须是3个连续的顶椎椎体至少有5°的楔形变。

Bradford认为，支具治疗休门病后凸畸形最终可矫正到50°，患者治疗的初期矫正率可达到50%，但是随访中可逐渐丢失约20°，直至末次随访可能回到50°。然而，通过矫正20°改善圆背畸形，这种方式是唯一理想的治疗手段。目前发现患者对支具治疗后的矫形丢失并不满意，并且现在患者期待更好的矫形效果。Stagnara和同事[52-55]发明了Lyons疗法：理疗、石膏和支具。Ponte报道了3000多名休门病患者（并非严格诊断为休门病）。他先采用石膏，后联合用了支具。初始后凸角度<60°，矫正率约为40%。效果良好的最佳预测指标是初始矫正率至少为40%。再次提示真正诊断为休门病的患者并不多，因为其特点是顶椎区三个椎体是完全僵硬的。

两个因素决定了治疗的有效性。发病年龄越小，生长潜力越强，椎体形态的可塑性越强。事实上，对于这个年龄阶段的患者，保守治疗可以取得很好的疗效，但要严密随访观察，以免产生胸椎前凸[41]，从而导致轻度特发性脊柱侧凸。不幸的是，对于发病年龄接近骨骼成熟的患者，其脊柱并非如此可塑性强。由于椎体终板平均在25岁时才会融合[11-15]，因此没有证据表明对于年龄较大的青少年不可采取保守治疗，然而结果往往并不令人满意。第二个因素是初诊时的畸形程度，早期畸形程度越重，治疗的预后越差。如果70°左右的畸形患者不愿意接受外科手术的风险而采取保守治疗，那么在使用支具前需要先用极度过伸位的石膏固定[53-55]。事实上，这对想获得一个较好开端的患者来说，可能并不是一个坏主意。

休门病的自然病程尚不明确。例如，我们曾错误地认为骨骼发育成熟后脊柱即停止生长，导致过早停用支具。一份报告显示，39例患者支具治疗18个月后停止，在接下来的一年半时间里，他们几乎失去了30%的矫正率[56]。过早停止保守治疗导致疗效不佳，并不能归咎于保守治疗本身。Soo对63例休门病后凸畸形患者进行了平均14年的随访，其中60%的患者进行了影像学评估[57]。有3种治疗方式：锻炼、支具和手术。正如预期的那样，最严重的后凸畸形（平均74°）

行手术治疗，中间是支具矫正（65°），而采用锻炼的平均后凸为58°。采用支具治疗的患者年龄较小，平均12.2岁，青少年脊柱生长潜能得以较好运用。锻炼产生的畸形变化可以忽略不计，而支具平均实现了13°的后凸矫正。

Wilmington团队观察了22例用DuPont支具治疗的I型休门病患者，随访至骨骼成熟[58]。治疗效果并不理想，其中9例患者仅改善9°，7例保持不变，其余6例平均进展9°。如果想要最佳的治疗效果，治疗方案中需要伴有激进的治疗手段，该方案首先采用过伸位石膏（矫形力度较大），随后是过伸支具，这两者是互补的而非相互替代。我们的观点是，休门病后凸至少是可以非手术治疗的，推荐患者先采用过伸位石膏后伴随过伸支具（图5.9）。该方法对于低龄、柔韧性好、畸形程度轻者效果更好。除非早期的矫形效果满意，否则不建议持续使用。因此，先用过伸位石膏，再用过伸支具，早期若显示出较好改善，则应持续1年；否则应考虑手术矫正。如果患者发现畸形不可接受，并且至少从一开始就希望避免手术，那么应该保守治疗，明显的圆背畸形对患者在社会心理上造成的影响和特发性脊柱侧凸的肋骨隆起一样严重。

电刺激已经用于治疗休门病[59]。然而矫正率不超过20%，表明对于简单的单平面畸形有可能改善，但这最多只能达到石膏和（或）支具矫形效果的一半。更重要的是电刺激治疗耽误了生理矫正的时间，因此不予推荐。

由于支具治疗的不确定性和青少年对身体的日益关注，支具治疗的病例不断减少，手术选择病例在不断增加。

5.4.2 手术治疗

休门病的手术指征包括经过短期支具治疗无效且后凸进展的年轻患者和骨骼发育成熟后对后凸畸形不满意的患者。Leatherman发现，一期行前路多个椎间盘切除或顶椎椎体切除，二期手术置入两个Harrington棒行后外侧融合可获得较好的矫正效果[40,60,61]（图5.10）。单纯后路手术往往无法达到理想的疗效，尽管后凸<70°的患者相比于畸形更严重的患者矫正效果更好，但矫形效果并不理想，且术后矫形丢失较为常见[40]。原

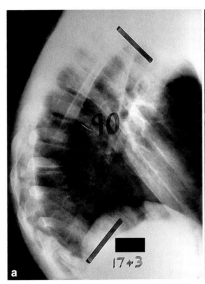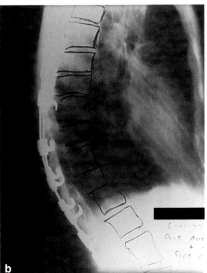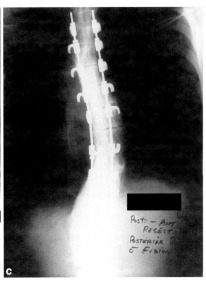

图 5.10　a.17 岁男孩胸椎后凸 90°，对于畸形难以接受。b. 侧位片显示顶椎区椎体切除后获得良好的矫正。c. 正位 X 线片提示存在轻度脊柱侧凸。

因在于这类畸形非常僵硬，脊柱前方短缩受压，后路手术存在先天劣势。因此，脊柱张力侧的后方融合更易失败。20 世纪 70 年代，人们认为前路手术是获得良好持久矫形的关键因素，包括前纵韧带和骨膜的松解，多节段椎间盘切除，必要时后路可行后纵韧带及顶椎椎体切除，然后行前路植骨或内植物撑开 [61-65]（图 5.10）。自体髂骨的支撑比肋骨或腓骨移植更好，并且可以放置在后凸顶点 [65,66]（图 5.11）。

既往普遍认为前、后路手术最好间隔 1 ～ 2 周。在后路二期手术时双侧 Harrington 棒固定并行后外侧融合。部分人认为，如果前方支撑移植物（本文中是肋骨）带血管蒂，有自身血液供应是更为有利的 [67,68]。过去认为血管蒂移植物是有益处的，决定是否需要的主要原因在于植入区的血供较差。如果存在条件合适的植骨床，如休门病椎体的前方，移植物是否需要血管蒂则并不重要。当然对于放疗后脊柱后凸，带血管蒂的移植物是更有帮助的。过去认为两次手术之间进行牵引是有益的 [69]。尽管传统做法是放置两根 Harrington 加压棒，但 Leatherman 尝试采用一根撑开棒和一根加压棒，前者在后凸顶点悬臂向下加压，后者再收紧 [70]。椎板下钢丝可以分散撑开棒的应力。

随着内固定技术的发展，Cotrel Dubousset（CD）器械的使用不仅广泛应用于脊柱侧凸，也逐步扩展到脊柱后凸（图 5.12）。美国第一例 CD 器械是在肯塔基州的路易斯维尔研发的，由 Jean Dubuusset 和 Leatherman 的老友 Yves Cotrel 提供，并协助完成手术。Zielke 在一期手术行前方松解和融合后，在二期在后路使用其腹侧去旋转融合系统行后路椎弓根螺钉置入，并开始推广该技术 [72]。

在过去的 10 年中，椎弓根螺钉已成为脊柱后路手术固定的标准器械。手术效果报道各异，部分效果相当差，而矫形较好的病例中，也未达到特发性侧凸的同等畸形程度的效果。

阿姆斯特丹的 Henk Bee 团队报告了采用前后路融合的方法治疗休门病 [73]。23 名患者一期手术前路顶点行 4 ～ 6 个椎间盘切除，二期手术后路采用 CD 器械或 Moss-Miami，上方使用双侧椎板钩，下方置入椎弓根螺钉。术前后凸角度为 70°，术后降至 40°，随访时为 55°。他们认为后期矫形丢失是过早取出内固定造成的，影像学证实植骨融合良好。

辛辛那提的 Alvin Crawford 团队报告了胸腔镜前路松解联合后路融合的经验 [74]。共 19 名患者，平均年龄 17 岁，随访 2.7 年。一期前路手术平均松解 8 个椎间盘，二期后路手术融合 13 个节段，将术前 85° 后凸矫正到随访时 45°，效果满意。2006 年，圣路易斯研究团队报告了 18 例仅行后路胸椎弓根螺钉融合与 21 例行前后路

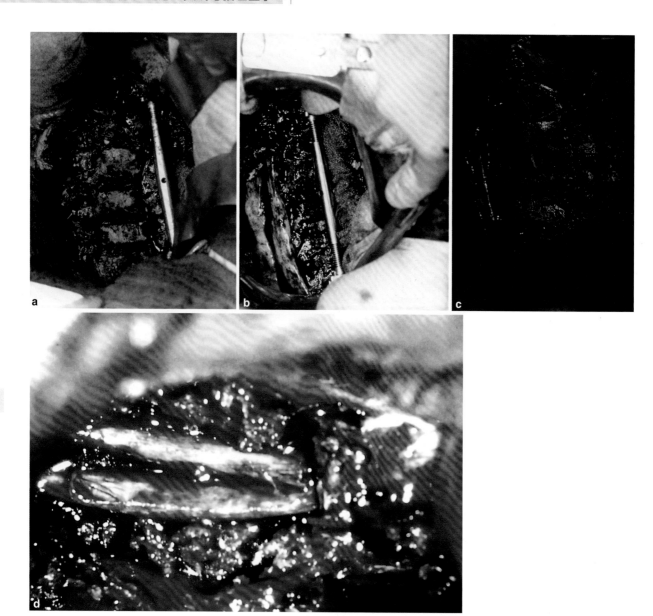

图 5.11　a.20 世纪 70 年代，脊柱后凸撑开棒应用广泛，固定在前方植骨区上下椎体上。b. 旋转撑开棒主体以延长，从而纠正后凸畸形。图中是 Gardner 撑开棒，与 Pinto 撑开棒类似。c. 当椎间隙撑开时，可以植入肋骨来维持高度，并加入少量的移植物以填充残留区域。d. 在撑开棒移除后行植骨撑开，只有在压力下撑开后植入骨松质条才可能获得良好的融合效果。

联合融合术患者的比较研究 [75]。两组患者术前初始 Cobb 角 89°（前后路联合）和 84°（后路融合）相匹配。18 例仅行后路胸椎弓根螺钉融合术的休门病患者中 12 例接受 Smith-Peterson 截骨。随访结束时单纯后路手术患者后凸为 40°，前后联合组为 58°，作者得出结论认为前路松解手术并非必要。因为在单纯后路手术中，大多数患者接受后柱缩短截骨术（一种处理脊柱后柱过长的合理方法），所以获得良好矫形并不意外。也许最佳矫形方法是先前路松解，然后行后路融合配

合截骨术。因此，不能忘记脊柱的前方松解。

Nottingham 团队比较了休门病前路重建时采用自体肋骨移植和 cage 置入的差别 [76]。他们比较了 8 名肋骨移植患者和 7 名 cage 置入患者。术前平均后凸角度为 86°，在超过 5 年的长期随访，后凸维持在 42° 没有差异。

随后 Austin Texas 团队（包括 Ponte 和 Shuffle-barger）报告了 17 例后路胸椎弓根螺钉内固定联合多节段 Ponte 截骨切除术治疗的休门病后凸畸形患者 [77]。内固定范围内后凸矫正超过 60%，

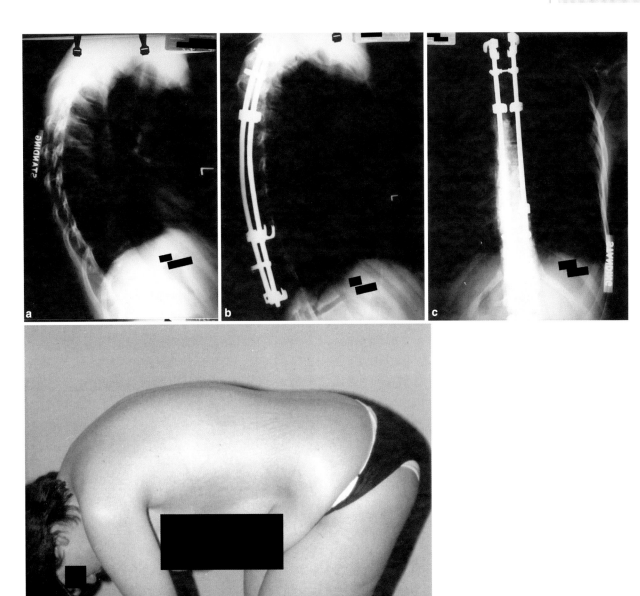

图 5.12　a. 中度 I 型休门病后凸畸形的侧位 X 线片。b. 前路多节段椎间盘切除和后路 CD 器械置入术后的侧位片提示矫形良好。c. 正位 X 线片可见固定范围。d. 患者术后的前屈位照片，如图 5.5 所示。

顶椎区的后凸 Cobb 角校正到 50°，再次证明后柱缩短的好处。他们的经验是，没有患者能单纯采用前路手术获得充分的矫正或融合，并且他们证实了前路松解联合后路短缩截骨的疗效是理想的。他们认为考虑到现代麻醉的成功应用，前路联合手术并发症发生率低，手术时间不会显著延长，这可以更好地矫正后凸畸形以获得更高的生活质量。

有一份来自韩国的报告，作者包括 Lenke 和 Bridwell，病例均为胸椎后凸畸形，其中包括 29 例休门病。事实上，只有一例为创伤后后凸畸形，一例为椎板切除术后后凸，因此，除外这两例非休门病将会获得更好的一致性[78]。本文重点主要是确定远端融合椎，即矢状面稳定椎（SSV）的选择和认定，方法为过骶骨后上角的垂直线触及的近端腰椎。

2010 年，脊柱侧凸研究会发病及死亡率委员会报告了休门病融合手术的并发症[79]。683 例儿童和成人患者被分为 19 岁以下或 19 岁以上两组。49% 的病例接受单纯后路手术，11% 的病例接受单纯前路融合，40% 的病例接受前后路联合手术。伤口感染是最常见的并发症，占 4%；急性神经并发症发生率约 2%，其中 4 例脊髓损伤。死亡率为 0.6%，并发症在成人中比在儿童中更常见。该文提供了全面、有用的数据，对医生与患者及其家庭讨论手术风险具有极其重要的参考意义。

圣地亚哥研究团队最近对比分析 11 例行胸腔镜前路松解术，随后进行后路内固定术的患者和 11 例仅接受后路内固定术的患者，观察椎间盘角度的张开情况[80]。单纯后路手术患者均接受了 Ponte 截骨。结果再次表明，最佳治疗方案是前路松解后行后路固定和融合，同时行 Ponte 截骨。单纯后路组从术前 83° 矫正为术后 48°，前后路联合组从术前 85° 矫正为术后 49°。大部分矫正发生在顶椎或以下，研究发现增加前方松解并没有改变矫形效果或椎间盘形状。还有人质疑胸腔镜前路松解是否可以通过开胸达到同等效果。

我们发现前路多节段椎间盘切除联合后路椎弓根内固定的矫正效果最好（图 5.13 和图 5.14）。I 型休门病翻修最常见的原因为内固定节段过短。端椎到端椎的融合不足以治疗休门病，该病固定节段不仅需要超出上、下端椎，而且应该向上和向下延伸到代偿弯，尝试恢复矢状面序列。一位 18 岁患者（图 5.15）在 3 年前接受了 T5～T12 后路椎弓根矫形固定术，然而 T3 固定至 L2 则是最短上下固定节段。畸形不仅复发而且比手术前更严重，患者失望透顶。后路椎间融合手术的发展已较为成熟（图 5.15c），在进行前后路截骨及 T2～L3 的内固定置入后，脊柱矢状面形态得到很好的矫正（图 5.15d、e）。

对于后凸角度更大和顶椎位置较低的 II 型休门病，手术中需要对顶椎椎体和多节段椎间盘切除（图 5.16），无须行长节段的固定。

休门病脊髓的完整性很少受到影响，只有在后凸非常严重时才受到威胁。1980 年 Minneapolis 研究团队报告了 43 例脊柱后凸畸形继发的脊髓压迫，只有 2 例是由于休门病引起的，绝大多数是先天性后凸[81]。脊髓前方压迫的疗效最好。美国

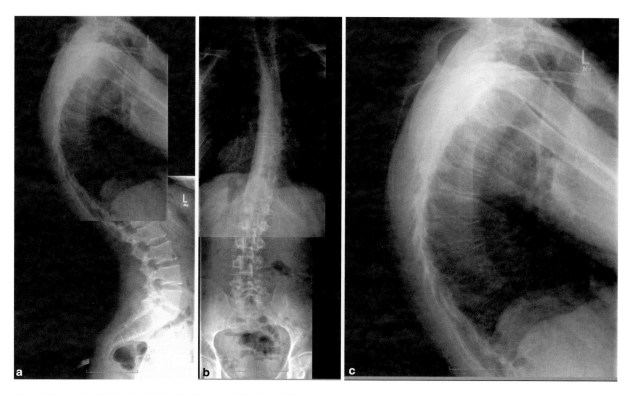

图 5.13　a.18 岁男孩 I 型休门病后凸畸形的侧位 X 线片。b. 正位 X 线片提示轻度脊柱侧凸，因为后凸在冠状面不完全对称。c. 胸椎侧位 X 线片提示 I 型休门病胸椎明显后凸、椎体延长、前方 Schmorl 结节形成、椎体前方骨刺形成等典型特征。

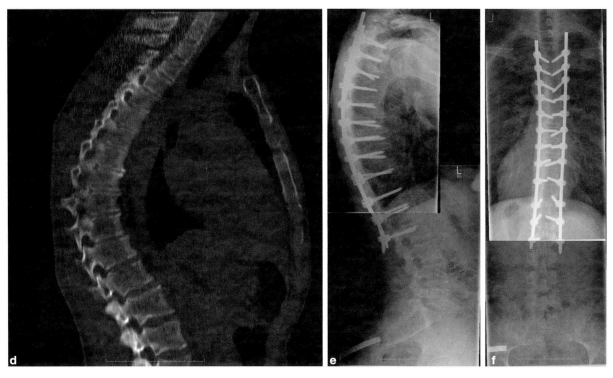

图 5.13（续） d. 胸椎矢状位 CT 扫描清晰显示病理解剖。e. 后路器械置入 2 年后的侧位片提示矫正良好。f. 正位 X 线片提示脊柱冠状面变直。

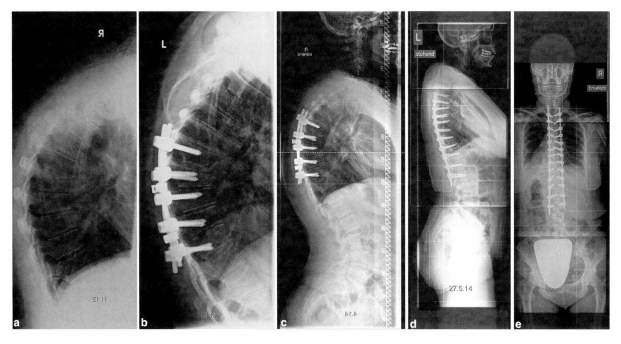

图 5.14 a. 胸椎侧位 X 线片提示经典 I 型休门病。b. 胸椎侧位片显示顶椎区手术短节段固定。患者翻修前第一次手术在他国进行。c. 全脊柱侧位片提示胸椎后凸没有变化。d. 移除第一次手术内固定，并从 T1 固定至 L2 后，侧位片可见全脊柱矢状面轮廓。e. 术后正位片。

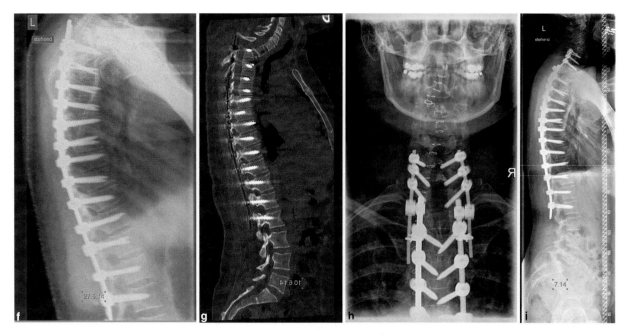

图 5.14（续） f. 近距离胸椎侧位片。g. CT 矢状面提示脊柱固定上端出现不稳向前倾。h. 后路翻修手术延长至下颈椎，保持颈胸交界处平直。i. 术后侧位片。

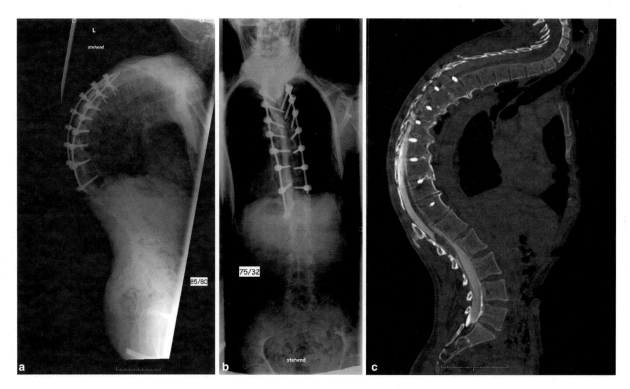

图 5.15 a、b. 患者 18 岁，Ⅰ型休门病，3 年前短节段器械固定融合。c. CT 矢状面提示后凸畸形进展到 90° 以上，固定范围向上下延长。

在这方面的先驱者是肯塔基州路易斯维尔已故的 Kenton Leatherman 博士，他最初描述了脊柱闭合楔形切除术治疗僵硬性脊柱侧凸，并报道了 67 例 成功病例，在全世界文献中是非常独特的[61]。他常常一期前路手术在顶椎区行脊髓减压并用植入物支撑，然后进行后方固定以稳定矫形区（图 5.10）。

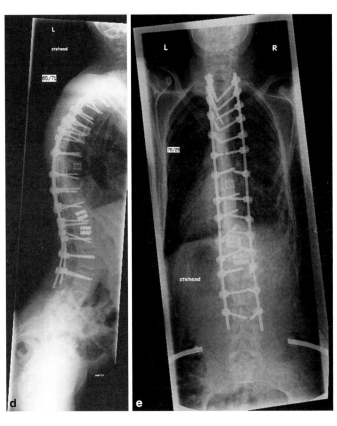

图 5.15（续）　d、e. 截骨内固定术后正侧位片。初次手术就应该考虑该融合范围。

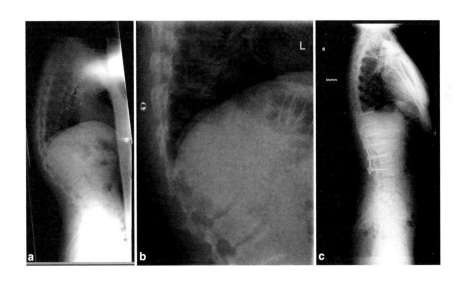

图 5.16　a. 20 岁男性 II 型胸腰椎休门病患者的胸腰椎侧位片。b. 顶椎存在明显的椎体楔形变。c.T9 ～ L2 固定后侧位片提示脊柱恢复正常矢状面序列。

既往资料可以看出，尽管特发性脊柱侧凸矫正效果好，有时达到 80% 或 90% 左右，但休门病脊柱后凸的一般矫正率远低于此。看起来，即使是非常优秀的脊柱外科医生实施手术，最好的矫正率也只有 50% 左右。当然患者得到最好的矫正手术，必须是前路多节段椎间盘切除术后行后路内固定植骨术外加必要的后路截骨术。然而，我们最近的经验表明，I 型休门病采取前路多节段椎间盘切除的必要性似乎不大，通过后路椎弓根钉固定联合多节段的 Ponte 截骨可以获得良好的矫形效果。保持矢状面平衡是很重要的，这意味着确保畸形的顶点位于固定范围的中心。最好术前考虑到这一点，仔细观察站立位矢状面稳定椎是很有必要的[78]。

（王辉　译，丁文元　马龙　李博　审校）

•参 考 文 献•

［1］ Sorensen KH. Scheuermann's Kyphosis. Clinical Appearances. Radiography, Aetiology and Prognosis. Copenhagen: Junksgaard; 1964

［2］ Scheuermann HW. Kyphosis Juvenile (Scheuermanns Krankheit). Fortschr Geb Rontgenstr. 1936; 53:1–16

［3］ Bradford DS. Juvenile kyphosis. Clin Orthop Relat Res. 1977(128):45–55

［4］ Schanz A. Berlin KlinWchnschr 1907;44:986. Cited by Sorensen, 1964

［5］ Wassmann K. Kyphosis juvenilis Scheuermann — an occupational disorder. Acta Orthop Scand. 1951; 21(1–4):65–74

［6］ Micheli LJ. Low back pain in the adolescent: differential diagnosis. Am J Sports Med. 1979; 7(6):362–364

［7］ Greene TL, Hensinger RN, Hunter LY. Back pain and vertebral changes simulating Scheuermann's disease. J Pediatr Orthop. 1985; 5(1):1–7

［8］ Kehl D, Lovell WW, MacEwen GD. Scheuermann's disease of the lumbar spine. Orthop Trans. 1982; 6:342

［9］ Dickson RA, Lawton JO, Archer IA, et al. Bi-planar spinal asymmetry. The pathogenesis of idiopathic scoliosis. J Bone Joint Surg Br. 1984; 66:143–144

［10］ Scheuermann HW. . Kyphosis Dorsalis Juvenilis. Ugeskr Laeger. 1920;82:385–393

［11］ Haas SL. Growth in length of the vertebrae. Arch Surg. 1939; 38:245–249

［12］ Bick EM, Copel JW. Longitudinal growth of the human vertebra; a contribution to human osteogeny. J Bone Joint Surg Am. 1950; 32 A(4):803–814

［13］ Bick EM, Copel JW. The ring apophysis of the human vertebra; contribution to human osteogeny. Ⅱ. J Bone Joint Surg Am. 1951; 33-A(3):783–787

［14］ Larsen EH, Nordentoft EL. Growth of the epiphyses and vertebrae. Acta Orthop Scand. 1962; 32:210–217

［15］ Bernick S, Cailliet R. Vertebral end-plate changes with aging of human vertebrae. Spine. 1982; 7(2):97–102

［16］ Schmorl G. Die Pathogenese der juvenile Kyphose. Fortschr Geb Rontgenstr. 1930; 41:359–383

［17］ Knutsson F. Observations on the growth of the vertebral body in Scheuermann's disease. Acta Radiol. 1948; 30(1–2):97–104

［18］ Bradford DS, Moe JH. Scheuermann's juvenile kyphosis. A histologic study. Clin Orthop Relat Res. 1975; 110(110):45–53

［19］ Bradford DS, Brown DM, Moe JH, Winter RB, Jowsey J. Scheuermann's kyphosis: a form of osteoporosis? Clin Orthop Relat Res. 1976(118):10–15

［20］ Salter RB, Harriw WR. Injuries involving the epiphyseal plate. J Bone Joint Surg Am. 1963; 45:587–622

［21］ Aufdermaur M. Juvenile kyphosis (Scheuermann's disease): radiography, histology, and pathogenesis. Clin Orthop Relat Res. 1981(154):166–174

［22］ Aufdermar M, Spycher M. Pathogenesis of osteochondrosis juvenile Scheuermann. J Pediatr Orthop. 1986; 4:452

［23］ Ippolito E, Ponseti IV. Juvenile kyphosis: histological and histochemical studies. J Bone Joint Surg Am. 1981; 63(2):175–182

［24］ Ascani E, Borelli P, Larosa G, et al. Malattia di Scheuermann. I: studio ormonale. In: Gaggia A, ed. Progresi in patologia vertebrale, Vol.5A. Boulogne: Gaggi editore P: 1997

［25］ Murray PM, Wcinstcin SL, Spratt KF. The natural history and long-term follow-up of Scheuermann kyphosis. J Bone Joint Surg Am. 1993; 75(2):236–248

［26］ Buckler JMH. A reference manual of growth and development. St Louis: Blackwell, Mosby; 1979:12–16

［27］ Gilsanz V, Gibbens DT, Carlson M, King J. Vertebral bone density in Scheuermann disease. J Bone Joint Surg Am. 1989; 71(6):894–897

［28］ Willner S. Spinal pantograph — a non-invasive technique for describing kyphosis and lordosis in the thoraco-lumbar spine. Acta Orthop Scand. 1981;52(5):525–529

［29］ Oxborrow NJ, Walder A, Stirling A, Millner PA, Dickson RA. Sagittal spinal profile in normal children: A radiographic study through the growth spurt. J Bone Joint Surg Br. 1998; 80 Supp II:204

［30］ Delmas A. Types rachidiens de statique corporelle. Rev Morphophysiol Humaine. 1951; 4(11):26–32

［31］ Stagnara P, De Mauroy JC, Dran G, et al. Reciprocal angulation of vertebral bodies in a sagittal plane: approach to references for the evaluation of kyphosis and lordosis. Spine. 1982; 7(4):335–342

［32］ Tanner JN. Growth at Adolescence. Oxford: Blackwell; 1962

［33］ Roth M. ［Idiopathic scoliosis and Scheuermann's disease: essentially identical manifestations of neuro-vertebral growth disproportion］. Radiol Diagn (Berl). 1981; 22(3):380–391

［34］ Deacon P, Berkin CR, Dickson RA. Combined idiopathic kyphosis and scoliosis. An analysis of the lateral spinal curvatures associated with Scheuermann's disease. J Bone Joint Surg Br. 1985; 67(2):189–192

［35］ Dickson RA, Lawton JO, Deacon P, et al. The pathogenesis of idiopathic scoliosis. In: Warner J, Mehta M (eds). Proceedings of the Seventh Phillip Zorab Symposium. 1983: Scoliosis — Prevention. New York: Praeger; 1985: 64–79

[36] Lambrinudi C. Adolescent and senile kyphosis. BMJ. 1934; 2(3852):800–804,2

[37] **Bradford DS, Garica A. Neurological complications in Scheuermann's disease. A case report and review of the literature. J Bone Joint Surg Am. 1969;51(3):567–572**

[38] Ryan MD, Taylor TKF. Acute spinal cord compression in Scheuermann's disease. J Bone Joint Surg Br. 1982; 64(4):409–412

[39] Yablon JS, Kasdon DL, Levine H. Thoracic cord compression in Scheuermann's disease. Spine. 1988; 13(8):896–898

[40] **Bradford DS, Moe JH, Montalvo FJ, Winter RB. Scheuermann's kyphosis. Results of surgical treatment by posterior spine arthrodesis in twenty-two patients. J Bone Joint Surg Am. 1975; 57(4):439–448**

[41] **Bradford DS, Moe JH, Montalvo FJ, Winter RB. Scheuermann's kyphosis and roundback deformity. Results of Milwaukee brace treatment. J Bone Joint Surg Am. 1974; 56(4):740–758**

[42] **Millner PA, Dickson RA. Idiopathic scoliosis: biomechanics and biology. Eur Spine J. 1996; 5(6):362–373**

[43] Betz RR. Kyphosis of the thoracic and thoracolumbar spine in the pediatric patient: normal sagittal parameters and scope of the problem. Instr Course Lect. 2004; 53:479–484

[44] Propst-Proctor SL, Bleck EE. Radiographic determination of lordosis and kyphosis in normal and scoliotic children. J Pediatr Orthop. 1983; 3(3):344–346

[45] Boseker EH, Moe JH, Winter RB, Koop SE. Determination of "normal" thoracic kyphosis: a roentgenographic study of 121 "normal" children. J Pediatr Orthop. 2000; 20(6):796–798

[46] Ponte A, Gebbia FE. Non-operative treatment of adolescent hyperkyphosis. Orthop Trans. 1985; 9:108

[47] Ferguson AB, Jr. The etiology of preadolescent kyphosis. J Bone Joint Surg Am. 1956; 38-A(1):149–157

[48] Williams PL, Warwick R, Dyson M, Bannister LH, eds. Grays Anatomy. 39th ed. London: Churchill Livingstone; 1989:467

[49] Winter RB, Hall JE. Kyphosis in childhood and adolescence. Spine. 1978; 3(4):285–308

[50] **Dickson RA. Conservative treatment for idiopathic scoliosis. J Bone Joint Surg Br. 1985; 67(2):176–181**

[51] Winter RB, Lovell WW, Moe JH. Excessive thoracic

lordosis and loss of pulmonary function in patients with idiopathic scoliosis. J Bone Joint Surg Am. 1975; 57(7):972–977

[52] Stagnara P. Cyphoses thorasiques regulieres pathologiques. In: Gaggi I (ed). Modern Trends in Orthopaedics. Boulogne; 1982:268

[53] De Mauroy JC, Stagnara P. Resultats rá long-terme du treitment orthopedic reunion du group d'etude de'las scolios ex enprovance 1978 1: 60

[54] Stagnara P, Perdriolle R. Élongation vertébrale continue par plâtra â tendeurs. Possibilités therapeutiques. Rev Chir Orthop Repar Appar Mot. 1958; 44:57–74

[55] Stagnara PJ, DuPeloux J, Fanchet R. Traitement orthopédique ambulatoir de la maladie de Scheuermann en période d'évolution. Rev Chir Orthop Repar Appar Mot. 1966; 52:585–600

[56] Montgomery SP, Erwin WE. Scheuermann's kyphosis — long-term results of Milwaukee braces treatment. Spine. 1981; 6(1):5–8

[57] Soo CL, Noble PC, Esses SI. Scheuermann kyphosis: long-term follow-up. Spine J. 2002; 2(1):49–56

[58] Riddle EC, Bowen JR, Shah SA, Moran EF, Lawall H, Jr. The duPont kyphosis brace for the treatment of adolescent Scheuermann kyphosis. J South Orthop Assoc. 2003; 12(3):135–140

[59] Axelgaard J, Brown JC, Swank SM. Kyphosis treatment by electrical surface stimulation. Orthop Trans. 1982; 6:1

[60] Taylor TC, Wenger DR, Stephen J, Gillespie R, Bobechko WP. Surgical management of thoracic kyphosis in adolescents. J Bone Joint Surg Am. 1979; 61(4):496–503

[61] **Leatherman KD, Dickson RA. Two-stage corrective surgery for congenital deformities of the spine. J Bone Joint Surg Br. 1979; 61-B(3):324–328**

[62] Streitz W, Brown JC, Bonnett CA. Anterior fibular strut grafting in the treatment of kyphosis. Clin Orthop Relat Res. 1977(128):140–148

[63] Herndon WA, Emans JB, Micheli LJ, Hall JE. Combined anterior and posterior fusion for Scheuermann's kyphosis. Spine. 1981; 6(2):125–130

[64] Bradford DS. The role of the anterior approach in the management of spinal deformities. In: Dickson RA, Bradford DS (eds). Management of Spinal Deformities. London: Butterworths International Medical Reviews; 1984:275–302

[65] Gardner AD. 1984. Unpublished data.

[66] Pinto WC, Avanzi O, Winter RB. An anterior distractor for the intraoperative correction of angular kyphosis. Spine. 1978; 3(4):309–312

[67] Rose GK, Owen R, Sanderson JM. Transposition of rib with blood supply for the stabilisation of a spinal kyphos. J Bone Joint Surg Br. 1975; 57:112

[68] Bradford DS. Anterior vascular pedicle bone grafting for the treatment of kyphosis. Spine. 1980; 5(4):318–323

[69] Stagnara P. Traction crânienne par le 'halo' de Rancho Los Amigos. Rev Chir Orthop Repar Appar Mot. 1971; 57:287–300

[70] Leatherman KD, Dickson RA. The Management of Spinal Deformities. London: Wright; 1988:129

[71] Cotrel Y, Dubousset J, Guillaumat M. New universal instrumentation in spinal surgery. Clin Orthop Relat Res. 1988; 227(227):10–23

[72] Griss P, Harms J, Zielke K. Ventral derotation spondylodesis (VDS). In: Dickson RA, Bradford DS (eds). Management of Spinal Deformities. London: Butterworths International Medical Reviews; 1984:193–236

[73] Poolman RW, Been HD, Ubags LH. Clinical outcome and radiographic results after operative treatment of Scheuermann's disease. Eur Spine J. 2002; 11(6):561–569

[74] Herrera-Soto JA, Parikh SN, Al-Sayyad MJ, Crawford AH. Experience with combined video-assisted thoracoscopic surgery (VATS) anterior spinal release and posterior spinal fusion in Scheuermann's kyphosis. Spine. 2005; 30(19):2176–2181

[75] Lee SS, Lenke LG, Kuklo TR, et al. Comparison of Scheuermann kyphosis correction by posterior-only thoracic pedicle screw fixation versus combined anterior/ posterior fusion. Spine. 2006; 31(20):2316–2321

[76] Arun R, Mehdian SM, Freeman BJ, Sithole J, Divjina SC. Do anterior interbody cages have a potential value in comparison to autogenous rib graft in the surgical management of Scheuermann's kyphosis? Spine J. 2006; 6(4):413–420

[77] Geck MJ, Macagno A, Ponte A, Shufflebarger HL. The Ponte procedure: posterior only treatment of Scheuermann's kyphosis using segmental posterior shortening and pedicle screw instrumentation. J Spinal Disord Tech. 2007; 20(8):586–593

[78] **Cho KJ, Lenke LG, Bridwell KH, Kamiya M, Sides B. Selection of the optimal distal fusion level in posterior instrumentation and fusion for thoracic hyperkyphosis: the sagittal stable vertebra concept. Spine. 2009; 34(8):765–770**

[79] Coe JD, Smith JS, Berven S, et al. Complications of spinal fusion for scheuermann kyphosis: a report of the scoliosis research society morbidity and mortality committee. Spine. 2010; 35(1):99–103

[80] Tsutsui S, Pawelek JB, Bastrom TP, Shah SA, Newton PO. Do discs "open" anteriorly with posterior-only correction of Scheuermann's kyphosis? Spine. 2011; 36(16):E1086–E1092

[81] **Lonstein JE, Winter RB, Moe JH, Bradford DS, Chou SN, Pinto WC. Neurologic deficits secondary to spinal deformity. A review of the literature and report of 43 cases. Spine. 1980; 5(4):331–355**

5

注：加粗的是重要参考文献。

6 先天性脊柱畸形

>> 6.1 先天性脊柱畸形的病因

众所周知，中胚层发育异常可能与先天性脊髓和脑脊膜的异常有关。多种理论都提出"神经-脊髓轴"导致畸形的胚胎学起源。脊柱裂、脊髓纵裂等病症和解剖畸形，如蝴蝶椎、半椎体、椎体分节障碍，以及椎旁和椎体后囊肿都已被证实是由于早期胚胎的中胚层和外胚层细胞异常分化所致。因此不难看出胚胎异常是如何导致了脊柱畸形的。

患有肠道畸形的患者表现出在神经脊柱轴存在1个或2个组成部分的先天性缺陷，该事实已经提醒研究人员，在各系统之间存在错综复杂的关系[1-5]。因此，当前普遍认为，伴随着脊柱和肠道结构异常的各种类型的临床疾病综合征均起源于一个基本的异常复合体，最后通过生长和修复使结局变得多样化。

6.1.1 轴向结构的正常发育

早期胚胎由两个上皮细胞层组成：外胚层和内胚层。在鸭的胚胎中，通过与这两者的分离、旋转和重组的实验中已证实：内胚层控制原条在外胚层表面的位置，因此有助于建立主轴（前-后轴）[6]。原条中形成的中胚层细胞（原始间充质细胞）在两层上皮之间横向和前向迁移，而脊索首先从原条的前端向前延伸形成一个紧密贴近于内胚层的扁平结构，这是未来胚胎肠管的背侧壁。条纹本身作为胚胎的突起保留在后端（图6.1）。

与脊索相邻的中胚层细胞（近轴的中胚层细胞）在除颅骨的主要部分以外的其他区域形成一系列成对的节段性上皮样团块及体节。这些细胞使得胚胎体的分割，基于成人躯干系统在其骨骼、肌肉、神经和血管的节段模式。因此，此种模式的规律性及其与脊索和发育的神经管之间的关系是至关重要的。

覆盖在近轴中胚层的外胚层分化形成神经板，发生形状改变相继形成神经沟、神经管，在内部平铺开。因此，整个胚胎的表面均由最初位于神经板侧面的外胚层形成。随着神经管的闭合，体节内侧表面的上皮结构分解，细胞重组为间叶细胞。同时，脊索与肠壁分离形成杆状结构体并被上述间叶细胞迁移并包绕。这种成骨间叶细胞

的分割模式得到保留，椎骨原基在一个与部分体节交错的位置初步形成，这部分体节是遗留下来用以形成节段性肌肉组织团块的。所以椎骨在位置被描述为交叉的，而脊神经和肌源性肌肉是分节段的[7-8]。这种排列的规律性和双侧的对称性对于正常的轴向发展至关重要（图6.2）[9]。

根据最初基于光学显微镜对于石蜡切片的观察结果，人类胚胎的脊索与啮齿动物的脊索有本质的不同，人类的脊索在早期阶段是一个中空的结构。神经肠管形成了羊膜腔背外侧到外胚层和卵黄囊（在形成肠管之前）腹侧到内胚层之间的联系。这种从肠道到胚胎背面且穿过背侧结构中线的联系是一个正常的但持续时间非常短暂的连接，其在完全发育的人类中的最终位置处于尾骨尖端[2]。

6.1.2 畸形形成的基础理论

Dodds[10]表示异常大的或一个持续太久的神经肠管，会阻止脊索和生骨节的融合过程。这种异常可能导致前方椎骨的骨裂，最常位于颈椎背侧脊柱。此外，亦会导致神经肠管的连结、囊肿和憩室，以及脊髓的重叠。然而，此类神经肠管的最终位置处于尾骨尖端，而Bremer[2]则表明：先前存在的附属神经肠管与肠道和尾骨背部中线结构之间的任何联系无关。他进一步指出，这种附属的管道被认为是上面提到的神经肠管联系的一种。

Fallon等[3]提出了这种胚胎系统交叉联系的另一种解释，他们提出：在发展的早期阶段，脊索插入了内胚层。据推测，如果脊索未与内胚层内侧面完全分离，则可能发生椎骨异常，因为中胚层无法完全包绕脊索。

Saunders[11]提出无论出于何种原因，脊索的局部分裂，可使内胚层和外胚层黏附并形成神经肠管带和（或）肠道憩室。这种结构可能或不能随着生长而伸长，因此通过引起牵引性憩室、囊肿或缠绕而干扰任何一个系统的发展，以上均可能表现为椎体缺损。胸椎憩室、囊肿与胃或肠道连结的一个有趣的特点是它们往往位于脊柱的右侧[3]；这被认为是由胚胎的神经肠管连接在右旋侧方被胃肠道旋转发育过程的替换引起的。Bentley和Smith[5]进一步拓展了这一理论，并在

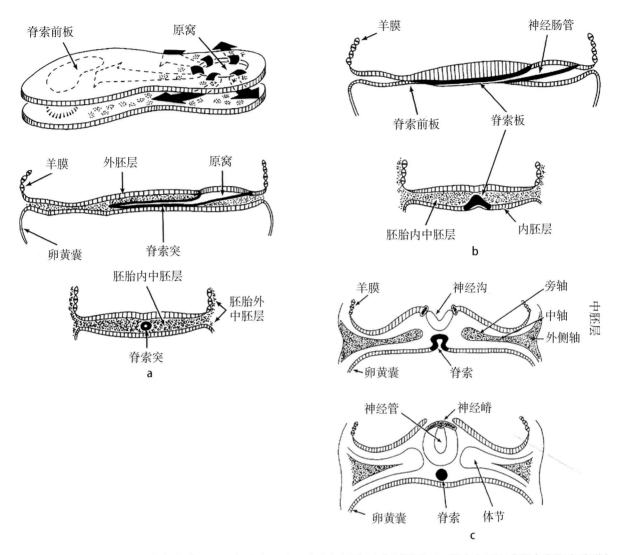

图 6.1 轴向结构正常发育的各个阶段。a. 细胞在双层胚盘之间迁移形成中胚层。b. 脊索变平形成脊索盘紧密贴附在中胚层的顶部，神经肠管在此阶段短暂地横跨于胚盘之间。c. 脊索发生重组，间叶组织分割开来形成成对的体节。

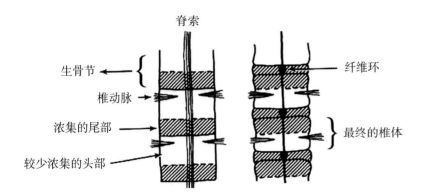

图 6.2 中胚层体节发生集聚，部分相邻的体节产生椎体。

广义的脊髓分裂综合征概念下进一步分类。他们强调肠道和脊柱的分化生长可在各自区域导致大范围的分离。

　　Beardmore 和 Wigglesworth[4] 提出在体节形成前发生的位于胚胎中线（亨氏节与脊索前板之

间）的局部内胚层 - 外胚层粘连是主要事件。他们假定这种粘连可以部分阻断脊索向头端内陷，引起脊索任意一侧裂开或者分流。这样，引发了椎体的各种发育缺陷。Prop 等 [12] 将此观点扩展到脊索生长的第二阶段，并指出粘连可能发生于

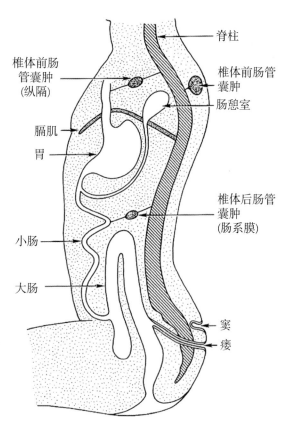

图6.3　在早期胚胎内胚层与外胚层之间的粘连可引起一系列肠道合并脊柱的异常发育。

尾端的原条。

　　虽然主要事件上有一些不同，但上述各种解释在某些阶段中脊索与内胚层的异常关系（包括脊索裂）和外胚层 – 内胚层的结合上有一些共识（图6.3）。

　　在脊柱发育的关键和初始时期产生的异常可能会带来灾难性的后果。它们可以导致伴有明显神经损害的严重脊柱畸形，且通常是致死的。造成这种情况的病因异常仍不清楚，且不能确认是单一的遗传或环境缺陷所致。然而，Smithell等[13]的研究指出了在怀孕前母体营养摄入，特别是维生素摄入的重要性。

6.1.3　先天性脊柱畸形的发病机制

　　先天性脊柱畸形可分为形成障碍、分节不良（图6.4）和与脊索发育不良有关的畸形。形成障碍和分节不良均可以导致功能缺陷。形成障碍是指椎体的异常并可细分为：①椎体的部分骨骼形成不全或完全形成不全（缺失）；②形状异常。分节障碍指椎间盘的异常，可细分为：①单纯椎

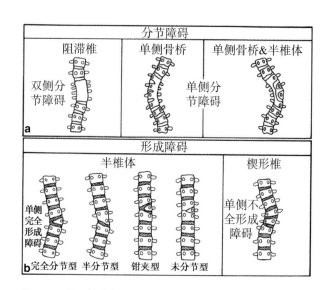

图6.4　先天性脊柱畸形分类图解（经允许引自 Pediatric Spine, 2nd Edition, Ed S L Weinstein, Lippincott WW, PA 2001; Chapter 7, Table 1, p. 163）。

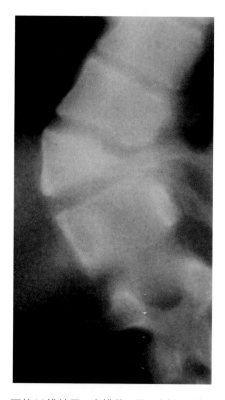

图6.5　正位X线片示：半椎体，因一侧骨形成障碍所致。

间盘缺失，如阻滞椎中的全部缺失或者一侧骨桥中的部分缺失；②椎间盘位置或对齐方式异常。关于这些发育异常的形成原因，研究者已经提出了很多解释，但尚未有统一的意见。

　　形成障碍

　　Feller 和 Sternberg[14]假设形成障碍（如半椎体）是继发于脊索的一系列潜在问题而导致

的软骨前体的缺乏（图 6.5）。Junghanns[15] 认为是由于血管生成不足引起骨化缺乏导致的，尽管他的解释是基于椎体在软骨形成的早期阶段，包含有两个等份，由脊索鞘在腹背方向的延伸而分开，骨化中心同时出现在背侧和腹侧。因此两个软骨化中心融合的失败引起一侧骨化失败，进而导致半椎体。腹侧或背侧的半椎体被认为是由于继发于缺乏血管形成而引起的缺少骨化产生的。

尽管 Bardeen[16] 认为，两个软骨化中心被脊索鞘分开，在后面的研究中并没有确定性的描述 [7,17,18]。最近 Tanaka 和 Uhthoff[9,19] 更为细致的研究并没有找到任何支持 Junghanns 的证据。椎体被认为是由单一软骨结构形成的，无论椎体骨骼不全累及一半或者全部椎体，这些缺失在软骨化阶段就已形成，因此并非由于骨化失败所致。尽管形成障碍可能是生骨节细胞异常迁移引起的，但除了密度以外，并没有显示出任何形态学差异。现在认为形成缺陷因间充质细胞在再分割阶段的异常分化及生长所致。

椎体形成不全或形状异常会导致相邻椎体的代偿性生长。即使在畸形的椎体中，骨化中心仍以正常的椭圆形发育。因此，骨化中心形成之前，影像学无法完全确定其形状；但是，形状异常可以在更早的阶段识别出来 [19]。

分节障碍

分节障碍的机制也存在争议。Junghanns 对此未发表看法；Valentin 和 Putscher[20] 认为这是由于椎间盘在形成之后又被破坏所致；Ehrenhaft[21] 认为是由间充质柱的完全的软骨化所致；Overgaard[22] 认为这是归因于发育末期的退变性的变化；Tsou[23] 认为由纤维环钙化所致。Tanaka 和 Uhthoff[9] 描述了一例存在分节障碍的长约 70 mm 的胎儿，由于在软骨形成或之前出现椎间盘的发育不良所致。通常，细胞密集区域的间充质细胞在椎体的软骨化完成之后不久开始分化为成纤维细胞；因此，分节障碍是由于细胞密集区域的完全软骨化或完全缺如（图 6.6）。

Junghanns 强调了血管形成在椎骨发育异常的病因学中的重要性 [15]。尽管最近的研究表明发育缺陷的发生比他提出的阶段要早得多，他们证实了正常血液供应在其中所起的关键作用。椎体形成和分节畸形发生在间充质椎体柱再分节阶段，且与节间动脉的异常有关。毫无疑问，先天性异常和局部血液供应的减少甚至缺乏之间存在必然联系。

与脊索异常相关的畸形

关于脊索对椎体发育的影响一直有争议。Feller 和 Sternberg[14] 阐述了脊索相对于半椎体的一个曲率，并认为脊索导致了椎体的畸形。

Schmorl 和 Junghanns[24] 认为持续存在的脊索组织阻碍椎体的发育。Tanaka 和 Uhthoff[19] 报告了一个病例，存在脊索分叉却未发现任何畸形，节间动脉呈正常分布，表明脊索与椎体畸形并没有关系。

尽管大多数研究来源于胚胎的低节段椎体，但是，由异常发育的脊索导致的背部皮肤、中枢神经系统、脊柱以及已有大量证据证实的肠道组成一个集合。这些异常现象被 Bentley 和 Smith[5] 综合起来，称为脊索分裂综合征（图 6.7）。

Lereboullet[25] 描述了胚胎经过分割成为卵黄囊后被暴露于背侧的裂口中进而进行鱼卵的人工授精。Hertwig[26] 通过培育过成熟的青蛙卵制造了带有背侧裂隙的环形胚胎作为神经肠管的变异体。他称赞这些异常交流在联合的脊柱裂产生中的作用，并创造了"脊髓纵裂"这个词汇。关于联合脊柱裂的临床病例已被描述 [27-29]，Gruber 报道了脊柱缺陷伴发肠瘘的病例 [29]。Johnson[30] 和 Frazer[31] 都报告了人类胚胎中的脊索裂，而

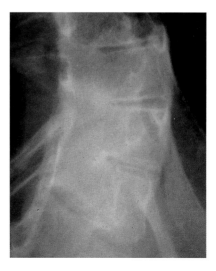

图 6.6　后前位 X 线片示单侧骨桥，因一侧骨分节不良所致。

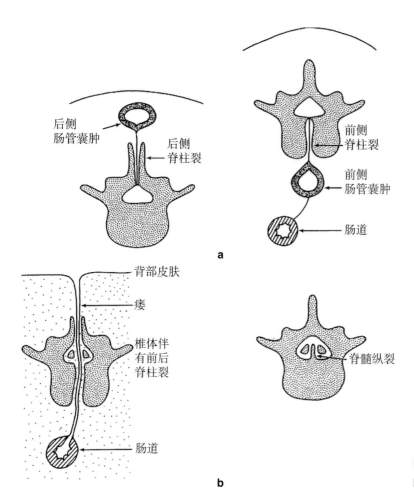

图 6.7 a、b.列举脊索分裂综合征所致的畸形。

Warkanay[5] 在哺乳动物胚胎的实验发现了类似于 Hertwig 的青蛙胚胎中的变化[26]。

根据 Bentley 和 Smith 的说法[5]，脊索的部分重复和分隔导致了卵黄囊的疝出及其与背侧外胚层的黏附。疝可能破裂形成瘘管，将后续形成的脊柱和脊髓分为两半。随后的生长发育会使瘘管得到不同程度的关闭或清除，这将决定最终的畸形程度。颅底、脊柱、中枢神经系统以及肠道的发育可能会受到影响。背侧的外胚层隔离可产生背侧上皮样囊肿和窦道，而卵黄囊的残余物可分化为具有肠道任何特征的任何组织或其他的胚胎衍生物，并形成以瘘管、窦道、憩室或囊肿等形式存在的肠道残留物。脊柱和肠道的差异性生长导致受影响区域的广泛分离，异常的肠道固定可能会导致失旋转。

当脊柱缺陷闭合不完全时，造成的脊柱异常程度可从轻微的宽椎体到完整的前后方的脊柱裂。轻微程度的前方脊柱裂在放射学上表现为蝴蝶椎（图 6.8）；更严重的损伤可能合并肠道或

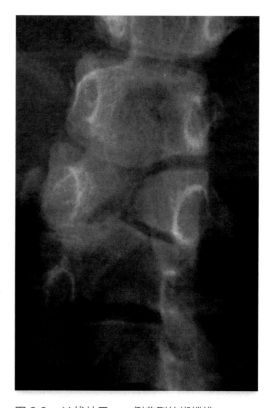

图 6.8 X 线片示：一例典型的蝴蝶椎。

皮肤组织损害。半脊椎可发生扭曲的个体化生长，内侧椎弓根融合形成以类似脊髓纵裂特征的骨刺。在所有这些畸形中，椎管均比正常宽，当脊柱裂开时，硬膜可能会向前或向后突出。当脊髓发生脊髓纵裂时，裂开的两等份各自被硬膜包绕。更常见的是脊髓分为左、右两半（脊髓纵裂症），其中任何一半的内侧均没有神经根。后侧脊柱裂最常见的变异类型是发生在发育后期的单独存在的异常现象。但前方以及后方脊柱裂者两种类型都可能在外层组织发生错构变化，比如：以脂肪瘤、血管瘤、区域性的多毛症或色素沉着、静脉窦或者皮肤凹陷等（图6.9）。

最近有人指出人类Notch信号通路基因的单倍体不足会导致这些问题，并且在小鼠模型中短期的妊娠缺氧会显著增加椎体缺损的外显率和严重程度[32]。

>> 6.2 先天性畸形的临床分型

先天性脊柱畸形是指出生时或出生前即存在的脊柱畸形。严格意义上讲这种表述并不准确，尽管大部分的畸形确定是先天性的，但其并不一定会导致脊柱畸形。有一些畸形即使可以导致脊柱畸形，也会在多年以后才表现出来。因此，如果只根据存在的椎体异常对先天性脊柱侧凸进行分类，在语法上有些不太准确。实际上，有两种基本类型的先天性脊柱异常可以导致脊柱畸形：先天性骨骼异常和先天性脊髓异常（脊髓发育不良）。

>> 6.3 先天性骨骼异常

导致先天性脊柱畸形的骨骼异常主要有两种类型：形成障碍型和分节障碍型。所形成的畸形类型完全取决于脊柱的哪一部分受累（侧方、前方或者后方）。因此，脊柱侧方的缺陷可导致侧凸畸形，脊柱前方的缺陷可导致后凸畸形，而脊柱后方的缺损则可导致前凸畸形。由于骨骼的异常和不对称生长往往发生在多个平面，所以单一方向的畸形并不常见。因此，从三维层面去理解先天性脊柱畸形的行为表现是非常必要的。此外，对于特发性脊柱侧凸发病机制的全面了解有助于

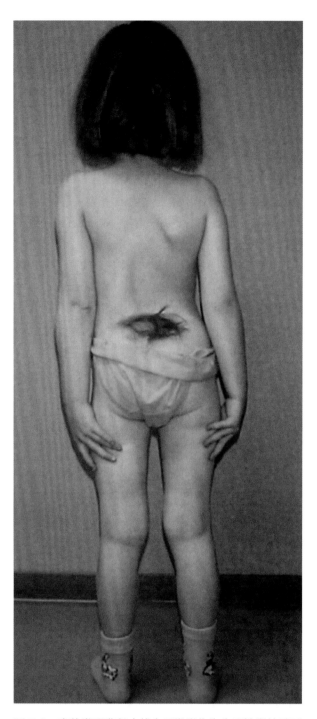

图6.9 查体发现背部中线有毛发常作为先天性脊柱畸形的伴随症状。

理解先天性畸形或其他类型畸形生长过程中畸形的变化（详见"3 脊柱畸形的病因学研究"）[33-36]。

脊柱前凸畸形比人们认识到的要更加常见，特别是在因分节障碍而导致脊柱后方生长受限的患者中。其在凹侧导致椎体旋转的动力机制与特发性脊柱侧凸类似。椎体后方结构的旋转往往指向凹侧，也可证实存在脊柱前凸畸形。此外，出

生以后畸形的不断进展可以导致很多严重的问题。胸廓的旋转合并胸廓前后径的缩短可能会导致严重的心肺功能障碍，这与早发性特发性脊柱侧凸类似。有趣的是，如果此类先天性前凸存在的区域可以抵抗旋转，如颈胸交接区域或上胸椎，这种旋转力量可以向下传递到胸椎，进而产生一个继发畸形。因此经常可以在一个貌似孤立的高位先天性骨骼畸形的下方看到一个伴发的类似特发性脊柱侧凸的侧弯。实际上这就是我们现实中所遇到的因先天性异常导致双平面的不对称性改变[36]（图 6.10）。

如果正中矢状面不对称所导致的是后凸畸形，则脊柱不会产生旋转。任何相关的冠状面不对称只能伴随此平面上椎体的不对称生长产生进展，这和在特发性脊柱侧凸中相比，所导致的侧

弯畸形要小很多。在不对称性后凸畸形中，棘突一定会位于中立位或指向侧弯的凸侧。

6.3.1 先天性脊柱侧凸

自然史

畸形的进展潜力不仅在特发性脊柱侧凸的发展中十分重要，在先天性脊柱畸形中也是如此。但是在后者中，又需要考虑不同类型的异常。总体上而言，大约 1/4 的患者畸形不会进展，1/4 患者的畸形会轻度进展（≤ 30°），另外一半患者的畸形则会表现出明显的进展（> 30°）。已经有很多关于未经治疗的先天性脊柱骨性异常病例的研究。大宗病例的报道往往来自较大的脊柱中心，例如来自 Minneapolis 的报道包括 234 例患者[37]，来自 Greenville 的报道包括 315 例患者[38]，来自 Edinburgh 的报道则包括 251 例患者[39]。形成障碍和分节障碍是两类最常见的先天性异常（图 6.4）。在形成障碍类型的患者中，一侧椎体的部分或全部未发育进而导致形成楔形椎或半椎体[40]。在后一种类型的患者中，分节障碍是指椎间盘和两侧的生长板的全部或部分未能正常形成，导致双侧分节障碍（阻滞椎）或单侧分节障碍（单侧骨桥），单侧分节障碍往往进展显著，可导致严重畸形[37,39]。这些异常在脊柱上的分布会导致不同类型的畸形，并影响其预后。

因此，侧弯的进展潜能取决于侧弯的类型、位置、畸形累及的脊柱范围以及其对椎体生长的影响（在婴幼儿期和青春期前或青春期生长高峰影响较大）。如果存在多发先天畸形，将来进展如何不确定，可以只是给予密切观察。图中所示的 1 岁婴儿侧弯为 33°，T4/T5 右侧可见骨桥，L1 ~ L3 左侧可能存在骨桥，同时伴发其他明显异常（图 6.11）。

自从 Kleinberg 第一次报道了存在单侧分节障碍的患者预后较差[41]，人们认识到多发单侧畸形是进展最为严重的类型[42]。这在多发分节障碍或形成障碍中均是如此[43,44]。其中恶性程度最高的畸形组合为单侧骨桥伴对侧半椎体，使得两侧畸形不断累积[38]（图 6.4）。相反地，相互平衡的畸形可以延缓进展[44]，比如一侧为半椎体，相邻的对侧也为半椎体（同分异构半椎体）。一般认为孤立的半椎体不会导致严重畸形，但对于完

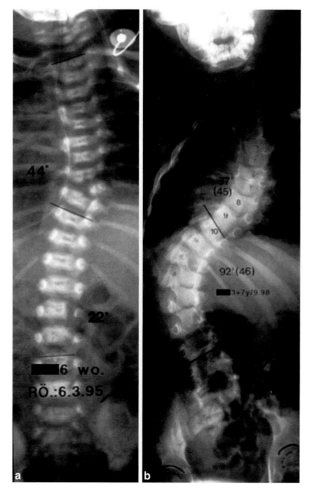

图 6.10 a. 脊柱后前位 X 线片提示存在 T8/T9 半椎体及上方的分节障碍。b.3 年后随访的 X 线片提示胸段先天异常导致下方出现了一个大的类似特发性脊柱侧凸的侧弯。

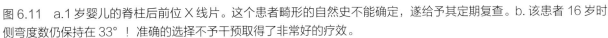

图 6.11　a.1 岁婴儿的脊柱后前位 X 线片。这个患者畸形的自然史不能确定，遂给予其定期复查。b. 该患者 16 岁时侧弯度数仍保持在 33°！准确的选择不予干预取得了非常好的疗效。

全非嵌合的半椎体[37,39,40] 或位于腰段或腰骶段的半椎体则并非如此，这些半椎体可以导致躯干失平衡。若不早期进行治疗，此类畸形将变得很难处理（图 6.10 和图 6.12）。

先天性脊柱侧凸中最常见的类型为单侧分节障碍型，之后分别为半椎体畸形、单侧骨桥伴对侧半椎体、阻滞椎。最少见的类型为楔形椎[39]。这些畸形的进展潜能按照降序排列依次为单侧骨桥伴对侧半椎体、单纯骨桥、半椎体畸形、楔形椎以及阻滞椎[39]。相比于男孩，女孩的患病率较高，畸形进展潜能更大。当畸形位于下胸椎或胸腰段时，进展较为明显；相反，当畸形位于上胸椎时，畸形进展最不明显[37,39,40]。在生长过程中，一旦畸形开始进展，则不会自行停止。出生之后即表现出的畸形预后较差。在青春期前、青春期的生长高峰中，各种类型的进展性畸形均易于加重、恶化。然而，大约 1/3 的患者都伴有多发畸形，难以进行分类[37,39,40]（图 6.13）。

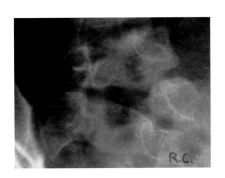

图 6.12　典型的腰骶段半椎体，即刻导致上方出现一个凸向左侧的侧弯。

冠状面上的不对称生长被认为是决定畸形进展潜能的最重要因素[37,39,40]。显而易见的是，存在骨桥的一侧不会继续生长，但是在半椎体的凹侧仍可获得部分生长，但这是导致前种畸形预后较差的唯一原因吗？此外，人们已经充分认识到影像学上表现相似的畸形的临床表现并非完全一致[44]。正如特发性脊柱侧凸畸形一样，必须从包

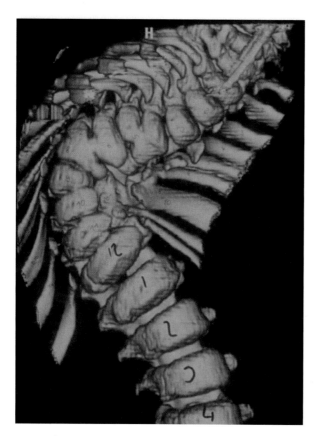

图6.13　CT三维重建可以清晰地显示多发先天性畸形。T9为半椎体，上方存在两个阻滞椎，同时在畸形顶点的凹侧，可清楚地看到肋骨的融合，提示在半椎体的对侧存在分节障碍。

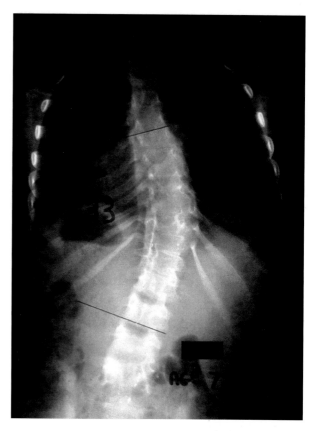

图6.14　脊柱后前位X线提示T11~L1的左侧后方可见斑块影。由于肋骨起源于椎体的肋突部分，椎体的分节障碍并不会伴发肋骨融合。

括正中矢状面在内的三维层面评估脊柱畸形的情况，以充分了解畸形的进展潜能。尽管在冠状面上对先天性脊柱侧凸畸形已经有了全面的分类和观测，我们需认识到矢状面的生物力学效应也是十分关键的。

矢状面的重要意义

自从有学者观察到分节障碍相关的畸形进展潜能大，人们开始逐渐认识到矢状面的重要性。脊柱的分节障碍可以同时存在于脊柱的前方和后方。确实经常可以在影像学上看到脊柱后方存在团块影（图6.14），特别是在年龄较大、骨化程度高的儿童中。如果为单侧的分节障碍，冠状面畸形会因为同时存在的后方的栓系而更加明显，这与特发性脊柱侧凸中导致畸形的双平面机制类似[36]。脊柱向一个方向持续旋转，伴随后方结构朝向侧弯凹侧旋转（旋转一致性），这种现象仅仅出现在旋转的前凸畸形中。受累节段越多，畸形的程度也越重，会导致更严重的旋转。因此，

导致影像学上类似的患者畸形进展情况不一致的原因并非冠状面上生长的差异[44]，更主要的是旋转程度不同导致后方的栓系效果是否显著。

相反地，形成障碍畸形并不倾向于使后方结构产生栓系效应，因此主要表现为冠状面上畸形的进展，较少伴有旋转，进展潜能不是特别显著。众所周知，如果形成障碍对侧伴有分节障碍（图6.13），由此产生的两个平面上的不对称性会促进畸形出现明显的旋转加重[37,39,41]。

理论上，双侧的分节障碍不会导致侧凸畸形[37]，但是有时也会出现一个侧凸，这完全取决于矢状面的情况。出生前，两个或多个椎体的融合会导致无法形成正常的矢状面轮廓，相应区域也会变得僵硬。在胸椎，正常的后凸轮廓是十分必要的，可以将脊柱的旋转轴维持在椎体的前方，进而避免椎体出现旋转[36]。当存在阻滞椎时，旋转轴将向后移位，同时阻滞效应在冠状面上并不是完全对称的，这会导致阻滞的方向不稳定性，

继而产生旋转性的侧前凸畸形，这与特发性脊柱侧凸畸形类似。因此经常会遇到看似明显的特发性畸形，但是有一个椎间盘间隙消失或无法辨认，这可以认为是一种"先天特发性脊柱侧凸"，尽管这样的说法在语法上可能不是特别准确（图6.15）。如果融合的区域位于颈胸交界区，局部结构可对抗旋转，旋转的力量就会沿着脊柱向下传导，这种情况经常在 Klippel-Feil 综合征中出现。

胸椎不仅是进展性畸形最常见的部位，也是畸形最容易进展加重的部位。来自 Minneapolis 的系列病例中，28 个胸弯中 17 个胸弯出现进展，最大可达 93°[37]。来自 Edinburgh 的系列病例中，半椎体畸形伴发骨桥也是在胸椎最多见，其中 18

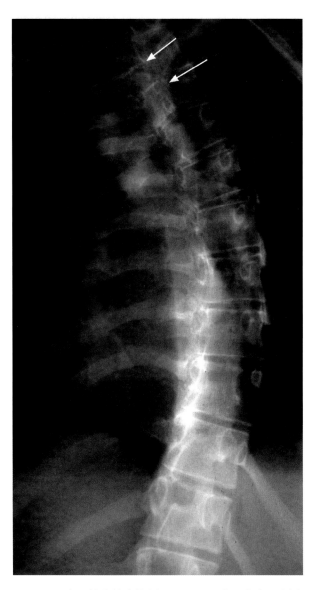

图 6.15　先天特发性脊柱侧凸。T3/T4 水平存在双侧分节障碍（箭头），导致下方出现一个特发性类型的侧弯。

个位于胸椎，10 个位于胸腰段。半椎体畸形则在腰段及腰骶段最常见，其中 19 个位于腰椎，12 个位于腰骶段。为什么会有如此多的未经治疗的先天性畸形病例可以进行研究？和特发性脊柱侧凸中椎体的生长可能是正常的这一点不同，应用包括石膏、石膏加支具或单纯支具等非手术方式治疗先天性脊柱畸形的效果不佳。后路原位融合的疗效不确切，反而经常会因栓系效应阻碍脊柱后方骨质生长，在矢状面导致前凸畸形。

1986 年，McMaster 报道了 104 例因半椎体导致侧凸畸形的患者，其中共有 154 个半椎体，65% 为完全分节的半椎体，22% 为部分分节的半椎体，12% 为嵌合型半椎体[40]。同样，女性患者约为男性的 2 倍。这 100 多个骨骼未发育成熟患者的平均随访时间为 5 年。完全分节的半椎体平均分布于脊柱的各个区域，左右两侧数目基本一致。这些半椎体大多数呈现为三角形，上下椎间隙正常。相邻椎体的形态基本正常，在生长发育过程中有轻度的楔形变。

34 个部分分节不良的半椎体主要分布在腰椎，多为单发畸形。由于骨化的持续进展，有些半椎体在 1～2 岁时才表现为部分分节障碍。

McMaster 总结认为嵌合型半椎体和部分分节的半椎体可以不需要治疗。根据半椎体所在的位置和数目，完全分节的半椎体需要治疗，且治疗的目的在于阻止过度生长侧的生长。当然，进行融合是他所处的时代唯一能采取的手术方式[40]。

椎体前方轻度的脊柱裂可以导致椎体呈现出蝴蝶椎样的形态（见图 6.8）。

越来越多的患者被推荐去进行产前超声筛查以明确有无半椎体畸形（图 6.16）。Wax 等报道了 19 例胎儿在平均孕期 20 周时通过超声筛查诊断为半椎体畸形。其中，伴有其他畸形的胎儿多为综合征患者，影响预后[45]，这部分胎儿经常出现早产，且存在生长受限或较高致残率。

治疗

从欧洲中世纪（黑暗时代，公元 500—1000年）起，Milwaukee 支具就已被用于先天性脊柱侧凸的非手术治疗，当然结果并不成功[46]。之后不久，脊柱融合术开始用于治疗 5 岁以下的先天性脊柱畸形患者[47]。从 20 世纪 70 年代后期到 80 年代早期，这些医学中心所采取的唯一手术

6

6

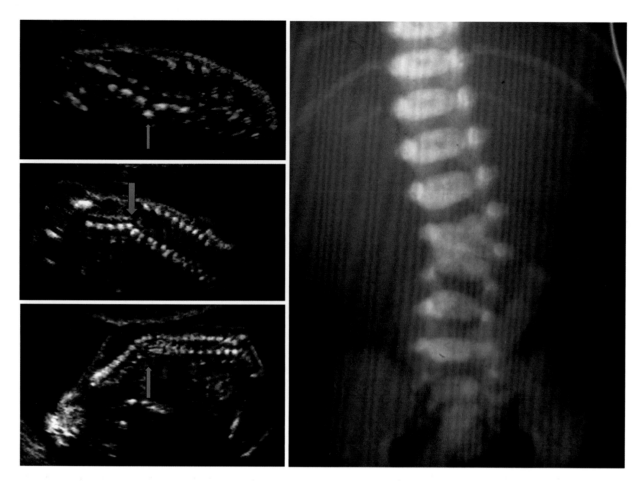

图 6.16 产前超声检查显示存在一个半椎体畸形（特别感谢 Dr. Mike Weston, Consultant Radiologist, the Leeds Hospitals）。

方式为大范围的后路原位融合术，以阻止畸形继续加重。后路原位融合术仅仅尝试将脊柱进行融合，对已有畸形没有任何矫正，反而可能会因为后方结构的栓系效应导致畸形进一步进展[48,49]。这类似于对于马蹄内翻足进行后方融合。这种术式的支持者们认为，早期脊柱融合术对于某些难治性脊柱畸形可以取得令人满意的效果[47]，并对 Leatherman 和 Roaf 认为融合会导致后方栓系，进而促进畸形进展的说法进行了反驳[48,49]（见图 3.16）。因此，早期进行尽可能大范围的后路原位融合成为了当时所有医生在治疗此类畸形时所追求的目标，甚至现在仍被某些中心视为金标准。

在 20 世纪 50 年代，来自英格兰奥斯沃斯特里的骨科巨擘 Robert Roaf 提出了通过阻滞单侧脊柱的生长来治疗进展性脊柱侧凸的理念。他在 1960 年报道的 180 例患者中大部分为特发性侧弯，其中有少数的先天性畸形病例[49]。Roaf 主要的治疗目标是"尽可能纠正畸形并恢复正常外

观"。正如他在文章中所写到的："多年来我一直致力于通过抑制凸侧的生长来控制畸形进展。在这之前的很多年，我尝试通过后路脊柱融合术来控制畸形，但并没有成功，主要有两个原因。第一，针对伴有旋转的侧前凸，常规的后路融合范围在侧凸的凹侧，这种后方的栓系进一步抑制了凹侧生长，甚至可促进畸形加重；第二，融合范围内的新生骨和儿童的骨骼一样具有可塑性，因此畸形力量较大时这些新生骨也将发生弯曲[49]。"脊柱畸形外科医生如果想要理解矢状面的重要性，必须要认真阅读 Roaf 的文章。令人失望甚至恼怒的是，Roaf 如此重要的工作成果并没有在国际上被人们广泛知晓。

随后，Roaf 将前后路凸侧生长阻滞技术进行了有机地结合。当然，这取决于侧弯凹侧是否具有生长潜力而并非一定是先天性脊柱侧凸。虽然畸形改善程度不是十分显著，但他的大多数患者畸形都有所改善，最多者改善可达 20°[49]。这

个结果远优于后路原位融合，因为后者不会有任何侧弯的改善。

阻止脊柱凸侧前方生长的理念很快流行开来。1981 年，Winter 报道了应用前后路单侧脊柱融合术治疗 10 例儿童患者，2 例患者的畸形改善，其余患者的畸形停止继续进展[50]。Winter 及同事后续又报道了使用前后路单侧脊柱融合术及单侧骨骺阻滞术治疗 13 例进展性先天性脊柱侧凸[51]。最终，他们认为早期双侧后路融合术并不是万能的灵丹妙药，而且效果参差不齐。有时它能够阻止侧弯进展，而有时尽管侧弯融合充分，随着躯干生长也会逐渐进展，坚硬的融合块在生长应力的作用下发生弯曲，这与 Roaf 的预测一致[49]。全部患者的侧弯进展都发生了不同程度的改变，其中 2 例有改善迹象，但需要更长时间的随访。

正如 Roaf 所发现的那样，部分患者仅有单纯的侧凸，而没有明显前凸[36]，其脊柱畸形仅存在于冠状面，因此可以通过阻止凸侧的生长，允许凹侧继续生长，进而矫正侧弯。这些结果并不可信，仅有少数的中心仍在效仿[52]。

与此同时，Andrew 和 Piggott 回顾了 Roaf 研究的长期效果[53]，发现结果并不令人满意。这可能是由于 Roaf 治疗的大部分患者为婴儿型进展性特发性脊柱侧前凸，而非单一的半椎体畸形。待到生长阻滞的效果开始显现时，旋转性前凸所造成的生物力学效应已经控制了整体畸形[36]。

先天性畸形与特发性畸形的根本性区别在于柔韧性不同。由于侧凸顶椎区域椎体形态的不对称变化，先天性脊柱侧凸在早期就较为僵硬，内固定矫形可以利用的柔韧性有限。因此，手术的主要目的在于处理侧凸顶椎区域。对于半椎体畸形，切除半椎体就可以达到目的。如果合并有分节障碍，则需要在顶椎区域做楔形截骨。正如 Leatherman 所明确指出的[54]，如果已有较长的继发弯，则整个结构弯都需要矫形和固定（见图 6.10）。因此需要在远近端出现继发弯之前进行手术。出于这种考虑，早期行半椎体切除术成为了最佳选择。

Royle[55]、Compere[56]、Von Lackum 与 Smith[57] 和 Wiles[58] 等所做出的开创性贡献已得到认可，但最重要的进展则要归功于来自利物浦的 Roaf[59] 以及来自肯塔基州的 Leatherman[48]。在当时，

Roaf 和 Leatherman 对于结构性脊柱侧凸的三维本质理解的最为透彻。对于僵硬性侧弯，Roaf 表示"在顶椎区域做楔形截骨是解决此类问题的合理方法"（图 4.10、图 6.17 和图 6.18），并将这种手术方式与高弓足矫形术进行类比。与之前的报道有所不同，例如 Royle 切除多余半椎体的手术过程相对简单，而 Roaf 的方法是在顶椎区域做楔形截骨，可以用于治疗任何病因的僵硬畸形。然而，就像 Roaf 之前的文章一样，由于没有得到广泛传播，这一研究成果再次被当时主流的脊柱侧凸研究者们忽视了。显然，这是另一篇必须阅读的文章，特别是对准备实施截骨手术的脊柱畸形外科医生而言。

凝聚着 Leatherman 毕生工作的文章没有被 *American Journal of Bone and Joint Surgery* 杂志接受（编委会应对此做出解释）。这位杰出人士的开创性工作转投至 *British Journal of Bone and Joint Surgery* 杂志后便被愉快地接收了，而且还被 James 教授［时任英国骨科医师协会（B.O.A.）主席］选中作为 1977 年在利物浦召开英国骨科医师协会年会的开幕论文。

遗憾的是，由于当时尚无内固定器械，Roaf

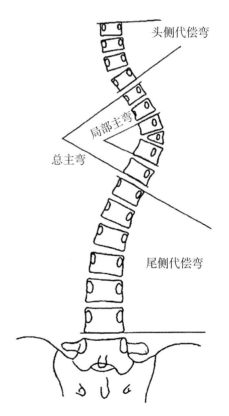

图 6.17 示意图：顶椎为半椎体，重点是局部侧弯。

只能应用石膏背心来闭合楔形截骨间隙。尽管如此，依然获得了很好的矫形效果。在他那篇经典论文中展示了一个病例，侧弯由70°矫正至10°，着实令人惊叹不已。全部16例患者均没有并发症。当然，Roaf的椎体切除是不完整的，在凹侧残留有约1/3的椎体。这一部分可以作为铰链，避免脊柱截骨部位在矫形时和使用石膏支具之前处于完全不稳定状态。由于是楔形截骨，因此该技术不仅可以用于单发半椎体的治疗，也可用于治疗其他畸形。此外，闭合楔形截骨术可以避免使脊髓受到不必要的牵拉。

当时，香港的Hodgson在前路脊柱融合治疗脊柱结核方面积累了丰富的经验[60]，他随后将目光转向僵硬性脊柱侧凸的矫正。他倾向于使用张开－楔形截骨技术，但这会对顶椎区域的脊髓造成牵拉，导致无法接受的瘫痪[61]。在南非，George Dommisse为68例患者实施了Hodgson介绍的环周截骨术，其中有4例患者术后出现截瘫[62]。与此同时，在肯塔基州的路易威尔，Leatherman已经成功进行了多年的前路椎体切除术[48]。与Roaf介绍的方法不同，Leatherman实施的是完整的楔形切除。但在当时除了U形钉，没有其他更加可靠的金属器械可用于闭合楔形截骨间隙。随着Harrington固定器械，尤其是Harrington加压系统的引入，Leatherman有了闭合楔形截骨间隙并进行牢固固定的方法（图6.19）。他在1979

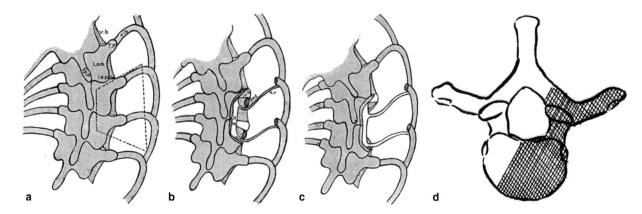

图6.18　a. Roaf手术第一步：切除椎板、横突和两根肋骨的椎体端。b. 显露脊髓、神经根、椎体及椎间盘。c. 切除椎体的大部分、椎间盘及椎弓根。d. 横断面显示椎体切除的部分［经允许引自the British Editorial Society of Bone and Joint Surgery, Roaf R. Wedge Resection for Scoliosis. J Bone Joint Surg (Br) 1955; 1:97 - 101］。

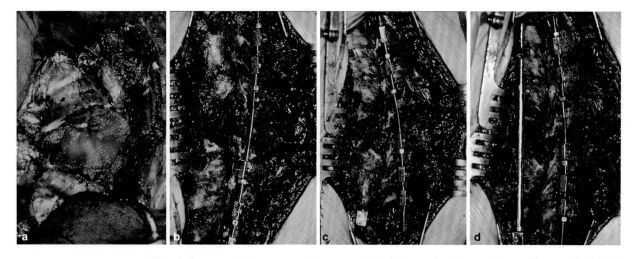

图6.19　Leatherman的楔形截骨法。a. 在前方进行楔形截骨，只保留凹侧的椎弓根和小关节；使用止血材料填充截骨间隙。b. 后方的楔形截骨部分包括凹侧的小关节和椎弓根，并在凸侧置入加压器械。c. 使用加压器械闭合楔形截骨间隙。d. 凹侧置入撑开棒辅助矫形并保持稳定。最后一步，应用大量自体髂骨进行后外侧植骨融合术。

年报道了应用前后路联合楔形截骨法治疗 67 例僵硬脊柱侧弯患者，效果显著[54]。图 6.20 和图 6.21 展示了 Leatherman 的智慧和才华。

当时治疗此类畸形的主流方法是进行单纯后路原位融合，Leatherman 这一革命性的创新由于其治疗方式过于激进且有潜在的风险，很快就招

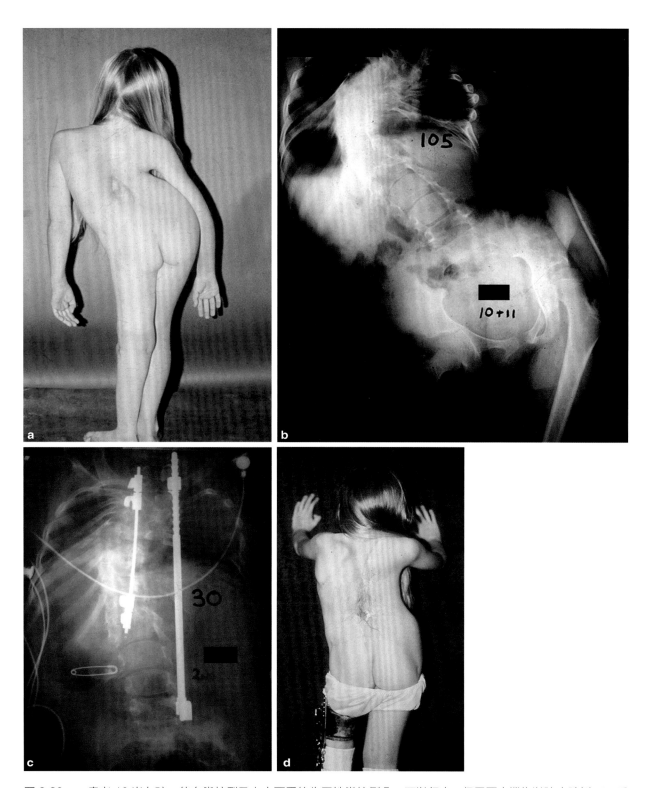

图 6.20　a. 患者 10 岁女孩，伴有脊柱裂及上方严重的先天性脊柱侧凸，可以行走，但需要支撑物以防止跌倒。b. 后前位 X 线显示混合畸形及骨盆倾斜共同导致严重的先天性脊柱侧凸。c. 后前位 X 线显示通过楔形截骨获得了非常好的矫形，也十分安全。d. 脊柱平衡良好，没有骨盆倾斜。

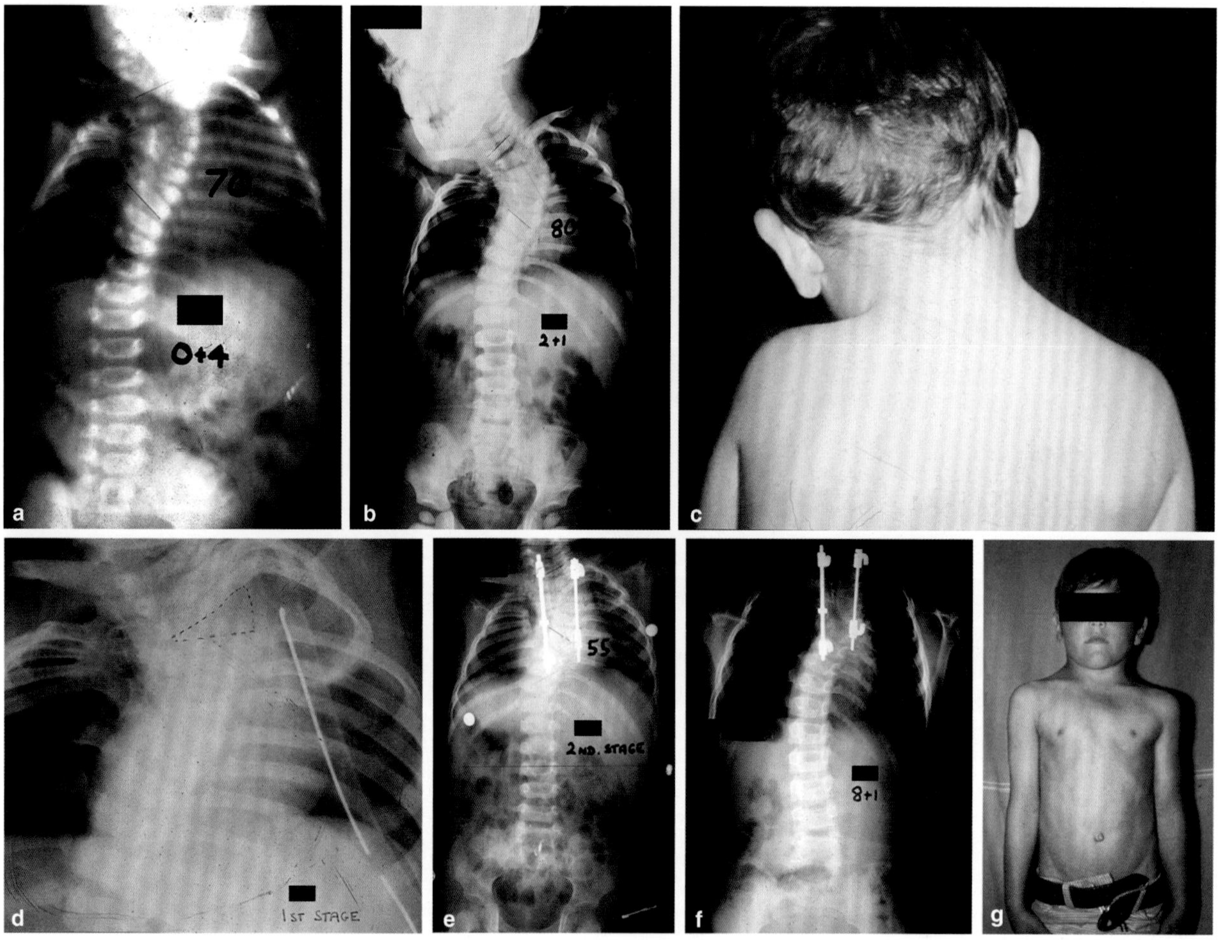

图 6.21　a. 4 个月婴儿，由于存在一侧骨桥合并对侧半椎体，导致严重的右侧上胸段先天性脊柱侧凸。b. 由于没有接受任何治疗，2 岁时畸形显著加重。c. 背面观提示小男孩有严重畸形。d. 一期高位开胸前路楔形截骨术后。e. 二期手术后侧凸及脊柱平衡改善良好。f. 8 岁时，后前位 X 线提示融合确切，矫形维持良好。g. 8 岁时，患者头、颈及躯干平衡良好。在 20 世纪 60 年代后期，没有其他人做过类似的手术。

致了不合时宜的指责。Leatherman 将他的手术步骤分为一期前路和二期后路两个阶段，中间相隔 1～2 周。他认为一期进行前后路手术对于患者和医生双方来说都负担过重。但不久之后就有了一期前后路截骨手术的报道[63]。Leatherman 的手术方式多应用在度数较为严重的先天性侧凸畸形患者中，这一方面是因为早年间转诊患者较少，另一面是因为多数患者在前期曾接受过后路原位融合术。相比于其他医生，Leatherman 很早就认识到孤立性半椎体的自然史是不可预测的，可以导致严重的持续性进展的畸形[64]（图 6.10）。因此，在 Leatherman 报道的 60 例患者中，接受手术治疗患者的最低年龄为 2 岁 3 个月，体现了 Leatherman 对尽早切除半椎体以"改变脊柱生长中致畸力量"的理解，这正是他毕生工作的写照。

应用前后路联合进行楔形截骨，可以采用经胸、经腹或胸腹联合入路。不久之后，就有应用单纯后路切除半椎体的报道[65-67]。Nakamura 在 1984 年开始进行后路楔形截骨术，他使用 Harrington 器械，特别是像 Leatherman 那样的加压固定系统来闭合截骨间隙[66]。患者的年龄也偏大。在 Karlsbad，我们自己的目标是在 2 岁以内进行后路半椎体切除，以避免由半椎体发育所造成的继发损害。我们从 1991 年开始实践这一令人兴奋的想法[68]。2002 年，J.H. 报道了 21 例连续的半椎体病例，全部接受后路半椎体切除、椎弓根螺钉固定以及短节段融合，患者的平均年龄接近 6 岁，最小的为 1 岁 2 个月。全部患者都获得了显著的矫形效果，矫形率超过 60%，Cobb 角可减小至约 15°（图 6.22）。

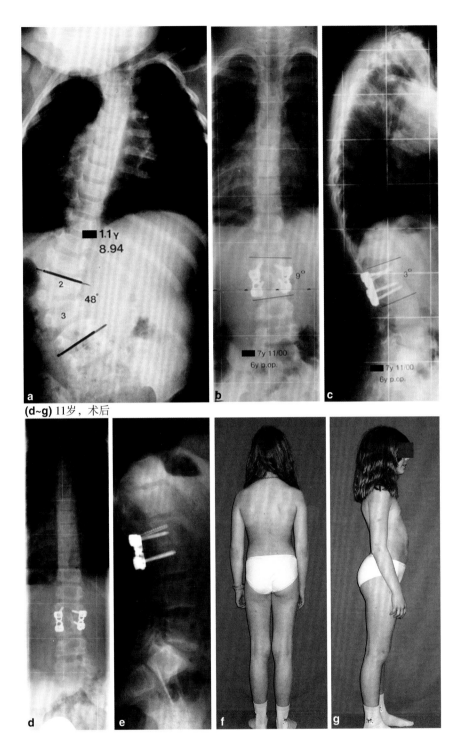

(d~g) 11岁，术后

图 6.22 a. 14 个月大的女孩术前 X 线提示有完全分节的半椎体，侧凸为 48°。b. 半椎体切除、椎弓根螺钉联合颈椎钢板固定术后，冠状面畸形几乎完全矫正。c. 矢状面观。d～g.11 岁时，矫形维持良好，外观上没有明显畸形。

随着此类临床经验的增长，首先需要确认在婴幼儿患者身上应用椎弓根螺钉的可行性。该手术的重要步骤是仅在畸形的原发部位进行短节段固定和融合。在 1～2 岁患者中使用椎弓根螺钉固定时需要考虑两个重要问题：一是这个年龄段患者胸椎和腰椎的椎弓根是否有足够的空间进行置钉？最合适的螺钉直径是多少[69]？二是螺钉的置入是否会造成椎体发育迟滞或是椎管狭窄？

通过 Ferree 的研究[70]，我们对儿童椎弓根的形态特征有了一定了解。在他的研究中，年龄最小的儿童为 3 岁，并且只观察了腰椎的椎弓根。Zindrick 研究了未成熟脊柱的解剖标本，并观察了 T1～L5 椎体的椎弓根形态，但其中最年轻的病例也为 3 岁[71]。Ferree 的研究显示腰椎椎弓根的直径为 6～12 mm, Zindrick 的报道为 3～8 mm。在我们报道的前 19 例使用椎弓根螺钉的 1～2 岁患者中，前 11 例患者联合应用了适用于颈椎的小钢板和棒系统（图 6.22）。在 1998 年，我们研发了一种新的螺钉 – 棒系统，并且用于接下来的 8 例患者。这些直径为 3.5 mm 和 3 mm 的多轴钛合金螺钉（婴幼儿型 Moss-Miami）可理想地适用于小儿患者的胸腰椎椎弓根（图 6.23）。

应用该内固定系统的患者都没有发生神经系统并发症。所有患者均接受单节段融合术。与邻近椎体相比，长期随访结果显示固定节段椎体无明显生长迟缓，CT 扫描也未见明确的椎管狭窄 [69]（图 6.24 和图 6.25）。

随后我们报道了 28 例行后路半椎体切除、椎弓根螺钉固定的儿童患者，年龄在 1～6 岁之间，其中胸段 12 例，胸腰段 12 例，腰段 4 例 [72]。8 例患者伴有单侧骨桥，切除半椎体后予以打断骨桥（图 6.26）。全部患者没有发生神经系统并发症，影像学检查提示没有椎弓根发育迟缓及椎管狭窄。2 例合并有严重假性后凸的患者因凸侧椎弓根负荷过大导致内固定断裂，需要临时延长一个节段的固定。2 例患者需要再次手术：1

例因手术部位骨桥形成，1 例因半椎体切除部位出现了新骨块。经过 3.5 年的随访，所有患者均取得了良好的临床效果，Cobb 角从 45° 减少至 13°。完全矫正局部畸形，并进行短节段固定融合可允许未受影响的脊柱节段正常生长 [72]。

其他学者尝试通过不同方式对半椎体畸形进行早期治疗。2005 年，来自 Boston 的研究团队报道了使用小尺寸的内固定进行短节段固定融合治疗 18 例 8 岁以下先天性脊柱畸形患者，至少 3 年的随访结果显示矫形效果良好 [73]。这种术式与中国学者 Xu 所报道的类似 [74]，均采用前后路联合入路完成。

Garrido 等采用的是前路短节段固定融合与后路凸侧非固定融合技术 [75]。Elsabaie 等使用前路一期部分椎体切除联合内固定术治疗了 12 例平均年龄 < 3 岁的患者，侧弯角度从 48° 减少至 17° [76]。中国南京的学者 Yu 报道了 27 例平均年龄为 5.5 岁患者，也显示出一期后路半椎体切除、椎弓根螺钉固定的优势，但是这些患者的平均固定节段多于 4 个 [77]。随后，中国广州的学

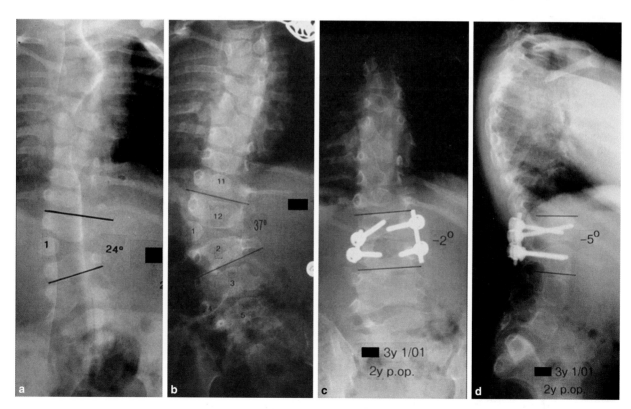

图 6.23　婴幼儿型 Moss-Miami 内固定系统。a、b. 3 个月大的婴儿合并多发先天性脊柱畸形，胸段脊柱平衡良好，中腰段存在完全分节的半椎体，在第 1 年内进展迅速。c、d. 半椎体切除、椎弓根螺钉 – 棒系统内固定术后 2 年［经允许引自 Lippincott WW. Spine 2002; Vol 27(10):116 – 1123, Figure 4, p. 1121］。

(b~e) 椎弓根生长

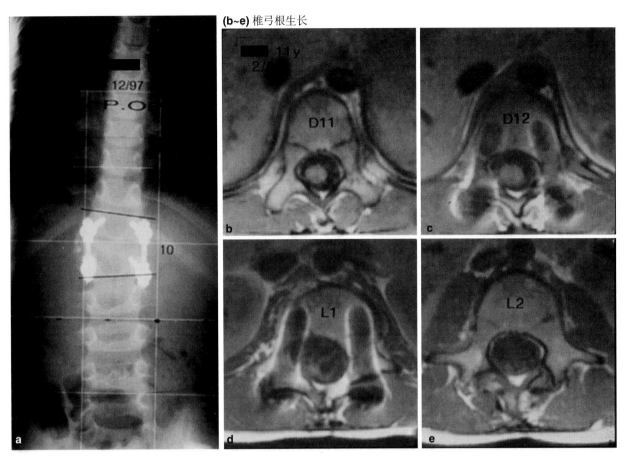

图 6.24　a. T12/L1 半椎体切除术后。b ～ e. 11 年后 MRI 横断面提示中央椎管大小正常，没有脊髓受压表现（经允许引自 Lippincott WW. Spine 2002;Vol 17:1791 - 1799, Figures 5 and 7）。

6

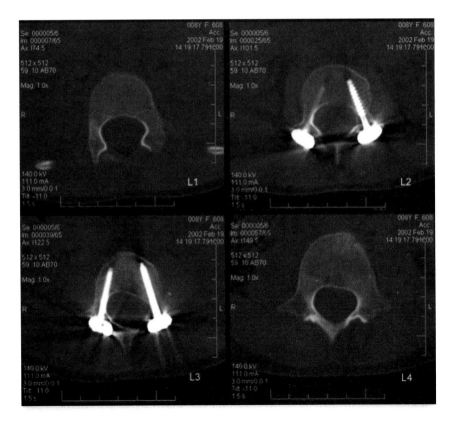

图 6.25　L2/L3 半椎体切除术后 8 年，CT 横断面提示椎弓根及椎体发育正常。

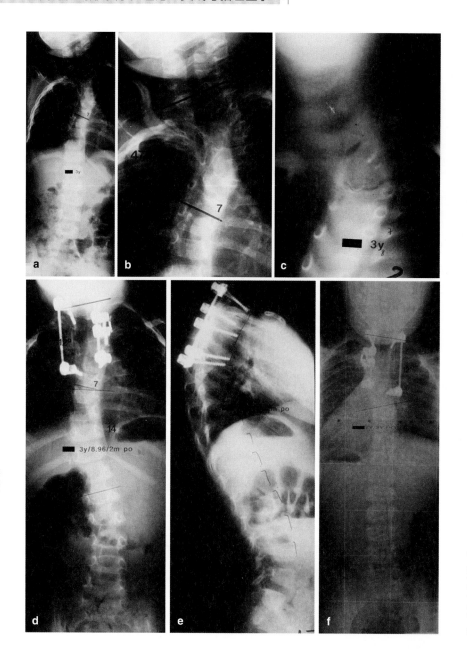

图 6.26　a～c. 3 岁女孩，两个半椎体合并对侧骨桥，通常预后较差。d、e. 半椎体切除及对侧骨桥切段术后获得良好矫形效果。f. 术后 4 年，矫形效果维持良好，融合牢固。

者 Peng 报道了通过单侧后方入路应用单侧棒和椎弓根螺钉治疗 10 例＜ 5 岁的患者，经过 3.5 年的随访，节段侧凸矫形率为 63%（图 4.10 和图 6.17）。这种手术被认为具有创伤小、简单及安全的优点[78]。

2009 年，Lenke 等报道了 2000—2005 年间使用单纯后路全脊椎切除术治疗的 35 例先天性脊柱侧凸或后凸病例，取得了"令人惊叹的影像学及临床矫正效果"[79]。他们认为手术过程中使用脊髓监测是十分必要的，有 2 例术中出现监测信号的短暂异常，经过"及时的外科操作干预"，信号恢复至正常水平。Lenke 所报道的这组患者分为几种不同的类型，包括严重的侧凸及后凸，

患者的平均年龄超过 10 岁，不是非常年轻的患者。

随后，在 2011 年，Yasnay 等针对三种不同的手术方式进行了一项多中心研究[80]。他们将半椎体切除联合内固定融合术、不切除半椎体仅进行内固定融合术、单侧骨骺阻滞术或原位融合术进行比较。研究共纳入 76 例患者，平均年龄为 8 岁，进行半椎体切除内固定融合组的患者年龄最小（平均年龄为 5 岁），但矫形效果最好（矫形率为 73%）。神经相关并发症的发生率也较高，最终所有患者的神经功能完全康复。此外，由内固定相关的并发症导致翻修手术的发生率也较高。

2009 年，我们发表了 41 例平均年龄为 3.5 岁

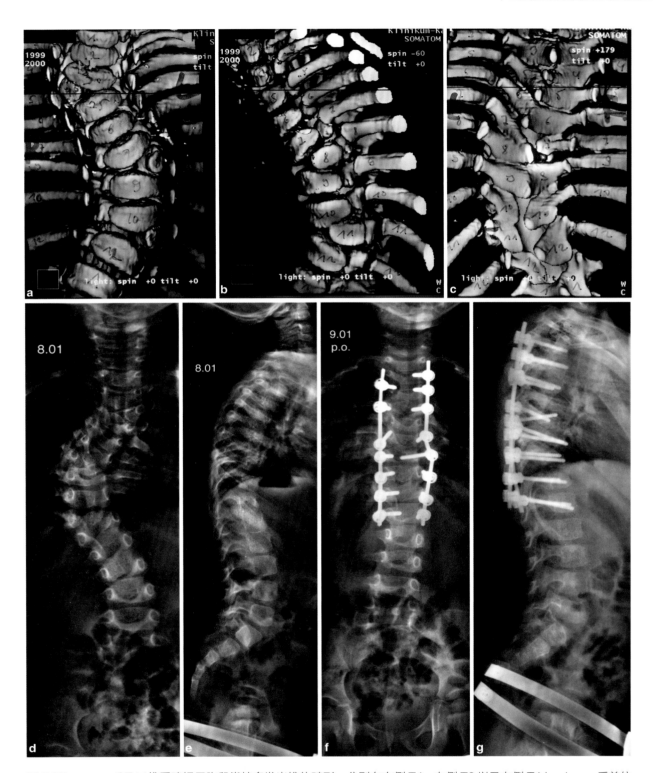

图 6.27　a～c. CT 三维重建提示胸段脊柱多发半椎体畸形，分别在右侧 T4、左侧 T8 以及左侧 T11。d、 e. 后前位及侧位 X 线提示 80° 左胸弯合并明显旋转（注意肋骨的不对称）。同时需注意侧位相上顶点存在局部前凸。f、 g. 半椎体切除、内固定后的后前位以及侧位 X 线，冠状位上显示脊柱基本矫直，侧位上显示重建胸椎生理性后凸。

的患者的治疗经验，平均随访时间超过 6 年。第 1 组中的 28 名儿童仅存在半椎体畸形，接受了后路半椎体切除及椎弓根螺钉固定术。第 2 组的 13 名儿童存在半椎体及对侧的骨桥，需进行半椎体切除加骨桥或融合肋骨处的截骨。第 1 组的主弯（节段侧凸）由术前的 36° 减少至术后的 7°，第 2 组的初始侧凸角度更大，由术前的 70° 减少至术后的 23°[81]。

6

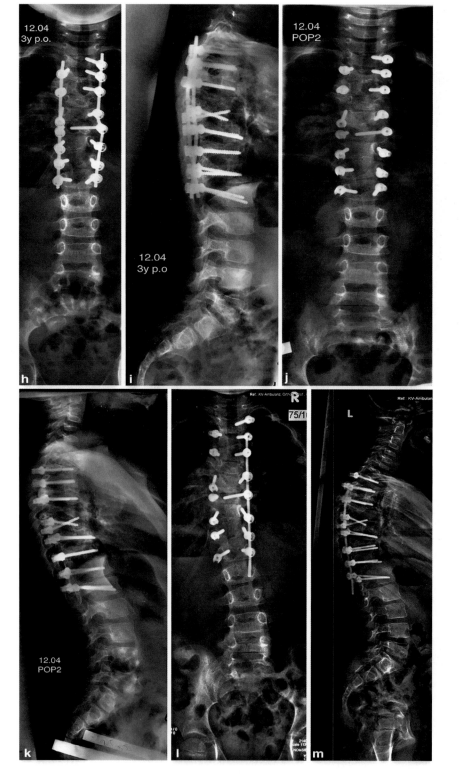

图 6.27（续） h、i. 术后 3 年的后前位及侧位 X 线片提示术后即刻重建的胸椎生理性后凸已发展为胸椎前凸畸形。后方的内固定限制脊柱后方的生长，脊柱前方的生长则在继续。j、k. 内固定棒取出，保留椎弓根螺钉术后的后前位及侧位 X 线片。l、m. 再次置入右侧内固定棒控制冠状面畸形，侧位 X 线片提示重建正常胸后凸。

　　由此可见，单纯后路顶椎区域楔形截骨联合椎弓根螺钉固定不仅可以用于孤立半椎体的治疗，还可用于伴发凹侧骨桥形成（图 6.26）或多发半椎体（图 6.27）等复杂畸形的治疗。下面这个病例说明了进行后路固定后关注矢状面的重要性。我们通常只融合存在先天性畸形的区域，通过在上下几个相邻节段进行后路固定以控制冠状面的畸形。后路内固定可以阻止脊柱后方结构的生长，但脊柱前方的持续生长会导致出现胸椎前凸畸形，进而影响冠状面的矫形效果。此外，如

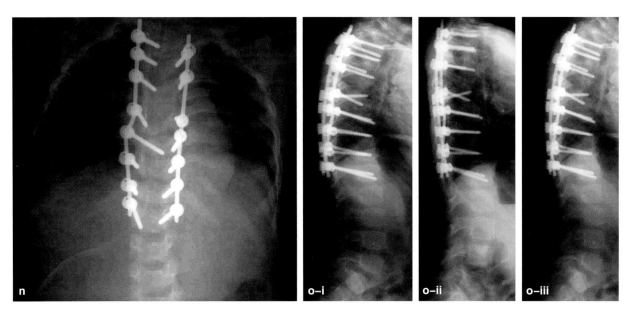

图6.27（续） n. 再次置入左侧内固定棒后的后前位 X 线片。o. 系列的侧位 X 线片显示初次术后的胸后凸，紧接着进展为明显的胸前凸，最后为重建后的正常胸后凸。

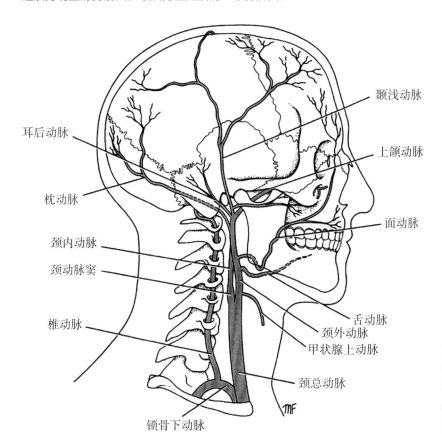

图6.28 血管解剖（经允许引自 Clinical Anatomy, 7th edition, Ed Snell RS, Lippincott, Williams and Wilkins, 2004, Figure 11.12, p. 737）。

果没有发现前凸，会对患者的外观造成类似剃刀背一样的不良影响。对已融合的先天性畸形区域上下的结构性侧凸生长的控制至关重要，尤其是在青春期前或青春期生长发育高峰阶段。在这个时期平稳度过后，整个结构性侧弯都需要行最终

融合，否则会出现活动性畸形和坚强内固定并存的局面，最终会导致内固定断裂或松动。因此，这些患者必须随访至脊柱发育成熟。

需要重申的是，早期顶椎截骨的重要理念是在原发部位出现局部侧凸或脊柱其他区域产生继

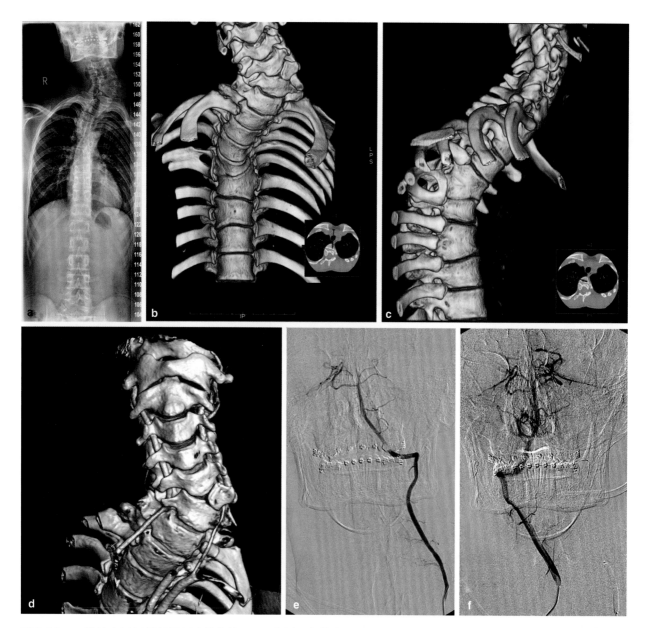

图 6.29　a. 脊柱全长 X 线片提示半椎体位于 C6 左侧。胸椎中上段也有异常。b. 上段脊柱后前位 CT 三维重建清晰地显示位于 C6 左侧的半椎体。c. 侧位 CT 三维重建显示上段胸椎中有 2 个椎体存在融合造成后凸畸形。d. 前后冠状位 CT 动脉造影重建提示椎动脉在 C6 进入横突孔，但 C7 也有受累，特别是在左侧。e. 将球囊导管插入左侧椎动脉，并在其与右侧椎动脉汇合为基底动脉前将其阻断。f. 在阻断左侧椎动脉的同时，向右侧椎动脉导管内注射造影剂，造影剂显示大脑有充足的血液供应。同时查看患者的临床症状并进行脊髓监测（SCPs 及 MEPs）。因此我们可以明确知道如果损伤左侧椎动脉是否会给这个患者造成大的损害。

发侧凸之前去除致畸力量（图 6.10 和图 6.14）。因此，很多畸形可以在患者年幼的时候通过单节段的脊柱融合予以矫正，进而避免其继续进展为复杂畸形，而不应该尝试进行等待和观察。

　　位于颈段或颈胸段的先天性畸形如需手术干预，需要我们给予特别关注。应通过各种影像学检查来明确骨骼畸形的形态。此外，先天性骨骼

畸形往往伴随着先天性血管发育畸形，特别是椎动脉。图 6.28 显示了颈根部以上正常的动脉解剖。椎动脉通常起源于锁骨下动脉的第 1 部分，然后从 C6 向上穿过各个横突孔。然而，椎动脉可在 C4、C5 或 C7 处进入横突孔。椎动脉也可能起源于颈总动脉而非锁骨下动脉。所以术前进行血管造影或动脉造影以确定动脉的走行是十分

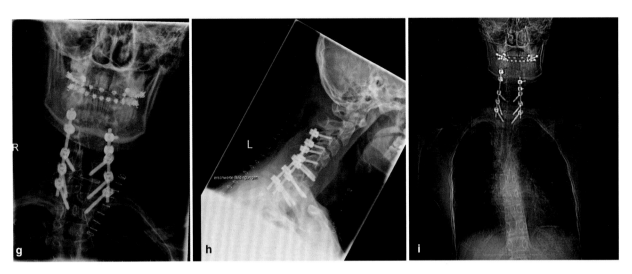

图 6.29（续）　g、h. 半椎体切除、内固定融合术后的前后位及侧位 X 线。i. 术后脊柱从长节段 X 线提示矫形效果良好，脊柱冠状位平衡良好，胸椎中上段后凸并不明显，不需要手术矫正。

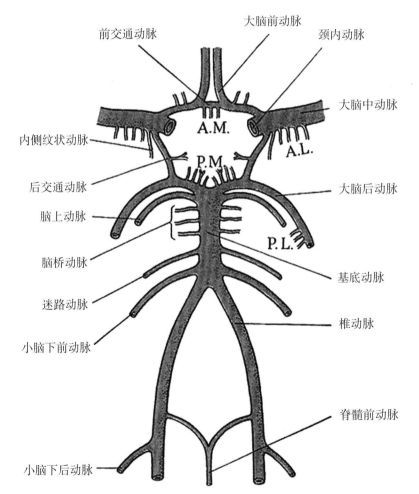

图 6.30　Willis 环［经允许引自 Gray's anatomy. Williams PL, Warwick R, Dyson M, Bannister LH (eds). Churchill Livingstone, Edinburgh 1989: Fig 6.84a p748］。

必要的（图 6.29）。此外，要预计到术中存在损伤椎动脉的风险，因此术前必须明确对侧的椎动脉能否保证大脑的血液供应。可以通过双侧颈动脉阻断试验予以明确。将导管插入一侧椎动脉并打开导管尖端的球囊，暂时阻断血运，观察 5 ～ 10 分钟，明确患者有无神经功能障碍，以了解对侧椎动脉是否能保证大脑足够的血液供应（图 6.30）。如果没有提前进行类似的阻断试验，则不应尝试进行颈部或颈胸段半椎体切除手术。只有在完成这一检查后，才能有把握地进行椎体切除术。

　　本章的后续部分将介绍常见的伴有先天性脊柱异常的疾病或综合征。Marshall-Smith 综合征是一种包括过度生长、骨骼成熟过快、面部畸形、呼吸困难和一定程度的精神运动发育迟缓的综合

征，统称为伴有结缔组织异常的骨软骨发育不良。这种综合征在 1971 年被首次报道[82]，在这之后约有 50 例儿童和成人被诊断为该疾病，其致病基因是 NF1X。图中的小女孩被诊断为 Marshall-Smith 综合征合并先天性脊柱畸形（图 6.31）。影像学显示在胸椎中上段存在严重的先天性脊柱侧凸。由于存在严重的椎体旋转，导致前后位和

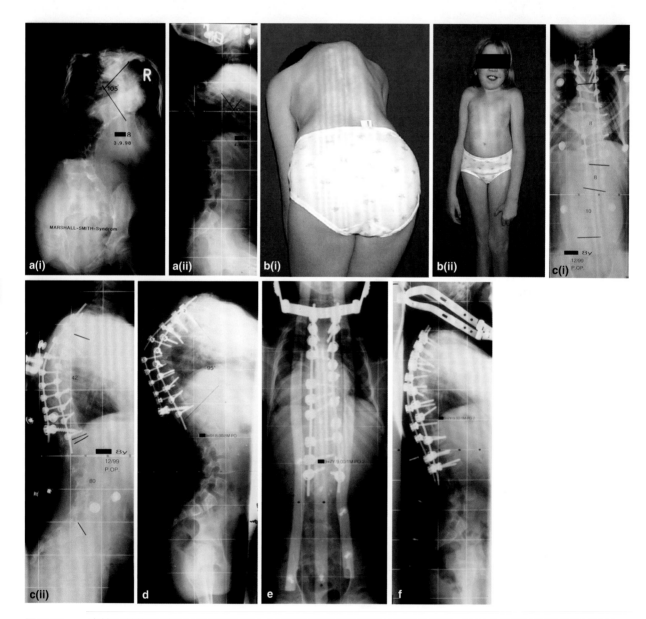

图 6.31　a. 脊柱后前位及侧位 X 线提示胸椎中上段存在严重的先天脊柱侧前凸畸形。这是由典型的严重旋转导致的一个较大的假性后凸畸形。b. 此类畸形的临床外观，可以看到躯干明显短缩。c. 行经椎弓根截骨术后矫形效果良好。d. 术后 8 个月 X 线提示相对较为纤细的内固定在应力作用下发生断裂。e、f. 应用较大型号的内固定翻修术后的后前位及侧位 X 线片，术后使用 CTLSO 支具进行支持保护。

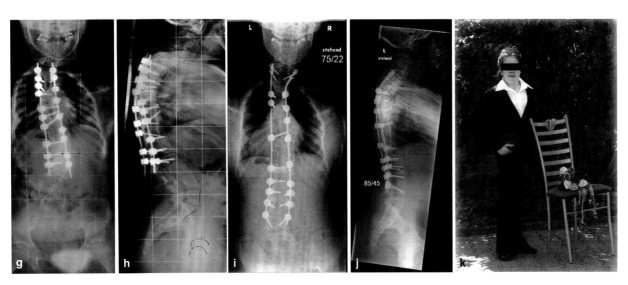

图6.31（续） g、h. 术后5年的后前位及侧位X线片提示矫形维持良好，侧位相上显示固定节段上方脊柱出现后凸畸形。i、j. 后前位及侧位X线片提示向上延长内固定节段以矫正后凸畸形。k. 一位自信满满的年轻女性。

侧位相上 Cobb 角基本一致（详见"3 脊柱畸形的病因学研究"），外观上也有明显的畸形。采用后路经椎弓根截骨及内固定术治疗后矫形效果良好。遗憾的是，由于后路内固定在矢状面上的拉直效应，固定节段上方的脊柱出现了后凸畸形，因此需要向上延伸固定节段。

>> 6.4 手术实践要点

这部分内容将介绍后路半椎体切除术以及椎弓根螺钉内固定相关的手术技术[81]。

6.4.1 术前准备

术前需要进行精确的影像学检查。为确定半椎体及相邻脊椎的形状、位置、椎弓根周围的解剖以及脊椎的后方结构等，需要进行局部聚焦显像、CT、三维 CT 重建及断层显像等检查，这些检查同时也可提供椎体或者肋骨分节不良相关信息。此外，术前 MRI 检查则可帮助确认脊髓是否正常。

6.4.2 手术技术

半椎体切除术
显露半椎体及其相邻脊椎节段的脊柱（图

6.32）。仔细显露手术涉及节段的后方结构，包括椎板、横突、小关节以及凸侧的肋骨头（畸形位于胸椎时）（图 6.32a）。腰椎的椎弓根螺钉进钉点通常选在横突的底部与上关节突外侧缘的交点。胸椎椎弓根螺钉进钉点在横突上缘与关节突下外侧缘稍外侧的交点。使用细针标记半椎体相邻椎体的进钉点（图 6.32b），同时使用术中前后位 X 线透视确认其位置（图 6.32c）。理想钉道的细针的尖端应指向椎弓根卵圆形影像的中心稍偏外。此后，进钉点处的骨质由锋利的开路椎或者钻头打开，再以 2 mm 钻头经椎弓根钻入椎体内。钻孔的方向在腰椎为垂直，在胸椎为向尾端倾斜约 10°，横向角为 10°～15°。以克氏针标记这些钉道，使用经术中透视进一步确认其位置。此后使用丝攻将钉道攻好螺纹，并置入直径 3.5 mm 螺钉（图 6.33）。

切除半椎体后方结构（包括椎板、横突、小关节以及椎弓根后部结构）。显露半椎体周围的脊髓及神经根。在胸弯凸侧切除肋骨头及横突后，可显露半椎体的侧方及前方结构（图 6.34）。在胸椎需保持显露范围在胸腔内及胸膜外间隙，而在腰椎则需保持在腹膜后间隙。

半椎体残余的椎弓根及椎体等结构经显微镜下操作切除（图 6.35～图 6.37）。切除邻近半椎

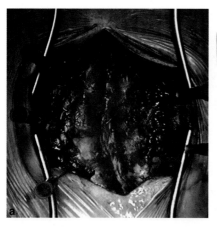
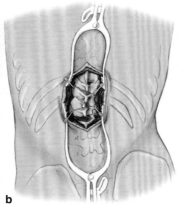
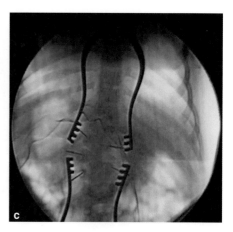

图 6.32　a～c.暴露半椎体及相邻的椎体（a），同时显露椎弓根（b、c）。

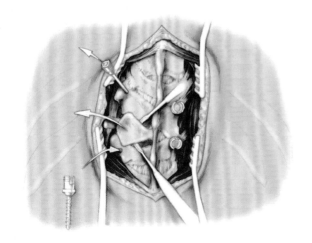

图 6.33　置入螺钉并且切除半椎体后方结构。

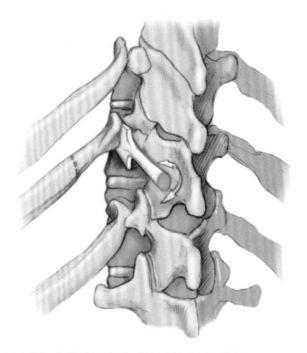

图 6.34　切除肋骨头后可显露半椎体侧方结构。

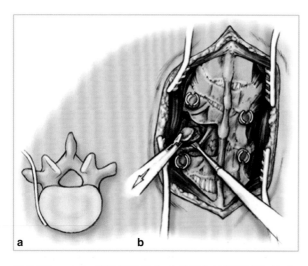

图 6.35　a、b.切除椎弓根（a）并置入神经根拉钩（b）。

体的椎间盘并且仔细分离终板上的软组织及软骨等直到渗血的骨面为止（图 6.38）。切除椎间盘时需要经椎间隙直接分离到对侧；若对侧存在分节不良，应予以切除、松解（图 6.39）。

　　之后完成内固定连接，进一步在凸侧进行加压操作直至半椎体切除后间隙在直视下完全闭合（图 6.40 和图 6.41）。如仍有微小截骨间隙残留，可以使用骨松质进行填塞。如果存在真性后凸畸形，即半椎体位置偏后而不是偏侧方，那么使用钛网进行前柱重建以作为支点而获得生理前凸（图 6.42）。在单个半椎体畸形的病例中，无需额外其他操作。

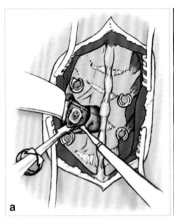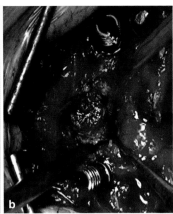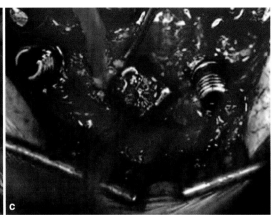

图 6.36　a～c. 半椎体椎体切除。

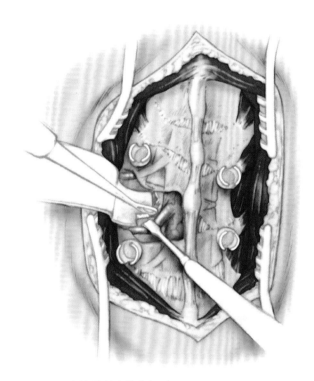

图 6.37　半椎体前方结构切除。

通常情况下，加压闭合截骨间隙时不需要巨大的力量。但如的确需要，尤其是在明显的后凸畸形病例中，我们可临时多固定 1～2 个节段从而避免椎弓根负荷过重而导致骨折。如果矫形需要增强固定，延长固定的内固定物可以永久留在患者体内。然而一般情况下，首次手术的 3 个月后，内固定节段可缩短至单节段，以使得额外固定的关节重新获得活动度。

所有以上手术操作均需在严密的脊髓电生理监测下进行。

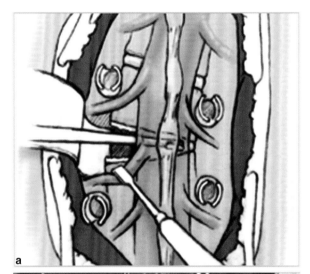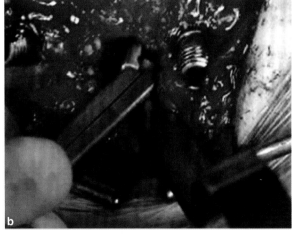

图 6.38　a、b. 切除相邻的椎间盘。

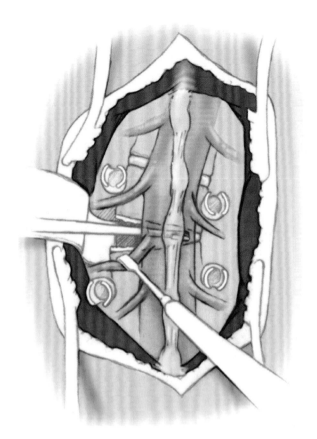

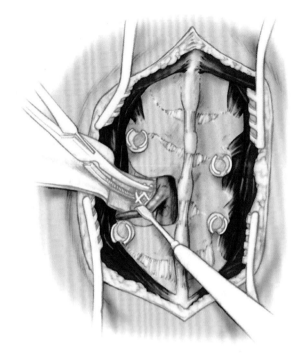

图6.42　在严重后凸畸形的病例中需要使用结构性植骨块或钛网进行前柱支撑。

图6.39　分离凹侧椎间隙。

6

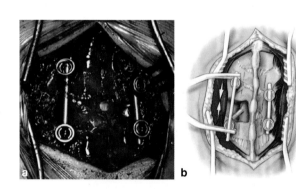

图6.40　a、b. 将内固定棒与螺钉相连。

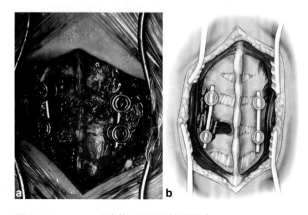

图6.41　a、b. 凸侧加压及后外侧融合。

>> 6.5　先天性脊柱后凸

先天性脊柱后凸畸形和其他类型的脊柱后凸畸形一样具有旋转稳定性，这是因为脊柱旋转的轴线位于脊柱前方；因此脊柱后凸畸形与持续进展的旋转畸形——脊柱侧凸并无关联。如果脊柱后凸畸形进展不对称，偏向左侧或右侧，则会在冠状位X线片上看到轻度的脊柱侧凸畸形。但棘突仍位于中央（不会旋转）或指向弯曲的凸面，就像休门病一样（详见"5　休门病"）。因此先天性脊柱后凸并不被看作是严重的畸形，除非十分严重导致外观丑陋或有截瘫的风险——而这常出现在椎体形成障碍所造成的脊柱后凸畸形中（图6.43），并不会出现在仅由于分节不良造成的脊柱后凸畸形中（图6.44）。后者通常会造成腰痛，可能是由于代偿出现的极度增大的腰前凸所致。这主要是因为分节不良造成的畸形角度相对较小，而背侧半椎体有造成局部脊柱不稳的倾向。由于背侧半椎体造成的脊柱后凸每年仅以7°的速度进展[87]，因此后方椎体对前方脊髓的压迫进展相对缓慢，脊髓能够随着时间的迁移逐渐适应并在很长一段时间内维持正常功能。故对于先天性脊柱畸形发生时间长短的考量是十分重要的。当我

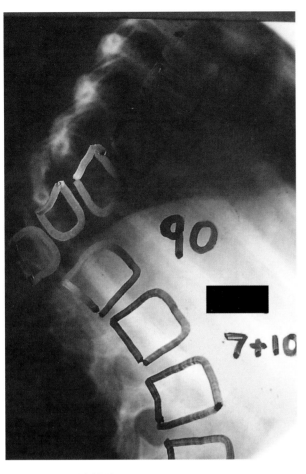

图 6.43　背侧半椎体。

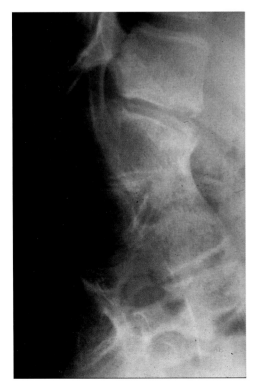

图 6.44　椎体前方分节不良，后方半椎体形成。

们对严重后凸畸形进行脊髓前方解压时，看到脊髓被限制在极小的空间内，看起来好像被压缩成薄薄的一层组织，甚至无法看清楚其全部形态，但仍能够行使神经功能，着实令人十分惊讶。因此，对这类患者进行反复的神经系统检查是极其重要的，即使微小的症状变化也极具重要的临床意义。

有 20% 背侧半椎体的患者会出现截瘫的症状[87,88]，这些症状通常出现在身体快速生长的青春期。上胸段或胸腰段背侧半椎体的患者出现神经系统症状的风险较大。局部脊柱的稳定性需要引起特别关注，当出现椎体前方分节不良时虽然会导致持续进展的脊柱后凸，但由于脊柱前方有力的支撑，这类患者并不会发生截瘫[90]。而与之相反，椎体形成障碍所造成的后凸畸形则不具备这样的结构优势，因此常常会导致椎体半脱位（图 6.43），甚至局部脊椎滑脱[90-92]。虽然极为严重的先天性后凸畸形病例并不常见，但这类患者可能会在出生时即表现出神经系统症状[92-94]。因此，不应忽视维持脊柱稳定的重要性，椎体不稳定是导致背侧半椎体的患者出现神经系统症状的重要因素。

6.5.1　自然病程

Von Rokitansk 被认为是 19 世纪最早描述先天性脊柱后凸畸形的医生[95]，虽然也有很多欧洲医生曾用不同的语言报道过此类疾病，但在当时脊柱后凸主要是由于结核所致，而非先天性因素。将近 100 多年前，Grieg 在爱丁堡医学杂志上曾描述一例先天性 T1 椎体形成障碍的病例[84]。Von Schrick 提出了椎体形成障碍及椎体分节不良导致脊柱后凸的区别[96]。此后，爱丁堡的 James 于 1955 年总结了 21 位先天性脊柱后凸畸形的患者，其中大多数患者后凸畸形出现在脊柱胸腰段交界处，其余患者后凸畸形则出现在上胸段[85]。其中有 5 位患者出现截瘫，并建议尽早予以后方融合术。

位于明尼阿波利斯[87]和爱丁堡[97]的两家大型脊柱畸形诊治中心总结了足够多先天性后凸畸形病例，极具临床价值。1973 年[87]，Winter 总结了 130 例先天性脊柱后凸患者，排除了有明显肋骨隆起以及侧凸明显大于后凸的患者 68 位患者是单纯的后凸畸形，而 62 位患者是侧后凸畸形。对于其他脊柱畸形，女性的发病率几乎是男性的两倍，这与其他重要先天畸形男女发病率差异一致。需要指出的是，从胚胎病理学角度来分析，椎体形成障碍是发生在软骨雏形期而非骨化期。在胚胎发育时，形成障碍的椎体越多，脊柱后凸畸形就越严重。椎体形成障碍是先天性后凸畸形最为常见的原因。Winter 报道的 130 位患者中，有 86 位患者均是由于椎体形成障碍所导致的先天性后凸畸形。同时合并有侧凸畸形的患者，也大多数是由于椎体形成障碍所致；椎体分节不良所致的畸形并不会导致冠状面的不对称。仍然有一些先天性脊柱侧凸的病例并不能被精确地分类。Winter 建议先天性脊柱后凸应根据 Von Shrick 的分型 [96] 分为三型：Ⅰ 型，先天性椎体形成障碍；Ⅱ 型，先天性椎体分节不良；Ⅲ 型，混合型。在 86 例 Ⅰ 型病例中，超过一半的病例畸形出现胸腰段，其他的病例畸形则大多出现在胸腰段以上。在 19 例 Ⅱ 型病例中，大多数病例的畸形同样也是出现在胸腰段。Winter 将先天性后凸分为三类：持续进展型、严重畸形型和轻度畸形型。持续进展型通常是角状畸形，并且会快速进展。截瘫仅会出现在持续进展型的患者身上。如果尚未出现截瘫，则在青春期前的生长阶段则极有可能发生截瘫。1999 年，McMaster 报道了 112 位就诊于爱

丁堡的先天后凸畸形或侧后凸畸形患者 [97]。他们同样运用了 Von Shrick 的分型系统：其中 2/3 的患者后凸畸形出现在胸腰段，并且畸形最快速的进展同样发生在青春期之前的快速生长阶段。

McMaster 的分型系统加以图表释意对理解不同类型畸形的几何结构极有帮助（图 6.45）。在 68 例椎体形成障碍所致的畸形中，有一半是位于侧后象限的单一半椎体，4 例患者是位于后方的单一半椎体，15 例患者是蝴蝶椎畸形。24 例椎体分节不良所致的畸形中，15 例患者是椎体前方分节不良，9 例患者是椎体前侧方分节不良。

侧后方半椎体是由于前部及一侧椎体形成障碍所导致的，侧后部分的骨块与位于后方的椎弓根及椎弓连在一起，而这个骨块的大小可以小到完全缺如，大到一侧长度与前纵韧带宽度相一致。10 岁以前，患者后凸畸形通常以每年以 2.5° 进展，10 岁以后进展速度会翻倍。在 McMaster 的研究中，有 1 位患者出现轻度截瘫，有 5 位患者出现截瘫，其中只有 1 位患者对手术治疗无效。因此，脊髓减压术必须在进展早期进行。

在 8 例后方半椎体的患者中，1 例 40° 后凸畸形的患者，伴有 T11 椎体向前的半脱位，造成

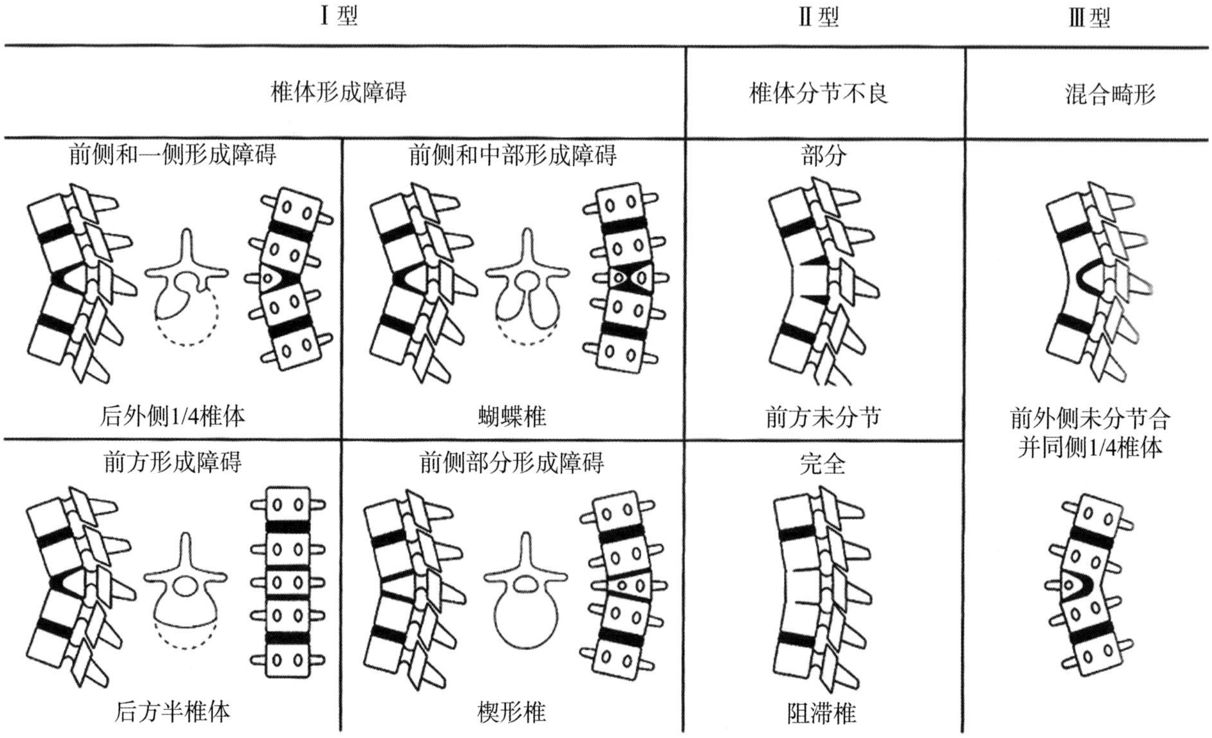

图 6.45　Ⅰ 型先天性后凸畸形是由于椎体形成障碍所致，Ⅱ 型先天性后凸畸形是由于椎体分节不良所致，Ⅲ 型先天性后凸畸形是由于混合性障碍所致。

了 T11 椎体和 T12 椎体的"刺刀样"畸形。此类畸形可被称为先天性脊椎脱位。有 4 例患者存在 2 个相邻节段的半椎体畸形，其中有 1 例患者发生截瘫，手术治疗后截瘫缓解。

有 15 例患者是蝴蝶椎畸形（图 6.8）；蝴蝶椎畸形是部分或全部前部及中部椎体形成障碍，并形成楔形缺如，导致两侧侧后方骨块与椎弓相连，中间形成了矢状裂。这类畸形都出现在胸腰段交界处。其中 10 例患者仅存在后凸畸形，他们在 10 岁之前后凸以每年 1.5° 进展。

在 24 例 II 型畸形的患者中，既有脊柱后凸畸形，也有侧后凸畸形。这些患者平均有 3.5 个分节不良的椎体。

112 例患者中，有 11 例患者出现了持续进展的下肢轻度截瘫；这其中有 7 例患者存在单一侧后方半椎体，或上下相邻的两个侧后象限半椎体，抑或上下相邻的两个后方半椎体，也有 4 例畸形难以被分型[97]。神经系统症状恶化通常出现在 8～11 岁之间。因此，一旦诊断成立，应立即予以半椎体切除术（图 6.46）。

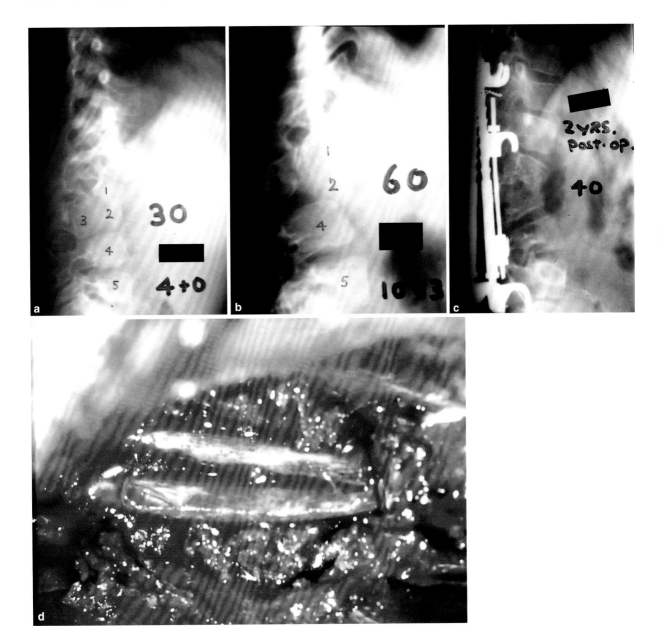

图 6.46　a. 这是一患者 4 岁时腰椎侧位相，可见 L3 背侧半椎体畸形，导致 30° 脊柱后凸畸形。b. 10 岁时患者后凸畸形增加至 60°，并出现了上运动神经元症状。c. 予以半椎体切除后的侧位 X 线片，可见前方支撑植骨，后方金属内固定物。d. 描述了结构性支撑植骨块的形态。只有一块结构性植骨块是承重的，周围同时采用自体髂骨进行增强植骨。

Winter 首次提出了后方半椎体与脊柱不稳定性之间的重要关系[87]，1998 年 Weinstein 报道了两例不典型先天性脊柱后凸畸形[98]，均是由于一个发育不全的椎体凸入了椎管内。该畸形节段的脊椎后方结构正常，而椎弓根发育相对较短，所以导致了椎体凸入椎管内。第一例患者是一个 18 天的婴儿，出生时即发现心血管系统畸形，同时在胸腰椎区域可扪及一个骨性凸起。15 个月时，由于 L2 脊椎椎弓根较短导致椎管狭窄，被建议手术治疗。此后不久，患者接受了前后路联合融合手术（前路融合节段较短，后路融合节段较长）。5 岁半时，患者脊柱后凸角度从之前的 25° 降至 15°，脊柱结构稳定、外观良好，而且也没有任何神经系统症状。第二个病例与第一个病例基本相似，只是后凸畸形是由于 L1 发育不良所致，且予以前后路分期手术。

爱丁堡的 McMaster 报道了 5 名平均年龄为 1.5 岁的节段性脊椎半脱位伴发育性胸腰段脊柱后凸的患者[99]。他认为这些患者的脊柱后凸畸形继发于局部不稳定所致的椎体前方楔形变，因此更像是由于后天发育所致而非先天畸形。他建议用"小儿发育性胸腰段脊柱后凸伴脊柱节段性半脱位"命名此类畸形，目的是用来与未经治疗的先天性脊柱畸形相鉴别。这种发育性后凸畸形同样具有导致神经功能受损的风险。Dubousset[100]将椎体前部形成障碍分为 I 型和 II 型，后一种表现为错位的椎管和一台阶状的畸形，导致在冠状面上出现刺刀式的外观，和 Weinstein 的病例类似。然而 McMaster 的病例与 Weinstein 的病例并不一样，并没有发现因为椎弓根较短所致的节段性椎管狭窄，单纯的后路关节融合术即可以矫治此类畸形。Weinstein 之后也报道了 7 例因腰椎发育不全所导致的胸腰段后凸畸形可不经手术治疗自发矫正[101]。

尽管我们过去应用骨骺阻滞技术成功地治疗了先天性脊柱后凸畸形，但我们更倾向于通过半椎体切除，脊髓充分解压以及短节段融合的方法治疗先天性脊柱后凸畸形，这样的治疗方法效果更加确切、可靠。

不幸的是，早期可被发现的单一背侧半椎体患者并不常见，对于晚期因多个半椎体所导致的复杂先天性脊柱后凸畸形，若畸形出现在颈胸交界段或上胸段则治疗上更为棘手。这样严重的畸形同样需要通过半椎体切除、前柱支撑（置入钛网或植骨）辅以后方脊柱固定以充分解除脊髓前方的压迫（图 6.47）。对于没有导致严重畸形的孤立半椎体，可直接采用前入路切除半椎体。然而，对于存在不止一个半椎体且造成严重脊柱后凸畸形的患者，显然直接前方入路是无法彻底切除的，但仍可以通过高位胸椎横突切除术合并第 1、第 3 肋骨切除术来使脊髓减压。可以先从一侧显露脊柱，之后向脊柱前方小心显露以及游离，以避免在截骨过程中伤及重要的血管。事实上，这些血管通常位于侧弯凹侧，有助于从凸侧进行分离。图 6.47 中的病例就是脊髓被前方半椎体严重压迫的一个很好的例子。手术时，最为重要的步骤便是将椎弓根螺钉置入到正确位置。先行横突肋骨切除术，横突切除的数量需与肋骨切除的数量一致，之后切除半椎体以对脊髓前方进行直接减压。随后同时通过前方和后方的操作对脊柱后凸畸形矫正，前柱缺失的部分可通过置入合适高度的钛网予以重建。

6.5.2　先天性脊髓畸形

先天性脊髓畸形通常与脊柱裂相关，根据胚胎病理学，可以分为四种基本类型：①隐形脊柱裂；②脊膜膨出；③脊髓脊膜膨出；④脊髓膨出（图 6.48）。先天性脊髓发育不良是脊柱外科领域最大的挑战之一，但这并不意味着我们一定要接受并处理这个挑战。因为手术治疗效果常常是令人失望的，重大并发症的发生率要高于除了脑瘫以外的其他任何脊柱畸形。然而，近年随着先天脊髓畸形治疗的适应证日趋明朗，对于该疾病的临床管理理念日益发展。相比于其他骨骼肌肉系统以外危及生命的疾病来讲，需要把脊柱畸形治疗放在正确位置，以使父母不要误以为脊柱矫形是治疗其他疾病的万能钥匙。因此，只有抱以强烈的责任感，以及对疾病全面的理解和丰富的经验，才能够对合并有脊柱裂的脊柱畸形患者施以有效的治疗（就如脑瘫患者的治疗一样）。

脊柱侧凸

对于脊髓纵裂综合征，很重要的是需要了解这类患者的生理缺陷表现各异，跨度很大，可表现为功能和常人相同、伴随仅有一侧下肢一组肌肉出现轻微力量下降直至严重神经功能障碍引起

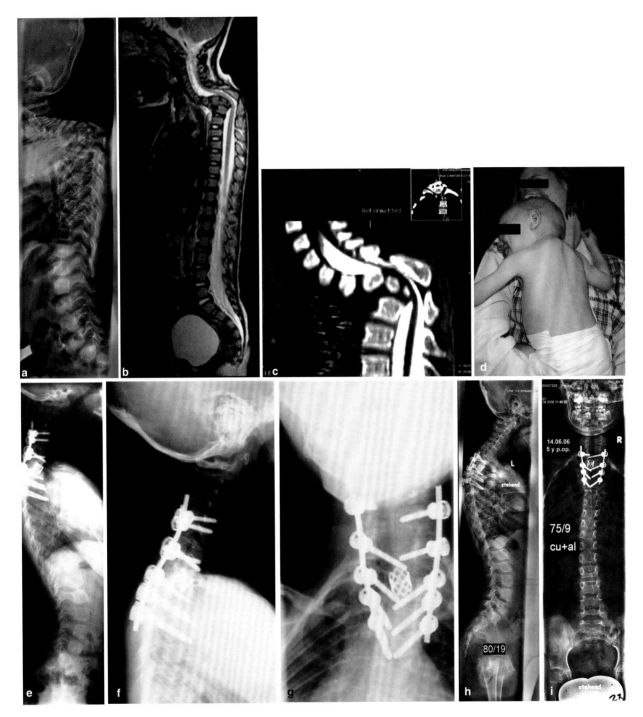

图 6.47　a. 这张脊柱侧位 X 线片展示了一例严重上胸段后凸畸形，其特点无法在普通 X 线片上完全展示出来。b. 矢状位 T2 相 MRI 可见该畸形是由于不止一个半椎体所导致的，并威胁到脊髓。c. 重建后的图像显示，在后凸顶点有两个半椎体。d. 这是该患儿的大体照，严重的后凸畸形显而易见。e. 矢状位全长相可见位于顶凸的半椎体已经被切除，取而代之的是钛网支撑。f、g. 分别是放大了的正侧位相。h、i. 术后 5 年，患者脊柱的正侧位相，由于脊柱已经稳定融合，最上方一组椎弓根螺钉已经被移除。

二便失禁，不能行走等功能障碍，经常还伴随因脑积水出现的明显脑损伤。在治疗方面，应该灵活掌握；对于在较低位置出现脊髓损伤，但保留行走功能的患者，脊柱侧凸可能会导致神经症状

加重。识别脊柱侧凸是否由严重的先天性骨骼畸形引起非常重要[102-105]（图 6.20），接下来需要判断：哪些患者的畸形会延伸至骨盆水平，且威胁行走功能（图 6.49）；哪些患者有严重的麻痹

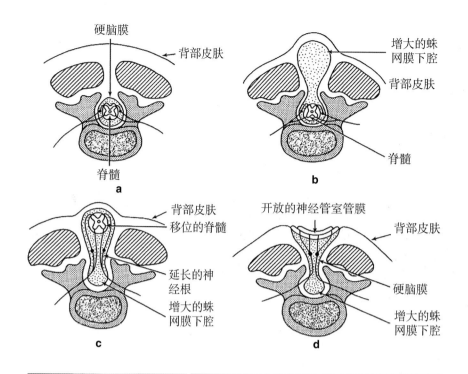

图 6.48　严重脊柱裂的四种分型。a.隐形脊柱裂。b.脊膜膨出。c.脊髓脊膜膨出。d.脊髓膨出。

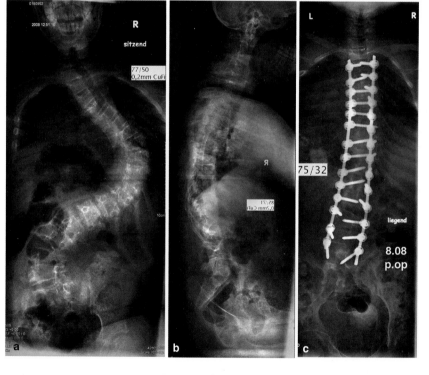

图 6.49　a.该冠状位 X 线片展示了一例 12 岁可自行下地活动的脊柱裂患者，可见严重下胸段凹侧向右的脊柱前侧凸畸形，并在下方可见一代偿弯直至骶骨。b.侧位相可见整体较平脊柱前侧凸畸形。c.该侧弯较为柔韧度不够，无法通过单纯的器械矫形矫正，因此切除 T7 和 T8 顶椎，并通过椎弓根螺钉固定后，畸形得以矫治。

表现，伴随明显的 C 形侧前凸和倾斜的骨盆（图 6.50 和图 6.51）。

有一点非常重要，即骨盆倾斜在脊柱侧凸中扮演至关重要的角色。在探索产生脊柱侧凸的致畸力学的工作中，Raycroft 和 Curtis 将骨盆对脊柱侧凸的影响，分为骨盆上、经骨盆和骨盆下因素[102]（表 6.1）。脊柱矫形外科医生和儿童骨科医生都应该对这些问题有清楚的认识[104]。他们将神经和椎旁肌肉不对称的损害，时常会伴随脑膜炎和软组织挛缩等情况归为骨盆上因素。仅有一种经骨盆导致骨盆倾斜的因素，是双侧髂腰肌不平衡。髂腰肌是唯一连接脊柱和下肢的肌肉。髋关节周围肌肉活动不对称，典型的是表现为"吹风样改变"，具体来说是一侧下肢外展，另一侧下肢内收，被视作骨盆下机制（图 7.1）。

当一些导致脊柱畸形、导致骨盆倾斜的主要

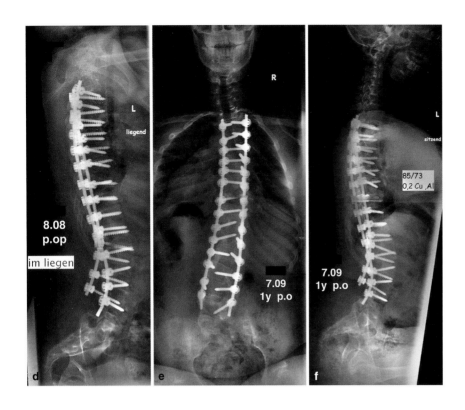

图 6.49（续） d. 侧位片显示患者保持了良好的矢状位序列。e、f. 术后 1 年脊柱的正侧位相。步行能力正常，侧弯良好的被矫正，脊柱融合至 L5，且未固定骨盆。

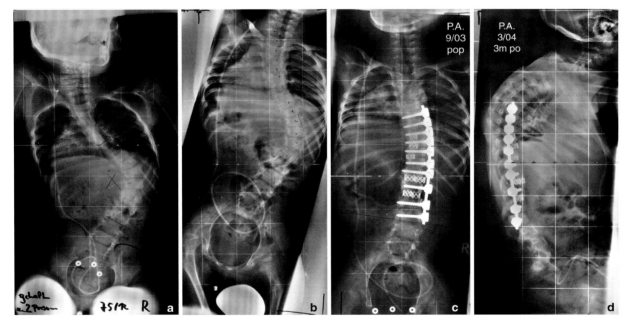

图 6.50 a. 9 岁患儿患有高位脊柱裂，合并有致瘫的侧凸畸形以及骨盆倾斜。b. bending 相提示该畸形十分僵硬，故予以前方入路手术。c. 术后正位相可见该患者多个椎体被切除以及前方器械固定、钛网支撑，矫形效果满意。d. 侧位相可见患者矫形满意，并且矢状位序列较为满意，但固定阶段以上仍可见后凸畸形。

因素是在骨盆上方时，大量的治疗方案将注意力集中在了经骨盆或骨盆下因素。因此，如果希望通过改变髋关节周围肌肉来纠正骨盆上因素所致的骨盆倾斜，注定会失败。只有将关注点放到解决脊柱畸形本身，才能纠正骨盆倾斜异常。

对于这些孩子的治疗，从功能上进行考虑，至关重要。对存在行走能力的患者，有必要对患者步态进行细致、准确的评估。需要维持良好的腰骶活动来保留他们的行动能力。有时，一个融合的脊柱，尽管是直的或者比之前更直了，却给

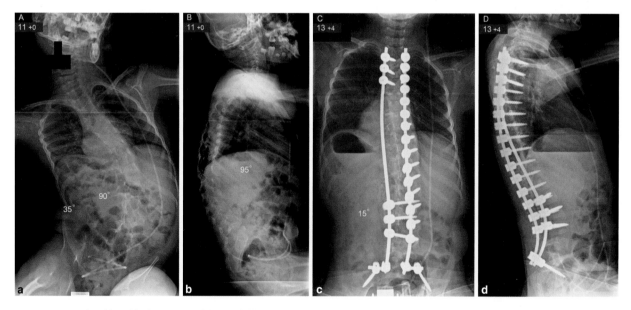

图 6.50（续） e. 二期手术，器械固定至 T1，正侧位 X 线片。f. 可见矫形满意。g. 举手位：该体位对于截瘫的患者来说是十分重要的，他们由于截瘫导致坐不稳故需要双手维持稳定。成功的手术后，该患者双手被解放出来，可以正常发挥抓举的功能。

图 6.51 a. 该正位 X 线片展示了一例严重脊柱裂患者，该病例为典型长 C 形导致截瘫的前侧凸畸形，同时合并有骨盆倾斜。b. 侧位相可见假性后凸畸形，实际上是严重旋转的前侧凸畸形。c. 正位相展示了良好的矫形效果，侧凸及骨盆倾斜均得以纠正。d. 术后侧位相可见矢状序列（向我们的同事兼朋友 Thanos Tsirikos 教授致敬、致谢，他现在是爱丁堡脊柱侧凸诊所的负责人）。

表 6.1　导致骨盆倾斜的原因

骨盆上因素

　　肌肉不平衡——麻痹性脊柱侧凸

　　不对称病变

　　软组织挛缩

经骨盆因素

　　腰大肌——髋关节屈曲挛缩

　　脊柱前凸

骨盆下因素

　　髋关节内收 / 外展

　　吹风样改变

　　髋关节脱位

　　严重的脊柱畸形

患者会带来伤害。面对这些问题的时候，手术决策非常困难。对于仅仅有坐立功能的患者，保留患者的坐立功能至关重要。骨盆上倾斜会导致长 C 形胸腰段麻痹性侧凸进一步恶化，因此儿童不得不利用上肢来保持坐姿，这反过来又使他们丧失了上肢的前屈功能。因此，纠正骨盆倾斜同时让这些患者保留前臂和手的功能是手术最主要的目标（图 6.50g）。如果患者侧凸仅仅为 40°，骨盆倾斜仅仅为 25°，却可能会危害行走和坐立功能时，需要尽早对侧凸进行治疗[105]。如果病情和高位脊髓功能损害相关，功能的减退必然会伴随生活质量的下降，治疗的必要性更加明确。对于可以步行的患者，当他们的主弯未涉及骨盆，那就可以采用经椎弓根的内固定系统，下方固定

至下端椎，保留腰、骶的活动功能，避免影响行走能力（图 6.49）。在无须固定到骨盆的时候，尽量不要固定到骨盆。但是，仅能保持坐立功能的患者随着年龄的增加，体重会逐渐增大，脊柱会进一步退变，畸形进一步加重，并伴随骨盆的倾斜。随着外科手术的进展，我们知道对于这类患者，单纯的后路或者前路固定在生物力学方面都不充分，更类似于严重的脑瘫患者，脊柱需要前后路联合固定达到可靠的治疗效果。因为，对于一些严重的 C 形侧凸会累及骶骨的，就需要固定到骨盆（图 6.50）。固定和融合到骨盆并不容易。Galvseton 技术可以很好地达到这一目的。起初，这一技术介绍了在 L 形 Luque 棒旁连接一根短棒穿入髂骨增强固定效果[106]。现今，新型的椎弓根螺钉可以通过多枚螺钉达到这一目的（图 6.51）。需要引起重视的是，60% 的脊髓裂患者畸形是由身体麻痹导致的，而另 40% 的患者由先天性的骨骼畸形导致，针对这两种类型的畸形需要制订不同的治疗策略（图 6.20）。

脊髓脊膜膨出伴随先天性脊柱后凸

　　对于脊柱侧凸医生来说，通常遇到的这类畸形的情况是，大腿前方和腹壁贴过于贴近，以至于为了让头部抬起，通常会通过将前臂支撑于膝盖上，促使胸椎和颈椎会过度后伸，同时患者的握持能力受到了限制（图 6.52）。当然，对于一个背部具有严重后凸的患者，舒适地坐在轮椅中也很困难，由于该类患者会同时出现低位脊髓，后凸椎体应该被切除。所有椎体的前方结构都是

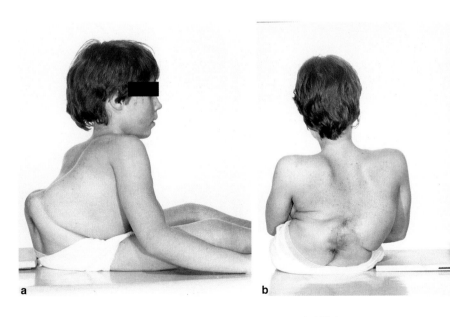

图 6.52　a. 侧位相可见发育完全的脊髓脊膜膨出导致的先天性后凸畸形。b. 脊柱后凸区域上方可见脊柱侧凸及代偿性前凸。

挛缩的，包括椎间盘纤维环、前纵韧带、髂腰肌，有的时候还会累及腹壁，顶椎区域的椎体呈楔形变，这一表现 Hoppenfield 已经详细地进行了描述（图 6.53）[107]。如果矫正了后凸畸形，就需要长节段经椎弓根螺钉固定至骶骨以维持矫形（图 6.54）。对于患者来说，可舒服地坐在轮椅中非常重要。骨性后凸同时还受重力影响。起初，Dwyer 装置作为一种后路内固定装置被用于脊柱[108]。现今，已经可以通过后凸顶椎切除和应用后路椎弓根固定装置获得良好的矫形效果（图 6.54）。

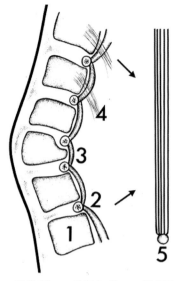

1. 椎体　2. 纤维环　3. 前纵韧带　4. 髂腰肌　5. 腹直肌

图 6.53　脊髓脊膜膨出导致的后凸畸形结构示意图。

>> 6.6　先天性脊柱前凸

先天性脊柱前凸相对少见，因为只有前凸完全对称，才可避免脊柱逐渐旋转形成侧凸畸形。

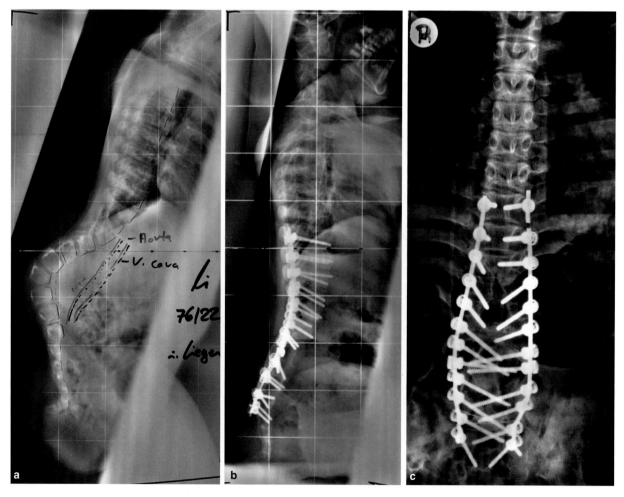

图 6.54　a. 11 岁女患儿，脊髓脊膜膨出导致的先天性后凸畸形，侧位相可见腰椎严重畸形。b. 侧位相可见术后后凸畸形已经被矫正，椎弓根螺钉固定至骨盆，畸形矫正良好。c. 术后正位相。在下腰段可见双侧椎弓根距离增宽，这是典型脊柱裂的表现。术后手部功能及坐位稳定恢复良好。

前凸患者的前凸畸形范围不超过 90°。一方面，由于脊柱在正中矢状面上是对称的，因此冠状面或横断面的畸形不会发生旋转；而在另一方面，由于不产生冠状面或轴状面方向上的不稳定，因此单纯的前凸或单纯的正中矢状面不对称也不会发生旋转。

>> 6.7 神经管闭合不全

术语 spinal dysraphism（神经管闭合不全）由 Lichtenstein 提出[109]，常被用来描述多种类型的脊柱裂和其他来源的脊髓栓系。现在我们将脊柱裂单独讨论，并使用"闭合不全"一词描述脊髓栓系，尽管这两种情况并存并不罕见。

术语 diastematomyelia（脊髓纵裂）由 Hertwig 在 1892 年提出[26]，并由 Ollivier 在 1827 年首次在临床中使用[110]，其是指一条位于中线的骨嵴或纤维组织或两者同时将脊髓分为两部分（图 6.55）。但其与罕见的真性双脊髓有两个硬膜囊相比，仅有一个硬膜囊[111]。

"神经管闭合不全"一词是指一系列的胚胎病理状况，其共同点为可能是脊髓栓系的病因[112-119]。这种情况多种多样，但是最常见的情况是脊髓纵裂、圆锥栓系(异常低位圆锥)(图 6.56 和图 6.57)、椎管内脂肪瘤（图 6.58）、畸胎瘤、皮样囊肿、神经管原肠囊肿以及椎管皮肤瘘管形成[120-122]。虽然脊柱裂在男女中发病率相似，但神经管闭合不全在女性中发病率是男性的两倍。

1973 年 Gillespie 报道了椎管内异常合并先天性脊柱侧凸的"波士顿经验"[120]。研究者共总结了 31 例患者，其中 17 例患神经管闭合不全，另外 14 例包含了多种发育性肿瘤。他们建议对合并先天性脊柱侧凸的患者在术前对脊髓进行影像学评估（当时是采用脊髓造影），并且应在脊柱侧凸融合手术之前对椎管内病变进行神经外科手术处理。

后来在 1974 年，Winter 报道了脊髓纵裂治疗的"明尼阿波利斯经验"，其中包含了对 21 例病例的总结[121]。脊髓纵裂伴发先天性脊柱侧凸的患病率为 5%，其他疾病包括硬膜囊 – 皮肤窦道形成、上皮样囊肿、神经管原肠囊肿、纤维间隔、脂肪瘤和硬膜内血管瘤。其中 11 例患

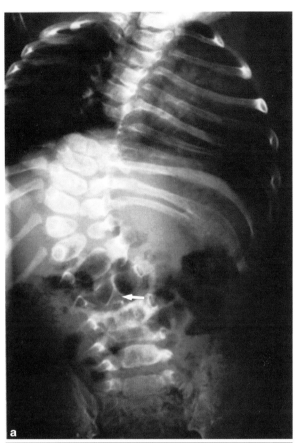

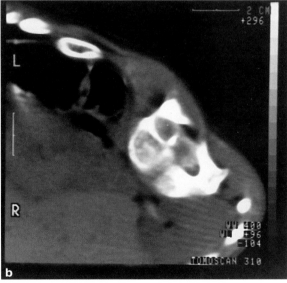

图 6.55　a. 后前位摄片提示胸椎侧弯伴自胸椎下段向下延伸的严重先天性畸形，请注意 L1/L2 水平的椎弓根间距变宽，以及位于椎骨中线上的骨嵴提示脊髓纵裂。b. CT 脊髓造影片提示脊髓沿纵轴平分，可见位于两者间的骨嵴（箭头）。

儿合并毛斑（图 6.9），7 例无皮肤病变；12 例患者合并明显足畸形，其中多为马蹄内翻足（图 6.59）。Winter 提醒我们脊髓中线的间隔可能是

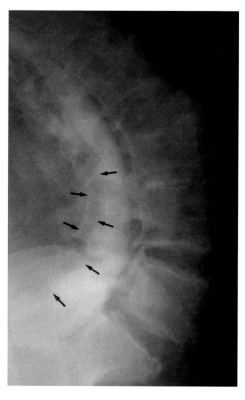

图 6.56　脊髓造影侧位相可见这位年轻患者的严重低位圆锥（箭头），脊髓向下延长至 S1 水平。

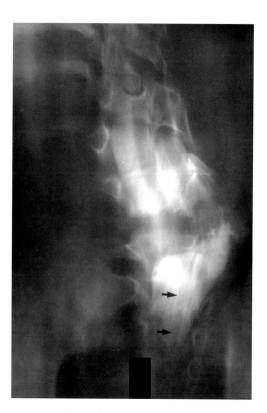

图6.57　脊髓造影后前位相可见复杂的先天性腰椎畸形，可见终丝（箭头）紧密和缩短。

6

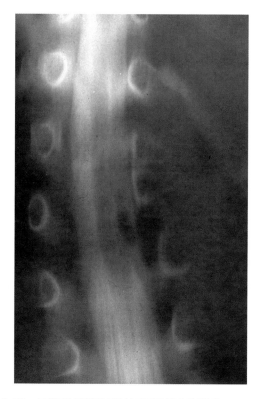

图 6.58　后前位脊髓造影片可见椎管内脂肪瘤。

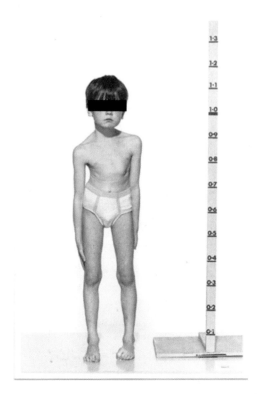

图 6.59　男孩正面观可见明显的胸椎左侧凸，合并左肩高和凹侧胸廓退变。可见左侧非手术治疗无法矫正的马蹄内翻足，是典型的神经型马蹄内翻足。

骨、软骨、纤维组织或以上成分的组合。几乎所有的患者合并纵裂位置的椎弓根距离变宽，其中25例患者合并脊柱裂；19例病变位于腰椎，仅有8例位于胸椎。

1984年，McMaster报道了有关先天性脊柱侧凸合并椎管内病变的"爱丁堡经验"[122]，251名先天性脊柱侧凸患者中，有46名（18%）患者并发先天性椎管内异常，其中最常见的是脊髓纵裂，达41例（16%）。略过半数的患者合并椎骨间未分节畸形合并对侧半椎体畸形，是发生率最高的。总共有30例患者合并神经系统异常，主要影响肢体末端（图6.60）。其中9例患者神经症状的恶化出现在5岁之前，针对畸形的手术均使神经病变不再进展。

在这些神经系统受累的患者中，下肢远端肢体异常和排尿异常是最明显的症状，前者多就诊于骨科医生，后者则常就诊于神经外科医生[122]。

其共有4种疾病表现的模式：可见的背部皮肤异常、下肢远端异常、排尿异常或合并脊柱侧凸在术前由脊柱外科医生发现脊髓栓系。皮肤异常往往位于中线，多表现为类似于局部多毛症、皮肤陷凹、皮肤窦道或瘘、先天性瘢痕或扁平毛细血管痣。也有可能合并由于下肢尺寸不对称造成的跛行。临床上对于足畸形的鉴别诊断十分重要，对于不熟悉的医生来说，表现可能类似于小儿麻痹后遗症、脑瘫或弗里德希氏共济失调。有趣的是，下肢异常和排尿异常很少同时发生[114]，两者多在2～3岁时表现出来，这时同龄的儿童都应已能控制排尿和正常行走了。罕见的椎管皮肤瘘管是非常严重的疾病，常并发脑膜炎，并有反复复发的趋势。即使瘘管闭合，脑脊膜纤维化和炎性反应造成的栓系成为了继发脊髓栓系的病因。早期有关神经管闭合不全的研究多来源于神经外科，多为讨论手术松解的优点或其他问题[113-116]，后来由较大中心发布的研究多聚焦于是否有必要的脊柱矫形手术前对其进行松解[121,122]。有趣的是对于单纯栓系是否常规进行神经外科松解仍有争论，但脊柱侧凸医生当然希望在矫形手术前患者的栓系得到妥善处理。

针对脊髓松解的微创技术在近些年被广泛报道[123]，并且被证明和开放小切口手术同样安全和有效[124]。在脊柱外科手术中这当然不是非常新颖的内容，在之前的教科书中，已经描述了使用微型关节镜检查硬膜囊以检查脊髓终丝的方法[125]（图6.61）。同时进行栓系松解和脊柱侧凸矫形融合已被证明是安全、有效的成熟术式[126]。栓系松解是否有利于停止脊柱侧凸进展仍不确定，但其对脊柱侧凸角度的改善和至少降

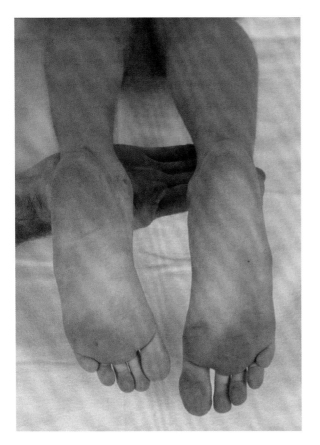

图6.60 患有神经管闭合不全的年幼男孩可见左侧腓肠肌萎缩伴小足畸形。

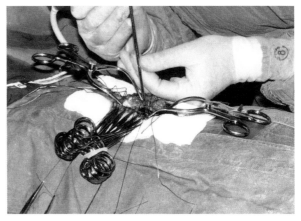

图6.61 使用微型关节镜观察椎管以判断终丝是否变密集。

低病情进展速率的作用已经被注意到了^[127]。

　　神经管闭合不全的患者脊柱序列存在影像学异常，最重要的特点是椎弓根间距变大但无椎弓根变细，提示椎管变宽（图 6.55a），除非合并膨胀型硬膜内肿物如皮样囊肿。局部的椎弓根可表现为分离或融合，而相邻的椎体无法分节以具备可活动的角度。将近 1/3 的病例可以看见骨棘，预示着骨性脊髓纵裂。MRI 或脊髓造影术能够出色地显示出病变的异常（图 6.55b），但是在进行手术探查前永远无法确诊^[113]。尽管如此，检查仍然揭示了脊髓纵裂或脂肪瘤的位置，虽然并不总能展现其全长。重要的是，检查可以确定圆锥的位置，所以合并的脊髓栓系可以被发现，如果可以看到终丝，往往在影像上是异常密集的（图 6.57）。因为许多先天性脊柱侧凸患者合并脊髓纵裂，所以对所有患者的下肢远端进行仔细的神经查体是十分必要的，并应进行 MRI 检查排除脊髓栓系，这在将要接受脊柱矫形内固定手术的患者中尤其重要。但是，对于任何先天性脊柱畸形，从一个孤立半椎体到复杂多发半椎体，MRI 上发现椎管内异常的概率乃至因此接受神经外科手术干预的概率都是相似的。病史和体格检查都不能预测椎管内的异常，所以对于所有先天性脊柱侧凸的患者都应常规予以 MRI 检查评估^[119]。

6.7.1 圆锥栓系

　　圆锥栓系作为神经系统病变的来源在神经管闭合不全患者中十分重要。将近一半因神经管闭合不全接受手术的患者最重要的伴随畸形是圆锥栓系^[114]。脊髓圆锥正常位于 L1 后方，终丝沿马尾一直下行至硬膜囊终点，进而延续至尾骨背侧骨膜。其在终点与软脑膜相延续，总长约18 cm。终丝长度缩短同时合并低位圆锥在理论上和实际中对疾病判断都十分重要（图 6.55 和图6.56）。1894 年 Arnold 描述了脊髓栓系^[128]，1年后 Chiari 证明脊髓栓系和异常生长可以将脑向下"拉"入上段脊柱，引起中脑导水管阻塞，继发脑积水^[129]。"Arnold-Chiari 综合征"一词因此而被创造，并由 Lichtenstein^[130] 和 Steele^[131] 进一步阐述。Garceau 证实 Arnold-Chiari 综合征中的脊髓牵拉可以由松解绷紧的终丝而缓解，他利用这种方法成功地治疗了一名先天性脊柱后凸合

并截瘫的患者^[132]。神经管闭合不全最简单的手术即终丝的松解，术后应在 MRI 检查中仔细观察终丝和圆锥的位置^[125]。

　　分离松解紧张的终丝往往能取得不错的效果，Cornips 等发表了 25 例手术病例情况的报道^[133]。其中 20 例患者的神经系统的情况得到了改善，5 例保持稳定。共 8 例合并脊柱侧凸的患者，有 3 例得到了改善，4 例稳定，1 例加重。患者的年龄为 2 ～ 18 岁之间，男女性别比例为 2：1。

　　Hajnovic 和 Trnka 报道了他们 22 例因终丝栓系接受手术治疗的患者，主要关注患者症状出现到接受手术治疗之间的时间。有趣的是，这项研究的结果并没有如我们所想获得很好的效果^[134]。22 例患者中有 9 例症状得到改善，2 例恢复正常；11 例没有改善也未加重；2 例加重。研究发现发病 – 手术时间间隔和预后有直接联系。他们总结几乎所有在发病 1 年内手术的患者都获得了症状的改善。

　　Colombo 和 Motta 接下来报道了 Chiari 畸形Ⅰ型患者在治疗中的骨科问题^[135]。脊柱侧凸是最常见的畸形，有趣的是无症状的畸形趋向于左侧单弯，而有症状（疼痛、僵硬）的脊柱侧凸则趋向于双弯。枕骨下颅骨切除术可明显地缩小空洞和并改善脊柱侧凸，特别是在 10 岁以下脊柱侧凸 Cobb 角＜ 30° 的患者中更显著。

　　脊柱裂患者逐渐加重的神经功能障碍比在传统观点中更加重要，这些患者股四头肌力量不足导致他们不可避免地依靠轮椅，这种自夹板和脚架向轮椅的过渡可能隐藏了神经系统功能受损的证据。这主要发生于 Arnold-Chiari 畸形并产生脑积水且自发停止的患者中，并且该问题被定义为交通性脊髓空洞症^[136]。15 例患者有 14 例被注意到存在此问题，脑室减压分流改善了他们的神经系统功能。因此，对这些高难度的椎板裂患者进行更仔细的评估显得尤为重要，以确定患者的症状确实是由脊柱畸形而不是其他更隐蔽的问题引起的。可能令人惊讶的是，并没有证据证明这些脊柱裂患者的骨和神经组织的异常发育能够使神经系统功能异常进一步进展。可能是时间因素再次起到了重要作用，脊髓张力缓慢地改变并不引起显著神经功能的改变，而撑开手术则会造成灾难性的后果。有趣的是，部分患者可能会因脊髓

自发向后方穿过缺损结构疝出而不经意间避免了神经紧张带来的后果[137,138]。

>> 6.8　先天性脊柱畸形综合征

先天性脊柱畸形可能是影响其他部位和系统的综合征的部分表现。对于这部分患有先天性脊柱畸形的儿童来说，最重要的事情是对可能发生异常的其他部位进行全面评估。这在先天畸形累及颈椎时显得尤为重要。

6.8.1　Klippel-Feil 综合征

1912 年 Klippel 和 Feil 对影响颈椎或颈胸交界处的先天性分节障碍进行了阐述报道，因此目前这种畸形被称为 Klippel-Feil 综合征[139]。短颈、低发际线和颈椎活动受限的三联征直到 8 年后才在文献中报道[140]（图 6.62）。由于 Winter 对先天性脊柱畸形领域有着极大兴趣，他发现类似畸形的描述最早可以追溯到 18 世纪早期[141]。脊柱侧凸和高肩胛畸形是最常见的肌肉骨骼问题[142-144]。

在 Klippel-Feil 综合征中会出现两种类型的脊柱侧凸，一种是在颈段或颈胸段发生的局部原发畸形，另一种是继发的特发性胸椎侧凸（图 6.15）。

局部原发脊柱侧凸通常出现在颈胸段或上胸段，但也可在颈椎中段甚至上段，后者通常是由于形成障碍而非分节障碍引起的。继发的胸段脊柱侧凸是典型的伴脊柱旋转的类似特发性侧凸的

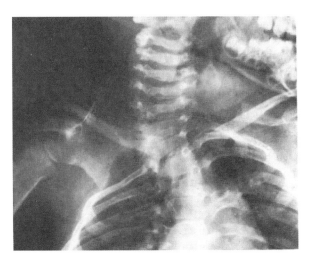

图 6.62　Klippel-Feil 综合征中特征性的先天性颈胸椎畸形。

畸形。这是由于影响了冠状面和矢状面的分节障碍引起的，因此产生的脊柱前凸是促使旋转的最重要因素。这种旋转的方向与后方组织朝向侧凸凹侧的特发性脊柱侧凸相同。通常患者是因为胸部脊柱前侧凸导致了畸形而就诊，但是对颈椎和上胸椎进行仔细的影像学检查可以发现原发畸形。

这类脊柱侧凸的外观问题因抬高的高肩胛畸形（图 6.63）、僵硬的短颈以及低发际而加重，并且往往会产生非常不雅的外观。幸运的是，局部颈椎侧凸很少需要治疗，但下方的胸部脊柱前侧凸通常需要治疗。因此，在评估这些患者时，重要的是将畸形与功能障碍区分开，然后确定患者的主诉。此外，对高肩胛畸形的治疗困难且有一定风险，特别是臂丛损伤风险。因此在做出治疗决策前，需要在患者、畸形和治疗之间仔细地权衡。

降低高肩胛畸形的早期手术包括肩胛骨截骨术或切除所有肩椎骨后对整个肩胛骨进行骨膜下游离[145,146]。为了避免臂丛损伤，有人提出了分期手术，先进行间断骨骼牵引[147]，然后进行肩胛骨骨膜外松解联合肩胛骨棘上部分以及肩椎骨切除[148]。Jeannopoulos 发现只有 50% 的患者能获得满意的结果，并且骨膜下切除术后会出现翼状肩胛和胸锁关节不稳定[149]。他建议对 2 ～ 5 岁的儿童施行手术，并将手术范围局限在骨膜外。为了减少臂丛麻痹的问题，又增加了对斜方肌起点和肩胛内侧肌脊柱连接处的松解[150]，以及锁骨软化[151]。Digennaro 最近报道了 Rizzoli 研究所对高肩胛的 25 年手术治疗经验[152]。他们统计了 56 名患儿，并得出结论，改良的肩胛骨内上部切除术能获得最好的外观和功能疗效，但似乎术后瘢痕形成的缺点超过了外观改善的获益。然而，我们发现在患有经典三联征的患者中，高肩胛畸形通常发生在双侧且伴有肩胛带延长。对于这些患者来说，简单的锁骨中 1/3 切除可以提供适当的肩部回缩，使外观得到改善，同时只有相对较小的手术创伤和瘢痕形成。

在这些患者中，大约有 5% 表现出另外一个重要的肌肉骨骼问题——在融合节段上方的活动度高的部位发生颈椎不稳定[143,153-156]。

因此，仔细的神经系统检查是评估这些患者

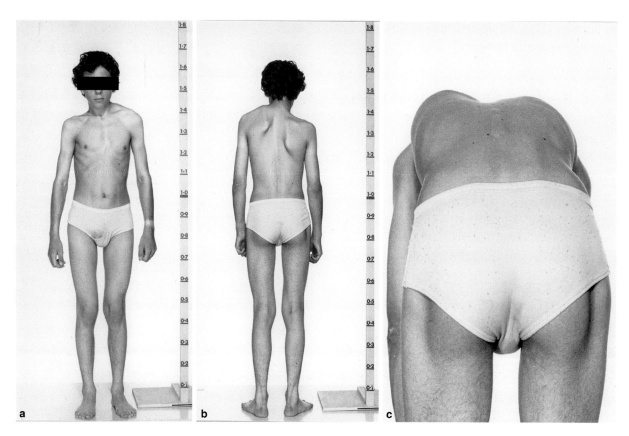

图 6.63　左侧抬高的高肩胛畸形。a. 正面观。b. 背侧观，展示了左侧肩胛骨高度（肩胛骨由颈部间质发育而来，之后迁移到最终位置）。先天性损伤阻止了肩胛骨的正常下移，因此患侧肩部较高。c. 前屈位观，展示了相关的上胸段脊柱侧凸。

的一个非常重要的部分。Klippel-Feil 综合征最重要的非肌肉骨骼问题可能是高发病率的泌尿生殖系统畸形的[43,148,157-160]。一项研究表明，此类患者大多数静脉肾盂造影是异常的。事实上，与 Klippel-Feil 综合征无关的先天性脊柱侧凸合并泌尿生殖系统畸形的发生率也高得惊人[160]。另外也应仔细评估消化道，因为先天性畸形中最常见的胃肠道问题是气管食管瘘。Klippel-Feil 综合征中其他不太常见的问题包括听力缺陷、心脏问题和联带运动异常[143]。

6.8.2　VACTERL 综合征

这个首字母缩略词指的是不同身体系统先天畸形的聚集，尽管这些畸形的同时出现与病理学无关，但其发生率高于预期。V 代表椎体畸形（vertebral anomalies），然后 A、C、TE、R、L 分别代表肛门闭锁（anal atresia）、心脏缺陷（cardiac defects）、气管食管瘘（tracheoesophageal fistula）、肾脏畸形（renal anomalies）和肢体缺陷（limb defects）。它曾经被称为 VATER 综合征，但随着心脏和肢体畸形的增加而成为 VACTERL 综合征。VATER 联合征中的 R 最初还有桡骨发育不良（radial dysplasia）的含义，所以字母 R 同时指肾脏和桡骨的先天性畸形，而首字母缩略词 VACTERL 明显区分了两者[161]。

6.8.3　胸廓发育不良综合征

虽然有许多综合征可能与胸廓发育不良有关，特别是在婴幼儿和青少年时期，如严重的早发性特发性或神经肌肉性疾病。胸廓发育不良综合征这一术语最常见于多发的先天脊柱和肋骨异常，这些畸形被称为脊椎肋骨发育不良。一般认为 Von Rokitansky 首先对这种综合征进行了描述，该综合征因肺功能障碍而有很高的死亡率[162]。1938 年，Saul Jarcho 和 Paul Levin 报道了由于脊椎和肋骨畸形以及脊椎发育不良或骨骼发育障碍（spondylocostal dysostosis or dysplasia，SCD）导致的胸廓发育不良病例，Jarcho-Levin 综合征由此命名[163]。然而在 30 年后的 1966 年，印第安纳大学的 Norman Lavy 报道了波多黎各一个家庭中的类似综合征[164]。不久后纽约的 Moseley 报道了一例类似病例并且首次命名为脊椎胸廓发育不良（spondylothoracic dysplasia，STD）[165]。这使得两种能导致胸廓发育不良的类似临床综合征之间产生概念上的混淆，但是 SCD 和 STD 在遗传学病因上是不同的——前者与 DLL3 等基因有关，而后者与 MESP2 基因有关，这两个基因都与 Notch 通路相关。STD 目前已经被称为 Lavy-Moseley 综合征。SCD 能引起轻度至中度呼吸功能不全，而 STD 与更严重的呼吸系统损害相关，尽管如此，在 STD 中仍有 1/4 的患者能存活到成年。

Ramirez 研究了 28 例胸廓发育不良合并 STD 患者的自然病史[166]。其中 8 名患者死于新生儿期，而幸存者用力肺活量不足预计值的 30%，CT 测量的用力肺容积只有预计值的 28%。患者的胸廓后部严重短缩，平均不到预期正常长度的 1/4。胸椎主要由融合椎体组成。临床上幸存者对限制性肺疾病耐受很好，并可以获得良好的生活质量。

我们在临床上观察到，这些儿童在无支撑坐姿下呼吸功能明显恶化，但当他们站立并打开胸腔时呼吸功能会有即刻的改善。目前有一些关于在患者非常年幼时通过早期融合对脊柱进行干预的担忧，这些担忧促进了在脊柱侧凸的凹侧胸壁放置固定装置以支持受压侧胸廓的技术的发展。该技术的设计目的是通过将该装置应用于胸廓使脊柱受到保护而免受伤害。来自圣安东尼奥的坎贝尔开发了一种胸壁牵引器，可以通过胸部的楔形切口延长凹侧胸廓[167]。这种胸壁牵引器的全名为垂直可撑开人工钛肋——通常使用其首字母缩略词 VEPTR（图 6.64）。然后每 4～6 个月左右进行延长以维持 Cobb 角的矫正，改善脊柱侧向偏移、胸椎高度以及肺功能。1989 年该技术首次在圣安东尼奥使用，但直到 2002 年才被引入欧洲[168]。2004 年坎贝尔报告了他的首批已有 6 年随访的 27 名患者[167]。患者平均年龄为 3.2 岁，从 7 个月到 7.5 岁不等。这些患者的平均 Cobb 角从 74° 减小到了随访时的 49°，同时胸椎高度每年增长 0.7 cm。2 岁以下患者随访时的肺活量为 58%，＞2 岁的患者为 36%。

Hell 描述了德国 15 名患儿的相似结果[168]，并认为 VEPTR 装置是一种安全有效的治疗严重脊柱侧凸幼儿胸椎发育不良综合征的方法。伦敦大奥蒙德街报道了 13 例 SCD 患者及其治疗[169]，并强调了出生后多次胸部理疗的重要性，但也指出可以通过超声进行产前诊断，从而使遗传咨询和量化兄弟姐妹患病风险成为可能。其他人也进行了多项 VEPTR 试验，其中波士顿团队报告了他们 31 名患者的结果[170]。其中 30 名患者的脊柱畸形得以控制且基本上得以按正常速率生长。该团队认为从生长的角度考虑，VEPTR 应该在畸形变得严重前应用，但需警惕内固定移位、感染和臂丛麻痹等并发症。

在一些极端病例中，当胸部发育不良非常严重时患儿可能出现窒息。Fette 报告了一例女性新生儿患有严重的窒息，以至于立即接受了 VEPTR 置入手术[171]。之后婴儿幸存下来并出院回家。Groenefeld 报道了近 50% 接受 VEPTR 装置治疗

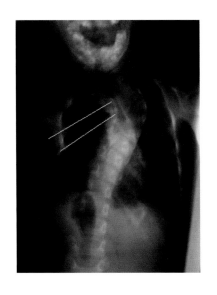
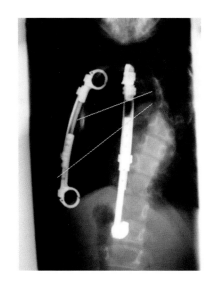

图 6.64 使用 VEPTR 装置治疗严重的上胸段先天性脊柱侧凸，一部分牵引肋骨，另一部分牵引脊柱。

的儿童，在随访 4.5 年时出现了骨化问题[172]。

坎贝尔于 2013 年发表了他对 VEPTR 技术的既往经验和未来的看法[173]。他认为 VEPTR 是提高胸廓发育不全综合征患儿生活质量和生存期的重要第一步，但目前仍需要很多工作来推进装置设计及其使用。

最重要的考量也许是对于脊柱侧凸合并复杂

骨骼发育不良的患者，在达到 VEPTR 装置的治疗目的后，何时取出置入装置并进行最终治疗（图 6.65）。

6.8.4　和先天性脊柱畸形相关的疾病

肢体和面部畸形也与先天性脊柱畸形相关，其中一些被定义为综合征。翼状胬肉综合征包括

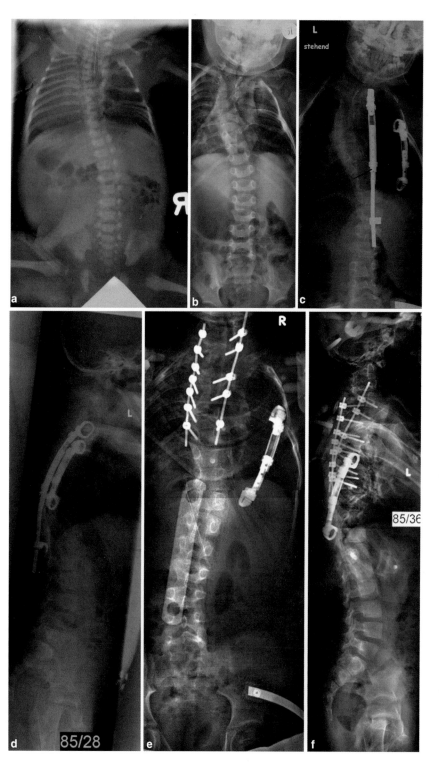

图 6.65　多发上胸段先天性脊柱畸形伴肋骨融合及右侧肺功能受限。a. 在 3 个月时。b. 在 3 岁时。c、d. 置入 VEPTR 装置后的前后位及侧位 X 线图像。e、f. AVR 及后路内固定置入后的前后位及侧位 X 线图像。剩余的 VEPTR 装置随后被移除。

齿状突发育不全、肢体翼状胬肉（网状结构）和先天性脊柱畸形[174]，而 Holt-Oram 综合征包括上肢畸形和心脏间隔缺损，有时伴有脊柱畸形[175]。Goldenhar 认为耳畸形可能是最常见的与先天性脊柱畸形相关的异常，耳、眼、面和脊柱发育不良共同阐述了这种综合征[176]。最近，有研究表明三种类型的面部畸形与先天性脊柱畸形有关，分别表现为轻度、单侧面部发育不良（Goldenhar 综合征）[177]（图 6.66），下颌面部骨骼发育不良（Treacher Collins 综合征）[178]，以及颅面部发育不良伴或不伴并指（Apert 或 Crouzon 综合征）[177-179]（图 6.67 和图 6.68）。在 Larsen 综合征[180] 中，存在多种与特征性面部

异常相关的先天性脱位（图 6.69）。患者通常眼距宽，前额突出，鼻梁凹陷。先天性颈胸椎畸形在这种综合征中很常见[180]，并且严重的脊柱畸形，无论是旋转的脊柱前凸还是严重的脊柱后凸均可出现[181]。Silver 综合征[182] 指先天性偏身肥大（身材矮小、尿促性腺激素升高）。该综合征中轻度脊柱侧凸较常见，这通常与患者发生的特征性下肢不等长有关[182]。然而，Specht 也报道了脊柱原发弯曲，多与先天性椎体畸形有关[183]。Freeman-Sheldon 吹哨样面容综合征[184]（伴有颅窦 - 腕骨 - 跗骨营养不良以及小口畸形和眼球内陷）与许多肌肉骨骼问题相关，其中约 50% 的病例伴有脊柱侧凸。很难明确这些畸形的性质是

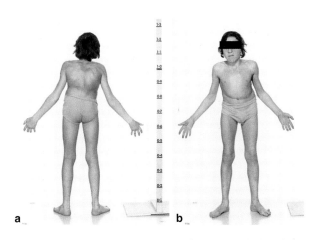

图 6.66　a、b. Goldenhar 综合征（单侧面部发育不良）。

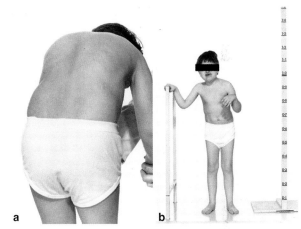

图 6.68　a、b. Crouzon 综合征（颅面部骨骼发育不良不伴并指）。

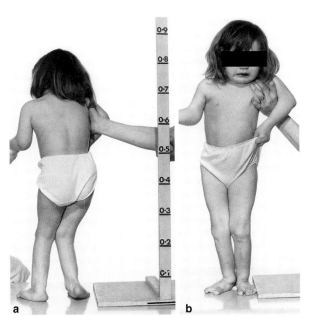

图 6.67　a、b. Apert 综合征（颅面部骨骼发育不良伴并指）。

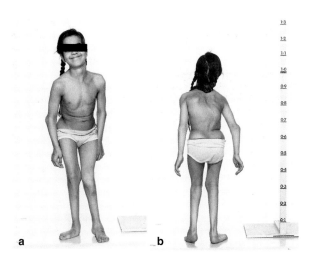

图 6.69　a、b. Larsen 综合征（扁平脸、多发先天性脱位、足部畸形）。

什么，但是椎间盘突出和先天性椎体异常是明确存在的，这提示了这些弯曲可以是先天性和发育不良导致的。先天性脊柱畸形在先天性多发性关节挛缩中也很常见[185]，但现在将其归类为神经肌肉疾病。

腰骶椎发育不全

该疾病于19世纪中叶被首次描述[186]，严重程度因胚胎病理学缺陷程度不同而有所不同。低位病灶的临床表现比高位病灶轻，且发生率为10倍[188]。轻度低位病灶可能完全没有畸形或缺陷，但当一整块腰椎完全缺失时，会出现坐佛外观，伴有骨盆和臀部明显薄弱以及严重变形的下肢。超过1/3的病例存在先天性泌尿生殖系统或消化系统畸形，并且在完全腰椎病变伴有脊柱骨盆不稳定的情况下，坍塌的脊柱骨盆后凸的压缩效应可以损伤这些器官。目前有几种对这些畸形进行分类的尝试[186,188-190]，Renshaw在仔细评估了23名患者后提出了一个敏感的四分类方法[191]（图6.70）。

1型（全部或部分单侧骶骨发育不全）是最不常见的，仅在他的2名患者中出现。虽然这两名患者都有倾斜的腰骶关节伴轻度脊柱侧凸，但并没有进展，因此他们的脊柱也无需治疗。其中一名患者有内翻足并接受了保守治疗，而这两名患者都有日常步行活动能力（图6.70a和图6.71a）。

2型（部分骶骨发育不全，伴部分但双侧对称性畸形）是最常见的缺损类型，共有12名患者（图6.70b）。其中2例有脊柱骨盆交界区不稳，

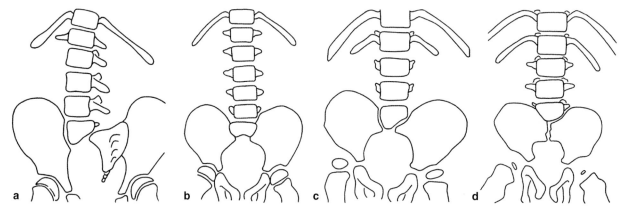

图6.70 Renshaw腰骶部发育不良分类。a.1型：全部或部分单侧骶骨发育不良。b.2型：部分骶骨发育不良伴稳定的脊柱骨盆交界。c.3型：全骶骨以及部分腰椎发育不良伴髂骨与最尾端腰椎形成关节。d.4型：全骶骨以及部分腰椎发育不良伴最尾端腰椎位于联合髂骨上。

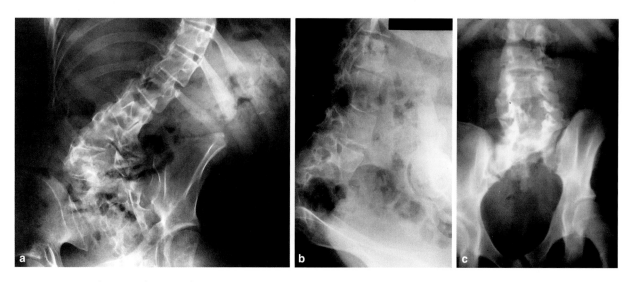

图6.71 a.1型。b.3型。c.4型。

另外 2 例有骨髓增生异常。其他 8 例有椎体缺损水平上一个节段的运动麻痹，但 S4 以上感觉都是完好的。6 例患者出现脊柱侧凸，其中 3 例为先天性骨性异常，3 例伴有骨髓增生异常。3 例患者出现髋关节脱位，5 例患者出现足部畸形。2 型分组中的 8 例患者活动完全自主。

3 型（部分腰椎和全骶骨发育不全，其中髂骨与最尾端椎体发生桥接关节）共 5 例患者，但其中 3 例脊柱骨盆关节是稳定的，另外 2 例出现了进行性脊柱后凸。另有 2 例患者出现了胸腰段麻痹性脊柱侧凸。4 例患者出现双侧髋关节脱位、膝关节挛缩和严重足部畸形（图 6.70c 和图 6.71b）。

4 型（部分腰椎和全骶骨发育不全，最尾端锥体位于融合髂骨或髂骨关节上方）是最严重的类型，有 4 例患者。其中仅 1 例没有脊柱后凸或侧凸畸形（图 6.70d 和图 6.71c）。所有这些患者均有严重的双侧髋关节屈曲挛缩畸形和腘蹼。所有患者都有严重的双侧足部畸形。

尽管这些个体不易生育，但有证据表明该疾病具有家族遗传基础[187]。然而，更令人感兴趣的是约 20% 的病例存在母系糖尿病[191,192]。有研究发现给正在发育的早期鸡胚胎注射胰岛素可以诱发腰骶椎发育不全[193]。

在这些患者的诊疗中，必须从肌肉骨骼系统、泌尿生殖系统以及消化道三个方面来全面地评估。正如 Hensinger 和 MacEwen 所述："骨科医生有责任对泌尿道进行评估[194]。"因此，团队合作是必要的。1 型患者的肌肉骨骼系统症状很少，偶尔有轻度畸形；大多 2 型患者会出现症状，脊柱、脊柱骨盆、髋、膝关节和足部畸形都可能需要手术治疗。绝大多数 3 型和 4 型患者需要多次外科手术。

该疾病的非脊柱方面可以用两种主要方法之一来治疗。对于严重的萎缩性强直畸形的下肢，肢体无法保留，一般在粗隆下截肢后使用桶型假体辅助行走[195]。该治疗方案仅适用于肢体不可保留的患者。另一方面，有些人倾向于保留肢体，因此需要采取积极的手术治疗方案来纠正畸形。有利于后一种治疗方案的事实是，与这些患者的运动能力相比，感觉功能保持得异常良好，因此下肢的保护性感觉可以防止压力溃疡发生，这有

利于使用矫形器。

这些患者在手术时有两点需要考虑的：脊柱骨盆不稳定和脊柱侧凸。伴有脊柱不稳的骶骨发育不全患者需要通过手术重获脊柱稳定，如此他们才能不依赖双手辅助地坐立，允许身体伸展和（或）通过手术松解更低位的挛缩，并保护内脏免受压迫。Perry 已经手术治疗了 2 例类似病例，经过一段时间的 halo- 股骨牵引后，通过 halo-股骨石膏进行后路胸腰髂融合术[196]。下胸段的脊柱后凸截骨术矫正了矢状面的畸形，这是通过撑开和加压的联合应用来实现的。Renshaw 报告了 4 例融合术治疗脊柱骨盆不稳定的病例，虽然没有阐述手术细节，但证明了融合术成功有效，因此建议应该早期对患者行融合术[191]。这些患者获得了更好的坐姿，盆腔器官和呼吸功能储备得到改善，并可以更有效地使用矫形器或假肢。

在这些患者中可能会出现两种类型的骨盆上方结构性脊柱畸形：先天性骨性脊柱侧凸或麻痹性畸形，与骨髓增生异常中可能出现的情况类似。对这些较高位的脊柱畸形进行改善功能的手术指征是，影响坐姿稳定性或行走能力的是脊柱而不是其他因素。治疗相应地参考先天性或麻痹性脊柱侧凸的治疗。

遗传学考量

当临床中出现先天性疾病时，患者家属一般都会询问家庭中其他或继续生育的儿童患病的风险以及此患儿后代的预期患病可能。Wynne-Davies 研究了超过 300 例患有先天性椎体异常儿童家庭的遗传模式，并分成了三组患者：孤立性椎体异常的患者（例如半椎体），多个椎体异常的患者，以及椎体异常合并脊髓纵裂综合征的患者[197]。她发现单个椎体畸形是散发的并且推断没有遗传风险，尽管 Winter 认为一级亲属有大约 1/100 的风险[198]。多发椎体异常或与脊髓纵裂综合征相关畸形的遗传风险非常明确，约为5% ～ 10%。在已报道的各种双胞胎研究中，大多数提示双胞胎之一患有先天性畸形[198-201]。当两个同卵双胞胎都受到影响时，有证据表明该畸形具有不同的表达度[202,203]。在不常见的综合征中，如脊椎肋骨发育不良（包括多发先天性椎体畸形伴身体其他部位畸形），常染色体隐性遗传和显性遗传模式均有报道[204-210]。

>> 6.9 病例分析

该部分展示了先天性畸形章节 4 例有趣的病例。并对每一个病例进行描述，然后讨论手术方式选择。我们假设不干预也是一个治疗选项。

病例 1：多发半椎体——T1，T8，T11

见图 6.72。

点评

3 个后方半椎体切除手术是一个大手术，且并非没有风险，所以你必须对手术技术十分熟练，而且需要和患者仔细交代风险和收益。该患者非常渴望改变这令人无法接受的外观，对于这个患者来说，要么切除 3 个半椎体，要么就什么也不做。

病例 2：半椎体合并对侧分节不良

见图 6.73。该上胸段或颈胸段畸形治疗是非常具有挑战性的，患者对术后效果感到非常满意。记住对于此类病例，手术前一定要检查椎动脉的解剖情况。

病例 3：下腰段或腰骶段畸形

见图 6.74。该类手术的关键是为全脊柱提供一个稳定的基座，该例手术楔形切除了 L4 及 L5 以及局部固定融合。

病例 4：胸段脊膜膨出

见图 6.75。这是一位 9 岁男孩，患有胸段脊膜膨出，但尚未出现神经系统异常。在脊柱裂节段之上 T1 为半椎体畸形，使头部偏向左侧。下方是胸腰段脊柱侧凸畸形。手术后应尽可能密切随访，但患者术后 6 年无法离开自己的国家。

点评

这是另一例上胸段畸形的患者，再次强调一定要在手术前检查局部血管情况。T1 半椎体切除后下段畸形就显得十分明显，因此需要矫正胸腰段畸形。对这个男孩来说，头向左倾斜合并畸形的脊柱是不可接受的。

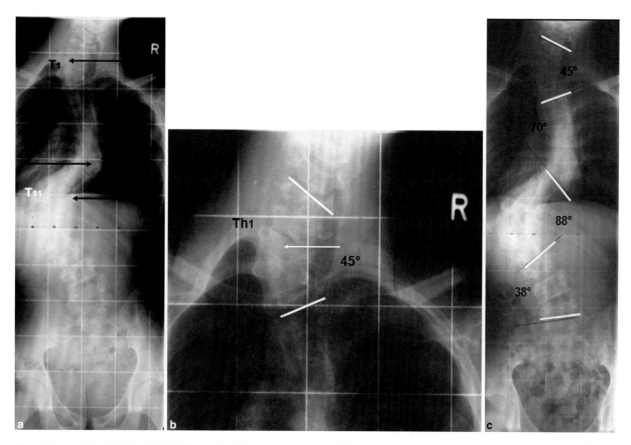

图 6.72 a. 正位相可见多重半椎体，T1 半椎体在左侧，T8 半椎体在右侧，T11 半椎体在左侧。b. 放大后的 X 线片可见几个下颈椎先天性畸形，由于 T1 半椎体及其肋骨导致。c. 冠状位 X 线片可见几个畸形的角度。

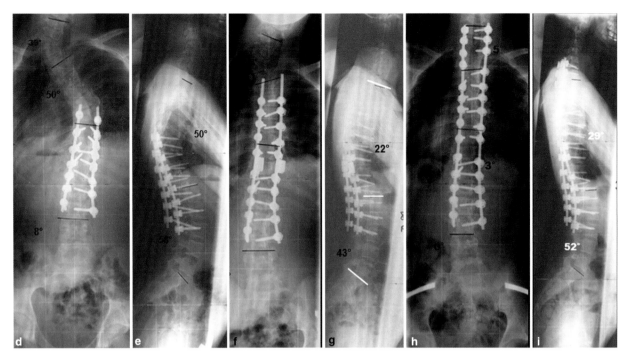

图 6.72（续） d、e.T11 半椎体切除及内固定融合术后正侧位相。f、g.T8 半椎体切除及器械撑开术后正侧位相。
h、i.T1 半椎体切除及内固定术后正侧位相。冠状面脊柱笔直，矢状面则较为平坦。该脊柱矫形及平衡良好。

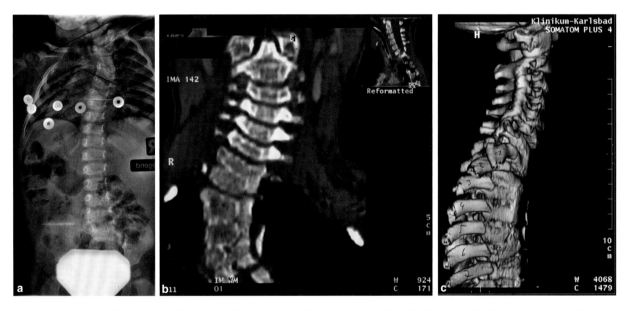

图 6.73 a. 正位相可见几个分节不良椎体以及 T2、T4 半椎体，而另一侧分节不良且合并有肋骨融合。b、c.CT 冠状
位重建（b）及三维重建侧位（c）可见 C7 与 T1 融合，T2 与 T3 融合，以及 T4 半椎体与 T5 融合。

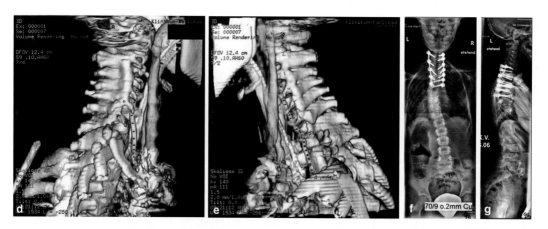

图 6.73（续） d、e.3D-CT 血管造影显示颈部主要血管，特别是椎动脉没有异常。f、g. 术后 2 年随访，正侧位 X 线片提示全脊柱包括骨桥的顶椎楔形切除后获得良好的矫正。

6

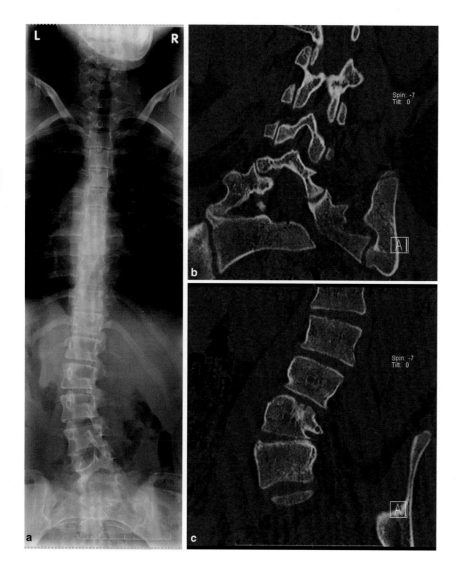

图 6.74 a. 脊柱全长正位相可见 L5 单侧骶化，使 L5 以上脊柱向左侧倾斜。b. 腰骶部脊柱 CT 冠状位重建可见 L5 椎体具有不对称的横突以及侧方占位，与右侧骶骨翼之间形成一个纤维关节。该病例是一个 12 岁男孩，正处于青春期之前的生长阶段。c. 脊柱下腰段冠状位 CT 可见 L4 椎体发育异常，并向右倾。

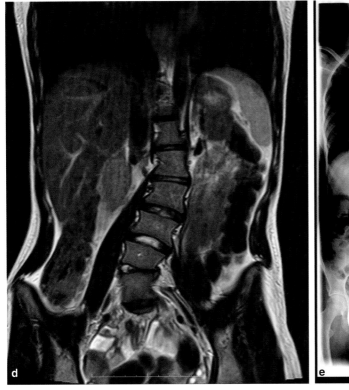
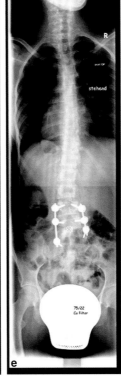
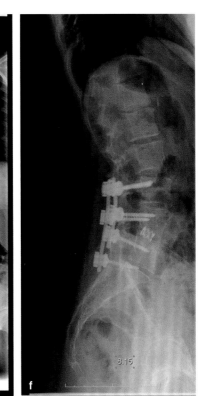

图 6.74（续） d. 腰部椎体冠状位 MRI 可见 L4 椎体严重发育异常，L4 以上可见代偿弯。e、f. L4、L5 楔形切除及短节段融合术后正侧位 X 线片，可见术后脊柱序列十分满意。

6

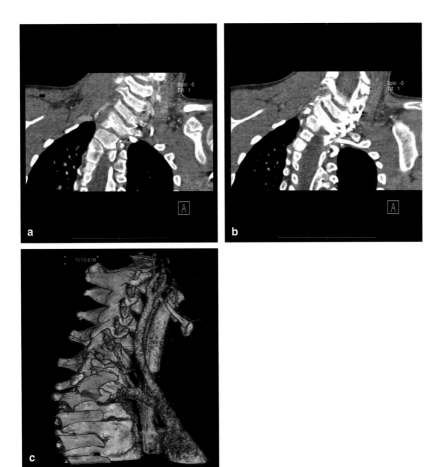

图 6.75 a、b. 在脊柱裂节段之上 T1 为半椎体畸形，使头部偏向左侧。c. 右侧的动脉成像显示头臂动脉分为颈总动脉和锁骨下动脉，后者发出椎动脉并进入横突孔。

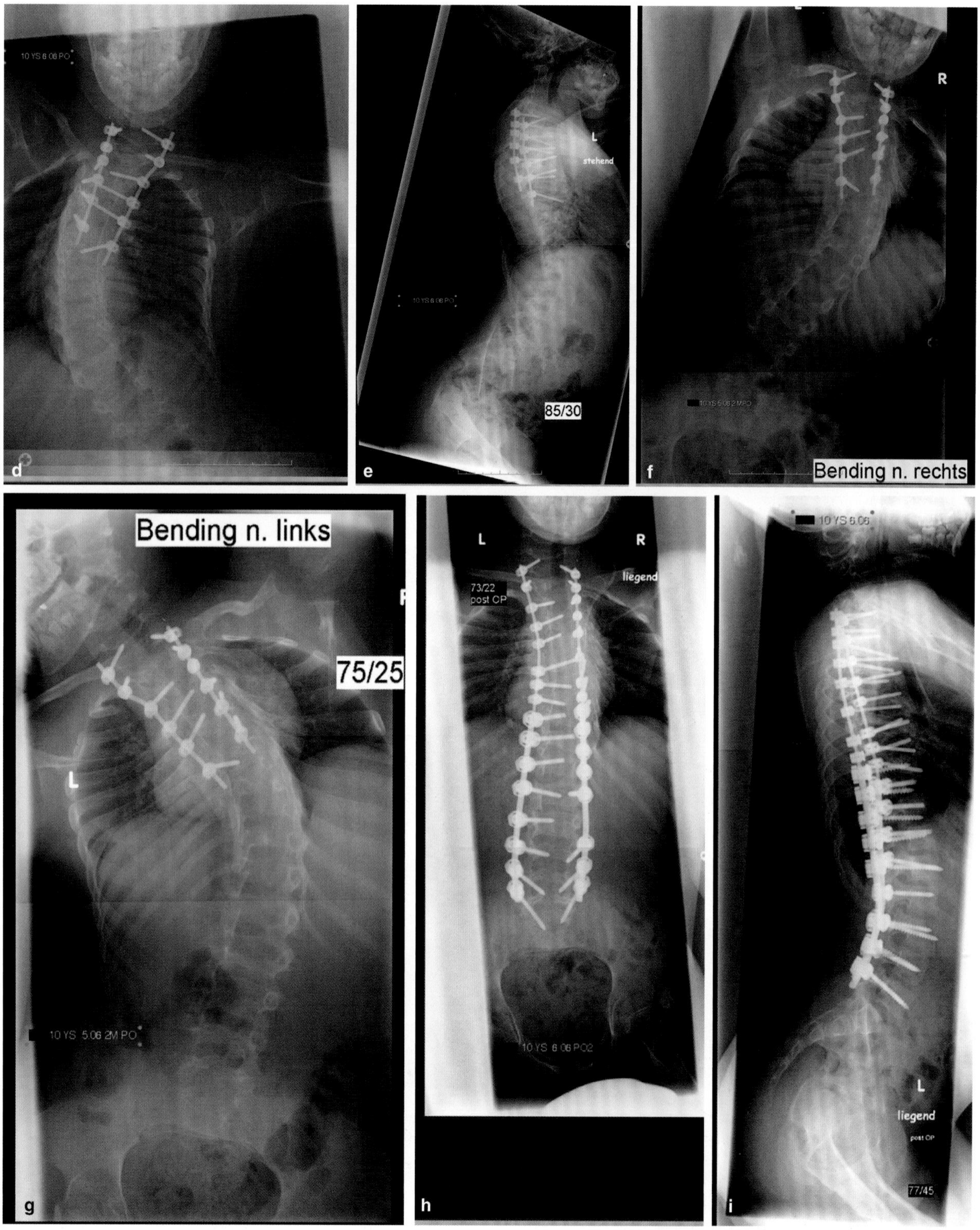

图 6.75（续） d、e. 楔形截骨，半椎体切除及短节段融合固定术后正侧位 X 线片。f、g. 左右侧 bending 相评估胸腰段侧凸柔韧性。h、i. 胸腰段手术后正侧位，可见胸腰段直到 L5 冠状位平衡、矢状序列良好。

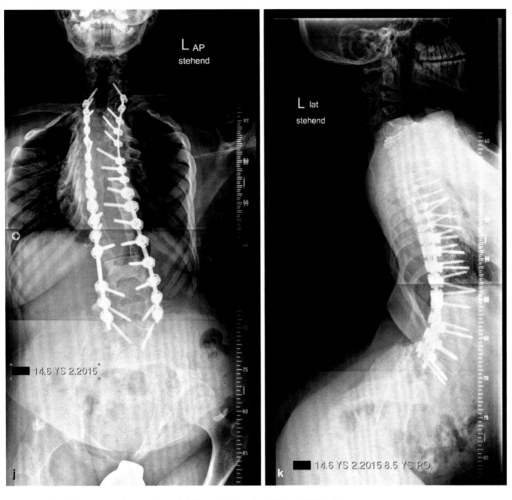

图 6.75（续） j、k. 术后 5 年正侧位 X 线片示矫形效果维持良好。

（吴南　杨阳　粟喆　王升儒　许晓林　蔡思逸

杜悠　李子全　李政垚　林莞锋　译，

仇建国　审校）

● 参 考 文 献 ●

［1］ Keen WW, Coplin WML. Sacrococcygal tumour. Surg Gynecol Obstet. 1906;3:661–671

［2］ Bremer JL. Dorsal intestinal fistula; accessory neurenteric canal; diastematomyelia. AMA Arch Pathol. 1952; 54(2):132–138

［3］ Fallon M, Gordon ARG, Lendrum AC. Mediastinal cysts of fore-gut origin associated with vertebral abnormalities. Br J Surg. 1954; 41(169):520–533

［4］ **Beardmore HE, Wiglesworth FW. Vertebral anomalies and alimentary duplications; clinical and embryological aspects. Pediatr Clin North Am. 1958; 5:457–474**

［5］ **Bentley JF, Smith JR. Developmental posterior enteric remnants and spinal malformations: the split notochord syndrome. Arch Dis Child. 1960; 35:76–86**

［6］ Watterson RL, Fowler I, Fowler BJ. The role of the neural tube and notochord in development of the axial skeleton of the chick. Am J Anat. 1954; 95(3):337–399

［7］ Sensenig EC. The early development of the human vertebral column. Contrib Embryol. 1949; 33(213–221):21–42

［8］ Flint OP. Cell interactions in the developing axial skeleton in normal and mutant mouse embryos. In: Ede DA, et al. (eds). Vertebral Limb and Somite Morphogenesis. Cambridge: Cambridge University Press; 1977:465–484

[9] **Tanaka T, Uhthoff HK. Significance of resegmentation in the pathogenesis of vertebral body malformation. Acta Orthop Scand. 1981; 52(3):331–338**

[10] Dodds GS. Anterior and posterior rhachischisis. Am J Pathol. 1941; 17(6):861–872, 3

[11] Saunders RL. Combined anterior and posterior spina bifida in a living neonatal human female. Anat Rec. 1943; 87:225–278

[12] Prop N, Frensdorf EL, van de Stadt FR. A postvertebral entodermal cyst associated with axial deformities: a case showing the "entodermal-ectodermal adhesion syndrome". Pediatrics. 1967; 39(4):555–562

[13] **Smithells RW, Sheppard S, Schorah CJ, et al. Apparent prevention of neural tube defects by periconceptional vitamin supplementation. Arch Dis Child. 1981; 56(12): 911–918**

[14] Feller A, Sternberg H. Zur Kenntnis der Fehlbildungen der Wirbelsäule. Virchows Arch. 1930; 278:566–609

[15] Junghanns H. Die Fehlbildungen der Wirbelkörper. Arch Orthop Unfallchir. 1937; 38:1–24

[16] Bardeen CR. The development of the thoracic vertebrae in man. Am J Anat. 1905; 4:163–174

[17] Wyburn GM. Observations on the development of the human vertebral column. J Anat. 1944; 78(Pt 3):94–102, 2

[18] Peacock A. Observations on the prenatal development of the intervertebral disc in man. J Anat. 1951; 85(3):260–274

[19] Tanaka T, Uhthoff HK. The pathogenesis of congenital vertebral malformations. A study based on observations made in 11 human embryos and fetuses. Acta Orthop Scand. 1981; 52(4):413–425

[20] Valentin B, Putscher W. Dysontogenetische Blockwirbel und Gibbushbildung. Z Orthop Ihre Grenzgeb. 1936; 64:338–369

[21] Ehrenhaft JL. Development of the vertebral column as related to certain congenital and pathological changes. Surg Gynecol Obstet. 1943; 76:282–292

[22] Overgaard K. On Bechterew's disease from the roentgenologic point of view. Acta Radiol. 1945; 26:185–209

[23] Tsou PM. Embryology of congenital kyphosis. Clin Orthop Relat Res. 1977(128):18–25

[24] **Schmorl G, Junghanns H. The Human Spine in Health and Disease. 2nd ed. New York: Grune and Stratton; 1971**

[25] Lereboullet AC. Recherches sur les monstruosities du brochet observées dans l'oeuf et sur les modes de production. Ann Sci Nat 4 ser. Zoologie. 1863;20:177

[26] Hertwig O. Urmund und spina bifida. Arch Mikr Anat. 1892; 39:353–504

[27] Bell HH. Anterior spina bifida and its relation to a persistence of the neurenteric canal. J Nerv Ment Dis. 1923; 57:445

[28] Luksch F. Ueber Myeloschisis mit abnormer Darmause Mündung. Z Heilk. 1903; 24:143–156

[29] Gruber GB. Ungenwöhnliche neuroenterische Kommunikation bei Rhachischisis anterior und posterior. Virchows Arch. 1923; 247:401: (Pathol Anat)

[30] Johnston TB. Partial duplication of the notochord in a human embryo of 11 mm greatest length. J Anat. 1931; 66(Pt 1):48–49

[31] Fraser JE. Proceedings of the Antatomical Society of Great Britain and Ireland. J Anat. 1931; 66:135

[32] Sparrow DB, Chapman G, Smith AJ, et al. A mechanism for gene-environment interaction in the etiology of congenital scoliosis. Cell. 2012; 149(2):295–306

[33] **Deacon P, Flood BM, Dickson RA. Idiopathic scoliosis in three dimensions. A radiographic and morphometric analysis. J Bone Joint Surg Br. 1984; 66(4):509–512**

[34] **Dickson RA, Lawton JO, Archer IA, Butt WP. The pathogenesis of idiopathic scoliosis. Biplanar spinal asymmetry. J Bone Joint Surg Br. 1984; 66(1):8–15**

[35] **Dickson RA. Idiopathic scoliosis: foundation for physiological treatment. Ann R Coll Surg Engl. 1987; 69(3):89–96**

[36] **Millner PA, Dickson RA. Idiopathic scoliosis: biomechanics and biology. Eur Spine J. 1996; 5(6):362–373**

[37] **Winter RB, Moe JH, Eilers VE. Congenital scoliosis, a study of 234 patients treated and untreated. J Bone Joint Surg. 1968; 50A:15–47**

[38] Nasca RJ, Stilling FH, III, Stell HH. Progression of congenital scoliosis due to hemivertebrae and hemivertebrae with bars. J Bone Joint Surg Am. 1975; 57(4):456–466

[39] **McMaster MJ, Ohtsuka K. The natural history of congenital scoliosis. A study of two hundred and fifty-one patients. J Bone Joint Surg Am. 1982;64(8):1128–1147**

[40] **McMaster MJ, David CV. Hemi-vertebra as a cause of scoliosis. J Bone Joint Surg. 1986; 68B:588–595**

[41] Kleinberg p. Scoliosis. Pathology, Etiology and Treatment. Baltimore: Williams and Wilkins; 1951

[42] MacEwen GD, Conway JJ, Miller WT. Congenital scoliosis with a unilateral bar. Radiology. 1968; 90(4):711–715

［43］Kuhns JG, Hormel RS. Management of congenital scoliosis: review of 170 cases. Arch Surg. 1952; 65:250–263

［44］Billing EL. Congenital scoliosis: an analytical study of its natural history. J Bone Joint Surg. 1955; 37A:404–405

［45］Wax JR, Watson WJ, Miller RC, et al. Prenatal sonographic diagnosis of hemivertebrae: associations and outcomes. J Ultrasound Med. 2008; 27(7):1023–1027

［46］Winter RB, Moe JH, MacEwen GD, et al. The Milwaukee Brace in the nonoperative treatment of congenital scoliosis. Spine. 1976; 1:85–96

［47］**Winter RB, Moe JH. The results of spinal arthrodesis for congenital spinal deformity in patients younger than five years old. J Bone Joint Surg Am. 1982; 64(3): 419–432**

［48］**Leatherman KD. The management of rigid spinal curves. Clin Orthop Relat Res. 1973(93):215–224**

［49］**Roaf R. The treatment of progressive scoliosis by unilateral growth arrest. J Bone Joint Surg Br. 1963; 45(4):637–651**

［50］Winter RB. Convex anterior and posterior hemiarthrodesis and hemiepiphyseodesis in young children with progressive congenital scoliosis. J Pediatr Orthop. 1981; 1(4):361–366

［51］Winter RB, Lonstein JE, Denis F, Sta-Ana de la Rosa H. Convex growth arrest for progressive congenital scoliosis due to hemivertebrae. J Pediatr Orthop. 1988; 8(6):633–638

［52］Walhout RJ, van Rhijn LW, Pruijs JE. Hemi-epiphysiodesis for unclassified congenital scoliosis: immediate results and mid-term follow-up. Eur Spine J. 2002; 11(6):543–549

［53］**Andrew T, Piggott H. Growth arrest for progressive scoliosis. Combined anterior and posterior fusion of the convexity. J Bone Joint Surg Br. 1985;67(2):193–197**

［54］**Leatherman KD, Dickson RA. Two-stage corrective surgery for congenital deformities of the spine. J Bone Joint Surg Br. 1979; 61-B(3):324–328**

［55］Royle ND. The operative removal of an accessory vertebra. Med J Aust. 1928;1:467–468

［56］Compere EL. Excision of hemivertebrae for correction of congenital scoliosis. J Bone Joint Surg. 1932; 14:555–562

［57］Von Lackum HL, Smith A de F. Removal of vertebral bodies in the treatment of scoliosis. Surg Gynecol Obstet. 1933; 57:250–256

［58］Wiles P. Resection of dorsal vertebrae in congenital scoliosis. J Bone Joint Surg Am. 1951; 33 A(1):151–154

［59］**Roaf R. Wedge resection for scoliosis. J Bone Joint Surg Br. 1955; 37-B(1):97–101**

［60］Hodgson AR, Stock FE. Anterior spinal fusion a preliminary communication on the radical treatment of Pott's disease and Pott's paraplegia. Br J Surg. 1956; 44(185):266–275

［61］**Hodgson AR. Correction of fixed spinal curves. J Bone Joint Surg Am. 1965;47:1221–1227**

［62］Dommisse G, Enslin TB. Hodgson's circumferential osteotomy in the correction of spine deformity. J Bone Joint Surg. 1970; 52B:778

［63］Bradford DS, Boachie-Adjei O. One-stage anterior and posterior hemivertebral resection and arthrodesis for congenital scoliosis. J Bone Joint Surg Am. 1990; 72(4):536–540

［64］Houlte DC, Winter RB, Lonstein JE, Denis F. Excision of hemi-vertebrae and the treatment of congenital scoliosis. J Bone Joint Surg. 1995; 77B:159–171

［65］Zidorn T, Krauspe R, Eulert J. Dorsal hemivertebrae in children's lumbar spines. Spine. 1994; 19(21):2456–2460

［66］**Nakamura H, Matsuda H, Konisishi S, Yamano Y. Single stage excision of hemi-vertebrae via the posterior approach alone for congenital spine deformity: follow-up period longer than ten years. Spine. 2002; 27:110–115**

［67］Shono Y, Abumi K, Kaneda K. One-stage posterior hemivertebra resection and correction using segmental posterior instrumentation. Spine. 2001; 26(7):752–757

［68］**Ruf M, Harms J. Hemivertebra resection by a posterior approach: innovative operative technique and first results. Spine. 2002; 27(10):1116–1123**

［69］**Ruf M, Harms J. Pedicle screws in 1- and 2-year-old children: technique, complications, and effect on further growth. Spine. 2002; 27(21):E460–E466**

［70］Ferree BA. Morphometric characteristics of pedicles of the immature spine. Spine. 1992; 17(8):887–891

［71］Zindrick MR, Knight GW, Sartori MJ, Carnevale TJ, Patwardhan AG, Lorenz MA. Pedicle morphology of the immature thoracolumbar spine. Spine. 2000;25(21):2726–2735

［72］**Ruf M, Harms J. Posterior hemivertebra resection with transpedicular instrumentation: early correction in children aged 1 to 6 years. Spine. 2003; 28(18):2132–2138**

［73］**Hedequist DJ, Hall JE, Emans JB. Hemivertebra excision in children via simultaneous anterior and posterior exposures. J Pediatr Orthop. 2005; 25(1):60–63**

［74］Xu W, Yang S,Wu X, Claus C. Hemivertebra excision with short-segment spinal fusion through combined anterior and posterior approaches for congenital spinal deformities in children. J Pediatr Orthop B. 2010; 19(6):545–550

[75] Garrido E, Tome-Bermejo F, Tucker SK, Noordeen HN, Morley TR. Short anterior instrumented fusion and posterior convex non-instrumented fusion of hemivertebra for congenital scoliosis in very young children. Eur Spine J. 2008; 17(11):1507–1514

[76] Elsebaie HB, Kaptan W, Elmiligui Y, et al. Anterior instrumentation and correction of congenital spinal deformities under age of 4 without hemivertebrectomy: a new alternative. Spine. 2010; 35:E218–E222

[77] Yu Y, Chen WJ, Qiu Y, et al. [Early outcome of one-stage posterior transpedicular hemi-vertebra resection in the treatment of children with congenital scoliosis]. Zhonghua Wai Ke Za Zhi. 2010; 48(13):985–988

[78] **Peng X, Chen L, Zou X. Hemivertebra resection and scoliosis correction by a unilateral posterior approach using single rod and pedicle screw instrumentation in children under 5 years of age. J Pediatr Orthop B. 2011; 20(6):397–403**

[79] Lenke LG, O'Leary PT, Bridwell KH, Sides BA, Koester LA, Blanke KM. Posterior vertebral column resection for severe pediatric deformity: minimum two-year follow-up of thirty-five consecutive patients. Spine. 2009; 34(20):2213–2221

[80] Yaszay B, O'Brien M, Shufflebarger HL, et al. Efficacy of hemivertebra resection for congenital scoliosis: a multicenter retrospective comparison of three surgical techniques. Spine. 2011; 36(24):2052–2060

[81] **Ruf M, Jensen R, Letko L, Harms J. Hemivertebra resection and osteotomies in congenital spine deformity. Spine. 2009; 34(17):1791–1799**

[82] Marshall RE, Graham CB, Scott CR, Smith DW. Syndrome of accelerated skeletal maturation and relative failure to thrive: a newly recognized clinical growth disorder. J Pediatr. 1971; 78(1):95–101

[83] Tsou PM, Yau ACMC, Hodgson AR. Congenital spinal deformities: natural history, classification, and the roles of anterior spinal surgery in management. J Bone Joint Surg. 1974; 56A:1767

[84] Greig DM. Congenital kyphosis. Edinburgh Med J. 1916; 16:93–99

[85] **James JIP. Kyphoscoliosis. J Bone Joint Surg Br. 1955; 37-B(3):414–426**

[86] Depalma AF, McKeen WB. Congenital kyphoscoliosis with paraplegia. Clin Orthop Relat Res. 1965; 39(39): 190–196

[87] **Winter RB, Moe JH, Wang JF. Congenital kyphosis. Its natural history and treatment as observed in a study of one hundred and thirty patients. J Bone Joint Surg Am. 1973; 55(2):223–256**

[88] James JIP. Proceedings: Paraplegia in congenital kyphoscoliosis. J Bone Joint Surg Br. 1975; 57(2):261

[89] Winter RB. Congenital kyphosis. Clin Orthop Relat Res. 1977(128):26–32

[90] Mayfield JK, Winter RB, Bradford DS, Moe JH. Congenital kyphosis due to defects of anterior segmentation. J Bone Joint Surg Am. 1980; 62(8):1291–1301

[91] **Lonstein JE, Winter RB, Moe JH, et al. Neurologic defects secondary to spinal deformity. A review of the literature and report of 43 cases. Spine. 1980; 5:331–355**

[92] Borkow SE, Kleiger B. Spondylolisthesis in the newborn. A case report. Clin Orthop Relat Res. 1971; 81(81):73–76

[93] Matthäus H. Ein Beitrag zur Behandlung der angeborenen Lumbalkyphose. Z Orthop Ihre Grenzgeb. 1974; 112(6):1312–1314

[94] Finnegan WJ, Chung SMK. Complete spondylolisthesis in an infant. Treatment with decompression and fusion. Am J Dis Child. 1975; 129(8):967–969

[95] von Rokitansky KF. Handbuch der Pathologischen Anatomie. Vol 11. Vienna: Braumuller und Seidel; 1844

[96] von Schrick FG. Die angeborene kyphose. Zeitschrift für orthopädische Chirurgie. 1932; 56:238–259

[97] **McMaster MJ, Singh H. Natural history of congenital kyphosis and kyphoscoliosis. A study of one hundred and twelve patients. J Bone Joint Surg Am. 1999; 81(10):1367–1383**

[98] Kim HW, Weinstein SL. Atypical congenital kyphosis. Report of two cases with long-term follow-up. J Bone Joint Surg Br. 1998; 80(1):25–29

[99] **Tsirikos AI, McMaster MJ. Infantile developmental thoracolumbar kyphosis with segmental subluxation of the spine. J Bone Joint Surg Br. 2010; 92(3):430–435**

[100] Zeller RD, Ghanem I, Dubousset J. The congenital dislocated spine. Spine. 1996; 21(10):1235–1240

[101] Campos MA, Fernandes P, Dolan LA, Weinstein SL. Infantile thoraco-lumbar kyphosis secondary to lumbar hypoplasia. J Bone Joint Surg. 2008; 90(8):1726–1729

[102] **Raycroft JF, Curtis BH. Spinal curvature in myelomeningocele. Natural history and etiology. In: American Academy of Orthopaedic Surgeons Symposium on Myelomeningocele. St Louis: C.V. Mosby Co.; 1972**

[103] Banta JV, Whiteman S, Dyck PM, et al. Fifteen year review of myelodysplasia. J Bone Joint Surg. 1976; 58A:726

［104］Shurtleff DB, Goiney R, Gordon LH, Livermore N. Myelodysplasia: the natural history of kyphosis and scoliosis. A preliminary report. Dev Med Child Neurol Suppl. 1976; 18 37:126–133

［105］Cheuk DK, Wong V, Wraige E, et al. Surgery for scoliosis in Duchenne muscular dystrophy. Cochrane Database Syst Rev. 2007; 24(1):CD005375

［106］**Allen BL, Jr, Ferguson RL. L-rod instrumentation for scoliosis in cerebral palsy. J Pediatr Orthop. 1982; 2(1):87–96**

［107］Hoppenfield S. Congenital kyphosis in myelomeningocele. J Bone Joint Surg. 1967; 49:276–280

［108］**Sriram K, Bobechko WP, Hall JE. Surgical management of spinal deformities in spina bifida. J Bone Joint Surg Br. 1972; 54(4):666–676**

［109］Lichenstein BW. 'Spinal dysraphism', spina bifida and myelodysplasia. Arch Neurol Psychiatry. 1940; 44:792–810

［110］Ollivier CP. Triate des maladies de la moelle epiniere. 3rd ed. Paris : Crevot; 1827

［111］Perret gov. Diagnosis and treatment of diastematomyelia. Surg Gynecol Obstet. 1957; 105(1):69–83

［112］James CCM, Lassman LP. Spinal dysraphism. An orthopaedic syndrome in children accompanying occult forms. Arch Dis Child. 1960; 35:315–327

［113］Freeman LW. Late symptoms from diastematomyelis. J Neurosurg. 1961;18:538–541

［114］**Till K. Spinal dysraphism. A study of congenital malformations of the lower back. J Bone Joint Surg Br. 1969; 51(3):415–422**

［115］James CCM, Lassman LP. Diastematomyelia and the tight filum terminale. J Neurol Sci. 1970; 10(2):193–196

［116］James CCM, Lassman LP. Spinal dysraphism, spina bifida occulta. London, Butterworth, 1972

［117］Guthkelch AN. Diastematomyelia with median septum. Brain. 1974; 97(4):729–742

［118］Hoffman HJ, Hendrick EB, Humphreys RP. The tethered spinal cord: its protean manifestations, diagnosis and surgical correction. Childs Brain. 1976; 2(3):145–155

［119］Belmont PJ, Jr, Kuklo TR, Taylor KF, Freedman BA, Prahinski JR, Kruse RW. Intraspinal anomalies associated with isolated congenital hemivertebra: the role of routine magnetic resonance imaging. J Bone Joint Surg Am. 2004; 86-A(8):1704–1710

［120］Gillespie R, Faithfull DK, Roth A, Hall JE. Intraspinal anomalies in congenital scoliosis. Clin Orthop Relat Res. 1973(93):103–109

［121］**Winter RB, Haven JJ, Moe JH, Lagaard SM.**

Diastematomyelia and congenital spine deformities. J Bone Joint Surg Am. 1974; 56(1):27–39

［122］McMaster MJ. Occult intraspinal anomalies and congenital scoliosis. J Bone Joint Surg Am. 1984; 66(4):588–601

［123］Tredway TL, Musleh W, Christie SD, Khavkin Y, Fessler RG, Curry DJ. A novel minimally invasive technique for spinal cord untethering. Neurosurgery. 2007; 60(2) Suppl 1:ONS70–ONS74, discussion ONS74

［124］Potts MB,Wu JC, Gupta N, Mummaneni PV. Minimally invasive tethered cord release in adults: a comparison of open and mini-open approaches. Neurosurg Focus. 2010; 29(1):E7

［125］Leatherman KD, Dickson RA. The Management of Spinal Deformities. Chapter 6 : Congenital deformities, Figure 6.28 "arthroscopy" of the dural contents. London: JohnWright; 1988

［126］Mehta VA, Gottfried ON, McGirt MJ, Gokaslan ZL, Ahn ES, Jallo GI. Safety and efficacy of concurrent pediatric spinal cord untethering and deformity correction. J Spinal Disord Tech. 2011; 24(6):401–405

［127］Reigel DH, Tchernoukha K, Bazmi B, Kortyna R, Rotenstein D. Change in spinal curvature following release of tethered spinal cord associated with spina bifida. Pediatr Neurosurg. 1994; 20(1):30–42

［128］Arnold J.. Myelocyste, Transposition von Gewebskeimen und Sympodie. Beitr z Path Anat u z Allg Path. 1894; 16:1–28

［129］Chiari H. Ueber die Veränderungen des Kleinhirns, des Pons und der Medulla oblongata in Folge von congenitaler hydrocepholie des Grosshirns. Denkschr d K Akad d wissensch in Vienna. 1895; 63:71–116

［130］Lichtenstein BW. Distant neuroanatomic complications of spinal bifida (spina dysraphism). Hydrocephalus, Arnold-Chiari deformity, stenosis of aqueduct of Sylvius etc; pathogenesis and pathology. Arch Neurol Psychiatry. 1942; 47:195–241

［131］**Steele GH. The Arnold-Chiari malformation. Br J Surg. 1947; 34(135):280–282**

［132］**Garceau GJ. The filum terminale syndrome (the cord-traction syndrome). J Bone Joint Surg Am. 1953; 35-A(3):711–716**

［133］Cornips EM, Vereijken IM, Beuls EA, et al. Clinical characteristics and surgical outcome in 25 cases of childhood tight filum syndrome. Eur J Paediatr Neurol. 2012; 16(2):103–117

［134］Hajnovic L, Trnka J. Tethered spinal cord syndrome — the importance of time for outcomes. Eur J Pediatr Surg.

6

2007; 17(3):190–193

[135] Colombo LF, Motta F. Consensus conference on Chiari: a malformation or an anomaly? Scoliosis and others orthopaedic deformities related to Chiari 1 malformation. Neurol Sci. 2011; 32 Suppl 3:S341–S343

[136] Hall PV, Lindseth RE, Campbell RL, et al. Myelodysplasia in developmental scoliosis. A manifestation of syringomyelia. Spine. 1976; 1:49–55

[137] Hamilton JJ, Schmidt AC. Scoliosis with spontaneous transposition of the spinal cord. Clinical and autopsy study. J Bone Joint Surg Am. 1975; 57(4):474–477

[138] Carvell JE, Dickson RA. Spontaneous transposition of the spinal cord. J Bone Joint Surg Br. 1982; 64(4):413–415

[139] Klippel M, Feil A. Un cas d'absence des vertèbres cervicales. Nov iconog Salpêtrière. 1912; 25:223–250

[140] Bertolotti M.. Le anomalie congenite del rachide cervicale. Chir organi movimento. 1920; 4:395–499

[141] Haller von A. Icones Anatomical. A Vandenhoek: Gottingen: 1743. Cited In: Winter RB, Lonstein JE, Leonard AS, eds. Congenital Deformities of the Spine. New York: Thieme; 1983

[142] Sprengel OK. Die angeborene Verschiebung des Schutterblattes nach oben. Archiv für Klinische Chururgie, Berlin. 1891; 42:544–549

[143] **Hensinger RN, Lang JE, MacEwen GD. Klippel-Feil syndrome; a constellation of associated anomalies. J Bone Joint Surg Am. 1974; 56(6):1246–1253**

[144] Eelen H, Fabry G. Congenital scoliosis. A follow-up study. Acta Orthop Belg. 1977; 43(5):585–597

[145] König F. Eine neue Operation des angeborenen Schulterblatthochstandes. Beitr Klin Chir 1914;94:530–537. Cited in Lange M. Orthopädisch-chirurgische Operationslehre. Munich: JF Bergmann; 1951

[146] Schrock RD. Congenital elevation of the scapula. J Bone Joint Surg. 1926;8:207–215

[147] Inclan A. Congenital elevation of the scapula or Sprengel's deformity: two clinical cases treated with Ober's operation. Cir ortop traum Habana. 1949;15:1

[148] **Green WT. The surgical correction of congenital elevation of the scapula (Sprengel's deformity). J Bone Joint Surg. 1957; 39A:1439**

[149] Jeannopoulos CL. Observations on congential elevation of the scapula. Clin Orthop. 1961; 20(20):132–138

[150] Woodward JW. Congenital elevation of the scapula: correction by release and transplantation of muscle origins — a preliminary report. J Bone Joint Surg. 1961; 43A:219–228

[151] Robinson RA, Braun RM, Mack P, et al. The surgical importance of the clavicular component of Sprengel's deformity. J Bone Joint Surg. 1967; 49A:1481

[152] Digennaro GL, Fosco M, Spina M, Donzelli I. Surgical treatment of sprengel shoulder: experience of the Rizzoli Orthopaedic Institute 1975–2010. J Bone Joint Surg Br. 2012; 94B:709–712

[153] Erskine CA. An analysis of the Klippel-Feil syndrome. Arch Pathol (Chic). 1946; 41:269–281

[154] Gray SW, Romaine CB, Skandalakis JE. Congenital fusion of the cervical vertebrae. Surg Gynecol Obstet. 1964; 118:373–385

[155] Shoul MI, Ritvo M. Clinical and roentgenologic manifestations of the Klippel-Feil syndrome. AJR Am J Roentgenol. 1972; 68:369–385

[156] Southwell RB, Reynolds AF, Badger VM, Sherman FC. Klippel-Feil syndrome with cervical compression resulting from cervical subluxation in association with an omo-vertebral bone. Spine. 1980; 5(5):480–482

[157] Moore WB, Matthews TJ, Rabinowitz R. Genitourinary anomalies associated with Klippel-Feil syndrome. J Bone Joint Surg Am. 1975; 57(3):355–357

[158] Vitko RJ, Cass AS, Winter RB. Anomalies of the genitourinary tract associated with congenital scoliosis and congenital kyphosis. J Urol. 1972;108(4):655–659

[159] **MacEwen GD, Winter RB, Hardy JH. Evaluation of kidney anomalies in congenital scoliosis. J Bone Joint Surg Am. 1972; 54(7):1451–1454**

[160] Owen R. The association of axial skeleton defects with gastrointestinal and genitourinary abnormalities. In: Zorab PA (ed). Scoliosis. Proceedings of a Fifth Symposium held at the Cardiothoracic Institute, Brompton Hospital, London. September 1976. London: Academic Press; 1977:209–214

[161] Shaw-Smith C. Oesophageal atresia, tracheo-oesophageal fistula, and the VACTERL association: review of genetics and epidemiology. J Med Genet. 2006; 43(7):545–554

[162] Nader A, Sedivy R. [Rokitansky's first description of a spondylocostal dysplasia, dysostosis]. Wien Med Wochenschr. 2004; 154(19–20):472–474

[163] **Jarcho S, Levin PM. Hereditary malformation of the vertebral bodies. Bull Johns Hopkins Hosp. 1938; 62:216–226**

[164] Lavy NW, Palmer CG, Merritt AD. A syndrome of bizarre vertebral anomalies. J Pediatr. 1966; 69(6):1121–1125

[165] Moseley JE, Bonforte RJ. Spondylothoracic dysplasia—

6

a syndrome of congenital anomalies. Am J Roentgenol Radium Ther Nucl Med. 1969; 106(1):166–169

[166] **Ramírez N, Cornier AS, Campbell RM, Jr, Carlo S, Arroyo S, Romeu J. Natural history of thoracic insufficiency syndrome: a spondylothoracic dysplasia perspective. J Bone Joint Surg Am. 2007; 89(12):2663–2675**

[167] **Campbell RM, Jr, Smith MD, Mayes TC, et al. The effect of opening wedge thoracostomy on thoracic insufficiency syndrome associated with fused ribs and congenital scoliosis. J Bone Joint Surg Am. 2004; 86-A(8):1659–1674**

[168] Hell AK, Campbell RM, Hefti F. The vertical expandable prosthetic titanium rib implant for the treatment of thoracic insufficiency syndrome associated with congenital and neuromuscular scoliosis in young children. J Pediatr Orthop B. 2005; 14(4):287–293

[169] Teli M, Hosalkar H, Gill I, Noordeen H. Spondylocostal dysostosis: thirteen new cases treated by conservative and surgical means. Spine. 2004; 29(13):1447–1451

[170] Emans JB, Caubet JF, Ordonez CL, Lee EY, Ciarlo M. The treatment of spine and chest wall deformities with fused ribs by expansion thoracostomy and insertion of vertical expandable prosthetic titanium rib: growth of thoracic spine and improvement of lung volumes. Spine. 2005; 30(17) Suppl:S58–S68

[171] Fette A, Rokitansky A. Thoracoplasty for treatment of asphyxiating thoracic dysplasia in a newborn. J Pediatr Surg. 2005; 40(8):1345–1348

[172] Groenefeld B, Hell AK. Ossifications after vertical expandable prosthetic titanium rib treatment in children with thoracic insufficiency syndrome and scoliosis. Spine. 2013; 38(13):E819–E823

[173] Campbell RM, Jr. VEPTR: past experience and the future of VEPTR principles. Eur Spine J. 2013; 22 Suppl 2:S106–S117

[174] Aarskog D. Pterygium syndrome. Birth Defects Orig Artic Ser. 1971; 7(6):232–234

[175] Silver W, Steier M, Schwartz O, Zeichner MB. The Holt-Oram syndrome with previously undescribed associated anomalies. Am J Dis Child. 1972; 124(6):911–914

[176] Goldenhar M. Associations malformaties de l'oeil et de l'oreille, en particulier le syndrome dermoids épibulbaire — appendices avriculaires-fistula avris congenital et ses relations avec la dysostose mandibulo-faciale. J Genet Hum. 1952; 1:243–282

[177] **Tsirikos AI, McMaster MJ. Goldenhar-associated conditions (hemifacial microsomia) and congenital**

deformities of the spine. Spine. 2006; 31(13):E400–E407

[178] Sherk HH, Whitaker LA, Pasquariello PS. Facial malformations and spinal anomalies. A predictable relationship. Spine. 1982; 7(6):526–531

[179] Wall JF, Kane WJ. Scoliosis in Apert's syndrome (acrocephalosyndactyly). J Bone Joint Surg. 1974; 56A:1763

[180] Larsen LJ, Schottstaedt ER, Bost FC. Multiple congenital dislocations associated with characteristic facial abnormality. J Pediatr. 1950; 37(4):574–581

[181] Micheli LJ, Hall JE, Watts HG. Spinal instability in Larsen's syndrome: report of three cases. J Bone Joint Surg Am. 1976; 58(4):562–565

[182] Silver HK, Kiyasu W, George J, Deamer WC. Syndrome of congenital hemihypertrophy, shortness of stature, and elevated urinary gonadotropins. Pediatrics. 1953; 12(4):368–376

[183] **Specht EE, Hazelrig PE. Orthopaedic considerations of Silver's syndrome. J Bone Joint Surg Am. 1973; 55(7):1502–1510**

[184] Rinksy LA, Bleck EE. Freeman-Sheldon ('whistling face') syndrome. J Bone Joint Surg. 1976; 58A:149–150

[185] **Drummond DS, Mackenzie DA. Scoliosis in arthrogryposis multiplex congenita. Spine. 1978; 3(2):146–151**

[186] Banta JV, Nichols O. Sacral agenesis. J Bone Joint Surg Am. 1969; 51(4):693–703

[187] Reeve AW, Mortimer JG. Lumbo-sacral agenesis or rumplessness. N Z Med J. 1971; 73(469):340–345

[188] Mongeau M, Leclaire R. Complete agenesis of the lumbosacral spine: a case report. J Bone Joint Surg Am. 1972; 54(1):161–164

[189] Foix C, Hillemand P. Dystrophie cruro-vésico-fessiere par angénésie sacrococcygienne. Rev Neurol. 1924; 40:450–468

[190] Smith ED. Congenital sacral anomalies in children. Aust N Z J Surg. 1959; 29:165–176

[191] **Renshaw TS. Sacral agenesis. J Bone Joint Surg Am. 1978; 60(3):373–383**

[192] Johanna B, Evans EB, Eggers GWN. Partial and complete agenesis or malformation of the sacrum with associated anomalies. J Bone Joint Surg. 1959;41A:497–518

[193] Duraiswami PK. Experimental causation of congenital skeletal defects and its significance in orthopaedic surgery. J Bone Joint Surg Br. 1952; 34-B(4):646–698

[194] Hensinger RN, MacEwen GD. Congenital anomalies

6

of the spine. In: Rothman RH, Simeone FA (eds). The Spine. Philadelphia: WB Saunders; 1975: 157–270

[195] Frantz CH, Aitken GT. Complete absence of the lumbar spine and sacrum. J Bone Joint Surg Am. 1967; 49(8):1531–1540

[196] **Perry J, Bonnett CA, Hoffer MM. Vertebral pelvic fusions in the rehabilitation of patients with sacral agenesis. J Bone Joint Surg Am. 1970; 52(2):288–294**

[197] Wynne-Davies R. Congenital vertebral anomalies: aetiology and relationship to spina bifida cystica. J Med Genet. 1975; 12(3):280–288

[198] Winter RB. Congenital Deformities of the Spine. New York: Thieme-Stratton Inc; 1983:48

[199] Peterson HA, Peterson LFA. Hemivertebrae in identical twins with dissimilar spinal columns. J Bone Joint Surg Am. 1967; 49(5):938–942

[200] Bonicoli F, Delvecchio E. [Scoliosis in monochorial twins (pathogenetic considerations)]. Chir Organi Mov. 1968; 57:178–186

[201] Hattaway GL. Congenital scoliosis in one of monozygotic twins: a case report. J Bone Joint Surg Am. 1977; 59(6):837–838

[202] McKinley LM, Leatherman KD. Idiopathic and congenital scoliosis in twins. Spine. 1978; 3(3):227–229

[203] Haffner J. Eineiige Zwillinge mit symmetrischer Wirbelsäulendeformität. Keilwirbel. Acta Radiol. 1936; 17:529–541

[204] Akbarnia BA, Moe JH. Familial congenital scoliosis with unilateral unsegemented bar. Case report of two siblings. J Bone Joint Surg Am. 1978; 60(2):259–261

[205] Caffey JP. Paediatric X-ray Diagnosis. 5th ed. Chicago: Year Book Medical Publishers; 1957:1109

[206] Rimoin DL, Fletcher BD, McKusick VA. Spondylocostal dysplasia. A dominantly inherited form of short-trunked dwarfism. Am J Med. 1968; 45(6):948–953

[207] Norum RA. Costovertebral anomalies with apparent recessive inheritance. Birth Defects. 1969; 5:326–329

[208] Cantú JM, Urrusti J, Rosales G, Rojas A. Evidence for autosomal recessive inheritance of costovertebral dysplasia. Clin Genet. 1971; 2(3):149–154

[209] Pérez-Comas A, García-Castro JM. Occipito-facial-cervico-thoracic-abdomino-digital dysplasia; Jarcho-Levin syndrome of vertebral anomalies. Report of six cases and review of the literature. J Pediatr. 1974; 85(3):388–391

[210] Bartsocas CS, Kiossoglou KA, Papas CV, Xanthou-Tsingoglou M, Anagnostakis DE, Daskalopoulou HD. Costovertebral dysplasia. Birth Defects Orig Artic Ser. 1974; 10(9):221–226

6

注：加粗的是重要参考文献。

7 神经肌源性脊柱畸形

CHAPTER 7

NEUROMUSCULAR DEFORMITIES

>> 7.1　引言

儿童神经肌源性疾病是指通常为遗传性的影响脊髓、外周神经、神经肌肉接头和肌肉的疾病[1]。该疾病分类可见于表 7.1。

对脊柱外科医生来说，了解这些病症的基本原理、预后和治疗方法至关重要，以避免将脊柱问题与潜在的其他病症相分隔。尽管脑瘫（cerebral palsy）和脊髓灰质炎在儿童中并非严格的"真正的"神经肌源性脊柱畸形，但是这些情况会导致明显的脊柱畸形，因此我们也在本章中讨论此疾病。

>> 7.2　脑瘫

脑瘫是指所有那些由于大脑内的病变而影响运动系统控制的疾病。自 Little 首次描述围产期脑瘫[2]以来，尽管在产科和儿科等领域已取得了重大进展，新生儿的死亡率显著下降，但是脑瘫的发病率却基本保持不变，每 1 000 名受影响的儿童中约有 2 人[3]。脑瘫是由一系列的发育、遗传、代谢、缺血、传染病等异常导致，引起一些共同的神经学表型（表 7.2）。脑瘫可与语言功能异常（25%～80%）、视力异常（34%～80%）、智力异常和癫痫（33%）相关[4]，但许多脑瘫患者在智力上表现良好，没有明确的认知功能障碍，甚至 60% 的患者还能从事正常工作[5]。一直以来脑瘫亚型被分为产前、围产期和产后[6]。第一年的死亡率为 10%，产前和围产期类型在 3 岁前出现临床表现；10% 的脑瘫病例为产后。

一项多中心围产期项目纳入 50 000 名儿童，定期随访从子宫至研究者 7 岁时，该结果显示：大多数患有脑瘫的儿童在妊娠和分娩时未发生并发症[7]。超过 3/4 的儿童发现有导致大脑发育异常的产前因素。分娩过程中的窒息发生率不到 10%，但宫内母体感染暴露被认为是重要的危险因素，因为其可导致炎性细胞因子水平升高。出生时体重较轻，尤其是出生时体重＜ 1 kg 也是一个重要因素。

50% 的脑瘫为痉挛性，25% 为手足徐动症样，

表 7.1　神经肌源性疾病

脊柱肌肉萎缩
- 婴儿（Werdnig-Hoffmann）
  ○ 第 1 组——重度
  ○ 第 2 组——中度
  ○ 第 3 组——轻度
- 儿童（Kugelberg-Welander）

周围神经病
- 腓骨肌肉萎缩
  ○ 腓骨肌萎缩症 (Charcot-Marie-Tooth)
  ○ 神经元萎缩性变异型
  ○ Roussy-Levy 综合征
- 肥厚性多发性神经炎
  ○ Dejerine-Sottas 综合征
  ○ Refsum 病
  ○ 主要痉挛型

Friedreich 共济失调

关节屈曲挛缩

肌营养不良
  ○ Duchenne
  ○ Becker
  ○ 肢带肌
  ○ 面肩肱型
  ○ 先天性肌营养不良

先天性肌病

家族性自主神经功能障碍

恶性高热

表 7.2　脑瘫的分类和主要原因

运动综合征	神经病理学	主要原因
痉挛性双瘫	脑室周围白质软化	早产 缺血 感染 内分泌性 / 代谢性（如甲状腺）
痉挛性四肢瘫	脑室周围白质软化 多囊性脑软化畸形	缺血，感染 内分泌性 / 代谢性，一般发育性
偏瘫	子宫内或新生儿中风	血栓性疾病 感染 遗传性 / 发育性 室周出血性梗死
锥体外系症状（手足徐动，运动障碍）	病理学：壳核、苍白核、丘脑、基底神经节	窒息性核黄疸 线粒体性 遗传性 / 代谢性

来源：经允许引自 Johnston MV. Encephalopathies. In Kliegman RM, Behrman RE, Jenson HB, Stanton BF, eds. Nelson Textbook of Pediatrics. 18th ed. Philadelphia: Saunders Elsevier; 2008:2494。

7% 为僵直性，5% 为共济失调性，其余为混合性脑瘫[4]。脑瘫主要分为 4 个临床组：痉挛性偏瘫、痉挛性四肢瘫痪、锥体外系性脑瘫和轻度脑功能障碍（可能只表现为一个笨拙的孩子）。虽然痉挛可导致患儿平衡感较差，但所有偏瘫患者均可独立行走，并且有正常的手部功能，可以参与某些类型的职业。锥体外系组终生都伴有挛缩和紧张性不自主运动，患者一生都无法有效行走、坐和进行头部控制，但这组患者是整个脑瘫中最聪明的。行为异常、精神发育迟滞和癫痫是成年患者生活中参与竞争性工作的主要障碍。然而，四肢麻痹的脑瘫患者通常心理创伤程度较重且智力低下[5]。智力与身体残疾紧密相关，这在治疗方面尤其重要，因为患者的热情和动力对于成功的康复计划至关重要[8]，因此需要对患者进行心理辅导以优化治疗效果。在评估患者和对患者、其家庭以及手术医生的建议方面，教育心理学家起着非常重要的作用。根据英国的 Warnock 报告（1978 年关于残疾儿童和青少年教育的政府报告），已有更多脑瘫儿童能得到政府支持在当地学校学习[9]，这显示出了优秀的团队工作的重要性。因此，包括社会学、生理学和职业教育在内的多学科联合治疗方式对于这类患者十分必要。此外，约有 25% 的患者可以上普通学校，而也有 25% 的患者由于过于迟钝，需要终生居住在受保护的条件中。轻度脑功能障碍可能是大量儿童智力迟缓的病因。对于骨科医生来说，很重要的是要了解至少有 50% 的脑瘫患儿有明显的感觉障碍，因此外科医生不应该认为问题仅是运动障碍[10]。

CT 或 MRI 可显示瘫痪患者受累肢体对侧大脑半球萎缩及侧脑室扩张，对于大多数脑瘫病变，MRI 比 CT 更敏感[11]。

7.2.1 一般骨科原则

所有矫形外科医生可能都知道处理神经肌肉方面问题的骨科基本原则，但处理脊柱畸形时需要更全面的知识（尽管不详细）。获取这些额外知识（并理解它）并不容易，例如，James Robb 关于 "Children's Orthopaedics and Fractures"（儿童骨科和骨折）[12]的章节是必读材料，如此简短易读的文本为我们提供了非常重要的信息（在儿科矫形外科教科书中你会看到更多的章节，但这

一章特别好）。由于姿势、平衡和运动功能紊乱，畸形可能是活动的或固定的。如果运动学习延迟的话，可能会出现患儿运动能力迟缓或低于正常。如果平衡太差，那么即使可以自主活动，也可能无法运动。对于脊柱外科医生来说，躯干和头部的姿势控制是至关重要的，因为对于脊柱畸形的脑瘫患者的手术指征必须是由于脊柱本身引起的坐姿不稳失衡，而不是由运动发育迟缓引起的坐姿不稳。患者可通过肌肉收缩或代偿机制维持正常姿势的平衡。患者为了笔直站立可能需要以肌肉痉挛作为代偿。它不是孤立的肌群痉挛，而是激动肌群和拮抗肌群之间的不平衡，由于拮抗肌群较弱，可在髋部产生明显可见的畸形。

对于多发下肢关节畸形的脑瘫患者，其行走机制往往难以理解，这时候分析其步态尤为重要。Robb 推荐在理疗期间使用步态评分进行记录，例如爱丁堡步态评分[13]。除步态分析外，对步态的详细检查和综合评估步态尤其重要，包括运动学、动力学、能量消耗和动态肌电图。有趣的是，步态分析首先在临床上用于脑瘫儿童的优化管理[14]。这是对矫形脊柱外科医生非常重要的领域。在手术前评估坐位稳定性是相对简单直接的，但是明确哪些使用助步器的患者值得融合和矫正脊柱侧凸非常困难，特别是在那些已经出现行走困难的患者中。

在这种情况下的手术可以使本可行走的患者无法行走，这是明尼阿波利斯的 Lonstein 在文中非常负责任地指出的[15]。在术前通过这种全面的步态评估更好地了解步态的复杂性非常重要，因为对于可行走的患者很容易弊大于利。佩戴支架或石膏进行术前试验以观察对行走的影响看起来相当简单，但这种方法在许多无法确定的病例中非常有用。

"临床查体和步态分析的目的是确定一系列除神经疾病之外的生物力学问题[12]"，因此，脑瘫患者管理的一个重要目标是在适度的关节活动和肌肉强度范围内使患者控制姿势和进行日常活动。"患者必须在临床干预带来的优点与缺点之间做出妥协，例如，站立时膝盖弯曲会对股四头肌产生负担造成疲劳，而拉直膝盖可解决患者的这种问题，但是可能会导致在步态行走时出现困难[12]。"下肢骨科手术可包括肌肉或肌腱延长、

7

肌腱转移、肌腱切断术和骨性手术以改善旋转问题、重建关节解剖位置以及去神经化。尽管脑瘫引起的髋部问题是否真的存在髋部疼痛并不确定，但当髋关节脱位导致不稳、运动减少和疼痛时，则也是需要治疗的[16]。被动理疗拉伸和肌肉内肉毒杆菌毒素 A，结合功能和体位矫形器，是附肢骨治疗的一部分。关于下肢，内收肌腱切断术和闭孔神经切除术伴或不伴额外的股骨或髋臼截骨术对于尝试保持内收内旋和屈曲髋关节功能是重要的，这对患者保持行走能力当然是非常重要的。

风吹样畸形，是指一侧髋关节明显内收，另一侧髋关节明显外展（图 7.1），是无法行走的患者的一个典型表现，并且会导致骨盆倾斜。其治疗极其困难。Graham，脑瘫矫形治疗的顶尖专家之一，发现关节外展、支具和肉毒杆菌毒素注射在比较试验中无效[17]。然而"一个髋关节进、一个髋关节出"并不是一个令人满意的终点。治疗这种情况非常困难，但不做治疗会导致骨盆倾斜，这对于上方的脊柱畸形是非常不利的基底平台，并且会对会阴部清洁卫生造成很大困难。手术可将脊柱胸腰椎矫直但可能会导致脊柱的绝对僵硬，这会显著破坏行走所需的复杂的腰椎骨盆运动[15]。

当然，如果患儿年龄较小且脑瘫程度较高，需要非常详细地向脊柱外科医生进行咨询和寻求帮助，患儿生长发育带来的副作用通常需要脊柱侧凸外科医生的干预，此时患者可能已多次就诊于儿科整形外科同事，在这种情况下，必须明确该患者的总体治疗目的和目标，以便矫形手术能全面匹配患儿的治疗方案。当然，我们不能忽略那些轻微脑功能障碍和脊柱畸形但不影响相关功能的患者，因为这些人应该像脊柱侧凸畸形患者一样，值得关注畸形的心理社会方面及其对个人尊严的影响。

7.2.2 脑瘫患者的脊柱问题

Robson 研究了患有脑瘫的青少年和年轻成人的脊柱侧凸发病率，并检查了 152 例双侧瘫痪和手足徐动症样患者[18]。研究发现，共有 73 例畸形，其中一半是结构性的，其余的则与骨盆倾斜有关。

男女性别比例相当。Balmer 和 McKeown 观察了 100 例患有脑瘫的儿童，发现 21 例脊柱侧凸 ≥ 10°，其中只有 2 例 > 60°[19]。最大的脑瘫患儿群由 Samilson 和 Bechard 研究，906 名儿童中有 232 名患有脊柱畸形，其中 193 名患有痉挛性四肢瘫痪[20]。最严重的脊柱侧凸位于胸腰段，在大多数情况下，患儿合并骨盆倾斜或髋关节挛缩或脱位（图 7.2）。一个纽约的研究组发现脑瘫患者脊柱侧凸发病率约为 40%，其中只有一例 > 40°[21]。

脑瘫脊柱侧凸手术的早期经验集中于使用 Harrington 器械的后路融合术[22]。然而，尽管由于脊髓灰质炎导致的胸腰椎 C 形侧弯可在较长一段时间内保持柔韧性，但对于脑瘫导致的僵硬性脊柱侧凸则完全不同。因此，目前的趋势是通过初期前路固定处理更严重的脊柱侧凸。Dwyer 发明了以他的名字命名的前路器械[23]，事实上，它最初是为治疗胸腰椎和腰椎特发性侧凸而设计的，但许多脊柱外科医生都担心特发性侧凸患者行前路手术带来的各种问题，因此，它作为初期前路的固定融合手段，在世界范围内开始作为神经肌

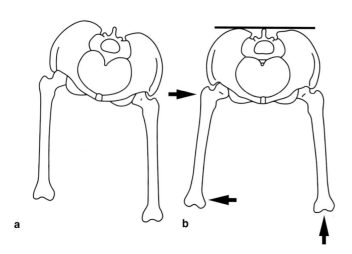

图 7.1 脑瘫的风吹样畸形。a. 一侧髋关节内收另一侧外展，骨盆倾斜的一个常见原因。b. 治疗目的是手术将高位的髋关节外展并复位以试图平衡骨盆（经允许引自 Springer Publishing, Children's Orthopaedics and Fractures, 3rd Ed, Eds Benson M, Fixsen J, Macnicol M, Parsch K, Chapter 3, Fig 3.6）。

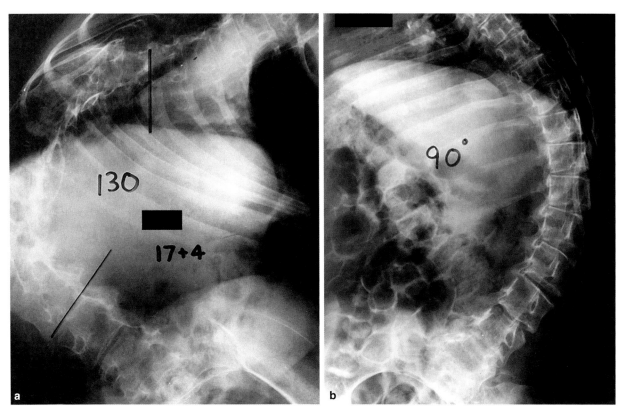

图 7.2 a、b. 两例严重的胸腰椎塌陷性 C 形侧凸延伸至固定的骨盆倾斜。这两个青少年长期卧床，没有疼痛。没有手术指征。

源性脊柱侧凸，包括脑瘫的治疗方法。这背后的原理是，通过前路坚强固定融合到 L5，联合 L5 和 S1 极强的髂腰和腰骶韧带附着，可有效纠正骨盆倾斜。然后再行二期后路手术，节段性脊柱后路内固定可使脊柱在这坚固的基础上进一步矫形。

在 20 世纪 80 年代早期，Lonstein 和 Akbarnia 报道了 109 例脑瘫和精神发育迟滞脊柱侧凸的明尼阿波利斯经验[15]。他们发现了平衡和不平衡的侧弯之间的重要区别，即前者在 107 例脊柱侧凸脑瘫患者中占 44 例，后者占 63 例。牵引对治疗该脊柱畸形没有任何好处。对于不累及骶骨的平衡侧凸，仅后路手术就足够了，当然这些是针对可行走的症状较轻的脑瘫患者。对于涉及骨盆的不平衡的侧弯，前后联合入路都是非常有必要的，但 80% 以上的脊柱侧凸手术会出现并发症，这使得脑瘫患者的侧凸手术成为了一个关于风险和收益平衡的重要问题。由于腰椎僵硬导致行走所需的腰骶部运动功能丧失，会使一些原本可行走的患者术后需依靠轮椅。他们强调，脑瘫手术的最佳指征是永久性瘫坐并且正逐渐失去坐姿稳定性

的不平衡侧凸延伸至骨盆的患者，当然还有助于维护保持会阴卫生。随着节段性钢丝到后路 L 棒的出现[24]，这种更坚强的后路手术被认为已经能够提供足够的矫形力，但在行这种治疗的 27 例患者中有 10 例仍需额外的前路手术[15]。

在 20 世纪 80 年代早期，德国的 Zielke 推出了一款改良的前路金属内固定系统[25]并逐渐取代了 Dwyer。因此，对于不涉及骨盆的平衡侧凸的患者，开始使用一期后路融合内固定术，而对于不平衡的塌陷性 C 形胸腰椎侧凸，前后路固定融合术成为了标准术式，轻度和柔韧性很好的侧凸除外（图 6.50g 和图 7.3）。然而，在瘫痪的侧凸患者中很难使腰骶部坚强融合，实际上，来自波士顿的杰出的外科医生 John Hall 告诉我们，他认为在这种情况下他从未取得过 L5/S1 的坚强融合。

然而，关于是否固定至骶骨仍存在争论，因为骶骨强度不够并且 L5/S1 关节很难在神经肌源性病例中融合。针对该问题，Alan 和 Ferguson 开发了经髂骨固定到骨盆的金属内固定器械，被称为 Galveston 技术，并特别关注了脑瘫和脊髓灰质

7

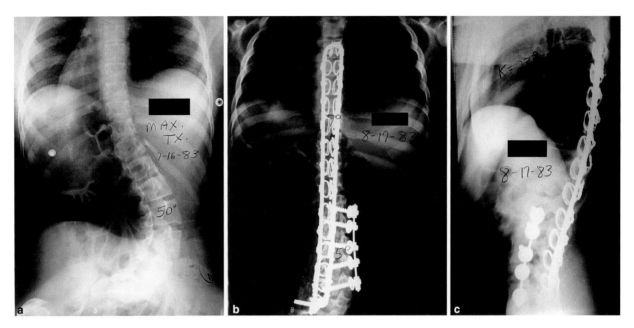

图 7.3 　a.C 形胸腰椎侧凸并骨盆倾斜的最大重量牵引后前位 X 线片显示其柔韧性好于预期。b、c. 前路 Zielke 内固定融合、后路一体棒固定至骶骨术后正侧位 X 线片。前后路内固定保证了这种极好的矫形效果能够维持。

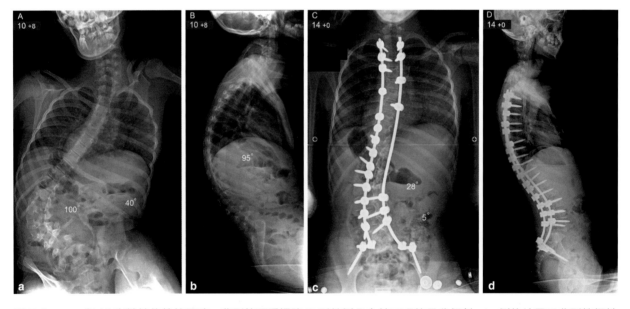

图 7.4 　a. 一名 10 岁轮椅依赖的男孩，典型的严重塌陷 C 形前侧凸合并可观的骨盆倾斜。b. 侧位片显示典型的假性后凸外观，当侧位片为患者侧位而非畸形侧位时。c. 使用 Galveston 型内固定行长节段经椎弓根固定至骨盆后 3 年以上随访的正位片。d. 术后侧位 X 线片显示非常好的矢状面形态重建。一旦脊柱侧凸得到矫正，脊柱靠近中线，此时患者的侧位 X 线片更能反映畸形真正的侧位 X 线影像（非常感谢我们的同事和朋友 Thanos Tsrikos 教授提供的病例）。

炎患者 [26]（图 7.4）。他们的研究显示，使用上述器械及内固定安全性更佳，且具有更好的结果。

　　1991 年明尼阿波利斯经验报道了 68 例通过 Luque-Galveston 手术矫正神经肌源性脊柱侧凸和骨盆倾斜的患者 [27]。其中 34 例患有脑瘫，另外 34 例患有其他神经肌肉疾病。手术时的平均年龄为 14 岁，20 名患者行前路融合术不伴内固定。脊柱侧凸术前平均为 73°，至少 4 年随访时为 33°。那些进行了前期前叶切除术的患者脊柱侧凸更严重，骨盆倾斜程度更重，但矫形率相似。内固定问题仅略高于 20%，但只有 4 例断棒，没有发生钢丝断裂；7 例发生假关节；3 例有短暂的神经症状。研究结论：Luque-Galveston 手术是治疗需要融合至骶骨的神经肌源性脊柱畸形的最有效的方法。此外，从 T10 到骶骨的前路融合降低了假关节发生率并改善了脊柱侧凸和骨盆倾斜的矫正。

当引入 Luque 器械时，有两根 L 形棒，较短的 L 形棒向下倾斜并固定到髂骨。然而，单独的、未连接的棒可向另一根棒旋转或平移，可导致侧凸和骨盆倾斜矫正丢失，因此，开发了"一体棒"结构[28]。这个一体棒包含两根 L 形棒，在顶端以 U 形连接，以提供更好的稳定性并维持脊柱侧凸及骨盆倾斜的矫形效果（图 7.3）。之后的一份报道对比研究了 15 例使用一体棒器械的患者和 15 例使用两根 L 形棒的患者[29]。使用一体棒的患者 Cobb 角和骨盆倾斜的矫正率均明显更好。这种第二代节段性内固定技术，不论是双棒还是一体棒，都是较常使用的方法。同时，在法国 Cotrel 和 Dubousset 正在开发第三代内固定系统，通过使用两根棒和钩子，可以在同一根棒的不同位置上施加撑开和抱紧[30]。这是所有后续第三代系统的原型，尽管现在更多地使用经椎弓根固定，特别是在下脊柱中。2006 年，米兰团队公布了 60 例接受 CD 内固定治疗的脑瘫患者的结果，平均随访时间为 6.5 年[31]。有 34 例仅行后路手术，26 例行前后路手术。脊柱侧凸矫正率和骨盆倾斜矫正率分别为 60% 和 40%。他们称假关节发生率低于第二代系统。像之前一样，脑瘫患者的并发症率仍然较高。

首尔团队在一项包含 55 例患者的回顾性研究中发现，术前骨盆倾斜的程度与是否需要骨盆固定及骨盆固定的成功率显著相关。如果骨盆倾斜超过 15°，则必须固定至骨盆，但如果术前骨盆倾斜 < 15° 则不需要骨盆固定[32]。但是，如果骨盆倾斜超过 15° 且没有进行骨盆固定，那么治疗效果会很差。

在最近的一项包含 52 例行后路椎弓根螺钉固定的脊柱侧凸患者的回顾性研究中，Cobb 角从 77° 改善至 32°，整体骨盆倾斜从 9° 改善至 4°。有趣的是，这些患者的平均年龄为 22 岁，远远超过行这类手术时 14 岁左右的平均年龄，并且有 2 例围手术期死亡和 1 例暂时性神经损伤！骨盆倾斜 < 10° 的患者并不是非常多[33]。其他研究报告

了经椎弓根固定获得了良好的结果[34]。

7 例脑瘫患者行后路多节段截骨术（平均截骨 4 节段）分别获得了 Cobb 角从 118° 至 49°，骨盆倾斜从 17° 至 8° 的改善，并且没有任何神经或血管损伤，术后也不需要通气支持[35]。此报道患者的平均年龄为 21 岁，随访时间为 2 年。

在一项包含 61 例 CP 患者的回顾性研究中，19 例患者行一体棒矫形和前路松解，而 42 例未行前路松解。研究显示，那些接受前路松解的患者侧凸更重，平均为 91°，而仅行后路手术患者仅为 72°。类似地，骨盆倾斜在前路松解组为 26°，在行单纯后路手术组中为 19°。虽然侧凸矫正百分比是相似的，但显然这两组并不真正具有可比性[36]。在最近一项关于痉挛性脑瘫手术获益的研究中，84 名痉挛性脑瘫患者或其家属填写了问卷，尽管总体满意率超过 90%，但功能改善则要少得多[37]。

在一项研究中对比了 26 例仅接受后路手术的患者和 26 例接受了前后路手术的患者；发现前期的前路松解没有任何益处。所有患者术前均行 halo-股骨牵引[38]。然而，没有使用前路内固定，因此除非前部张力侧在椎间盘切除术后闭合并通过内固定缩短，否则可能无法实现前路手术的最大益处。

在 2011 年，Lonstein 发表了 93 例使用 Luque-Galveston 技术的患者的结果，这些患者患有脑瘫或脑病，术前脊柱侧凸 Cobb 角度从 72° 矫正至 33°，但超过一半的患者出现并发症[39]。然而，没有出现死亡或神经系统并发症，只有一个出现伤口感染。假关节发生率为 7.5%，但大多数都相对较轻。

爱丁堡团队最近公布了他们的连续 45 例四肢瘫痪患者的研究结果，这些患者均置入椎弓根螺钉内固定治疗[40]。这些患者术前均需坐轮椅，伴有塌陷的胸腰椎侧凸和骨盆倾斜。平均年龄为 13 岁，术后脊柱侧凸从 83° 矫正至 21°，骨盆倾斜从 24° 矫正至 4°，手术治疗效果明显（图 7.4）。该研究中未出现神经损伤，仅有一例深部感染和一例因内固定突出行翻修手术。据报道，父母的满意度很高。瑞士研究小组研究了脑瘫患者脊柱融合术后的健康相关生活质量，发现满意程度高，但这些与客观的影像学改善并不相关[41]。

达拉斯团队报告了 53 例行脊柱侧凸内固定术后有明显感染的患者——其中 10 例患有脑瘫，而 21 例患有特发性脊柱侧凸[42]。在这组患者中，如果没有移除所有内固定器械，则有 50% 的可能性感染仍然存在。在近 50% 的病例中病原体为凝固酶阴性葡萄球菌，他们建议在脊柱融合初始时必须预防性使用覆盖该类病原体的抗生素[41]。

毫无疑问，对于这些不幸的脑瘫患者，如果正确地把握指征并施行脊柱畸形矫正手术，将在生活质量方面获得巨大收益。

>> 7.3　脊髓灰质炎

脊髓灰质炎是由一种通过接触感染黏液、痰或粪便直接传播的神经病毒引起的急性传染病。病毒通过口和鼻进入肠道和呼吸道，然后进入血液和淋巴管到达中枢神经系统。感染涉及脊髓的前角细胞和脑干核团中心，60 年前便有报道发现感染的神经细胞发生了色质溶解，并且其发病机制不仅仅是炎性水肿。Bodian 还指出，神经细胞有可能最终被破坏，只有在神经细胞没有被破坏的情况下才有可能恢复[43]。19 世纪初，英国和美国都暴发了疫情。100 年后的 20 世纪 40 年代发生了大规模流行。西半球的常规疫苗接种使脊髓灰质炎很少发生，但在不发达国家或发展中国家仍会发生疫情，全球范围内的大规模疫苗接种计划使得脊髓灰质炎仅在非洲和南亚的少数地区发生，在过去的 30 年中，其病例减少了 95%[44]。

该病症可以是亚临床型（95%）、无瘫痪型或瘫痪型，并且通常有三个阶段：急性期、恢复期和后遗症期。在从急性期结束到恢复期的瘫痪阶段，肌肉骨骼管理主要在于预防畸形。恢复期（开始恢复后）持续长达 2 年，其中大部分恢复发生在最初的 3～6 个月。在瘫痪型脊髓灰质炎的后遗症期，骨科畸形可能需要进行重建手术[45]。

畸形可以是僵硬或柔韧的，对于柔韧较好的畸形，物理疗法和动态或静态的支具固定是治疗的基础。支具固定需要将脊柱保持在过度矫正位置以防止畸形再次发生。虽然老一辈的脊柱外科医生可以通过大量脊髓灰质炎患者的保守和手术治疗来"培养"自身水平，但显然年轻一代已错

过了这种独特的经历。而他们也将以脊髓灰质炎的手术原则作为背景来学习和理解脊髓灰质炎脊柱畸形的外科治疗。Chow 对此做了很好的总结[45]，显然，对于脊柱侧凸，下肢情况特别重要，也不应将脊柱与其他受影响的关节分隔看待，因为这可能导致或加重骨盆倾斜。

Yount 描述了由于髂胫束紧张引起的外展畸形，并且建议在这种情况下分离髂胫束[46]。然而，Kaplan 并不认为这是导致畸形的主要原因[47]。由于瘫痪和进行性髋外翻导致的髋关节本身脱位是产生骨盆倾斜的主要因素，并且可能需要根据脱位过程的阶段进行软组织或骨组织的手术[48]。骨盆倾斜被认为是主要原因[49-51]（表 7.3）。骨盆倾斜有三种类型：盆下型、盆型和盆上型。虽然髋关节可导致骨盆不稳定，但通常主要的变形力量在于上方的塌陷性脊柱侧凸（盆上型脊柱畸形）。盆上型骨盆倾斜是不稳定的麻痹性 C 形胸腰段脊柱侧凸，向下延伸至骨盆并导致骨盆倾斜（凸侧下斜）（图 7.4）。在绝大多数情况下，尝试治疗盆型骨盆倾斜，比如 Sharrard 将髂腰肌向后外侧移位，通过髂骨上的大洞移至髋关节[52]，最终必然会失败，因为患者骨盆倾斜的真正原因是上方的塌陷性麻痹性脊柱侧凸。

表 7.3　骨盆倾斜

类型	原因
盆下型	下肢不等长
盆型	不对称挛缩或髂腰肌挛缩
盆上型	塌陷性胸腰椎瘫痪性脊柱侧凸

7.3.1　脊髓灰质炎的脊柱问题

很难确定脊髓灰质炎患者脊柱畸形的发病率，但在 20 世纪 20 年代，1/3 的脊柱侧凸病例是由脊髓灰质炎引起的[53]。50 年前，在牛津，321 例脊柱侧凸患者中只有 19 例是由脊髓灰质炎引起[54]。已有数项研究尝试将肌肉麻痹与侧凸曲线特征联系起来[55-60]。James 在 193 例脊髓灰质炎脊柱侧凸患者中进行了最详细的研究，他将他们的肌肉功能与 280 例患有脊髓灰质炎但不伴脊柱畸形的患者进行了比较[57]。共有 118 例为胸椎侧凸，胸椎顶椎位置高的患者预后最差——大多数在发育成熟时侧凸达 100° 以上。他指出凸侧

的肋间肌麻痹率很高。结合特征性的凸侧肋下垂和拥挤，可明确鉴别脊髓灰质炎胸椎侧凸与特发性脊柱侧凸，这使 James 非常反对在特发性脊柱侧凸中存在亚临床性神经肌肉问题的理念，也是压倒这类支持者棺材板上的另一颗钉子。共有 47 例患者为胸腰椎脊柱侧凸，他认为侧方腹屈肌无力，尤其是 17 例腰椎侧凸患者中为腰方肌无力是主要原因。只有 13 例为双结构性胸椎和腰椎侧凸。他指出，中线肌肉（竖脊肌和前腹肌）的功能仅影响脊柱矢状面形态。之后，在同一期刊上 Roaf 报告了他的经验并考虑将畸形分为四型：胸腰椎 C 形侧凸、合并塌陷的胸椎和腰椎侧凸、原发性腰椎侧凸，以及原发性胸椎侧凸[58]。他观察到胸腰椎 C 形侧凸柔韧性较好，通常不伴旋转，并且是由于重力将躯干向弱侧偏移所致。他指出这类侧弯非常柔韧，并且对矫形手术反应良好。他还指出，一些轻度的 C 形侧凸确实可能进展为合并塌陷的类型，对于这种类型，治疗更加困难，并且必须包括广泛的融合。有趣的是，对于原发性胸椎侧凸，他认为闭合楔形截骨术较后路融合可提供更好的矫形[59]。Garrett 将这些不同类型减少为两组：由不对称性麻痹导致的位置较高的侧凸，和由对称性塌陷性麻痹导致的累及骶骨伴发骨盆倾斜需要融合至骨盆的侧凸。Garrett 的两个亚组可能是观察脊髓灰质炎脊柱侧凸脊柱的最佳和最简单的方法。Pavon 和 Manning 指出，至少有一半的患者存在下肢不等长，并作为骨盆下机制参与了导致盆上型的骨盆倾斜[61]。

对于不延伸到骨盆的脊髓灰质炎侧凸，Milwaukee 支具治疗在几年前很流行，希望可以推迟手术时机，但没有证据表明这种形式的治疗是有效的，并且支具原本用于脊髓灰质炎术后支撑，并不能作为保守治疗方案[62]。在 Harrington 器械的时代之前，手术治疗是一件困难的事情，矫形力需通过石膏固定来提供。然后通过石膏背面的窗口进行后路融合，使用可以找到的任何骨骼，包括髂骨或胫骨[63]。之后是需要较长时间卧床，随后在有脊柱支撑的条件下活动。研究发现，假关节发生率很高，矫形效果令人失望[64]。当 Harrington 器械开始使用后[65]，预示着脊髓灰质炎撑开器械时代的来临，然后 Milwaukee 支具可在术后支撑麻痹性的脊柱，起到保护的作用。

虽然行内固定治疗的病例卧床时间仅为 3 周，但不幸的是，假关节发生率并未减少[66]。与此同时，澳大利亚的 Dwyer 制作了他的前路器械（尽管是用于特发性脊柱侧凸），它似乎非常适合脊髓灰质炎的麻痹性畸形[23]。中国香港团队确立前路及后路内固定、融合都是必要的，一期前路 Dwyer 器械固定至 L5 椎体，二期后路 Harrington 器械固定，这彻底改变了塌陷性麻痹性脊髓灰质炎侧凸的治疗[67]。由于强大的髂腰和腰骶韧带的附着，固定到 L5 可影响 S1 椎体的倾斜度。因此出现了这样的概念，即骨盆倾斜是手术治疗的主要目标。在第二阶段，使用 Harrington 器械行长节段后路融合至骶骨[68]。在适当的时候，Zielke 系统被引入以提供更高的前路强度[69]。之后，墨西哥的 Luque 开发了节段性内固定系统，早期柔韧的脊髓灰质炎侧凸可通过一期后路手术治疗[70]。毫不意外，这种方法矫正率更高而并发症率包括假关节和矫正丢失则更低。对于特别严重的骨盆倾斜，Alan 和 Ferguson 引入了将 L 杆的短臂穿入骨盆的概念（Galveston 技术）[26]。

有两个重要的脊髓灰质炎伴侧凸的系列病例研究被发表，其中一个系列为中国香港患者[71]，另一个系列为中国台湾患者[72]。Leong 和同事回顾了 110 名行手术治疗的麻痹性脊柱侧凸患者，58 例为腰弯，26 例为胸弯，14 例为 C 形弯，8 例为胸腰弯，还有 4 例为双主弯。这些患者在 3 岁前就患有脊髓灰质炎。接受手术的平均年龄为青少年早期。最早的手术经验仅涉及 Harrington 器械，但一期前路 Dwyer 内固定二期后路融合获得了较好的结果（图 7.5）。Cobb 角矫正率从 50% 到将近 100%，这与侧凸初始角度（53° ～ 105°）紧密相关。他们对严重的僵硬性侧凸采用牵引，这当然是有生物力学意义的（侧凸越大越需要头尾向的牵引力，而较轻的侧凸则需要侧方的推力）（图 7.6）。仅后路融合假关节率为 25%，而前后路联合融合假关节率降至 7%，其中无一例胸弯，长 C 形弯为 12%[71]。

中国台湾团队报告了 118 例连续的脊髓灰质炎后麻痹性脊柱侧凸患者[72]。其中 92 例为胸椎和腰椎双弯，20 例为胸椎和胸腰椎双结构弯。他们研究了那些使用 Harrington 器械行后路脊柱融合术的患者和那些使用 Dwyer 器械行前路融合、

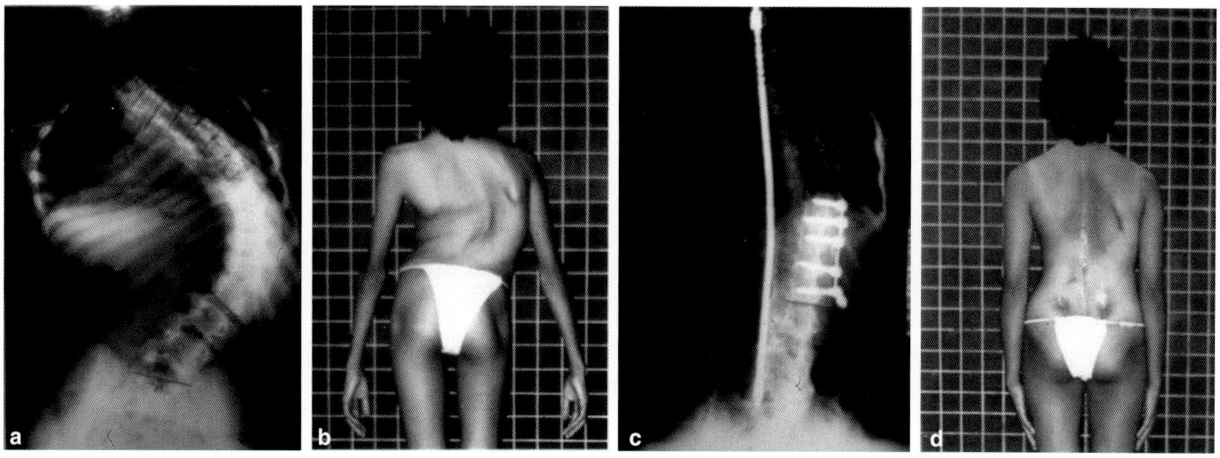

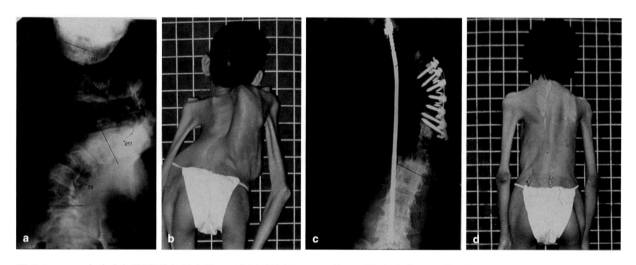

图 7.5　a.14 岁女孩低胸段脊髓灰质炎侧凸的正位影像。b. 该显著畸形的临床外观。c. 前路顶椎 Dwyer 器械和长 Harrington 棒显示出良好的矫形和坚固的脊柱融合。d. 术后 2 年临床外观显示极佳的矫形和良好的脊柱平衡（非常感谢我们的同事 John Leong 和 Ken Cheung 教授所展示的病例，见图 7.5 和图 7.6）。

图 7.6　a. 一名患有长期脊髓灰质炎的 13 岁男孩接近 180° 的严重的右胸弯。b. 该可怕侧凸的临床表现，严重的肋骨突起定义了"脊背"。c. 间隔 halo- 骨盆牵引后，前路 Dwyer 器械和后路长 Harrington 棒后的正位片显示极好的矫形和坚固的融合。d. 临床照片显示出极好的矫形和平衡良好的脊柱。这是 40 年前，你很难用现代器械得到更好的矫形。

使用 Harrington 器械行后路融合的分期手术患者。19 例仅接受后路手术的患者只有 44% 的骨盆倾斜矫正率，从 28° 矫正到 14°。82 例患者接受了两期前后路固定融合术，骨盆倾斜从 37° 矫正到 17°（55%）。对于骨盆倾斜程度不同的接受分期手术的患者上方及下方的侧凸均大得多，因此骨盆倾斜和 Cobb 角的矫正也好得多。后路手术有 1 例死亡和 5 例切口感染。分期手术有 3 例脱钩、2 例假关节，而 Dwyer 前路固定有 2 例椎体骨折和 2 例螺钉拔出。

由于疫苗接种计划的成功，未来我们很可能不会再看到如此大量的脊髓灰质炎手术数量了。

>> 7.4　真正的儿童神经肌肉性疾病

这些神经肌肉性疾病涵盖多种疾病，取决于神经肌肉链的哪个部分受累。肌肉萎缩为前脚细胞，周围神经病变为周围神经，肌无力综合征为神经肌肉接头，肌病和肌营养不良为骨骼肌。然而，有时可涉及超过一个区域——比如学习困难合并杜氏肌营养不良症。

有一系列检查技术可帮助区别这些不同的病症，包括肌肉活检、神经电生理检查、生化检查和肌肉成像，如 MRI。此外，一些神经肌肉疾病可通过现代敏感度极高的 DNA 测试来诊断。临床评估非常重要，例如，肌束震颤、肌肉萎缩和肌腱反射减弱是前角细胞疾病的典型表现，而无肌腱反射减弱和肌肉萎缩不伴肌束震颤是典型的外周神经病变表现。保留的肌腱反射减弱是肌病和肌营养不良的典型特征。

7.4.1 脊柱肌肉萎缩

当 Werdnig 和 Hoffmann 描述 20 世纪末婴儿肌肉萎缩的状况时 [73,74]，他们提到一种在出生后几个月内逐渐发展的重度肌肉萎缩，可导致患儿 2 年内死亡。50 年后，研究发现该病有一种迟发类型预后较好，现被称为 Kugelberg-Welander 病 [75]，因此早发性 Werdnig-Hoffman 病可能会有另一种病程，1/5 的孩子会有较长的生存期 [76]。现在，该病症被认为是诊断时的年龄和临床受累严重程度是决定预后的最重要因素 [77]。脊髓性肌萎缩症（spinal muscular atrophy, SMA）是前角细胞病变。最常见的 SMA 类型是由 SMN1 基因的缺失引起的，而其他的则非常少见 [78]。这实际上是胚胎生命中正常的凋亡过程（程序性细胞死亡）的病理性延续。

基于临床特征、发病年龄和运动功能进行临床分类，患者寿命取决于呼吸和延髓功能。常见的病理诊断标准是脊髓前角细胞退化，导致躯干和近端肌肉的对称性肌肉无力，包括肩部和骨盆带的肌肉无力。肋间肌受累，但横膈膜不受影响 [79]。

该病家族史阳性率为 60%，它被认为是常染色体隐性遗传病，具有相同的性别分布。此外，有一种罕见的形式为常染色体显性遗传。该病在临床上客观表现为肌肉无力、肌张力减退、反射消失、手指震颤、舌束震颤和感觉保留。腿部比手臂肌肉弱，近端肌肉群比远端弱 [80]。表 7.4 总结了不同类型的关键临床特征。

SMA 1 型具有严重的肌张力减退、肌肉量减少、呼吸窘迫、无法进食，迟缓性瘫痪并丧失头部控制，并且在开始两年内死亡率超过 3/4。在

表 7.4　SMA 临床谱系

类型	发病年龄	运动能力	预期寿命
Werdnig-Hoffman 病	＜ 6 个月	从来无法独坐	80% 2 年内死亡
中间型	6～18 个月	可独坐，不可行走	不定的
Kugelberg-Welander 病	＞ 18 个月	可独自行走超过 4 步	正常

SMA 2 型中，吸吮、吞咽和呼吸的能力在婴儿早期是足够的，但是存在进行性减弱。如果他们能存活到学龄或以后，他们只能坐在电动轮椅上并且严重残疾。3 型 Kugelberg-Welander 病是最温和的 SMA 形式，这些患者可能能存活到成年中期。舌头和许多近端肌肉的肌束震颤是一种特殊的临床特征。智力是正常的，并且重要的是，与杜氏肌营养不良症不同，该类型不累及心脏。诊断需结合临床病史、体格检查和三项检查的结果——血清酶检验、神经电生理学检查、神经和肌肉活检 [79]。患者的肌酸磷酸激酶和醛缩酶通常轻度升高，也可能正常，这与杜氏肌营养不良症的大量上升是相反的。肌电图对于神经源性功能障碍是阳性的，而肌肉活检显示 1 型和 2 型纤维萎缩组具有持久的肥大肌纤维 [80]。这些可用于区分 Becker 型肌营养不良和肢带型肌营养不良。然而，最简单和最明确的诊断测试是血液中的分子遗传标记，在血液样本或肌肉活检中通过 DNA 探针检测 SMN 基因 [81]。检测绒毛膜绒毛组织可用于产前诊断。然而，目前没有医学措施疗能够延缓这种病症的进展。先前的名称如肌强直、先天性肌无力和先天性肌张力减退最好不要使用 [80]。

一般骨科问题

正如疾病的严重程度各不相同，每个患者的功能和残疾状况也各有千秋。所有寿命够长的患者最终都需坐轮椅，那些症状较轻的患者可能能行走数年，而其他人则需终身使用轮椅。重要的是我们需要经常对这些儿童进行评估，因为他们似乎经常被我们所忽视，使得肌肉挛缩不断进展，这让潜在的能够步行的患者受到了轮椅的束缚。在坐姿稳定性或不适方面，挛缩似乎不会影响无法走的患者。骨科方面主要有两个关注点：髋部和脊柱。髋外翻倾向于发展为明显的脱位，这

可能影响骨盆的稳定性，从而与上方的脊柱侧凸结合。虽然 Shapiro 觉得在这种情况下行内翻旋转股骨截骨术有一定的作用[1]，其他人认为这种避免髋关节脱位的尝试效果不佳。有人建议这种髋关节情况应仅观察而不是行手术治疗[83]。

>> 7.5 周围神经病变、Friedreich 共济失调和先天多发性关节挛缩症

尽管将这些病症放在一起很方便，因为它们有类似的神经系统受累情况、遗传模式和高发病率[80,84]，但它们之间仍然存在诸多差异[85]。例如，有无小脑病变可鉴别外周神经疾病与 Friedreich 共济失调，而关节挛缩则会引起额外严重的僵硬性关节畸形。

7.5.1 周围神经病变

腓骨肌肉萎缩

1886 年，Tooth 报告了 5 名患有远端肢体无力和消瘦的儿童，提示原发病变是神经病变[85]。同年，Charcot 和 Marie 报告了另外 5 个病例[86]。3 个人的名字被用于命名周围神经病。Charcot-Marie-Tooth（CMT）疾病的分类基于电生理学。1 型代表脱髓鞘性神经病变，2 型为轴突神经病变。1 型显示正中神经运动传导速度 < 38 ms；而 2 型具有更高的速度，超过 38 ms。诊断结合了运动障碍的临床表现（发育迟缓、肌张力减退、肌肉痉挛和爪形趾）以及异常的外周神经电生理。CMT 是由染色体 17p11.2 重复引起的最常见形式[87]。它是常染色体显性遗传，占周围神经变病例的 70%。

CMT 存在一种神经元萎缩性变异型，其肌电图结果与脊髓性肌萎缩非常相似。反射存在且无脱髓鞘的证据。第三种变异型，称为 Roussy-Lévy 病，类似于 CMT 疾病的典型形式，但与手颤相关。

肥厚性多发性神经炎

在该病症的 Déjérine-Sottas 型中，存在明显的神经纤维化并伴有节段性脱髓鞘。这种疾病为隐性遗传，并在婴儿期起病。患病儿童走路较晚，

并且在青少年时期常常需依赖轮椅。

在 Refsum 型中存在与眼、耳和心脏问题相关的周围神经病变，并且由于植酸的水平大大升高，这被称为脂质贮积病。还有一种类型与痉挛性截瘫显著关系。

Friedreich 共济失调

这是一种在年龄较大儿童或青少年时期出现的常染色体隐性脊髓小脑退行性疾病，发病率为 1/48 000。该基因定位于 9q13，通过确定患有进行性共济失调儿童的 GAA 重复数可作出实验室诊断[88]。临床表现通常为高弓足伴步态笨拙，但预后比周围神经病要严重得多，大多数患者很快需依赖轮椅（图 7.7）。一般在 40 岁前因心肌病死亡。小脑症状表现为共济失调、眼球震颤、语言障碍和脊髓背侧功能丧失。

在周围神经病变和 Friedreich 共济失调中，通常会有高弓足，尝试避免进展为僵硬的畸形很重要[89,90]。Girdlestone 屈趾肌腱移位术可成功矫正被动的畸形[90]，但如果畸形是僵硬的，那么通过三关节融合术可以最好地实现足部矫形。

关节挛缩

这是一种奇怪但有趣的出生时多关节挛缩的病症，通常与 Otto 在 20 世纪中期首次描述的神经病或肌病过程有关[91]。因为该病患者缺乏肌肉发育，Sheldon 于 1932 年将这一症状称为先天性发育不良[92]。该疾病发病率被认为是 1/10 000，Hall 详细描述了这一情况[93]。原因被认为是由于妊娠早期的子宫因素不利，如羊水过少[94]。通过以下检查可辅助诊断：全脊柱 X 线片和头部 CT，染色体分析，胶原生化检查，排除肌病的生化检查，电生理学检查，肌肉和神经活检。诊断可以在出生时根据临床情况进行，但必要的神经肌肉活检应延迟 3 个月[95]。由于神经和肌肉具有相关性，先天性肌营养不良症的诊断通常被纳入关节挛缩的诊断中。

由于该病的关节畸形为僵硬性，应尽早开始通过物理疗法和夹板行保守治疗，并且可以取得较好的临床治疗效果。肢体畸形在远端更重，几乎总是累及手脚。注意应该避免髋关节融合，否则会增加缺血性坏死的风险。由于一般健康问题的存在，如喂养、吞咽、吸吮、体重以及生命早期反复发生的胸部感染，矫形手术应推迟到患儿

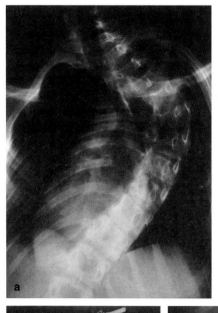
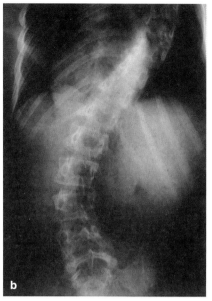
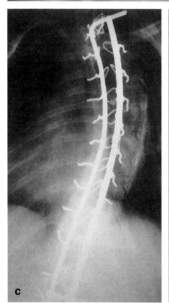
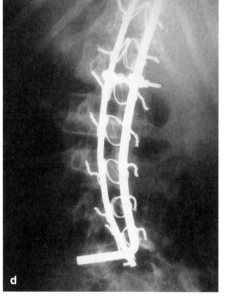

图 7.7 从轮椅上摔下的 Friedreich 共济失调的青少年男孩。a、b. 上半部分（a）和下半部分（b）脊柱的正位影像。c、d. 全长脊柱内固定后上半部分（c）和下半部分（d）脊柱的正位影像。这可重建坐位稳定性并显著改善功能。

生长发育良好后进行[96]。实际上，附肢骨骼中的所有关节都可受累，僵硬性畸形足占超过 3/4，髋关节脱位占 1/2，上肢严重受累占 1/4[97]。如果通过物理疗法和夹板无法矫正僵硬的关节，那么建议手术治疗，但手术治疗需要等到患者至少 4～5 岁之后。距骨切除术适用于僵硬性足畸形，通过 Ilizarov 技术已证明其成功性。患者的一侧或双侧髋关节均可能脱位，如果是双侧脱位，则建议将它们旷置。髋关节复位通常导致关节更为僵硬，但可以获得良好的结果[98]。对于上肢，儿童可获得非凡的动作发育，应慎重考虑手术，这也是为什么手术应推迟到 4 岁。只有经过经验丰富的物理治疗师和职业治疗师的仔细评估后才考虑手术治疗。

7.5.2 肌营养不良症

许多肌营养不良症具有共同的病理学标准，肌肉组织营养不良性改变、纤维大小差异、坏死、纤维分裂，以及过量的脂肪和纤维组织。DNA 分析可确定特定类型，但也存在重要的临床差异。

Duchenne 和 Becker 肌营养不良症

这些被称为营养不良症，并且是最常见的肌营养不良症类型，其发病率约为 3/100 000。它们是 X 连锁隐性遗传病。Duchenne 肌营养不良症（DMD）和 Becker 肌营养不良症（BMD）现在被认为是男孩谱系的一部分，Duchenne 缺失 *dystrophine* 基因，而 Becker 只有部分缺失[99]。Duchenne 在 13 岁之前丧失行走能力，而 Becker 尽管在任何时间均可能丧失行走能力，但有患者超过 16 岁时仍可行走。男孩起病从起立需用手撑住大腿开始（Gower 征）（图 7.8）。*dystrophine* 是一种 427 kDa 的蛋白质，是肌肉细胞质膜的一部分[100]。它位于 X 染色体上，是目前克隆的最大的人类基因。由于 X 染色体易位，可能导致女性发病，但是较少见，而女性携带者可能具有明显的肌肉无力[101]。患者的肌酸磷酸激酶和醛缩酶水平非常高。平均诊断年龄 4.5 岁，依赖轮椅时间 10 岁，死亡时间 20 ~ 25 岁。通气支持可以改善寿命和生活质量。超过 1/3 的患者可能存在一定程度的学习障碍。

由于相关的呼吸问题和心肌病，在手术前进行心脏和肺部评估非常重要。至于无法行走的患者的下肢，没有指征行髋关节和膝关节挛缩松解术，但踝关节和足部的马蹄足畸形可以通过跟腱和胫骨后肌延长术来治疗[102]。这特别适用于鞋子匹配问题或轮椅脚踏板导致足部受压的患者，但是由于能量消耗太大，患者的行走时间无论如何都是短暂的。进行性呼吸衰竭导致的死亡发生在十几岁到二十岁出头。生存率的提高取决于脊柱侧凸的矫正和胸部感染的管理。

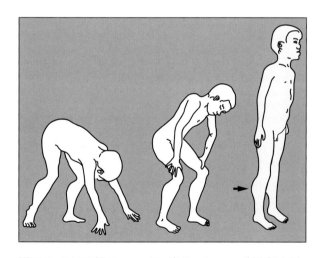

图 7.8 DMD 的 Gower 征。当 Duchenne 患儿起立时，他们需用手撑住大腿（经允许引自 Springer Publishing, Children's Orthopaedics and Fractures, 3rd Ed, Eds Benson M, Fixsen J, Macnicol M, Parsch K, Chapter 16, Fig 16.7）。

肢带型肌营养不良症

这种营养不良的特征是近端肢体无力，并且可以具有与 DMD 一样严重的表型或是非常轻微的表型。肢带型肌营养不良症现在被认为是常染色体显性遗传或常染色体隐性遗传。

面肩肱型肌营养不良症

正如它名字所暗示的那样，这种营养不良的特征是面部和肩胛骨肌肉无力伴翼状肩和近端上肢肌肉无力。高频听力损失很常见；心脏受累很少见。

先天性肌营养不良症

再次重申，Dubowitz 在这方面取得了非常重要的进展[80]。这些患者存在遗传异质性，但共同点是肌肉无力和肌张力减退。活检可能存在肌酸磷酸激酶水平升高和营养不良的变化。所有类型都是常染色体隐性遗传。患者可能存在学习困难和一些眼睛异常，例如近视和白内障。

7.5.3 先天性肌病

Dubowitz 在先天性肌病方面做了许多前沿工作，重要的事实是这些疾病总体上是非进展性的[80]。它们通常在婴儿期起病，伴有肌张力减退和运动发育迟缓。根据基因缺陷有许多不同种类，肌管性肌病、线状体肌病、中央轴空肌病和微小轴空病。在遗传异质性条件下，尤其是线状体肌病，可以看到相同的形态变化和临床特征。确定患有先天性肌病的儿童的基因型可以提供更多有用的遗传信息，并提供可能的产前诊断。

还有许多其他受影响的区域，如胆结石和肾结石，但由于维生素 K 反应性凝血病，重要的是在脊柱侧凸手术之前，应对这些患者进行血液学评估。大多数这些先天性肌病的重要临床特征是呼吸功能不全和心肌病。值得注意的是，中央轴空病的患者可能会发生发育性髋关节发育不良。

7.5.4 家族性自主神经机能异常

这类疾病的患者可能出现痛觉减退和流泪障碍[103]。它只发生在德系犹太人的血统中。该病存在肌肉不协调、步态蹒跚、骨折和骨软骨炎等表现，但最常见的肌肉骨骼表现是脊柱侧凸[104]。对于全身麻醉，低血压、心脏骤停和体温不稳定是严重的并发症。在这些患者中，有 8 例中的 6 例发生严重低血压，另有 2 例死亡[105]。这 2 例其中的 1 例，在手术后 2 周出现极度高热期，温度超过 40℃。似乎基本上无法释放儿茶酚胺，因此静脉注射肾上腺素是一种重要的治疗方法。从这种情况中可以学到的主要教训，如恶性高热，如果存在脊柱侧凸和病因不明的肌病的证据，需要特别仔细的评估。看来，对于程度适中的侧凸考虑不行手术治疗。

7.5.5 恶性高热

这是一种遗传性的骨骼肌疾病，患者在刺激因素激发下体温迅速上升并出现严重代谢紊乱，刺激因素可以是与创伤或多种麻醉药物有关，特别是吸入剂和去极化肌肉松弛剂[106]。在发作期间，患者有明显的肌肉僵硬，身体核心温度可以每小时上升 6℃，并且有紫绀、酸中毒、高钙血症和肌红蛋白血症。此类事件的死亡率超过 50%。肌肉骨骼异常包括轻度肌病、韧带松弛、复发性关节脱位和马蹄内翻足。在一个系列研究中，40% 的病例最初由骨科医生接诊[107]。此外，疝气、斜视和眼睑下垂也很常见。这种综合征首先由 Denborough 和 Lovell 在 1960 年准确描述，这促进了全世界对这种疾病的认识[108]。它是常染色体显性遗传，但具有可变的表型。英国的发病率约为 1/50 000，但在美国却要少得多。临床可检测到肌病，但大多数似乎过着正常的生活。该疾病使脊柱肌肉组织受累，可能使患者在矢状面产生脊柱侧凸，增加患者的胸椎后凸和腰椎前凸。先天性脊柱畸形的患病率似乎也会增加。由国际知名的利兹恶性高热病调查组对大量患者进行的调查[109]显示轻度脊柱侧凸约占 20%，但这些侧凸似乎只有有限的进展潜力[110]。由于手术治疗期间严重麻醉并发症的风险，应避免任何行外科手术干预的考虑。

>> 7.6 真正的神经肌肉疾病中的脊柱侧凸

7.6.1 脊髓性肌萎缩症

显然，在这种情况下，呼吸问题是脊柱手术的限制因素，但与 DMD 不同的是，其心脏不受影响。与所有神经肌肉疾病一样，患者的功能是关键因素。轻症 Kugelberg-Welander 患者的外观应该像特发性脊柱侧凸一样受到重视。这些胸椎侧凸可以通过后路手术治疗。但显然，最好避免经胸入路进行手术。

另一方面，其他严重受此疾病影响的年轻患者，患有塌陷性麻痹性脊柱侧凸伴骨盆倾斜，其坐姿稳定性受到损害。在这些情况下，通常建议采用延伸至骨盆的后路手术。其中还有那些仍能行走的胸椎侧凸患者，同样地，观察他们的步态模式非常重要，并且通过支具固定躯干，以真正观察矫正脊柱并稳固畸形是否可以使患者获得最好的脊柱功能。当然，在快速进展的脊柱侧凸中，这种状态在进入轮椅依赖之前可能相当短暂，但对于那些期望更高的患者来说，良好的风险和收益分析是必不可少的。

然而，严重的病例可能会出现肺功能减低或者障碍。几乎所有患者都会发生术后肺不张或胸部感染，有些可能需要继续气管插管，而其他人可能需要术前行气管切开术后再进行加强呼吸和物理治疗。此外，1976 年报告的 14 例患者中有 2 例死亡[105]，1982 年的 16 例中有 1 例死亡[111]，死亡率并非微不足道，这两个系列都来自著名的医学中心。然而，回到这些早期系列，通过使用 Harrington 器械的简单后路融合所取得的成果非常了不起，这些病例图片为 Hensinger 和 MacEwen 论文增色不少，非常引人注目[105]。现在手术的并发症可能会减少。在一个系列病例中 14 例患者有 3 例出现假关节[105]，但我们的矫形效果没有太多提升。在使用 Luque 型器械治疗的一个系列病例中，术前观察到的肺功能下降实际上已经逆转，在平均 13 年的随访时则显著改善[112]。Cobb 角矫正率仅为 40%，但这并不是在患有脊髓性肌萎缩症（SMA）或任何其他神经肌肉疾病的轮椅患者中进行手术的原因；相反，它是为了提供稳定的脊柱并释放双手以实现抓握的功能（见图 6.50g）。所以 Cobb 角度可能并不重要。这项回顾分析仅局限于脊髓性肌萎缩症患者，共有 43 例[112]。而关于神经肌肉疾病中脊柱侧凸治疗的大多数报道包含各类诊断，并且其中部分患者无法根据诊断来一一细分，可能有的一个诊断下面有 3 个子诊断，另一个诊断下面有 4 或 5 个子诊断[113,114]。

有一个团队试图用生长棒治疗患有中度 SMA 的患者，但是在神经肌肉塌陷的情况下，没有进行融合注定会失败，并且在 15 名患者中发现事实确实如此[115]。最近，Sucato 概述了 SMA 的脊柱畸形，他描述了这种情况及其手术治疗的效果较好[116]。他不建议单独进行前路手术，但建议在所有无法行走的患者中使用从 T2 到骨盆的节段性椎弓根器械进行后路脊柱融合术。虽然正面矫正在 1/3 ～ 1/2 之间（这实际上是无关紧要的），因为真正需要的是坐姿稳定的脊柱，上肢释放以实现抓握功能，而不是用来在轮椅上使自己塌陷的脊柱直立。在大多数报道的系列中，父母对结果感到满意，但在一个系列中 2 例可行走的患者在手术后失去了行走的能力[117]，而以前能够独立坐着的 6 例患者在术后无法保持坐位。这再一次，像脑瘫一样，表明在门诊患者中进行长节段脊柱融合存在问题，而之前在 Granata 等报道中的能够独立坐的 6 名患者可能不应该首先进行手术，因为无法行走的患者其手术指征为无法独立坐在轮椅上。在神经肌肉脊柱畸形中，仅解决患者的功能需求是至关重要的。之后韩国 Guro 医院发表了 4 篇论文[118-122]。第一篇论文讨论了 24 例患者，其中 9 例患有 DMD，5 例患有 SMA，描述了使用椎弓根螺钉矫正顶椎轴向旋转，也报道了 Cobb 角和骨盆倾斜度[118]。下一篇论文讨论了 26 例患者，10 例患有 DMD，5 例患有 SMA（即另有一例 DMD 患者；还有一例脑瘫患者）总数为 26[119]。然后，更重要的是，1 年后同一团队报告了 36 例 DMD 患者[120]。然后在 2010 年，同一团队报告了 27 例患者，18 例患有 DMD，9 例患有 SMA[121]。显然，这里的数字并没有增加，并且存在神经肌肉疾病的混合，但 Cobb 角度矫正率为 70%，骨盆倾斜度平均从 16° 矫正到 9°。这些病例采用单纯后路椎弓根螺钉固定。另一个韩国团队比较了肌营养不良症和 SMA 之间的结果[122]。SMA 组的 Cobb 角和骨盆倾斜的矫正率显著优于 DMD 组。肺功能结果似乎没有差异。患者的肺活量往往低于 30%。

然后，在 2008 年，荷兰的各个中心发布了治疗神经肌肉疾病脊柱侧凸的荷兰指南[123]。他们研究了许多神经肌肉疾病，包括 SMA，他们关

于 SMA 的指南是将手术延迟到 7 ～ 9 岁，然后用多节段椎弓根螺钉进行脊柱融合，并且在侧凸顶点区域置入螺钉以减少伴随生长的曲轴现象。

现在韩国 Guro 医院的另一篇论文再次将 55 例患有不同病因神经肌肉性脊柱侧凸的患者归结在一起，但他们得到的信息是，如果骨盆倾斜超过 15° 则需要骨盆固定，但如果倾斜角度不到 15° 则不需要骨盆固定[32]。

来自巴尔的摩的一篇论文研究了 SMA 病例，并指出在临床试验中正在研究几种潜在的治疗化合物，旨在增加 SMN 蛋白的含量[124]。

然后来自韩国 Guro 医院组的另一篇论文报道了后路椎弓根螺钉内固定治疗神经肌肉性脊柱侧凸的手术并发症，并发症发生率相当大，其中大多数是肺部的，甚至有 2 例死亡，1 例是由于心脏骤停，另有 1 例是低血容量休克[125]。他们还谈到该患者术中失血量超过 3.5 L。还有一例发生了完全性脊髓损伤。

2011 年，St Louis 集团发表了 SMA 脊柱侧凸手术结果，重点关注主弯的进展。这是一项针对 22 名 SMA 患者的 5 年的影像学研究，重点关注从 T5 到 T12 和从 T12 到骶骨的 Cobb 角。术后侧凸进展在年轻患者中更容易发生，这些患者术前 Cobb 角更大，融合节段更短[126]。

然而，约翰霍普金斯大学的一个研究小组报道了使用生长棒治疗 SMA 脊柱侧凸取得良好手术效果。Cobb 角从 90° 矫正到 55°，骨盆倾斜从 31° 到 11°。共有 15 例 SMA 患者，他们用生长棒治疗 3 年。有效肺容积比率也有所改善，但肋骨塌陷并未停止[127]。

>> 7.7 其他真正的神经肌肉疾病

1985 年，明尼阿波利斯团队发表了一篇关于 Friedreich 共济失调的 19 例患者的论文[128]。有 12 个男孩和 7 个女孩，发病年龄平均为 9 岁，最早为 3 岁。丧失行走能力的平均时间为 20 岁，12 例有心脏问题。6 例为胸弯，6 例为胸腰弯，7 例为胸弯或胸腰弯或腰弯双弯。与所有脊柱侧凸畸形一样，支具治疗是不成功的。12 例患者接受了手术，10 例患者使用 Harrington 器械，2 例患者使用 Luque 器械。术前 Cobb 角平均为 49°，

术后平均为 26°。唯一重大并发症是 1 例发生了心肌病,但患者得到了成功的治疗。

Labelle 等在 1986 年质疑 Friedreich 共济失调的脊柱畸形表现是否像特发性脊柱侧凸或典型的神经肌肉性脊柱侧凸[129]。对 56 例 Friedreich 共济失调患者进行研究,平均随访 9 年。所有患者均发现超过 10° 的脊柱侧凸。他们还提到明显的脊柱后凸增大并不存在,患者侧位片上表现出疑似后凸增大是侧凸顶椎显著旋转的反映(详见"3 脊柱畸形的病因学研究")。患者性别分布相同,大多数为单胸腰弯。20% 会进展超过 60°。在对脊柱手术期间体感诱发电位监测变异型的研究中,注意到那些患有神经肌肉问题的患者,尤其是伴有共济失调的患者,具有高度的变异性和较弱的反应幅度[130]。这证实了在考虑神经肌肉脊柱侧凸手术时必须在术前进行体感诱发电位检查。

2007 年,达拉斯团队报告了 298 例 CMT 患者,并在流行病学上观察了 45 例脊柱侧凸患者,诊断时平均年龄为 13 岁,诊断时平均度数为 28°。1/3 是左胸弯。大多数患者侧凸进展并通过后路长节段脊柱融合行手术治疗。只有少数患者在术中进行了脊髓监测。没有明显的神经系统并发症[131]。

>> 7.8 Duchenne 肌营养不良症

与 SMA 一样,最近有许多关于 DMD 脊柱侧凸的研究。2002 年,一项前瞻性队列研究针对 44 名 DMD 受试者每 6 个月进行检查以评估行走功能[132]。研究者记录了各种测量指标,包括行走状态、人体测量数据、肌肉力量、功能状态以及站立和行走助力器的使用。那些伸髋和踝背伸力量受损的患者在 2 年内无法行走的可能性要高出 10 倍以上。这些是 DMD 患者行走能力丧失非常重要的预测指标。2002 年,Nottingham 和 Oswestry 脊柱侧凸组研究了在 DMD 手术治疗中骨盆或腰椎固定的需要。如果在患者依赖轮椅后不久早期行手术治疗,而且是骨盆倾斜轻微的小侧凸,基本上腰椎固定到 L5 就足够了[133]。相比之下,年龄较大的儿童侧凸较大且骨盆倾斜僵硬则应该进行骨盆固定。

2003 年,伦敦皇家国立骨科医院报告了 30

例 DMD 脊柱侧凸患者,其中 17 例患者用力肺活量超过预计值 30%,13 例低于 30%[134]。两组之间没有显著的风险差异。每组均有一例需要临时气管切开。

在 2004 年,由我们的同事 Charles Galasko 领导的英国曼彻斯特小组报告了 85 名连续 DMD 患者,这些患者在超过 16 年间接受脊柱融合术,他们研究了术后脊柱侧凸和骨盆倾斜的进展[135]。共有 55 例使用 Luque 内固定系统,19 例使用椎弓根螺钉;15 例固定至 L5,15 例至 S1,7 例至 L3/L4 以上。术后随访平均为 4 年。围手术期死亡仅有 1 例,内固定失败 3 例。融合至 S1 相比于其他较短节段融合并未提供任何更大的益处。英国纽卡斯尔脊柱侧凸团队报道了先前存在呼吸衰竭的 DMD 患者的矫形情况[136]。研究者对 8 例患者进行了随访,手术的平均年龄为 12 岁,平均随访 4 年。平均术前 Cobb 角为 70°,手术平均改善至 30°。手术时的平均肺活量仅为 20%。没有严重的心脏或肺部并发症,这证实了这些患者可以安全手术的重要观点。

英国伦敦 Hammersmith 医院著名的 Dubowitz 神经肌肉中心查阅了他们对于 123 例 DMD 患者的脊柱侧凸管理的 10 年经验;其中 10% 没有发生脊柱侧凸。在研究开始时至少 17 岁。70 例患者考虑有手术指征,最终在 40% 患者中施行手术。他们发现,在 17 年内,保守治疗或手术治疗的所有患者的生存率、呼吸障碍或坐位舒适度均无明显差异。因此了解 DMD 脊柱侧凸的自然病史对于帮助家庭和临床医生做出风险和收益的决定非常重要[137]。

2007 年,中国香港团队进行了关于 DMD 和脊柱侧凸的系统回顾,他们查询了数个数据库,包括 Cochrane Neuromuscular Disease Group、Cochrane Back Group、the Centre Register for Control Trials、Medline 等[137]。共检索了 402 项研究,其中 36 项符合使用随机或半随机分配治疗的对照临床试验的纳入标准。他们得出结论,没有随机对照试验来评估 DMD 脊柱侧凸的有效性,因此没有针对临床实践的循证学建议。研究者认为,患者应了解脊柱侧凸手术的收益不确定性和潜在风险,显然需要进行随机对照试验。没有明智的人会忽视这些结果。经历过 DMD 病例的脊柱侧凸外科医生，特别是来自吸引大量病例的国家中心的医生已经证明，虽然手术存在明显的风险，但也有丰厚的收益。在 20 世纪 70 年代和 80 年代，当首次进行 DMD 手术时，死亡率高达 10%。路易斯维尔的 Leatherman 团队报告了他们的前 5 例接受节段性脊柱内固定治疗的 DMD 患者并注意到有 50% 矫正率，但有 1 例因肺功能衰竭手术后 48 小时死亡[138]。在那时，40°似乎是关键阈值，超过该阈值，侧凸进展和功能损失是必然的[139]。这就是为什么 Leatherman 强调需要在威胁坐姿稳定性之前解决早期柔软的侧凸[138]，自那以后类似结论反复出现。毫不奇怪，随着更现代的后路技术和这些国家级脊柱侧凸中心的大量的进一步的经验，并发症发生率已明显降低，当然重症监护的质量也大大提高。DMD 的一个问题是病例数相对较少，因此进行随机对照试验可能不是最终方向，这可能会强化在这些病例中测量所有相关参数的必要性，以便尽可能多地收集可靠的信息。

波士顿团队在 2007 年表明，与非手术对照组相比，DMD 脊柱侧凸进行后路脊柱融合实际上减少了之后呼吸衰退的发生率。我们现在证实了 DMD 脊柱侧凸手术的多项优势[140]。因此，现在我们可以在 DMD 功能预后中加入显著的呼吸功能改善。多伦多病童医院的报告显示，脊柱侧凸手术确实改善了 DMD 患者的生活质量。生活质量按 10 分制评估：0（死亡）～ 10（完全健康）。这已被用于证明髋关节置换术的效果，并为英国卫生服务部带来显著的经济效益[141]。

瑞士苏黎世的 Balgrist 诊所报告了 20 例连续的手术固定至骨盆的 DMD 脊柱侧凸患者[142]。平均脊柱侧凸并不严重，平均从 44° 改善到 10°，骨盆倾斜从 14° 改善到 3°。没有内固定相关并发症或呼吸系统并发症，但不幸的是 1 例患者术后因已知的心肌病死亡。日本报告了相同的良好结果，尤其是那些用力肺活量非常低的患者[143]。日本的另一份报告比较了 DMD 患者脊柱侧凸手术中自体髂骨移植与同种异体骨移植[144]。脊柱侧凸和骨盆倾斜矫正的结果没有差异，但是自体髂骨移植组中一半患者有显著的供体部位疼痛，这严重限制了他们的身体功能，导致轮椅坐位困难。

Hassan Dashti 现在是曼彻斯特神经肌肉脊柱侧凸中心的首席临床医生，该中心采用多学科团队的方法治疗 DMD，这对于在这些具有挑战性的病例中获得最佳结果至关重要。他非常友好地让我们在本章使用一些他的病例作图示（图 7.9 ～图 7.11）。

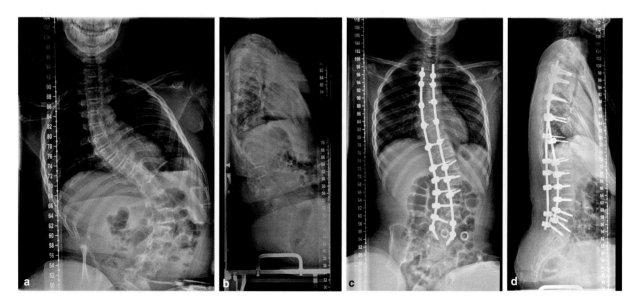

图 7.9 a、b. 术前正侧位 X 线片显示进行性肌营养不良症的男性患儿出现 90° 塌陷型神经肌肉型脊柱侧前凸，同时骨盆倾斜角为 45°。c、d. 术后正侧位 X 线片显示脊柱侧弯得到满意的矫正，骨盆倾斜角降至小于 20°。在这些复杂病例中，经椎弓根内固定无疑提高了畸形的矫正率和维持力。第 2 个病例和第 3 个病例（图 7.10 和图 7.11）是有学习障碍的进行性肌营养不良症的兄弟患者。其中，第 2 个病例年龄为 15 岁，以坐位疼痛为主。

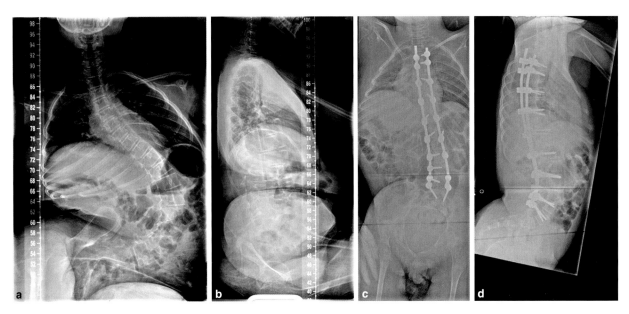

图 7.10 a、b. 术前正侧位 X 线片显示进行性肌营养不良症患者存在明显的塌陷型神经肌肉型脊柱侧前凸，以及典型的 90°骨盆倾斜角。c、d. 术后正侧位 X 线片显示脊柱侧凸矫正良好，更为重要的是骨盆倾斜角降至 10°以下。

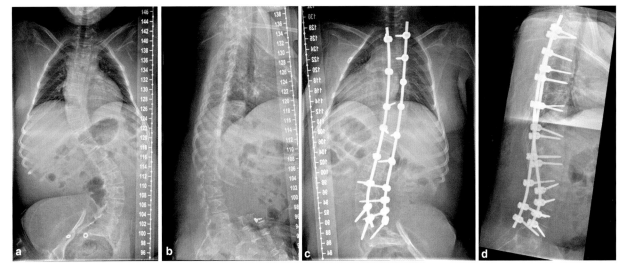

图 7.11 进行性肌营养不良症病例。a、b. 术前正侧位 X 线片显示常见的 C 型塌陷型侧弯畸形，同时伴有 25°的骨盆倾斜角。c、d. 术后正侧位 X 线片显示脊柱侧弯矫正良好，骨盆倾斜角降至 15°。早期手术计划由于体重过轻，需要胃造口来提高营养支持而推迟了约 1 年。目前已达成共识，手术干预越早，效果越好。

>> 7.9 病例分析

病例

评论

一个患有 DMD、典型塌陷性前侧凸畸形和骨盆倾斜的男孩。由于肋骨－骨盆皮肤破损，他有疼痛和坐姿的问题。他还有严重的营养不良，需在术前行胃造口术高营养喂养以符合手术条件。见图 7.12a ～ c。

这是教学和个人反思的绝佳病例。首先，仍然有一种趋势，在这种可怕的病症的自然史中，必须在这种年龄（17 岁），而不是更早，处理这些困难的 DMD 病例。这个男孩有凹侧疼痛，那里肋骨－骨盆皮肤破损，当然在年轻患者 Cobb 角较小时不会发生这种情况。然后他有坐位疼痛问题，因为当你在轮椅上度过几乎一整天时，这种严重残疾使他在任何位置都无法舒服。在这些

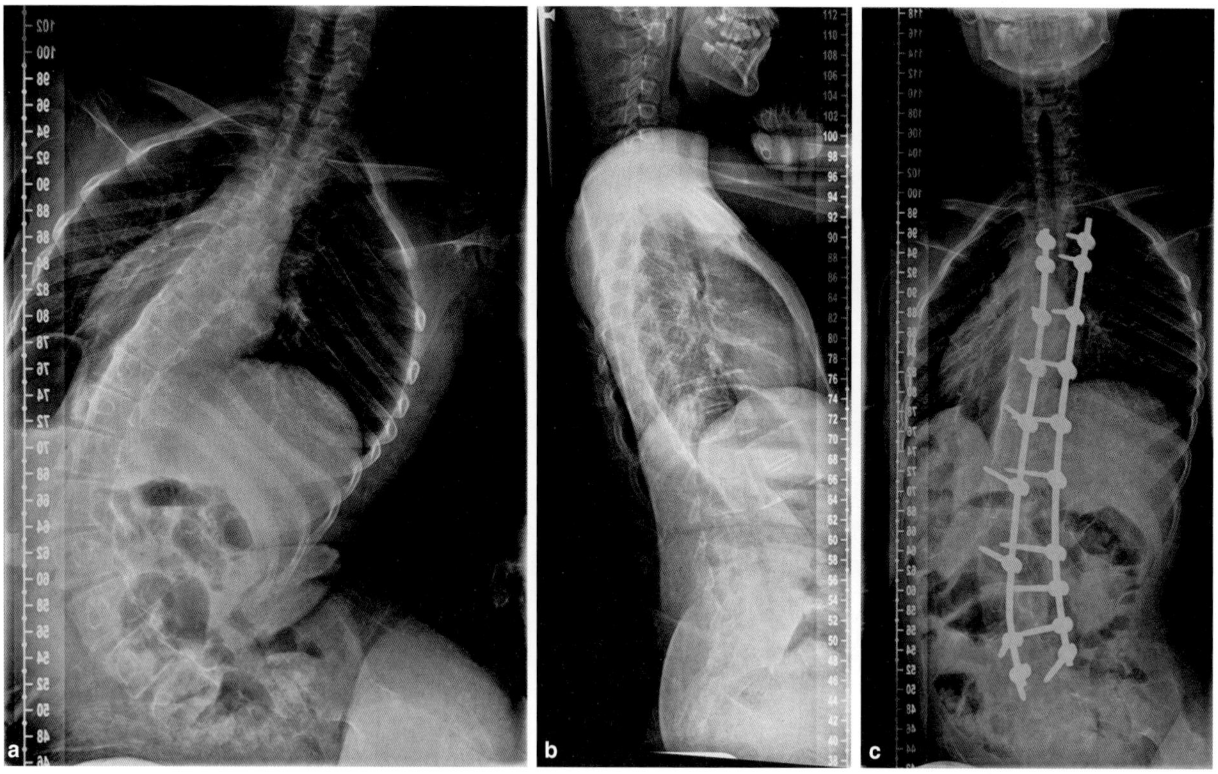

图 7.12　a. 典型的塌陷型脊柱侧前凸伴明显的 60° 骨盆倾斜角。b. 侧位片显示典型的平背畸形。c. 正位片示椎弓根固定术后。骨盆倾斜角降至 20° 以下。

营养状况下降到行脊柱大手术的危险区域的患者中必须行高营养喂养的情况变得越来越常见。这是另一个来自曼彻斯特的技术熟练的同事 Hasan Dashti 的很好的病例。

（张臻　贺园　译，贺宝荣　杨明园　审校）

•参 考 文 献•

[1] **Shapiro F, Bresnan MJ. Orthopaedic management of childhood neuromuscular disease. Part I: Spinal muscular atrophy. J Bone Joint Surg Am. 1982; 64(5): 785–789**

[2] Little WJ. On the influence of abnormal parturition, labour, premature birth and asphyxia neonatorum on the mental and physical condition of the child especially in relation to deformities. Transactions of the Obstetric Society of London. 1862; 3:243–344

[3] Stanley FJ, Blair E, Alberman E. How common are the cerebral palsies? In: Stanley F, Blair E, Alberman E (eds). Cerebral palsies: epidemiology and causal pathways. London: Mac Keith Press/Cambridge University Press; 2000:22–39

[4] Brown JK, Minns RA. Mechanisms of deformity in

children with cerebral palsy. Sem Orthop. 1989; 4:236–255

[5] Pollock GA, Stark G. Long-term results in the management of 67 children with cerebral palsy. Dev Med Child Neurol. 1969; 11(1):17–34

[6] Courville CB. Cerebral Palsy. Los Angeles: San Lucas Press; 1954

[7] Nelson KB, Ellenberg JH. Antecedents of cerebral palsy. Multivariate analysis of risk. N Engl J Med. 1986; 315(2): 81–86

[8] Miller E, Rosenfeld GB. Psychological evaluation of children with cerebral palsy and its implications in treatment. AMA Am J Dis Child. 1952; 84 (4):504–505

[9] Warnock HM. Special Educational Needs: Report of the Committee of Enquiry into the Education of Handicapped

Children and Young People. London: HMSO; 1978

[10] Tizard JP, Paine RS, Crothers B. Disturbances of sensation in children with hemiplegia. J Am Med Assoc. 1954; 155(7):628–632

[11] Krägeloh-Mann I, Hagberg B, Petersen D, Riethmüller J, Gut E, Michaelis R. Bilateral spastic cerebral palsy — pathogenetic aspects from MRI. Neuropediatrics. 1992; 23(1):46–48

[12] **Robb JE, Brunner R. Orthopaedic management of cerebral palsy. In: Benson M, Fixsen J, Macnicol M, Parsch K (eds). Children's Orthopaedics and Fractures. 3rd ed. London: Springer; 2010:307–325**

[13] Read HS, Hazlewood ME, Hillman SJ, Prescott RJ, Robb JE. Edinburgh visual gait score for use in cerebral palsy. J Pediatr Orthop. 2003; 23(3):296–301

[14] **Graham HK, Harvey A. Assessment of mobility after multi-level surgery for cerebral palsy. J Bone Joint Surg Br. 2007; 89(8):993–994**

[15] **Lonstein JE, Akbarnia A. Operative treatment of spinal deformities in patients with cerebral palsy or mental retardation. An analysis of one hundred and seven cases. J Bone Joint Surg Am. 1983; 65(1):43–55**

[16] Cooperman DR, Bartucci E, Dietrick E, Millar EA. Hip dislocation in spastic cerebral palsy: long-term consequences. J Pediatr Orthop. 1987; 7(3):268–276

[17] Graham HK, Boyd R, Carlin JB, et al. Does botulinum toxin a combined with bracing prevent hip displacement in children with cerebral palsy and "hips at risk"? A randomized, controlled trial. J Bone Joint Surg Am. 2008; 90 (1):23–33

[18] Robson P. The prevalence of scoliosis in adolescents and young adults with cerebral palsy. Dev Med Child Neurol. 1968; 10(4):447–452

[19] Balmer GA, MacEwen GD. The incidence and treatment of scoliosis in cerebral palsy. J Bone Joint Surg Br. 1970; 52(1):134–137

[20] Samilson R, Bechard R. Scoliosis in cerebral palsy; incidence, distribution of curve patterns, natural history and thoughts on etiology. Curr Pract Orthop Surg. 1973; 5:183–205

[21] Rosenthal RK, Levine DB, McCarver CL. The occurrence of scoliosis in cerebral palsy. Dev Med Child Neurol. 1974; 16(5):664–667

[22] **MacEwen GD. Operative treatment of scoliosis in cerebral palsy. Reconstr Surg Traumatol. 1972; 13:58–67**

[23] **Dwyer AF, Newton NC, Sherwood AA. An anterior approach to scoliosis. A preliminary report. Clin Orthop Relat Res. 1969; 62(62):192–202**

[24] **Luque ER. Segmental spinal instrumentation for correction of scoliosis. Clin Orthop Relat Res. 1982(163):192–198**

[25] **Zielke K. [Ventral derotation spondylodesis. Results of treatment of cases of idiopathic lumbar scoliosis (author's (author's transl)]. Z Orthop Ihre Grenzgeb. 1982; 120:320–329**

[26] **Allen BL, Jr, Ferguson RL. L-rod instrumentation for scoliosis in cerebral palsy. J Pediatr Orthop. 1982; 2(1):87–96**

[27] **Gau Y-L, Lonstein JE, Winter RB, Koop S, Denis F. Luque-Galveston procedure for correction and stabilization of neuromuscular scoliosis and pelvic obliquity: a review of 68 patients. J Spinal Disord. 1991; 4(4):399–410**

[28] Bell DF, Moseley CF, Koreska J. Unit rod segmental spinal instrumentation in the management of patients with progressive neuromuscular spinal deformity. Spine. 1989; 14(12):1301–1307

[29] Bulman WA, Dormans JP, Ecker ML, Drummond DS. Posterior spinal fusion for scoliosis in patients with cerebral palsy: a comparison of Luque rod and Unit Rod instrumentation. J Pediatr Orthop. 1996; 16(3):314–323

[30] Dubousset J, Graf H, Miladi L, et al. Spinal and thoracic derotation with CD instrumentation. Orthop Trans. 1986; 10:36

[31] Teli MG, Cinnella P, Vincitorio F, Lovi A, Grava G, Brayda-Bruno M. Spinal fusion with Cotrel-Dubousset instrumentation for neuropathic scoliosis in patients with cerebral palsy. Spine. 2006; 31(14):E441–E447

[32] Modi HN, Suh SW, Song HR, Yang JH, Jajodia N. Evaluation of pelvic fixation in neuromuscular scoliosis: a retrospective study in 55 patients. Int Orthop. 2010; 34(1):89–96

[33] Modi HN, Hong JY, Mehta SS, et al. Surgical correction and fusion using posterior-only pedicle screw construct for neuropathic scoliosis in patients with cerebral palsy: a three-year follow-up study. Spine. 2009; 34(11):1167–1175

[34] Whitaker C, Burton DC, Asher M. Treatment of selected neuromuscular patients with posterior instrumentation and arthrodesis ending with lumbar pedicle screw anchorage. Spine. 2000; 25(18):2312–2318

[35] Suh SW, Modi HN, Yang J, Song HR, Jang KM. Posterior multilevel vertebral osteotomy for correction of severe and rigid neuromuscular scoliosis: a preliminary study. Spine. 2009; 34(12):1315–1320

[36] Auerbach JD, Spiegel DA, Zgonis MH, et al. The correction of pelvic obliquity in patients with cerebral palsy and neuromuscular scoliosis: is there a benefit of anterior release prior to posterior spinal arthrodesis? Spine. 2009; 34 (21):E766–E774

[37] Watanabe K, Lenke LG, Daubs MD, et al. Is spine deformity surgery in patients with spastic cerebral palsy truly beneficial?: a patient/parent evaluation. Spine. 2009; 34(20):2222–2232

[38] Keeler KA, Lenke LG, Good CR, Bridwell KH, Sides B, Luhmann SJ. Spinal fusion for spastic neuromuscular scoliosis: is anterior releasing necessary when intraoperative halo-femoral traction is used? Spine. 2010; 35(10): E427–E433

[39] **Lonstein JE, Koop SE, Novachek TF, Perra JH. Results and complications after spinal fusion for neuromuscular scoliosis in cerebral palsy and static encephalopathy using luque galveston instrumentation: experience in 93 patients. Spine. 2012; 37(7): 583–591**

[40] Tsirikos AI, Mains E. Surgical correction of spinal deformity in patients with cerebral palsy using pedicle screw instrumentation. J Spinal Disord Tech. 2012; 25(7):401–408

[41] Bohtz C, Meyer-Heim A, Min K. Changes in health-related quality of life after spinal fusion and scoliosis correction in patients with cerebral palsy. J Pediatr Orthop. 2011; 31(6):668–673

[42] **Ho C, Skaggs DL, Weiss JM, Tolo VT. Management of infection after instrumented posterior spine fusion in pediatric scoliosis. Spine. 2007; 32(24):2739–2744**

[43] Bodian D. A reconsideration of the pathogenesis of poliomyelitis. Am J Hyg. 1952; 55(3):414–438

[44] Hull HF, Aylward RB. Progress towards global polio eradication. Vaccine. 2001; 19(31):4378–4384

[45] Chow W, Li YH, Leong CYJ. Poliomyelitis. In Benson M, Fixsen J, Macnicol M, Parsch K (eds). Children's Orthopaedics and Fractures. 3rd ed. London: Springer; 2010:287–305

[46] Yount CC. The role of the tensor fasciae femoris in certain deformities of the lower extremities. J Bone Joint Surg. 1926; 8:171–193

[47] Kaplan EB. The iliotibial tract; clinical and morphological significance. J Bone Joint Surg Am. 1958; 40-A(4):817–832

[48] Somerville EW. Paralytic dislocation of the hip. J Bone Joint Surg Br. 1959; 41-B(2):279–288

[49] Raycroft JF, Curtis BH. Spinal curvature in myelomeningocele. Natural history and etiology. In: American Academy of Orthopaedic Surgeons Symposium on Myelomeningocele. St Louis: C.V. Mosby Co.: 1972

[50] Mayer L. Further studies of fixed paralytic pelvic obliquity. J Bone Joint Surg. 1936; 18:87–100

[51] Irwin CE. Subtrochanteric osteotomy in poliomyelitis. J Am Med Assoc. 1947; 133(4):231–235

[52] Sharrard WJW. The distribution of the permanent paralysis in the lower limb in poliomyelitis; a clinical and pathological study. J Bone Joint Surg Br. 1955; 37-B(4): 540–558

[53] Steindler A. Diseases and deformities of spine and thorax. St Louis: CV Mosby; 1929

[54] Scott JC. Scoliosis: Lecture delivered at the Royal College of Surgeons of England on 7th October, 1949. Ann R Coll Surg Engl. 1950; 6(2):73–98

[55] Colonna PC, Vom Saal F. A study of paralytic scoliosis based on 500 cases of poliomyelitis. J Bone Joint Surg. 1941; 23:335–353

[56] Lowman CL. The relation of the abdominal muscles to paralytic scoliosis. J Bone Joint Surg. 1932; 14:763–772

[57] **James JIP. Paralytic scoliosis. J Bone Joint Surg Br. 1956; 38-B(3):660–685**

[58] **Roaf R. Paralytic scoliosis. J Bone Joint Surg Br. 1956; 38-B(3):640–659**

[59] Garrett AL, Perry J, Nickel VL. Stabilisation of the collapsing spine. J Bone Joint Surg Am. 1961; 43:474–484

[60] Hamel AL, Moe JH. The collapsing spine. Surgery. 1964; 56:364–373

[61] Pavon SJ, Manning C. Posterior spinal fusion for scoliosis due to anterior poliomyelitis. J Bone Joint Surg Br. 1970; 52(3):420–431

[62] Blount WP, Moe JH. The Milwaukee Brace. Baltimore: Williams & Wilkins; 1973

[63] Risser JC. Scoliosis: the application of body casts for the correction of scoliosis. Instructional Course Lecture. Am Acad Orthop Surg. 1955; 12:255–259

[64] Gucker T, III. Experiences with poliomyelitic scoliosis after fusion and correction. J Bone Joint Surg Am. 1956; 38-A(6):1281–1300

[65] Harrington PR. Surgical instrumentation for management of scoliosis. J Bone Joint Surg Am. 1960; 42:1448

[66] Bonnett C, Brown JC, Perry J, et al. Evolution of treatment of paralytic scoliosis at Rancho Los Amigos Hospital. J Bone Joint Surg Am. 1975; 57(2):206–215

[67] O'Brien JP, Yau ACMC. Anterior and posterior correction and fusion for paralytic scoliosis. Clin Orthop Relat Res. 1972; 86(86):151–153

[68] **O'Brien JP, Dwyer AP, Hodgson AR. Paralytic pelvic obliquity. Its prognosis and management and the development of a technique for full correction of the deformity. J Bone Joint Surg Am. 1975; 57(5):626–631**

[69] Griss P, Harms J, Zielke K. Ventral derotation spondylodesis (VDS). In: Dickson RA, Bradford DS (eds). Management of Spinal Deformities. London: Butterworths International Medical Reviews; 1984:193–236

[70] Luque ER. Paralytic scoliosis in growing children. Clin Orthop Relat Res. 1982 (163):202–209

[71] **Leong JC, Wilding K, Mok CK, Ma A, Chow SP, Yau AC. Surgical treatment of scoliosis following poliomyelitis. A review of one hundred and ten cases. J Bone Joint Surg Am. 1981; 63(5):726–740**

[72] Mayer PJ, Dove J, Ditmanson M, Shen YS. Post-poliomyelitis paralytic scoliosis. A review of curve patterns and results of surgical treatments in 118 consecutive patients. Spine. 1981; 6(6):573–582

[73] Werdnig G. Zwei frühinfantile hereditäre Fälle von progresssiver Muskelatrophie unter dem Bilde der Dystrophie, aber auf neurtischer Grundlage. Arch Psychiatr Nervenkr. 1891; 22:437–481

[74] Hoffmann J. Ueber chronische spinale Muskelatrophie in Kindesalter, auf familiärer Basis. Dtsch Z Nervenheilkd. 1893; 3:427–470

[75] Kugelberg E, Welander L. Heredofamilial juvenile muscular atrophy simulating muscular dystrophy. AMA Arch Neurol Psychiatry. 1956; 75(5):500–509

[76] **Dubowitz V. Benign infantile spinal muscular atrophy. Dev Med Child Neurol. 1974; 16(5):672–675**

[77] Munsat TL, Woods R, Fowler W, Pearson CM. Neurogenic muscular atrophy of infancy with prolonged survival. The variable course of Werdnig-Hoffmann Disease. Brain. 1969; 92(1):9–24

[78] Lefebvre S, Bürglen L, Reboullet S, et al. Identification and characterization of a spinal muscular atrophy-determining gene. Cell. 1995; 80(1):155–165

[79] Bunch WH. Muscular dystrophy. In: Hardy JH (ed). Spinal deformity in Neurological and Muscular Disorders. St Louis: CV Mosby; 1974

[80] **Dubowitz V. Muscle Disorders in Childhood. Philadelphia: WB Saunders; 1978**

[81] Hardart MKM, Truog RD. Spinal muscular atrophy—type I. Arch Dis Child. 2003; 88(10):848–850

[82] Zenios M, Sampath J, Cole C, Khan T, Galasko CS. Operative treatment for hip subluxation in spinal muscular atrophy. J Bone Joint Surg Br. 2005; 87 (11):1541–1544

[83] Sporer SM, Smith BG. Hip dislocation in patients with spinal muscular atrophy. J Pediatr Orthop. 2003; 23(1):10–14

[84] Forgan L, Munsat TL. Spinocerebellar degenerative disease. In: Hardy JH (ed). Spinal Deformity in Neurological Muscular Disorders. St Louis: CV Mosby; 1974

[85] Tooth HH. The peroneal type of muscular atrophy. London: HK Lewis; 1886

[86] Charcot JM, Marie P. Su rune forme particuliére d'atrophie musculaire progressive souvent familial, debutante par les pieds et les jambs, et atteignant plus tard les mains. Rev Medicale Fr. 1886; 6:97–138

[87] Timmerman V, Nelis E, Van Hul W, et al. The peripheral myelin protein gene PMP-22 is contained within the Charcot-Marie-Tooth disease type 1A duplication. Nat Genet. 1992; 1(3):171–175

[88] Morrison PJ. The spinocerebellar ataxias: molecular progress and newly recognized paediatric phenotypes. Eur J Paediatr Neurol. 2000; 4(1):9–15

[89] Makin M. The surgical management of Friedreich's ataxia. J Bone Joint Surg Am. 1953; 35-A(2):425–436

[90] Taylor RG. The treatment of claw toes by multiple transfers of flexor into extensor tendons. J Bone Joint Surg Br. 1951; 33-B(4):539–542

[91] Otto AG. Monstorum Sexentorum Descriptio Anatomica. Vratislavial: Museum Anatomica Pathologieum; 1847:323

[92] Sheldon W. Amyoplasia Congenita: (Multiple congenital articular rigidity: Arthrogryposis multiplex congenita). Arch Dis Child. 1932; 7(39):117–136

[93] Hall JG. Overview of arthrogryposis. In: Staheli LT, Hall JG, Jaffe KM, Pahoike DE (eds). Arthrogryposis: A Text Atlas. Cambridge: Cambridge University Press; 1998:1–25

[94] **Wynne-Davies R, Williams PF, O'Connor JCB. The 1960s epidemic of arthrogryposis multiplex congenita: a survey from the United Kingdom, Australia and the United States of America. J Bone Joint Surg Br. 1981; 63- B(1):76–82**

[95] **Shapiro F, Bresnan MJ. Orthopaedic management of childhood neuromuscular disease. Part II: peripheral neuropathies, Friedreich's ataxia, and arthrogryposis multiplex congenita. J Bone Joint Surg Am. 1982; 64 (6):949–953**

[96] Robinson RO. Arthrogryposis multiplex congenita; feeding, language and other health problems. Neuropediatrics. 1990; 21(4):177–178

[97] **Gibson DA, Urs ND. Arthrogryposis multiplex congenita. J Bone Joint Surg Br. 1970; 52(3):483–493**

[98] Akazawa H, Oda K, Mitani S, Yoshitaka T, Asaumi K,

Inoue H. Surgical management of hip dislocation in children with arthrogryposis multiplex congenita. J Bone Joint Surg Br. 1998; 80(4):636–640

[99] Arahata K, Ishiura S, Ishiguro T, et al. Immunostaining of skeletal and cardiac muscle surface membrane with antibody against Duchenne muscular dystrophy peptide. Nature. 1988; 333(6176):861–863

[100] Bonilla E, Samitt CE, Miranda AF, et al. Duchenne muscular dystrophy: deficiency of dystrophin at the muscle cell surface. Cell. 1988; 54(4):447–452

[101] Greenstein RM, Reardon MP, Chan TS. An X-autosome translocation in a girl with Duchenne muscular dystrophy — evidence for DMD gene localisation. Pediatr Res. 1977; 11:457

[102] Siegel IM, Miller JE, Ray RD. Subcutaneous lower limb tenotomy in the treatment of pseudohypertrophic muscular dystrophy. Description of technique and presentation of twenty-one cases. J Bone Joint Surg Am. 1968; 50 (7):1437–1443

[103] Riley CM, Day RL, et al. Central autonomic dysfunction with defective lacrimation; report of five cases. Pediatrics. 1949; 3(4):468–478

[104] Riley CM, Moore RH. Familial dysautonomia differentiated from related disorders. Case reports and discussions of current concepts. Pediatrics. 1966; 37(3):435–446

[105] **Hensinger RN, MacEwen GD. Spinal deformity associated with heritable neurological conditions: spinal muscular atrophy, Friedreich's ataxia, familial dysautonomia, and Charcot-Marie-Tooth disease. J Bone Joint Surg Am. 1976; 58(1):13–24**

[106] Gronert GA. Malignant hyperthermia. Anesthesiology. 1980; 53(5):395–423

[107] Britt BA, Kalow W. Malignant hyperthermia: a statistical review. Can Anaesth Soc J. 1970; 17(4):293–315

[108] Denborough MA, Forster JF, Lovell RR, Maplestone PA, Villiers JD. Anaesthetic deaths in a family. Br J Anaesth. 1962; 34:395–396

[109] Ellis FR, Harriman DGF. A new screening test for susceptibility to malignant hyperpyrexia. Br J Anaesth. 1973; 45(6):638

[110] Deacon P, Dickson RA. Unpublished data.

[111] **Riddick MF, Winter RB, Lutter LD. Spinal deformities in patients with spinal muscle atrophy: a review of 36 patients. Spine. 1982; 7(5):476–483**

[112] **Robinson D, Galasko CS, Delaney C, Williamson JB, Barrie JL. Scoliosis and lung function in spinal muscular atrophy. Eur Spine J. 1995; 4 (5):268–273**

[113] Thacker M, Hui JH, Wong HK, Chatterjee A, Lee EH. Spinal fusion and instrumentation for paediatric neuromuscular scoliosis: retrospective review. J Orthop Surg (Hong Kong). 2002; 10(2):144–151

[114] Takeshita K, Lenke LG, Bridwell KH, Kim YJ, Sides B, Hensley M. Analysis of patients with nonambulatory neuromuscular scoliosis surgically treated to the pelvis with intraoperative halo-femoral traction. Spine. 2006; 31 (20):2381–2385

[115] Fujak A, Ingenhorst A, Heuser K, Forst R, Forst J. Treatment of scoliosis in intermediate spinal muscular atrophy (SMA type II) in childhood. Ortop Traumatol Rehabil. 2005; 7(2):175–179

[116] **Sucato DJ. Spine deformity in spinal muscular atrophy. J Bone Joint Surg Am. 2007; 89 Suppl 1:148–154**

[117] Granata C, Cervellati S, Ballestrazzi A, Corbascio M, Merlini L. Spine surgery in spinal muscular atrophy: long-term results. Neuromuscul Disord. 1993; 3 (3):207–215

[118] Modi HN, Suh SW, Song HR, Lee SH, Yang JH. Correction of apical axial rotation with pedicular screws in neuromuscular scoliosis. J Spinal Disord Tech. 2008; 21(8):606–613

[119] Modi HN, Suh SW, Song HR, Fernandez HM, Yang JH. Treatment of neuromuscular scoliosis with posterior-only pedicle screw fixation. J Orthop Surg. 2008; 3(3):23

[120] Mehta SS, Modi HN, Srinivasalu S, et al. Pedicle screw-only constructs with lumbar or pelvic fixation for spinal stabilization in patients with Duchenne muscular dystrophy. J Spinal Disord Tech. 2009; 22(6):428–433

[121] Modi HN, Suh S-W, Hong J-Y, Cho J-W, Park J-H, Yang J-H. Treatment and complications in flaccid neuromuscular scoliosis (Duchenne muscular dystrophy and spinal muscular atrophy) with posterior-only pedicle screw instrumentation. Eur Spine J. 2010; 19(3):384–393

[122] Chong HS, Moon ES, Kim HS, et al. Comparison between operated muscular dystrophy and spinal muscular atrophy patients in terms of radiological, pulmonary and functional outcomes. Asian Spine J. 2010; 4(2):82–88

[123] Mullender M, Blom N, De Kleuver M, et al. A Dutch guideline for the treatment of scoliosis in neuromuscular disorders. Scoliosis. 2008; 3:14

[124] Burnett BG, Crawford TO, Sumner CJ. Emerging treatment options for spinal muscular atrophy. Curr Treat Options Neurol. 2009; 11(2):90–101

[125] Modi HN, Suh SW, Yang JH, et al. Surgical complications in neuromuscular scoliosis operated with posterior- only approach using pedicle screw fixation. Scoliosis. 2009; 4:11

7

[126] Zebala LP, Bridwell KH, Baldus C, et al. Minimum 5-year radiographic results of long scoliosis fusion in juvenile spinal muscular atrophy patients: major curve progression after instrumented fusion. J Pediatr Orthop. 2011; 31 (5):480–488

[127] McElroy MJ, Shaner AC, Crawford TO, et al. Growing rods for scoliosis in spinal muscular atrophy: structural effects, complications, and hospital stays. Spine. 2011; 36(16):1305–1311

[128] **Daher YH, Lonstein JE, Winter RB, Bradford DS. Spinal deformities in patients with Friedreich ataxia: a review of 19 patients. J Pediatr Orthop. 1985; 5(5): 553–557**

[129] **Labelle H, Tohmé S, Duhaime M, Allard P. Natural history of scoliosis in Friedreich's ataxia. J Bone Joint Surg Am. 1986; 68(4):564–572**

[130] Lubicky JP, Spadaro JA, Yuan HA, Fredrickson BE, Henderson N. Variability of somatosensory cortical evoked potential monitoring during spinal surgery. Spine. 1989; 14(8):790–798

[131] Karol LA, Elerson E. Scoliosis in patients with Charcot-Marie-Tooth disease. J Bone Joint Surg Am. 2007; 89(7):1504–1510

[132] Bakker JP, De Groot IJ, Beelen A, Lankhorst GJ. Predictive factors of cessation of ambulation in patients with Duchenne muscular dystrophy. Am J Phys Med Rehabil. 2002; 81(12):906–912

[133] Sengupta DK, Mehdian SH, McConnell JR, Eisenstein SM, Webb JK. Pelvic or lumbar fixation for the surgical management of scoliosis in duchenne muscular dystrophy. Spine. 2002; 27(18):2072–2079

[134] Marsh A, Edge G, Lehovsky J. Spinal fusion in patients with Duchenne's muscular dystrophy and a low forced vital capacity. Eur Spine J. 2003; 12 (5):507–512

[135] Gaine WJ, Lim J, Stephenson W, Galasko CS. Progression of scoliosis after spinal fusion in Duchenne's muscular dystrophy. J Bone Joint Surg Br. 2004; 86 (4):550–555

[136] Gill I, Eagle M, Mehta JS, Gibson MJ, Bushby K, Bullock R. Correction of neuromuscular scoliosis in patients with preexisting respiratory failure. Spine. 2006; 31(21):2478–2483

[137] **Kinali M, Messina S, Mercuri E, et al. Management of scoliosis in Duchenne muscular dystrophy: a large 10-year retrospective study. Dev Med Child Neurol. 2006; 48(6):513–518**

[138] Leatherman KD, Johnson J, Holt R, et al. A clinical assessment of 357 cases of segmental spinal instrumentation. In: Luque ER (ed). Segmental Spinal Instrumentation. Thorofare: Slack Inc.; 1984:165–184

[139] Cheuk DK, Wong V, Wraige E, et al. Surgery for scoliosis in Duchenne muscular dystrophy. Cochrane Database Syst Rev. 2007; 24(1):CD005375

[140] Velasco MV, Colin AA, Zurakowski D, Darras BT, Shapiro F. Posterior spinal fusion for scoliosis in duchenne muscular dystrophy diminishes the rate of respiratory decline. Spine. 2007; 32(4):459–465

[141] Mercado E, Alman B, Wright JG. Does spinal fusion influence quality of life in neuromuscular scoliosis? Spine. 2007; 32(19) Suppl:S120–S125

[142] Hahn F, Hauser D, Espinosa N, Blumenthal S, Min K. Scoliosis correction with pedicle screws in Duchenne muscular dystrophy. Eur Spine J. 2008; 17 (2):255–261

[143] **Takaso M, Nakazawa T, Imura T, et al. Surgical management of severe scoliosis with high-risk pulmonary dysfunction in Duchenne muscular dystrophy. Int Orthop. 2010; 34(3):401–406**

[144] Nakazawa T, Takaso M, Imura T, et al. Autogenous iliac crest bone graft versus banked allograft bone in scoliosis surgery in patients with Duchenne muscular dystrophy. Int Orthop. 2010; 34(6):855–861

7

注：加粗的是重要参考文献。

8 神经纤维瘤病相关脊柱畸形

CHAPTER 8

DEFORMITIES ASSOCIATED WITH NEUROFIBROMATOSIS

>> 8.1 引言

神经系统的神经纤维瘤病（NF1）需要与骨骼系统的神经纤维瘤病（甲状旁腺功能亢进）相区别。这是一种常见的常染色体显性疾病（图8.1）。NF1来源于早期胚胎发育时神经嵴分化和迁移的异常。

该疾病有两种形式：NF1和NF2。NF1最常见，发病率为每4 000例新生儿中有1例。NF1是由一种肿瘤抑制基因——神经纤维蛋白的基因缺陷引起的。像人们了解许多其他疾病的过程一样，von Recklinghausen描述的NF1，曾在之前一个世纪的时间里被以不同方式描述过[1]。Smith的早期工作记录了该疾病临床和死后的发现，他认为肿瘤与微小的神经分支相连[2]。有趣的是，他没有提到骨骼在该疾病发生发展中的参与。随后，Virchow仔细研究该结节的病理学，确定这些是真正的肿瘤而不是神经瘤[3]。von Recklinghausen本人发现在纤维组织肿瘤中确实有神经成分，并将神经和皮肤病变关联起来[4]。Chauffard随后证明色素沉着病变和肿瘤一样是该疾病的特征[5]。这些牛奶咖啡斑（基底皮肤层中的黑色素沉积）的诊断价值被Thannhauser再次证实，他建议在发现特征性皮肤病变时仔细检查其他部位的病变[6]。Whitehouse建议至少6个部位应存在牛奶咖啡斑[7]，腋窝是最常出现的部位，这提高了牛奶咖啡斑的诊断价值。NF1可能涉及人体内几乎所有的系统和器官，因此临床表现可能有很大的差异。这很像脊柱侧凸本身，疾病的严重程度比是否患病本身更为重要。

这种情况会影响肌肉骨骼系统的所有组织成分，该病的发病机制涉及外胚层和中胚层组织的胚胎学或发育异常[8-10]。

表8.1显示的七项体征中满足两项即可诊断为NF1。

青少年应该有6个1.5 cm大小的牛奶咖啡斑，儿童应该有0.5 cm大小的牛奶咖啡斑，这些可以证实色素沉着区域的活性。事实上，肿瘤与性激素状态有密切关联[11]（图8.2）。

Lisch结节是虹膜中的错构瘤，会在3/4的NF1病例中出现，随着年龄的增长患病率也在增加，所有成人都有。

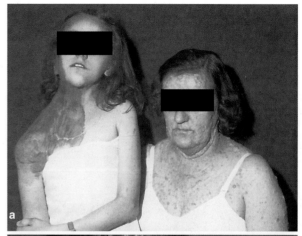

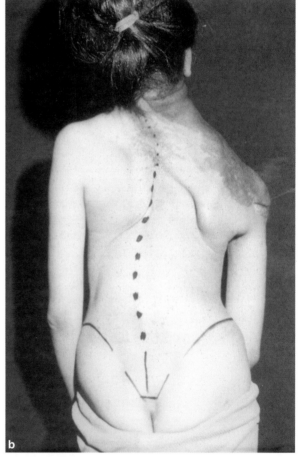

图8.1 a. 有NF1的母女，前者有多个皮肤结节（软纤维瘤），后者有皮肤丛状神经纤维瘤（神经瘤性象皮病）。b. 女儿背部可见上胸椎畸形。

患者应该患有2个或2个以上的神经纤维瘤或1个丛状神经纤维瘤，值得一提的是，这些可能涉及肠道的神经和血管以及肌肉骨骼系统。

所有的骨科医生都知道神经纤维瘤病的骨性改变，长骨假关节与营养不良性脊柱侧凸较为常见，令人惊讶的是，后者还没有足够特异性来作

表 8.1　NF1 中的诊断标志

- 牛奶咖啡斑
- 腋窝或腹股沟斑
- 虹膜内的舌结节
- 神经纤维瘤
- 骨损伤
- 视神经胶质瘤
- 受影响的一级亲属

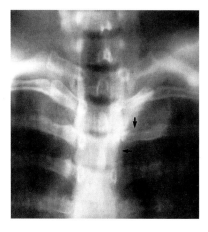

图 8.3　上胸椎的断层图，显示典型神经纤维瘤病的肋骨铅笔征（垂直箭头）和椎体扇形变（水平箭头）。

NF1 患者骨骼的影像学上。随着人们逐渐了解该病导致脊柱受累的重要性，骨骼受累的诊断率从不足 30%[13] 很快上升到 50% 以上[14]。Hunt 和 Pugh[15] 在研究 NF1 的骨骼损伤时，重点关注了脊柱受累的情况。除了描述这些脊柱畸形、胫骨假关节和眼眶缺陷外，他们还强调了肋骨铅笔征、增大的椎间孔，特别是椎体本身的扇形外观的重要性（图 8.3）。早期单个病例报告的椎体扇形变是由邻近神经纤维瘤的压力引起的[16]，最初的观点认为发育不良的椎体和扩大的椎间孔是由局部肿瘤压力引起的，但很快研究者们观察到，椎体扇形变是最常发生在没有任何局部肿瘤组织的区域，否定了这一说法[17]。同时，从手术和影像学的角度来看，这些特征性的骨骼病变通常与局部脑膜膨出和硬脑膜扩大（扩张）有关，这些病理变化后被逐渐证实[15,18-22]。上述相关性非常明确，但是绝大多数情况下放射学检查的相对缺乏倾向于支持 Heard 和 Payne 的观点[17]，即营养不良导致的变化是主要的，而脑膜扩张只是为了填补空间。目前并没有明确的证据表明神经纤维瘤是导致脊柱畸形的原因。

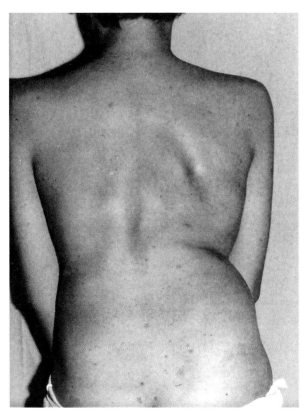

图 8.2　多个皮肤咖啡斑。胸腰段脊柱短节段侧凸伴有旋转。

为诊断标准。

　　蝶骨发育不良也很明显。

　　受影响的一级亲属也有诊断价值，但突变率高达 50%[12]。

　　肿瘤恶变并转变为高致死性神经纤维肉瘤的风险是确定的，发生率估计在 5% ～ 10% 之间。

>> 8.2　神经纤维瘤病中的中轴骨损伤

　　随着时间的推移，人们把更多注意力集中在

>> 8.3　神经纤维瘤病中的脊柱畸形

8.3.1　畸形形态

　　关于畸形的描述，主要的混淆因素是患者前

8

后位和侧位 X 线片的表现（详见"3 脊柱畸形的病因学研究"）。在这方面，侧后凸畸形似乎是最主要的畸形形态，而其他类型的侧弯诱因不会造成侧后凸的情况发生。Roaf[25] 在他的经典著作中把 NF1 的侧弯形态与特发性侧弯的侧前凸相类比，而他也指出 NF1 的侧弯是一条更短、度数更大的曲线（图 8.4）。他进一步指出 [26]，如果脊柱后凸意味着椎体后柱结构相对于前柱结构的长度增加，那么这个术语"侧后凸畸形"的使用肯定是错误的。当 Weiss 向另一位皮肤科医生 Engman 提起神经纤维瘤病中脊柱侧凸的高发病率时 [27]，他使用了脊柱弯曲来描述，并没有进一步说明。

后续针对脊柱畸形形态的研究显示，该类畸形可以分为两组：一组是被诊断为 NF1 的患者，他们体格检查提示存在脊柱畸形，另一组是与 NF1 相关的脊柱畸形患者。只有在第一组亚型患者中才有可能统计脊柱畸形的患病率，但是正如 Scott[28] 指出的，即使在这个组，患者就诊的原因也可能是由于一个或多个疾病。尽管如此，在这些对 NF1 患者的研究中，脊柱畸形的发生率在 20%～40% 之间 [22,28-31]。尽管胸椎侧弯是最常见的畸形，大多数研究都没有发现特定的畸形特征 [22,28,29]，Chaglassian[31] 对 141 例患者进行了观察，发现 37 例脊柱侧凸（26%），大多数患者有较长

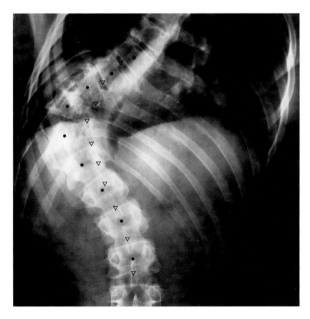

图 8.4 神经纤维瘤病典型的短节段角状畸形。身体中间标有黑点，棘突上标有三角形，证实了前凸的存在。在这条曲线上只有四个真正成角和旋转的椎体。

的特发性侧凸，只有 16 例短而尖锐的侧凸。虽然他没有发现任何特定的曲线模式，但有趣的是，21 例长侧弯患者的平均出现年龄为 7 岁，但令人惊讶的是 16 条短曲线患者的平均年龄为 10 岁。根据 Crowe 等人的标准，这 141 例患者均被诊断为神经纤维瘤，因此本系列不含任何形式需要与神经纤维瘤进行鉴别的疾病 [32]。Laws 和 Pallis 观察了 18 例未经选择的 NF1 病例，发现 7 例（39%）有脊柱畸形，但没有一例是角状后凸畸形 [22]。Scott 在胸椎曲度的长度和方向上没有发现一致性。然而，在 7 个病例中，他观察到了先天性骨性结构异常的证据，即融合肋骨或半椎体。

同时，Cobb 明确指出神经纤维瘤病中有两种类型的脊柱侧凸：一种是轻度特发性脊柱侧凸，另一种是进行性营养不良型脊柱角状侧凸 [33]。此外，他还指出，根据这种特征性的角状畸形，可以做出放射学诊断。他还表示，在儿童后期，一些脊柱曲度异常确实是先天性的，但也有的影像显示早期为正常的椎体结构。除患病率外，这些研究发现胸椎侧凸是最常见的，长节段特发性类型比短节段营养不良型角状畸形更为多见。

其他有关 NF1 病脊柱畸形的研究更关注于已经产生脊柱畸形的患者 [34-44]。因此，这些研究纳入的对象为筛选后的病例，从中推断患病率和畸形分型都不具有科学性。在这一特定的病例中，最常见的畸形类型是营养不良型角状畸形。这种情况类似于对特发性脊柱侧凸的研究，其中来自脊柱侧凸中心的数据将胸椎畸形作为最常见类型，且女性多见，而来自社区筛查研究的数据显示，性别更为均匀，而且发现腰椎更为多见 [45]。

患者的角状畸形吸引了脊柱侧凸外科医生的注意 [34-44]。Veliskakis 观察了 55 名脊柱畸形患者，发现 43 名有角状畸形，大部分看起来像半椎体 [37]。患者具有近似的性别分布，但有更多的左侧凸。与 Chaglassian 等相反 [31]，他发现角状畸形在很小的时候就出现了，并且进展得更快。后凸普遍常见，其严重程度与侧弯的严重程度成正比。这意味着评估正位和侧位 X 线片后会得出后凸的假象（如果你没有从头开始看此书，建议回看"3 脊柱畸形的病因学研究"）。Dawson 等对 41 例患者进行了 5 年的随访 [38] 发现，21 例为角状畸形，9 例为假特发性，14 例患者出现后凸畸形。这 14 个

病例在 5 年内只进展了 30°。Moe 等报告了 112 例神经纤维瘤脊柱畸形中的 100 例营养不良的脊柱序列[42]。他们指出，所有营养不良脊柱畸形都有进展，但只有 7 例为前凸。Winter 等随后回顾了 102 例患者，其中 80 例发生营养不良改变[43]。他们描述 31 例有侧后凸，49 例仅为侧弯，没有后凸（他认为 49° 后凸为正常），只有 5 例为前凸。

这些报告明确显示我们无法从患者的正侧位 X 线片准确定义畸形形态。我们已经了解了使用不恰当的方法对脊柱进行透视会导致畸形假象产生（详见"2 基本原则""3 脊柱畸形的病因学研究"），但是患者的正位 X 线片仍可以提供许多有用的信息。Roaf[25,26] 清楚掌握脊柱的三维结构，并强调了一个简单的几何观点，即如果脊柱侧凸的旋转方向朝向凸侧，而棘突的旋转方向朝向凹侧，那么椎体的线条就会比后方结构的线条更长。脊柱前部比后部长，因此这些曲线都是侧前凸。此外，对于这些神经纤维瘤病合并脊柱畸形的患者[34-44]，所有的影像学检查证实了侧前凸畸形的存在。Vlok 发现了以下影像学特征，在他对 21 例病例的报告中，发现了 9 例角状畸形，所有这些病例都有前凸。此外，侧前凸的平均度数在 74°，明显大于真正后凸的患者（仅为 25°，后凸的脊柱没有屈曲或"旋转"的潜力）。

虽然到目前为止，NF1 引起脊柱畸形最常见是侧前凸，但这并不意味着不存在后凸畸形的情况。目前的研究显示脊柱后凸确实单独存在，或位于侧凸的上方或下方，后凸畸形区域不旋转。因此，我们有一个基本原则，即 NF1 的脊柱畸形与特发性脊柱畸形相似。NF1 患者的胸椎侧前凸畸形与特发性脊柱侧凸畸形类似，而胸椎后凸及下方的侧前凸与休门病存在相似之处[46]。神经纤维瘤病中显著脊柱畸形的发生率相比于正常儿童高出 150 倍（分别为 30% 和 0.2%），这完全是由于椎体营养不良导致的。98% 的正常儿童能够抵抗引起畸形的作用力，但在超过 70% 的神经纤维瘤病患者中无法抵抗。此外，如果营养不良过程特别明显，则会产生角状畸形，而在营养不良较少或没有的情况下，则产生累及更多椎体的类似特发性侧凸的脊柱畸形[22,28-31]。在前一种情况下，脊柱局部是无生理功能的，而在后一种情况下，脊柱会在更大范围内丧失生理功能。

对于 NF1 患者的脊柱侧凸描述应少做规定，不应简单将畸形分为营养不良型角状畸形和长节段特发性类型，因为这两者之间仍有明显层次；系统性神经纤维瘤病的证据越多，营养不良的特征就越多；而 NF1 的特征越少，患者越像一个正常儿童，长节段特发性类型越常见。在神经纤维瘤病中，在进行前方脊柱融合手术的同时，需要辅助行后路手术，从而避免术后畸形进展。此外，神经纤维瘤病脊柱侧凸具有不可预测性，无论你认为畸形是否为营养不良，都应该进行前后融合。如果你不这样做，那么该病可能会让你后悔没有这样做。不要忘记哲学家桑塔亚那的格言："不记得历史的人注定要重蹈覆辙。"

此外，伦敦皇家国家骨科医院的一份综述指出[47]，从最初的特发性侧弯到营养不良型侧弯的转变经常发生，在 91 例病例中，他们报告 80% 的 7 岁以下儿童发生了转变，25% 的 7 岁以上儿童发生了转变。有两个特别重要的区别因素，一个是患者年龄，另一个是肋骨铅笔征的存在。因此，在所有 NF1 脊柱畸形病例中，导致肌营养不良的原因还有很多。

神经纤维瘤病患者因营养不良常产生颈椎畸形，而普通的特发性脊柱畸形患儿在颈椎区域没有此类异常[48,49]。来自 Dean Macewen 中心的 Yong-Hing 指出[49]，56 例患者中 17 例有颈椎畸形，其中 15 例与脊柱下方的显著畸形有关。其中大部分是角状后凸畸形，而前凸畸形也不少见。严重的脊柱畸形往往会对抗旋转，但在颈胸交界处，合并前凸的情况下会产生严重的旋转异常。

因此，神经纤维瘤病患者可出现以下四种脊柱畸形。

- 由半肢骨骺发育异常引起的双下肢不等长导致非结构性腰椎畸形。
- 特发性长节段侧前凸畸形。
- 营养不良性短节段角状侧前凸。
- 单独存在的角状胸部或颈部后凸畸形，或者在代偿性前凸之上的旋转畸形。

8.3.2 神经受累

在 NF1 中由于畸形引起的神经功能损伤非常普遍，仅次于先天性脊柱畸形[50]。Curtis 等对 8 例患者的报告中回顾了 19 世纪末的文献后[51]发现 32 例 NF1 合并有截瘫[52-71]。对这些病例的分析显示，神经纤维瘤病中存在两种明显的自主神经受累模式。最常见的情况是低位颈椎或高位胸椎截瘫伴局部角状后凸，这类畸形行椎板切除术有很大的瘫痪风险。换言之，生长中的儿童最不希望看到的是脊柱后方结构的切除，这是唯一保持张力的脊柱结构，如果过早切除，会加速后凸畸形的发展。如果硬膜内病变需要椎板切除术，那么必须同时进行脊柱融合手术。因为椎板切除后没有后方植骨床，所以有必要进行前或侧方融合，最好两者都进行。Cobb 表示："神经纤维瘤病导致的脊柱畸形可能很危险，但是不稳定的椎板切除术会让它成为一场灾难[33]。"第二类神经问题是与局部肿瘤形成有关，比脊柱畸形本身更不常见，并且可能出现在脊柱任何的位置。只有在这一类患者中，椎板切除术和肿瘤切除术的实施才有好处，同时需要进行脊柱融合术。

>> 8.4 神经纤维瘤病脊柱畸形的处理

8.4.1 脊柱侧凸

对这些脊柱畸形的治疗进行回顾性分析产生了一些有趣但预料之中的结果，更能说明这些畸形的自然史。保守治疗可采用 Milwaukee 支具进行固定，防止畸形进展，疗效取决于畸形的类型，轻度特发性侧凸和进展性营养不良性角状畸形疗效不一。即使现在，没有证据支持支具治疗对于任一种脊柱侧凸矫正的有效性[72]，而目前仅有专门用于神经肌肉侧凸的环形支具，Milwaukee 支具和一种经腋下的矫形支具仍有其适应证。当然，最近的支具临床研究中存在许多严重缺陷，如没有随机化、对照组胸椎畸形的进展比治疗组更重导致患者自然史偏移、在达到脊柱成熟之前终止治疗等，就不一一列举了。即使忽略这些差异，结果也非同寻常。以 Cobb 角增加 6° 作为失败标准，对照组明显低于电刺激（LESS[74]）组。应该把特发性脊柱侧凸的矫形支具治疗暂且搁置，支具治疗对那些具有显著进展风险的 NF1 脊柱侧凸儿童是极其有害的。对于 NF1 脊柱侧凸而

言手术是需要考虑的，花费时间在支具治疗是不明智的。营养不良角状畸形对于支具治疗的反应"较差"。

Cobb[33] 指出，早期融合手术比等待效果更好，因此，大多数报告都赞成在有或无器械固定的情况下进行后路融合手术。然而，Rapp 和 Glock 不同意那些认为脊柱侧凸总是需要早期融合的观点，提出年龄大小在决定治疗策略中起着重要作用[75]。他们强调生长速度是最重要因素，融合时机越接近青春期发育末期越合理。在 Dawson 的 27 例手术患者中，后路融合的早期结果并不令人满意，平均矫正度仅为 23°，其中 6 例发生矫形效果丢失，另外 6 例出现假关节[38]。在 Stangura 报道的 37 例手术中，融合和融合后辅助固定的手术术后畸形进展的差异不大，平均 23° 左右[39]。然而，他进行了一些广泛的前后融合，但这些病例数量不足以说明其有效性。在 Winter[43] 报道的 102 例患者中，试图将脊柱后凸分为两组，高于或低于 50°。对于脊柱后凸 < 50° 的患者，仅后路融合是令人满意的；但对于 > 50° 的患者，有 2/3 的患者会出现假关节，在这种情况下，他建议需要进行前路融合。然而，在 Tanner[76] 的著作 Growth at Adolescence（《青春期成长》）一书中，描述了正常儿童的生长速度曲线，以及记录了一系列测量值的标准百分位数图表[77]，而不是那些进展性畸形患儿，如神经纤维瘤病患儿的数据。这些不幸的孩子发育不符合 Tanner 描述的正常孩子，这就是为什么进展性侧弯如神经纤维瘤病、早发性脊柱侧凸、先天性脊柱侧凸的畸形进展相比于特发性脊柱侧凸出现更早。尽管来自印第安纳波利斯的 George Rapp 告诉我们要注意青少年的成长[75]，但简单的事实是，无论患者年龄的大小，你都必须告诉他们手术是迟早的事。此外，在青春期 90% 的身高增长发生在腿上，而脊柱对于身高增长的贡献并不大，因此，对于脊柱生长发育迟缓的担忧并非真正合理。

自从 20 世纪 70 年代早期的报告出现以来，我们取得了很大的进展吗？回顾近 20 年来与 NF1 相关的脊柱畸形的出版物，我们看到是同样的重复结果。当畸形之间没有明确的区分点时，目前仍将畸形分为营养不良型和非营养不良型。

我们可以认识到营养不良型曲线（短，锐利，角状，顶椎楔形变，肋骨铅笔，大椎间孔，旋转），但很难去准确区分营养不良型和非营养不良型。我们对所有年轻的脊柱侧凸外科医生的建议是，假设他们都是营养不良的类型，并以相同的较为激进的手术（前后路手术）进行治疗。

令人惊讶的是，在法国大革命的鼎盛时期，CD 固定器械被认为是所有脊柱侧凸的万能灵丹妙药，并被用作神经纤维瘤病的第一个节段性固定器械。在迈阿密，Harry Shufflebarger 报告了 11 例 NF1 患者，10 例具有特发性曲线，1 例发育异常。所有三个平面的矫正都非常令人满意，但发育异常的 NF1 患者需要进一步的手术 [78]。之后，1989 年，路易斯维尔的 Leatherman 中心的 Holt 和 Johnson 报告了 5 例营养不良的 NF1 患者，他们接受了 CD 器械治疗，其中只有一例行后路手术，其余的接受前后路联合手术。尽管如此，3 例患者表现出因畸形显著进展而需要进一步手术，他们非常准确地谈到了"随生长发育而异常进展的趋势" [79]。

1999 年，博洛尼亚 Rizzoli 研究所的脊柱外科医生报告了 56 例营养不良型脊柱畸形，如 Winter 最初建议的那样，将这些畸形分为后凸小于（第 1 组）或大于 50° [80]（第 2 组）。尽管他们之前曾推荐过前后路联合手术 [81]，但他们在 19 例患者中仅进行了后路手术，仅 6 例患者进行了前后路联合手术。这些孩子的平均年龄是 13 岁，最小年龄为 4 岁。只有 10 例后路融合患者达到了稳定，手术时的初始侧凸 Cobb 角为 71°，后凸 33° 分别下降到侧凸 45° 和后凸 25°，随着时间的推移逐渐恶化到 54° 和 31°。即使在第 2 组的儿童中，他们仍然做了 11 例后路手术，20 例前后路联合手术。50% 以上的单纯后路融合手术未能实现有效固定，25% 以下的前后路融合者中也未能实现有效固定。他们再次警告说，严重的营养不良畸形总是需要前后路联合手术进行固定融合，尤其是年轻患者，"即使矢状面曲线在初次就诊时没有异常变化也需要进行前后路联合手术固定"。

2005 年，伦敦学者发表了一篇关于神经纤维瘤病诊断和治疗的综述，并再次将这些患者的脊柱侧凸分为营养不良型和非营养不良型，强调

这应该基于对脊柱的细致评估，包括 X 线片和 MRI，发现影像学未被认识的营养不良型特点，以指导临床预后和制订手术计划 [47]（表 8.2）。当对整个脊柱进行 MRI 扫描以确定是否存在椎体发育不良时，1/3 的 NF1 病例最初在 X 线片上分类为非营养不良型，但因患者具有典型的椎体发育不良表现，因此归为营养不良型。非营养不良型可以参照特发性脊柱侧凸的手术原则，而对于营养不良型则需要大量自体骨移植。仔细评估这些表明营养不良改变的 MRI 扫描特征，可明显帮助区分营养不良和非营养不良类型脊柱侧凸，当有 3 个或更多的营养不良特征的椎体时，85% 的患者畸形进展的风险显著增加，其中肋骨铅笔征是最重要的单一因素。

从上面看，神经纤维瘤病中似乎没有许多非营养不良（15% 或更少）的侧凸，在这种情况下，将它们都视为营养不良看起来是更好的建议。

近年来，中国似乎已成为脊柱侧凸文献的一个重要来源。2009 年，海军军医大学附属长海医院骨科 [82] 对 19 例 NF1 患者进行了报道，指出单用后路器械融合术不足以治疗脊柱侧凸。他们说，由于骨骼结构脆弱导致脊柱在生长过程中容易使椎体形状发生改变，特别是在顶椎区的楔形变看来像半椎体，从而在早期就加速了畸形的进展。他们研究了将融合范围跨越中立椎是否能使后路器械融合有效固定。他们的患者年龄超过 10 岁，脊柱侧凸 < 90°。共有 16 例营养不良型和 3 例非营养不良型。在营养不良型中，初始侧凸 Cobb 角为 68°，脊柱后凸度为 30°，在至少 2

8

表 8.2　NF1 患者 X 线片上的典型增生异常变化

- 椎体扇形变（胸椎深度 > 3 mm 或腰椎深度 > 4 mm 时视为存在）：这可能与硬脑膜扩张或神经肿瘤有关
- 肋骨铅笔征（当肋骨宽度小于第二肋骨最窄部分的宽度时，视为存在）
- 横突细长
- 椎旁软组织块
- 曲线短且顶椎旋转程度重
- 椎间孔扩大
- 椎弓根间距增大
- 发育异常的椎弓根
- MRI 扫描显示椎体发育不良

年的随访中，这个角减小到 27°和 30°。只有 1
例患者出现假关节。

这可以追溯到特发性侧凸的端椎到端椎后路
融合的旧概念，而不是中立椎到中立椎[83]。尽管
这在他们的病例中似乎是成功的，但 Cobb 角或
后凸角度似乎并不大，而对于侵袭性营养不良型
畸形，这两个角度通常都要大得多。在 Li 的病
例中[82]，经椎弓根内固定的强度似乎可实现很好
的畸形矫正和固定，但如果患者必须从端椎到端
椎固定，其真正内在含义是进行前后路的联合固
定融合手术。

Cairo[84] 报告了 32 例营养不良的 NF1 患者，
根据后凸角度分为两组，小于和大于 45°。患者
均接受的前后路联合手术，平均切除 4 个椎间盘。
当患者的脊柱畸形进展为 NF1 的角状后凸时，
顶椎上下的脊柱向外科医生的远端成角，但医生
通常可移除至少 4 个椎间盘，包括生长板。首先
取出顶椎区椎间盘通常可实现一定程度的后凸矫
正，使顶椎上方和下方更容易触及。第二阶段是
后路经椎弓根内固定加椎板下钢丝固定。他们的
矫形效果非常好，两组术前 Cobb 角度为 100°，
术后降至 40°，在 3 年的随访中没有明显的矫正
损失[84]。

2010 年，有 16 名营养不良的 NF1 畸形患者
接受了椎体切除术和脊柱 360°融合术，椎体切
除术之前没有进行过研究[85]，尽管 1988 年我们
报告了 Leatherman 脊柱中心椎体切除术治疗严重
营养不良畸形[86]。Leatherman 闭合楔形切除术（见
图 6.19）已成为所有后续手术技术的雏形[87,88]。
术前正位 90°和侧位 70°的畸形矫正为术后正
侧位均为 50°，在 7 年随访中，我们发现正面和
侧面分别只丢失了几度和 13°[85]。

自 1986 年第一次描述以来[89,90]（图 8.5），
NF1 病例中肋骨头部向中央管内突出已被报道多
次，无论是否有脊髓功能障碍，如果出现这种情
况，则需要肋骨切除和椎管减压作为手术策略的
一部分。

神经纤维瘤病脊柱侧凸患者的推荐治疗

尽管营养不良型脊柱畸形通过普通 X 线也很
容易识别（图 8.4 和表 8.2），但 MRI 扫描在这
类疾病的评估是必不可缺的，MRI 可在识别营养
不良型脊柱畸形方面增加精准度，从而进行准确

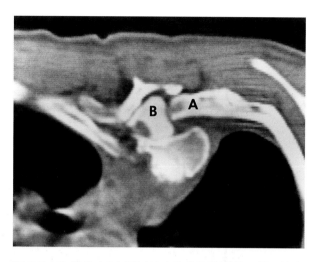

图 8.5　肋骨头（A）通过扩大的椎间孔脱位，并压迫脊
髓（B）。

诊断[47]。然而，临床上很难完全区分营养不良和
非营养不良型畸形，因此实际上我们会将 NF1 中
的所有脊柱侧凸视为营养不良型畸形，进行前后
路融合手术是有意义的。如果畸形程度较轻，可
以通过前软组织松解（顶椎区多个椎间盘切除，
去除所有生长板软骨），然后通过椎弓根内固定
后融合整个结构性弯曲可获得良好的效果。对于
更严重的角状畸形，除了多个椎间盘切除外，还
需要行顶椎椎体楔形切除术，从而获得良好的矫
形效果。最好从一开始就进行前后路联合手术，
而不是先做单纯后路手术后再进行更复杂的翻修
手术（图 8.6 和图 8.7）。

8.4.2　后凸畸形

当拍摄神经纤维瘤病脊柱畸形的真实图像
时，我们可以观察到，无论患者的临床外观和
正侧位 X 线片如何，绝大多数是脊柱侧前凸。
这些畸形的治疗策略与先天性畸形相似（详见
"6　先天性脊柱畸形"）。当脊髓在脊柱后凸
处呈弓形且张力较大时，出现神经问题的可能性
很大，表明只要遇到此类畸形就需要进行治疗。
保守疗法无法取得显著疗效。对于相对轻微的畸
形，不可轻易地认为单独进行后路器械融合可达
到满意的治疗效果，我们必须记住始终要进行前
后路手术。第一阶段包括移除顶端椎间盘和生长
板，植入自体髂骨进行椎间植骨，以及髂嵴或腓
骨进行强有力的前柱支撑[71,91]（见图 5.11d）。

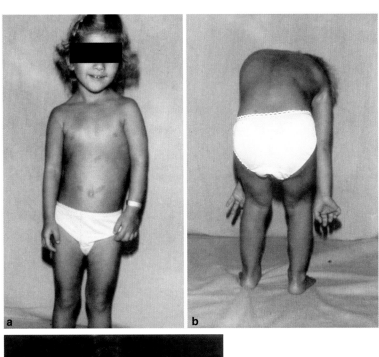

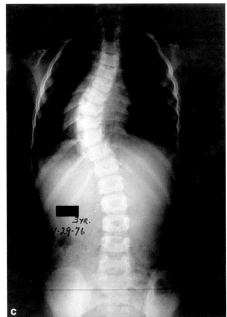

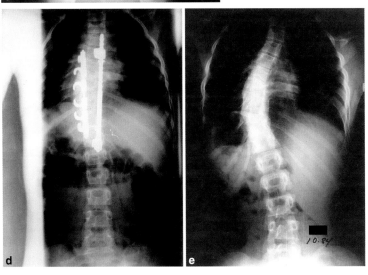

8

图 8.6　a、b. 这名 3 岁儿童早期发生营养不良和 NF1 胸廓畸形的前后大体像。注意脐带周围的牛奶咖啡斑加上旋转（Leatherman 自己的病例之一）。c. 这例患者的 X 线片。d. 前路多节段椎间盘切除和生长板切除术后，后路用器械进行融合。我们觉得不利的生物表现已经得到了充分矫正。e.11 年后，在固定物去除后，良好的校正得以维持。

Stagnara[92] 指导我们如何提高骨膜张力，为前部结构形成一个丰富的血管床，显著降低融合失败率。然后通过后路对畸形区进行固定。这两步操作可以预期矫正 50% 左右的后凸畸形[93]。

如果后凸畸形很严重，并伴有神经症状，进行前路脊髓减压术是唯一可选的手术方式（图8.8）。没有进行顶锥切除而仅仅进行了部分后凸矫形，无法缓解患者的神经症状。因此，必须将脊髓前方致压物完全切除，这意味着对于有神经症状的先天性后凸畸形患者，需要进行顶锥的楔形切除，并且在前路减压后，要进行椎间植骨以及强有力的前柱支撑融合。

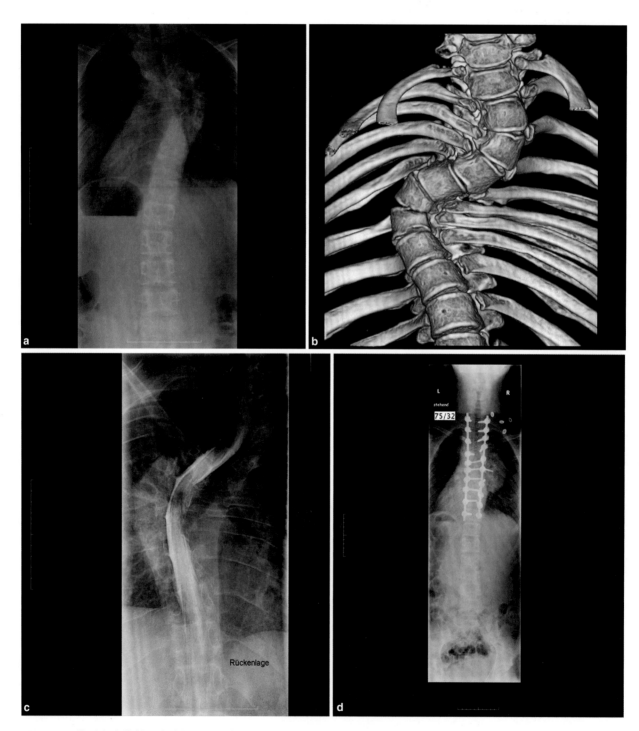

图8.7　a.典型右胸营养不良神经纤维瘤病畸形的X线片。b.畸形的三维CT扫描。c.脊髓造影显示脊髓在畸形顶端变薄。d.顶椎楔形切除和经椎弓根内固定术后的X线片。

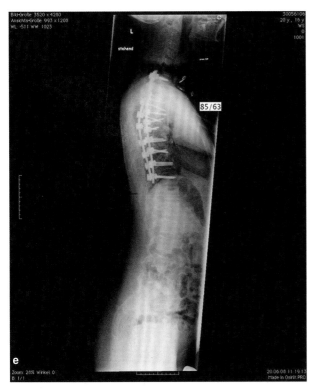

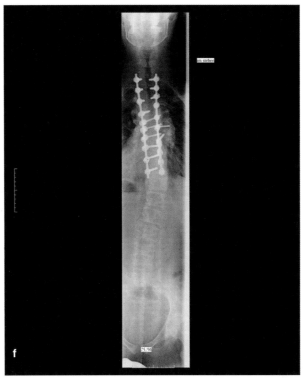

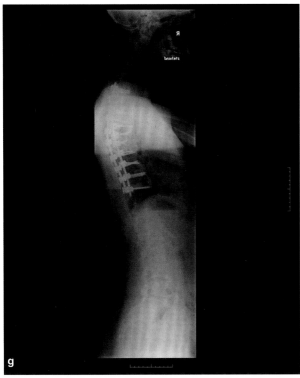

图 8.7（续）　e. 显示正常胸部后凸恢复的侧位 X 线片。f. 生长末期的正位片显示右胸曲线"增加"，但脊柱平衡良好。g. 显示维持相同胸部后凸的侧位射线片。

>> 8.5　颈椎和颈胸椎畸形

颈椎畸形可表现为角状后凸，也可表现为过度前凸。对于后凸畸形，前方的植骨支撑是必要的，但如果伴有神经症状，则需要在顶椎区处进行椎体切除，以纠正畸形，并确保脊髓前部充分

8

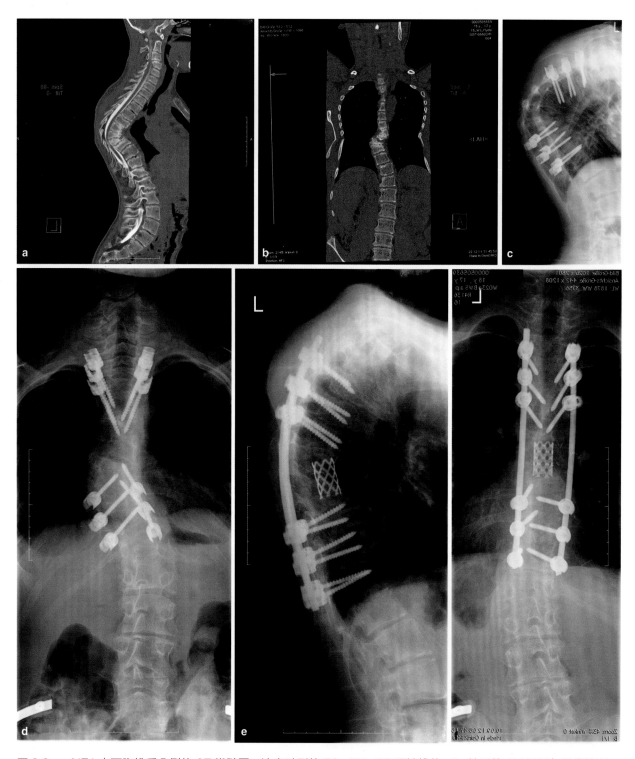

图 8.8　a.NF1 中下胸椎后凸侧位 CT 脊髓图。注意畸形的 T6、T7、T8 顶端椎体。b. 前后位 CT 显示与通常情况一样，正面观有一些骨性结构异常。为什么后凸过程应该是对称的？　c. 侧位片显示椎体切除前，椎弓根螺钉已放置在拟切除椎体的上方和下方 3 个椎体。在脊柱变得不稳定之前这样做更容易和安全。d. 椎体切除前、置钉后的正位像。e.3 个营养不良的顶端椎体大部分切除并用骨移植填充后的侧位片。f. 显示牢固固定的正面 X 线片。

减压。再次，脊柱的后方结构由后路的内固定维持其生物力线。halo 外固定架有助于提升脊柱稳定性，并且使用特制的外套固定后，可让患者行

走活动。

　　治疗营养不良型 NF1 患者的颈胸区旋转性侧前凸畸形是非常困难的。它很难通过放射学和

CT 扫描进行评估。此外，脊柱侧凸畸形可能是双重结构，颈椎曲度朝向一个方向，胸椎曲度朝向另一个方向。幸运的是，这些畸形并不常见，但是对于那些需要治疗的人来说，前路手术是比较适合的。一般来说，对于合并神经功能受损的后凸畸形应更为保守。对于前路椎体切除，脊髓减压或椎间盘及生长板切除和骨松质植骨融合是必须的。

颈胸交界处很难通过前方入路显露，但是有很多方法可以显露到此区域。

该类型的畸形必须通过劈裂胸骨进行显露，最初由 Cauchoix 等[94]描述，并由 Fang 等推广用于脊柱结核[95]。这些关于颈胸部前路入路的描述往往集中在较短的节段。然而，温哥华的 Tredwell 团队最近描述了采用前颈和胸骨劈开入路[96]（图 8.9）治疗的患者，这对于儿童多节段脊柱畸形的治疗具有明显效果。6 例患者中有 2 例为 NF1 合并畸形。显然，脊柱外科医生必须寻求胸心外科同事的帮助，以显露上胸椎前部的解

剖结构。切口上部是一个直接的纵向切口，沿着胸锁乳突肌的内侧边界向下，随后将神经血管鞘侧向牵拉。切开肩胛舌骨肌、胸骨舌骨肌和胸骨甲状肌后，切口向下延伸，类似于中线胸骨切开入路。胸腺摘除后移动头臂干，然后可以看到下颈椎和上胸椎交界区。然后气管和食道从中线牵开，动脉向前和向下移位。因此，尽管心血管外科同事可安全显露手术区域，但对于存在角状后凸的病例，顶椎区的矫形（即多椎间盘切除和椎体切除）绝不简单。后方椎弓根螺钉对畸形进行固定是必要的。同样值得讨论的是，脊柱后方结构是否需要后路融合，因为椎体间移植物可提供足够支撑。

毫无疑问，这种方法对于在颈胸交界处进行更长范围的暴露是非常有用的。然而，我们发现，通过肋横突关节切除术，移除 3 根肋骨，可以更容易地接近上胸椎前部，以便切除椎体（见图6.47）。

在有胸腰段脊柱畸形的营养不良 NF1 患者

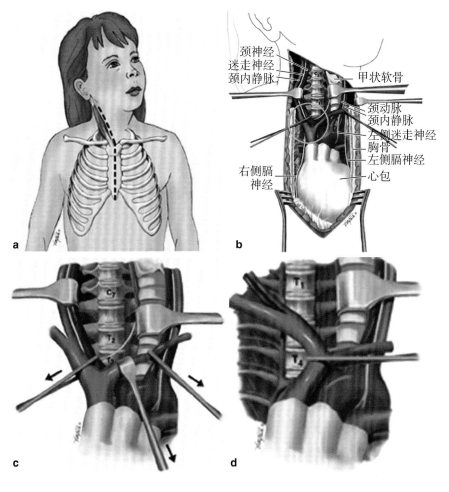

颈神经
迷走神经
颈内静脉
甲状软骨
颈动脉
颈内静脉
左侧迷走神经
胸骨
左侧膈神经
右侧膈神经
心包

图 8.9　a. 患者仰卧放置在手术台上，颈部过度伸展并向左旋转，允许右侧入路。b. 打开胸骨，切除胸腺，并移动头臂干，允许进入颈椎前路和上胸椎。c. 气管、食道和动脉的牵拉提供了进入下颈椎和上胸椎的通道。d. 头臂干的内侧牵拉允许显露胸椎远端 [经允许引自 Lippincott WW，Spine 2005，Vol 30（11），pp.E305-310，figs 1-4]。

中，颈椎畸形的发生率在 1/4 ~ 1/2 之间[97]。在进行过颈椎手术后，再次前往脊柱外科医生就诊的病例并不罕见，通常是因为颈椎背侧不稳定而发生渐进性后凸。仅行椎板减压无固定无疑是弊大于利的。然而，颈部可能有神经纤维瘤和寰枢椎半脱位或脱位[98]。由于颈椎管和颈髓的空间更大（3：1），一些病例可能仍无症状，但明显有症状的肿块病变引起症状可能需要进行清除。如果行后路椎板切除术，后方的固定和特定区域的侧块融合必须进行，因此全脊柱 MRI 对 NF1 患者的评估至关重要。同样，对于骨骼自身营养不良时，halo 外固定架可能具有重要价值。

>> 8.6 病例分析

病例：胸腰椎后凸畸形

见图 8.10a ~ c。能否在图 8.10a 中准确描述 MRI 扫描外观？有上运动神经症状，但没有体征。你该怎么对待这个初潮前的女孩？

评论

脊髓压迫症状比体征更容易解决，脊髓前方减压的同时需要进行适当的重建，如图 8.10b、c 所示。

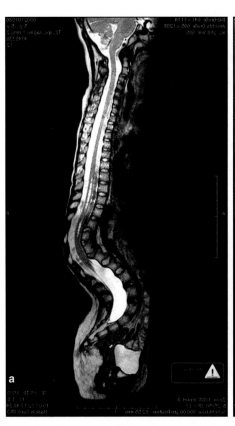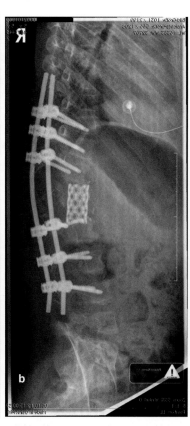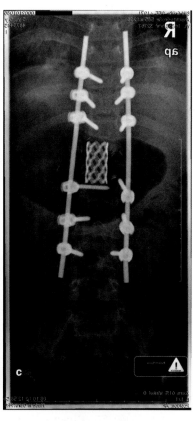

图 8.10　a.T2 矢状位 MRI 扫描一个神经纤维瘤病患者胸腰椎后凸，两个楔形变椎体，可以描述为子弹状。这些子弹状椎体具有骨骼发育不良和黏多糖的特征。这种现象可能发生在 NF1 产生显著后凸的情况下。注意硬脑膜扩张位置较低。这主要不是硬脑膜扩张，而是硬膜外间隙非常大，特别是在必须用硬脑膜填充的腰椎区域。b. 经椎弓根上、下 3 个节段椎体椎弓根螺钉固定后，再行椎体切除加钛网（颗粒骨填充）支撑的侧位片。c. 矫形固定融合完成后的正位 X 射线。孩子没有任何神经症状，现在肯定不会有了。

（王辉　译，丁文元　杨大龙　杨明园　审校）

• 参 考 文 献 •

[1] Tilesius Von Tilenau WG. Historia Pathologica Singularis Cutis Turpitudinus. Leipzig: SL. Crussius; 1793

[2] Smith RW. A Treatise on the Pathology, Diagnosis and Treatment of Neuroma. Dublin: Hodges and Smith; 1849

[3] Virchow R. Die Krankhaften Geschwütsle. Vol 3. Berlin: A Hirschwald; 1863: 233

[4] von Recklinghausen FD. Ueber die Multiplen Fibrome der Haut und ihre Beziehung zu den Multiplen Neuromen. Berlin: A Hirschwald; 1882

[5] Chauffard A. Dermo-fibromatose pigmentaire (ou neuro-fibromatose généralisée). Mort par adénoma des capusules surréndes et du pancréas. Bulletins et Mémoires de la Société Medicale des Hôpitaux de Paris. Trolsième Série. 1896; 13:777

[6] Thannhauser SJ. Neurofibromatosis (von Recklinghausen) and osteitis fibrosa cystica localisata et disseminata (von Recklinghausen). Medicine. 1944; 23:105

[7] Whitehouse D. Diagnostic value of the café-au-lait spot in children. Arch Dis Child. 1966; 41(217):316–319

[8] Payne JF. Multiple neuro-fibromata in connection with molluscum fibrosum. Trans Pathol Soc Lond. 1887; 38:69

[9] Inglis K. The influence of intrinsic factors in the causation of disease in man: illustrated by neurofibromatosis and lesions with which it is sometimes associated. Med J Aust. 1956; 43(11):429–434

[10] Meszaros WT, Guzzo F, Schorsch H. Neurofibromatosis. Am J Roentgenol Radium Ther Nucl Med. 1966; 98(3):557–569

[11] Penfield W, Young AW. The nature of von Recklinghausen's disease and the tumors associated with it. Arch Neur Psych. 1930; 23(2):320–344

[12] Fienman NL, Yakovac WC. Neurofibromatosis in childhood. J Pediatr. 1970; 76 (3):339–346

[13] **Holt JF, Wright EM. The radiologic features of neurofibromatosis. Radiology. 1948; 51(5):647–664**

[14] Allibone EC, Illingworth RS, Wright T. Neurosis fibromatosis (von Recklinghausen's disease) of the vertebral column. Arch Dis Child. 1960; 35:153–158

[15] **Hunt JC, Pugh DG. Skeletal lesions in neurofibromatosis. Radiology. 1961; 76:1–20**

[16] Levene LJ. Bone changes in neurofibromatosis; report of a case with coincidental osteitis deformans and review of the literature. AMA Arch Intern Med. 1959; 103(4):570–580

[17] Heard G, Payne EE. Scolloping of the vertebral bodies in von Recklinghausen's disease of the nervous system (neurofibromatosis). J Neurol Neurosurg Psychiatry. 1962; 25(4):345–351

[18] Pohl R. Meningokele im Brustraum unter dem Bilde eines intrathorakalen Rundschattens. Röntgenpraxix. 1933; 5:747–749

[19] Nanson EM. Thoracic meningocele associated with neurofibromatosis. J Thorac Surg. 1957; 33(5):650–662

[20] Sammons BP, Thomas DF. Extensive lumbar meningocele associated with neurofibromatosis. Am J Roentgenol Radium Ther Nucl Med. 1959; 81 (6):1021–1025

[21] Zacks A. Atlanto-occipital fusion, basilar impression, and block vertebrae associated with intraspinal neurofibroma, meningocele, and von Recklinghausen's disease. Radiology. 1960; 75:223–231

[22] **Laws JW, Pallis C. Spinal deformities in neurofibromatosis. J Bone Joint Surg Br. 1963; 45(4):674–682**

[23] Inglis K. The nature of neurofibromatosis and related lesions, with special reference to certain lesions of bones: Illustrating the influence of intrinsic factors in disease when development of the body is abnormal. J Pathol Bacteriol. 1950; 62(4):519–530

[24] Carrière G, Huriez AC, Gervois M, Dupret R. La Gliofibromatose de Recklinghausen. Paris: Doin et Cie; 1938

[25] Roaf R. Scoliosis. Edinburgh. ES Livingstone; 1966

[26] **Roaf R. The basic anatomy of scoliosis. J Bone Joint Surg Br. 1966; 48 (4):786–792**

[27] Weiss RS, . (A) von Recklinghausen's disease in the Negro. (B) Curvature of the spine in von Recklinghausen's disease. Arch Derm Syphilol. 1921; 3:144–151

[28] Scott JC. Scoliosis and neurofibromatosis. J Bone Joint Surg Br. 1965; 47:240–246

[29] Hagelstam L. On the deformities of the spine in multiple neurofibromatosis (von Recklinghausen). Acta Chir Scand. 1946; 93(2–5):169–193

[30] Simmons EH, Thomas AF. Neurofibromatosis associated with scoliosis. J Bone Joint Surg. 1976; 58A:155

[31] **Chaglassian JH, Riseborough EJ, Hall JE. Neurofibromatous scoliosis. Natural history and results of treatment in thirty-seven cases. J Bone Joint Surg Am. 1976; 58(5):695–702**

[32] Crowe FW, Schull WJ, Neel JVA. Clinical, Pathological and Genetic Study of Multiple Neurofibromatosis. Springfield, MO: CC Thomas; 1956

[33] Cobb JR. Discussion. J Bone Joint Surg. 1950; 32A:617, 626

8

[34] James JIP. Scoliosis. Edinburgh: E & S Livingstone; 1967

[35] Marchetti PG. Le Scoliosi. Rome: A Gaggi; 1968

[36] James JIP. The etiology of scoliosis. J Bone Joint Surg Br. 1970; 52(3):410–419

[37] Veliskakis KP, Wilson PD, Levine DB. Neurofibromatosis and scoliosis. Significance of the short angular spinal curve. J Bone Joint Surg. 1970; 52A:833

[38] **Dawson EG, Moe JH, Pedras CCV. Spinal deformity in neurofibromatosis — natural history, classification and treatment. J Bone Joint Surg. 1973; 55A:1321–1322**

[39] Stagnara P, Biot B, Fauchet R. Évaluation critique du traitement chirurgical des lésions vertébrales de la neurofibromatose. Rev Chir Orthop Repar Appar Mot. 1975; 61:17–38

[40] Savini R, Vicenzi G. Deformities of the spine in neurofibromatosis. Clinical and radiographic study of 46 cases. Ital J Orthop Traumatol. 1976; 2(1):37–50

[41] Simmons EH, Thomas AF. Scoliosis associated with neurofibromatosis. J Bone Joint Surg. 1976; 58B:141

[42] Moe JH, Winter RB, Bradford DS, et al. Scoliosis and Other Spinal Deformities. Philadelphia:WB Saunders; 1978

[43] Winter RB, Moe JH, Bradford DS, Lonstein JE, Pedras CV, Weber AH. Spine deformity in neurofibromatosis. A review of 102 patients. J Bone Joint Surg. 1979; 61A: 677–694

[44] Vlok GJ. Neurofibromatous scoliosis. J Bone Joint Surg. 1979; 61B:258

[45] Stirling AJ, Howel D, Millner PA, Sadiq S, Sharples D, Dickson RA. Late-onset idiopathic scoliosis in children six to fourteen years old. A cross-sectional prevalence study. J Bone Joint Surg Am 1996; 78:1330–1336

[46] Deacon P, Berkin CR, Dickson RA. Combined idiopathic kyphosis and scoliosis. An analysis of the lateral spinal curvatures associated with Scheuermann's disease. J Bone Joint Surg Br. 1985; 67(2):189–192

[47] **Tsirikos AI, Saifuddin A, Noordeen MH. Spinal deformity in neurofibromatosis type-1: diagnosis and treatment. Eur Spine J. 2005; 14(5):427–439**

[48] Klose. Recklinghausensche Neurofibromatose mit schwerer Deformierung de Halswirbelsäule. Klin Wochenschr. 1926; 5:817

[49] Yong-Hing K, Kalamchi A, MacEwen GD. Cervical spine abnormalities in neurofibromatosis. J Bone Joint Surg Am. 1979; 61(5):695–699

[50] **Lonstein JE, Winter RB, Moe JH, Bradford DS, Chou SN, Pinto WC. Neurologic deficits secondary to spinal deformity. A review of the literature and report of 43 cases. Spine. 1980; 5(4):331–355**

[51] Curtis BH, Fisher RL, Butterfield WL, Saunders FP. Neurofibromatosis with paraplegia. Report of eight cases. J Bone Joint Surg Am. 1969; 51(5):843–861

[52] Meslet PAF. Contribution à l'Étude des Névromes Plèxiformes, These de Bordeaux No 6, 1892. Cited by Curtis, Fisher, Butterfield et al; 1969

[53] Sieveking H. Kompression des Cervikalmarkes durch ein im Wirbelkanal liegendes Neurofibrom bei einem Fall von multiplen Nevromen. In: Jahrbucher der Hamburgischen Stattskranken-Stalten. Bd IV Jahrung 1893–94. Hamburg and Leipzig: Leopold Voss; 1896:260

[54] Berggün E. Ein Fall von allgemeiner Neurofibromatose Bei Einem 11 jährigen Knaben. Arch Kinderheilkd. 1896; 21:89–113

[55] Hirsch E. Fall von Querschnittsläsion des Rückenmarks bei Morbus Recklinghausen in Abhängigkeit von Schwangerschaft. Med Klin. 1927; 23:983–984

[56] Euziere Lamarque P, Viallefont H, et al. Un cas de maladie de Recklinghausen avec cyphoscoliose et paraplegie. Arch Soc Sci Med Biol Montpellier. 1929; 10:340–348

[57] Draganescu S, Dumitriu F, Vasiliu DO. Paraplegia in course of scoliosis co-existent with Recklinghausen's disease. Spitatul. 1929; 49:160–162. Cited by Curtis et al 1969

[58] Gorlitzer V. Neurofibromatosis Recklinghausen excessive und Skelettmissbldung. Arch Derm Syphilol. 1930; 159:510–522

[59] Michaëlis L. Uber Wirbelsäulenveränderungen Bei Neurofibromatose. Bruns's Beitr Klin Chir. 1930; 150:574–587

[60] Miller A. Neurofibromatosis with reference to skeletal changes, compression myelitis and malignant degeneration. Arch Surg. 1936; 32(1):109–122

[61] Ruhlin CW, Albert S. Scoliosis complicated by spinal-cord involvement. J Bone Joint Surg Am. 1941; 23(4):877–886

[62] Heuyer G, e Feld M. Paraplégie par cyphoscoliose au cours d'une maladie de Recklinghausen. Rev Neurol. 1944; 76:257–260

[63] Ford FR. Paraplegia due to severe scoliosis. In: Disease of the Nervous System in Infancy. Childhood and Adolescence. 3rd ed. Springfield. CC Thomas; 1952:1007–1008

[64] Kerr JG. Scoliosis with paraplegia. J Bone Joint Surg Am. 1953; 35-A(3):769–773

[65] Semat P, Damasio GR, Niviere J, Chenillet G. Neurofibromatosis de Recklinghausen et Paraplégic Spinale Aiguë. J Radiol. 1956; 37:468–470

［66］ David M, Hecaen H, Bonis A. Tumeurs du syteme nerveux central et maladie de Recklinghausen. Ann Chir. 1956; 32:335–354

［67］ Schulte-Brinkmann W, Von Mallinckroot H. Wirbelsäulenveränderungen Bei der Neurofibromatose von Recklinghausen unter Einschluss der intrathorakelen Meningozele. Beitr Klin Chir. 1960; 200:257–273

［68］ Heard GE, Holt JF, Naylor B. Cervical vertebral deformity in von Recklinghausen's disease of the nervous system. A review of necropsy findings. J Bone Joint Surg. 1962; 44B:880–885

［69］ Juncos RA, Abdala J. [Cervical spinal cord compression in a case of Von Recklinghausen's neurofibromatosis]. Rev Med Cordoba. 1963; 51:59–64

［70］ Curtis BH, Butterfield WL, Saunders FP. Neurofibromatosis of the spine with paralysis. J Bone Joint Surg. 1966; 48A:1023

［71］ **Johnson JTH, Robinson RA. Anterior strut grafts for severe kyphosis. Results of 3 cases with a preceding progressive paraplegia. Clin Orthop Relat Res. 1968; 56(56):25–36**

［72］ Dickson RA, Weinstein SL. Review article — bracing (and screening)— Yes or No. J Bone Joint Surg (Br). 1999; 81B(2):193–198

［73］ Nachemson AL, Peterson LE. Effectiveness of treatment with a brace in girls who have adolescent idiopathic scoliosis. A prospective, controlled study based on data from the Brace Study of the Scoliosis Research Society. J Bone Joint Surg Am. 1995; 77(6):815–822

［74］ Axelgaard J, Brown JC. Lateral electrical surface stimulation for the treatment of progressive idiopathic scoliosis. Spine. 1983; 8(3):242–260

［75］ Rapp GF. Glock p. Scoliosis in neurofibromatosis. J Bone Joint Surg. 1969; 51A:203

［76］ Tanner JM. Growth at Adolescence. 2nd ed. Oxford: Blackwell Scientific; 1962

［77］ Tanner JM, Whitehouse RH, Takaishi M. Standards from birth to maturity for height, weight, height velocity, and weight velocity: British children, 1965. II. Arch Dis Child. 1966; 41(220):613–635

［78］ **Shufflebarger HL. Cotrel-Dubousset instrumentation in neurofibromatosis spinal problems. Clin Orthop Relat Res. 1989(245):24–28**

［79］ Holt RT, Johnson JR. Cotrel-Dubousset instrumentation in neurofibromatosis spine curves. A preliminary report. Clin Orthop Relat Res. 1989(245):19–23

［80］ Parisini P, Di Silvestre M, Greggi T, Paderni S, Cervellati S, Savini R. Surgical correction of dystrophic spinal curves in neurofibromatosis. A review of 56 patients. Spine. 1999; 24(21):2247–2253

［81］ Savini R, Parisini P, Cervellati S, Gualdrini G. Surgical treatment of vertebral deformities in neurofibromatosis. Ital J Orthop Traumatol. 1983; 9(1):13–24

［82］ Li M, Fang X, Li Y, Ni J, Gu S, Zhu X. Successful use of posterior instrumented spinal fusion alone for scoliosis in 19 patients with neurofibromatosis type-1 followed up for at least 25 months. Arch Orthop Trauma Surg. 2009; 129 (7):915–921

［83］ Brown LP, Stelling FH. Parallelism in scoliosis. J Bone Joint Surg. 1974; 56A:444

［84］ Koptan W, ElMiligui Y. Surgical correction of severe dystrophic neurofibromatosis scoliosis: an experience of 32 cases. Eur Spine J. 2010; 19(9):1569–1575

［85］ Shahcheraghi GH, Tavakoli AR. Corpectomy and circumferential spinal fusion in dystrophic neurofibromatous curves. J Child Orthop. 2010; 4(3):203–210

［86］ Leatherman KD, Dickson RA. The Management of Spinal Deformities. Wright; 1988:243

［87］ Suk SI, Chung ER, Kim JH, Kim SS, Lee JS, Choi WK. Posterior vertebral column resection for severe rigid scoliosis. Spine. 2005; 30(14):1682–1687

［88］ Letko L, Jenson RG, Harms J. The treatment of rigid adolescent idiopathic scoliosis: releases, osteotomies, and apical vertebral column resection. In: Newton, O'Brien, Shufflebarger, Betz, Dickson, Harms, eds. Idiopathic Scoliosis — The Harms Study Group Treatment Centre. Stuttgart: Thieme; 2010:188–199

［89］ **Flood BM, Butt WP, Dickson RA. Rib penetration of the intervertebral foraminae in neurofibromatosis. Spine. 1986; 11(2):172–174**

［90］ Kishen TJ, Mohapatra B, Diwan AD, Etherington G. Post-traumatic thoracic scoliosis with rib head dislocation and intrusion into the spinal canal: a case report and review of literature. Eur Spine J. 2010; 19(12) Suppl 2:S183–S186

［91］ Leatherman KD, Dickson RA. The Management of Spinal Deformities. Stoneham, MA:Wright; 1988:246

［92］ Stagnara P, Gounot J, Fauchet R, Jouvinroux P. Les greffes antérieures par voie thoracique dans le traitement des déformations et dislocations vertébrales en cyphose et cyphoscoliose. Rev Chir Orthop Repar Appar Mot. 1974; 60:39–56

［93］ **Leatherman KD, Dickson RA. Two-stage corrective surgery for congenital surgery for congenital spine deformities. J Bone Joint Surg. 1977; 59B:497**

［94］ Cauchoix J, Binet JP. Anterior surgical approaches to the spine. Ann R Coll Surg Engl. 1957; 21(4):237–243

8

［95］Fang HSY, Ong GB, Hodgson AR. Anterior spinal fusion: The operative approaches. Clin Orthop Relat Res. 1964; 35(35):16–33

［96］Mulpuri K, LeBlanc JG, Reilly CW, et al. Sternal split approach to the cervicothoracic junction in children. Spine. 2005; 30(11):E305–E310

［97］Atkins JC, Ratvich MD. Children's Hospital of Pittsburgh. The Operative Management of Von Recklinghausens NF1 in Children, with special reference to regions of the head and neck. Surgery. 1977; 82:343

［98］Toiohido I, Miyasak K, Hiroshi A. Atlanto-axial dislocation with NF1. J Neurosurg. 1983; 68:451

8

注：加粗的是重要参考文献。

9 由肿瘤导致的脊柱畸形

SPINAL DEFORMITY DUE TO TUMORS

有多种类型的肿瘤、瘤样突出和囊肿可在脊柱发育过程中导致脊柱畸形（图9.1），其原因可能与病变本身相关，也可能是由于相关必需的治疗继发引起的，并可能产生许多不同影响，例如失去脊柱本身的物理支撑作用、瘫痪或因放疗引起脊柱的不对称生长等，这些影响通常会伴随出现。描述这些影响时需要考虑肿瘤的位置。脊柱肿瘤可分为硬膜内肿瘤和硬膜外肿瘤，前者起初是神经外科的治疗范畴，后者则更常见于骨科。值得注意的是，儿童患者发现的肿瘤的病理类型与成人常不相同。

儿童的脊髓肿瘤可能是硬膜外或硬膜内，如果在硬膜内则可能在髓内或髓外（图9.1）。如今，绝大多数医院都配有由骨科和神经脊柱外科医生组成的"脊柱团队"，这对于治疗这些复杂病例有重要帮助。

>> 9.1　硬膜内肿瘤

9.1.1　临床特征

当儿童脊髓功能障碍以亚急性或慢性方式发生时，最常见的原因是肿瘤[1]。成人硬膜内肿瘤以脑膜瘤和神经纤维瘤常见，但在儿童中却很少见，儿童硬膜内脊柱肿瘤中最常见的是胶质瘤，包括星形细胞瘤和室管膜瘤（表9.1）。神经母细胞瘤是第二大常见肿瘤，但也是婴儿脊髓受压最常见的原因[1]。其次是淋巴瘤，可能是霍奇金淋巴瘤或非霍奇金淋巴肉瘤（淋巴细胞或淋巴母细胞淋巴瘤），或是网状细胞肉瘤（组织细胞型淋巴瘤）。发育性病变，例如畸胎瘤和囊肿，占了剩余病变的大部分。

Tachdjian和Matson所撰写的关于儿童椎管内肿瘤的文章信息量极大，应当是脊柱外科医生们的必读内容[1]。他们报道了在波士顿30年的从医经验。硬膜内肿瘤发生率约为颅内肿瘤的1/5。男孩椎管内肿瘤的发病率是女孩的2倍，其中且有50%概率发生在出生后的前4年。良性病变略多于恶性病变，以髓内胶质瘤最为常见，其次是神经母细胞瘤，再然后是发育性相关肿瘤，而后者通常发生在年龄很小的时候。淋巴肉瘤可发生于所有年龄段的儿童。这些肿瘤可发生在脊柱的所有节段，但胸椎和颈椎比例相对较高。超过50%的病例以跛行和腿部无力为主要表现特征（表9.2）。1/3的患者存在背痛，1/5的患者伴有斜颈。最重要的临床表现按常见程度依次为病理反射、痉挛性麻痹、弛缓性麻痹、感觉平面改变、脊柱侧凸（约1/3患者发生）以及肌肉痉挛。

表9.1　硬膜内肿瘤

胶质瘤	星形细胞瘤 室管膜瘤
神经母细胞瘤	
淋巴瘤	霍奇金淋巴瘤 非霍奇金淋巴瘤
网状细胞肉瘤	
发育性损害	畸胎瘤 囊肿

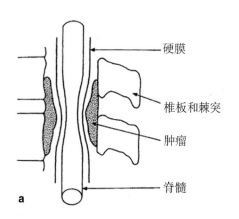
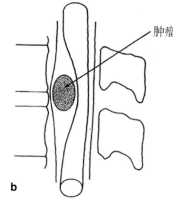
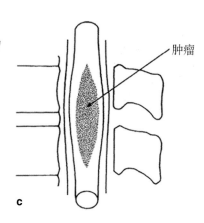

图9.1　脊髓肿瘤不同分类。a. 硬膜外肿瘤，位于硬膜囊外，但位于椎管骨界内。b. 髓外硬膜下肿瘤，位于硬膜囊内脊髓外。c. 完全位于脊髓实质的髓内肿瘤，导致脊髓扩大（经允许引自 Pediatric Spine, Ed S Weinstein, 2nd Ed, Lippincott PA 2001, Fig 1, p.710）。

表 9.2　临床体格检查结果（按频率排序）

一般表现	神经病学
跛行	病理反射
步态共济失调	痉挛性麻痹
腿部无力	弛缓性麻痹
背痛	括约肌紊乱
脊柱侧凸	感官平面
斜颈	步态共济失调
肌肉痉挛	腿部无力

Tachdjian 和 Matson 发现硬膜内肿瘤初诊的错误率极高，这些肿瘤常被误诊成脊髓灰质炎、臂丛损伤、肌营养不良，还有姿势性斜颈等。因而重复的临床检查十分必要（表 9.3）。

　　Fraser 等在 15 例硬膜内肿瘤的报道中，再次发现肢体无力和背痛是常见的表现特征，但也注

表 9.3　Tachdjian 和 Matson 原则

- 重复仔细的神经＋括约肌检查
- 全脊柱 X 线片
- 任何可疑病例的 MRI

意到有 1/5 的儿童出现括约肌功能紊乱[2]。该研究中 6 岁以下的儿童，75% 的病变是恶性，而在 6 岁以上人群中恶性率仅为 30%。他们还强调出现临床表现和诊断脊柱肿瘤之间的时间差令人担忧。对于尚未学会行走的婴儿，诊断并不容易，Balakrishnan 等报告了一例便秘病例，但到确诊时，该女婴实际上已经瘫痪[3]。

　　当背痛是主要的临床表现时，且往往具有特征性。肿瘤源性的背痛通常持续存在，与机械痛的间歇性疼痛不同，且随着时间推移不断加重。行走时疼痛加剧，任何震动都会增加疼痛

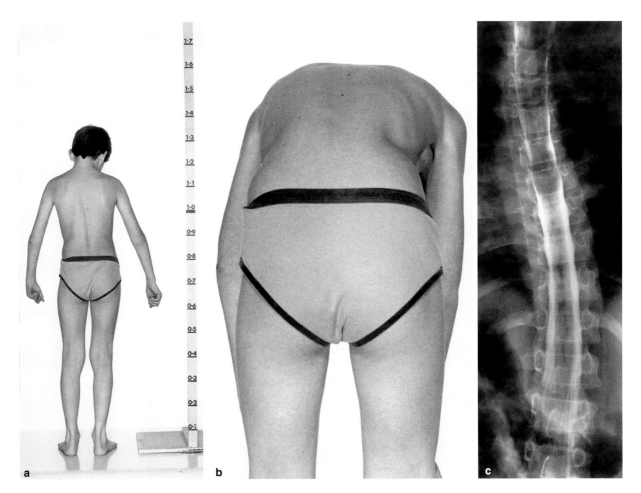

图 9.2　该男孩患有硬膜内星形细胞瘤，可以看到他僵硬站立，肌肉痉挛，脊柱左侧侧凸：这些都是危险信号。a. 站立位后视图。b.10 岁男孩的前屈视图，其表现为轻度和僵硬特发性畸形，但左旋转不多，伴有与硬膜下星形细胞瘤相关的病理反射。c. 该名男孩脊柱的后前位脊髓造影术提示典型的髓内肿瘤（见图 9.1c）和轻度侧凸。

的严重程度。在年龄较大的儿童和青少年中，缺乏运动会增加疼痛，因此患者倾向于在夜间进行"屋内踱步"以达到缓解症状的目的[4]。累及脊髓的肿瘤往往具有上运动神经元受累表现和渐进性感觉障碍，而那些波及马尾神经的患者主要表现为下运动神经元功能减退和无痛性下肢肌萎缩。髓内病变存在一种特征性的暂时性感觉分离，疼痛和温度感觉下降但触觉正常的临床体征，这一特征在脊髓空洞症中也很常见。这是由于肿瘤或空洞引起的中央管扩张所导致痛觉和温觉纤维在前连合处交叉中断。直腿抬高降低、腰椎前凸减少、脊柱侧凸（通常为非结构性）和局部压痛等脊柱征象具有多样性，甚至并不一定存在。肿瘤源性的脊柱侧凸常不典型，与特发性脊柱侧凸有很大不同（图 9.2）。其侧弯可能方向"有所偏差"（如左胸弯）。这类侧弯可能会由于肌肉痉挛而变得僵硬，并且非常疼痛（夜间持续疼痛更严重）。这些是应该让临床医生敲响警钟的危险信号。

9.1.2 调查

如果 X 线片显示椎弓根间距离增加，比相邻椎体椎弓根间距大 3 mm 以上，则可能提示肿瘤。椎体边缘也可有扇边形改变或椎弓根变平（图 9.3）。神经纤维瘤常伴有椎间孔扩大。目前，MRI 已成为首选的成像方式，在很大程度上取代 CT 脊髓造影术（然而，对于不能接受或不能忍受 MRI 的患者来说，仍然需要依靠 CT 诊断），并使脊髓肿瘤的诊断、评估、治疗和随访发生了革命性改变。钆增强 MRI 有助于鉴别诊断和查看血管分布，并对可能的病理学诊断有所帮助[5]。在 MRI 上，任何信号的充盈缺损或阻断的边缘光滑、弯曲，都可能为肿瘤。如果硬膜内肿瘤位于髓内，则表现为脊髓扩张，周围蛛网膜下腔逐渐消失，外有一层薄染色包绕脊髓（图 9.1）。但是如果肿瘤位于髓外，由于脊髓移位，蛛网膜下腔扩大，出现凹陷性充盈缺损[6]。脊柱多发充盈缺损有时可见于经脑脊液播散的中枢神经系统髓母细胞瘤转移。MRI 可提供更多关于肿瘤范围的信息，如果肿瘤预计伴有血管，那么磁共振血管造影可能有助于评估肿瘤的血管分布。

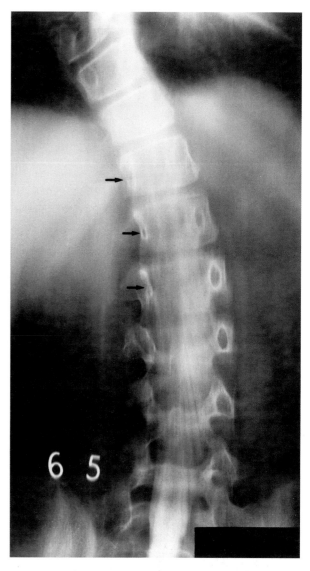

图 9.3　后前位片显示典型的硬膜下肿瘤伴轻度非结构性脊柱侧凸的椎弓根扁平（箭头）。

9.1.3 髓内肿瘤的治疗

椎板切除术，包括肿瘤切除，即使对恶性肿瘤的次全切除术，也始终是首选的治疗方法[1-6]。尽管如此，除非其他部位证实存在转移，否则有必要进行手术。显微外科技术在此过程中非常重要，此外还可能需要进行广泛深入的椎板切除，通常需要切除椎弓根[6]。术者通常需要尽量保留脊柱的完整性，不进行双侧小关节突关节的完全切除，使用超声抽吸器清除肿瘤成为逐渐普及的做法[7]。许多恶性肿瘤无法通过手术完全切除，如果病变在圆锥区，为保留括约肌功能，通常意味着只能行不完全切除。很明显，术者需要尽可能多地切除肿瘤，这意味着切除肿瘤后需要再次仔细探查。尽管术后常规推荐放疗或化疗[8]，但少数情况下似乎宿主自身防御机制发挥了其自身作用，以尽量减少残余肿瘤的有害影响。尽管如此，尤其是室管膜瘤，不完全切除并不能明显改善预后。在 Tachdjian 和 Matson 的 115 例患者中，47 例患者在治疗后 8 年内死亡，但 24 例在术后神经功能完全恢复。恶性星形细胞瘤的 5 年生存率约为 60%。

如果颈椎或胸椎区域的小关节必须切除，那么通常会出现局部角状后凸。尽管如此，即使小关节的完整性得以保留，术后仍可能出现进行性的轻度后凸。因此，学者正在逐步研究发展预防这些术后和严重医源性畸形的策略。相比于通过切除椎板的方式进入椎管，椎板成形术现在更为常用。有多种方法可以达到这一目的，包括在每侧椎板的外缘截骨，移除椎管顶部然后在肿瘤切除后重新连接。另一种常见的方法是铰链式椎板成形术，其中椎板截骨仅在一侧进行，另一侧磨薄形成铰链，使椎管铰链打开，并在肿瘤切除结束后关闭铰链。这些特殊的后柱保留技术似乎都不能避免术后脊柱畸形的发生，而同时使用器械进行脊柱后外侧融合术可以防止绝大多数术后进

行性畸形的发生[9,10]。髓内肿瘤切除术后进行性脊柱畸形的特殊危险因素包括年龄 < 13 岁，术前脊柱侧凸畸形，手术次数增加，肿瘤相关脊髓空洞，胸腰椎交界处手术。这是从 161 例相关病例研究中得出的结论[11]。此外，切除 4 个以上的椎板也是危险因素之一。我们对儿童脊髓肿瘤有相当丰富的经验，利兹神经外科有许多病例与我们密切合作。图 9.4 是一例 8 岁的硬膜下髓内胶质瘤患者，临床表现较轻但伴有疼痛和胸椎侧凸。病变位置切除采用椎板成形术，并插入腹膜腔分流管进行充分引流。随后对残余肿瘤进行放化疗。脊柱侧凸进行性进展，所以最初使用的生长棒在经过几次延长后，对脊柱行终末融合。

值得重视的是，这些病变的诊断是困难的，且肿瘤常被忽视，因此依据 Tachdjian 和 Matson 的原则[1]进行观测十分重要（表 9.3）。

>> 9.2　脊髓空洞症

在这一部分主要回顾脊髓空洞症，此类疾病与硬膜下肿瘤类似，两者都可通过类似的神经机制表现为脊柱畸形。脊髓空洞症是一种脊髓和髓

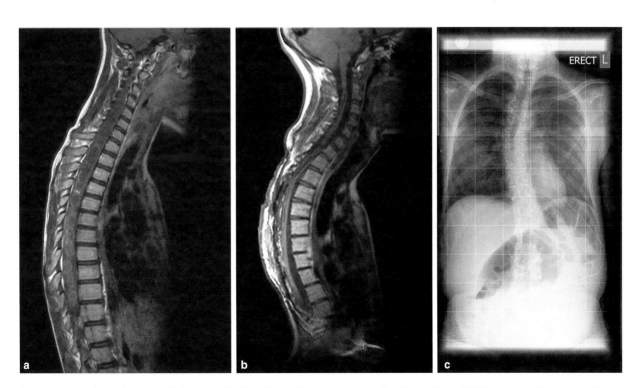

图 9.4　a.T1 矢状位 MRI 切片显示广泛胸椎硬膜下胶质瘤。b. 切除、放疗和化疗后，胸椎后凸程度增加。c. 尽管已行椎板成形术，术后脊柱侧凸仍继续进展。

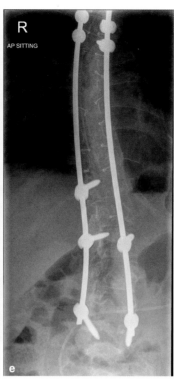

图 9.4（续） d. 因患者仍有大量生长潜能，采用双生长棒的形式予以固定。e. 生长发育结束后，将生长棒更换为金属固定，采取终末融合（感谢 Mr. Atul Tyagi, Leeds Teaching Hospitals NHS Trust）。

质的慢性缓慢进行性变性，伴随着脊髓实质内空泡和胶质增生[12]。这种病理性空泡在 1827 年被 Ollivier 首次称为脊髓空洞症[13]，但 Duchenne 是首个对其进行临床描述的医生，尽管他称之为进行性肌萎缩[14]。直到 1882 年，Schultze 将脊髓空洞症的病理学与临床图像相联系，这一综合征的真正性质才变得清晰[15]。

了解 Chiari 畸形十分必要。Ⅰ型和Ⅱ型 Chiari 畸形几乎占据了所有临床病例。Ⅰ型 Chiari 畸形是指小脑扁桃体在枕骨大孔平面以下下降。然而，小脑扁桃体本身可以低于枕骨大孔几毫米，这是一种正常的变异，称为小脑异位。在Ⅰ型 Chiari 畸形中，后颅窝的体积对其内容物来说可能太小，尽管脊髓栓系也可使枕骨大孔处脑脊液发生阻塞。Chiari Ⅱ畸形与脊髓脊膜膨出有关[16]。

Williams 指出脊髓空洞症的两种病理类型：交通型和非交通型[17,18]。前者的腔与后颅窝之间有交通，而后者的积液有另一种来源，通常是肿瘤或外伤性瘫痪。脊髓纵裂和脊髓脊膜膨出与脊髓空洞症有相似的特征[12,19,20]，提示其可能起源相同。尽管脊柱隐裂在脊髓空洞症患者中发病率

并不比正常人群高[20]。

典型的感觉分离包括病变平面的痛觉与温觉，但不涉及触觉，且伴有相应节段的肌无力与肌萎缩。痛觉和温度的改变是由于脊髓空泡的中心位置导致痛温交叉纤维受累，与支配躯干肌局部内侧核细胞互相干扰导致特征性肌肉萎缩，尤其是肩胛区。

最常见的症状是头颈部、躯干或四肢的疼痛，特别在紧绷后可加重。出生创伤史或脊柱裂家族史都很重要。颈椎是最常见的受累部位，但这些囊性病变可向上延伸至延髓，向下延伸至腰骶部。在晚期病例中，特征性的感觉分离障碍和肌腱反射消失更易识别，但早期诊断取决于临床、影像学和手术结果相结合。在这一方面，MRI 可显示脊髓扩张，且脑脊液蛋白测定显示中度升高。X 线片可显示椎弓根间距增宽及双侧神经弓和椎体局部受损。Williams 已经确定，在 C5 水平，如果成人椎管的大小超过椎体 6 mm，则会出现病理性扩张[17]。

15% 的患者可检测到脑积水，55% 的患者可检测到基底部压迹，Klippel-Feil 综合征和脊柱裂往往相关[21]。颈肋的存在在该类患者中更为常见，

在确诊可能存在脊髓空洞症之前，事实上也可能与上肢周围神经受累的病征有关[22]。其他肢体异常包括手部肌萎缩、爪形手、弓形足和Charcot关节，脊髓空洞症患者中有25%有此表现，其中80%累及上肢[23]。

9.2.1 硬膜内肿瘤和脊髓空洞症相关脊柱畸形

硬膜内肿瘤相关脊柱畸形的高患病率众所周知[1-3,19,20,24,25]。在许多报告中，由于实施某种手术（通常是诊断性椎板切除术），使该问题变得模糊不清，因此脊柱畸形也包括部分医源性因素。

尽管如此，有大量的证据表明初始的硬膜内肿瘤通常以脊柱畸形的形式呈现（图9.2）。Tachdjian和Matson报道的115例儿童椎管内肿瘤病例中，27%的患者合并畸形，15%伴有脊柱后凸，18%存在斜颈，且这些畸形通常组合出现[1,26]。由于没有患者侧位片及未发现脊柱侧凸，有时不易发现脊柱后凸和前凸，但是大约50%的儿童确实存在脊柱畸形。

他们报告了一个11岁的女孩，据称持续5年表现为进行性脊柱侧凸，但对其前后位片的检查显示，胸腰椎侧弯非常轻微，且几乎没有旋转，因此"进行性脊柱侧凸"一词几乎不适用。很明显，真正的结构性进行性脊柱侧凸在椎管内肿瘤中并不常见，但正如将要看到的，在这些肿瘤得到治疗后，情况大不相同。这类轻度非结构性侧弯的形成有几种机制。Tachdjian和Matson报告说，他们患者中的2/3有痉挛性或弛缓性麻痹，1/4有椎旁肌痉挛[1]，因此不对称的肌肉活动是一种机制，且与脊髓空洞症相同。

大约45%的脊髓空洞症患者伴随有临床意义的脊柱畸形，但是如果将定义的阈值降低到Cobb角>5°，那么70%的患者可以诊断为脊柱侧凸[20]（正常患病率的7倍）。这类似于脊柱侧凸筛查的情况，在这种情况下，筛查越彻底，同一条件下的患病率就越高。事实上，Perret报告说脊髓空洞症总是伴有脊柱侧凸[27]。脊髓空洞症的主要病变被认为是胚胎神经管过度扩张（脑积水），伴第四脑室闭锁，而脊柱侧凸的发生机制被认为与脊髓灰质炎一致，与下运动神经元病变相关。如Alexander和Season所示，感觉侧受累导致前角细胞染色质溶解，进一步影响传出神

经[28]。Pincott等最近提出一些证据表明，仅感觉侧受累足以导致脊柱侧凸[29]，但仅限于非结构性侧凸。因此，在脊髓空洞症中，轻度脊柱侧凸是一种常见的早期表现，最终将在所有病例中出现。

如果脊髓空洞症患者发育未成熟，那么多达90%的人会发生脊柱侧凸，而发育成熟的患者中只有约50%伴有脊柱畸形[12,30]。这些患者的侧弯常较轻微，Cobb角<25°。绝大多数位于胸段，其余位于胸腰段，侧弯与脊髓损伤部位和神经受累节段高度相关[25]。

9.2.2 硬膜下肿瘤和脊髓空洞症相关脊柱侧凸诊疗

根据潜在疾病的种类，脊柱肿瘤或脊髓空洞症的治疗方式有很大不同。对于前者，阻止肿瘤生长是必须考虑的治疗策略，而对于脊髓空洞症，可能确实需要纠正罕见且重度的结构性弯。这一情况下会存在一个严重问题，就是脊髓空洞症合并脊柱侧凸患者矫正手术截瘫的发生率很高。这是由于脊髓在已有损伤的前提下又产生了张力，使得局部神经功能极其危险。Huebert和Mackinnon报道了两例采用老式后路Harrington牵引器械的手术病例，最终发生截瘫并死亡[12]。因此，在这些病例中行MRI非常重要，以确定空泡的确切范围及相关栓系（图9.4）。此外，在进行脊柱手术之前，咨询经验丰富的影像科医生和神经外科医生对于评估潜在病变的范围非常重要。正因造成神经损伤的风险高，在矫直脊柱的同时必须缩短脊柱，因此需行前后联合手术。对于中度畸形的侧弯，可以通过前路多节段椎间盘切除术，联合后路椎弓根螺钉内固定，就像特发性侧弯手术一样。然而，对于更严重的畸形，唯一安全的方法似乎是楔形切除，从而确保矫正畸形的同时缩短脊柱。

9.2.3 硬膜下肿瘤治疗相关的脊柱畸形

不幸的是，由于椎板切除术对生长中的脊柱稳定性具有破坏作用，对儿童硬膜下恶性肿瘤的必要治疗手段会导致严重脊柱畸形发病率高。在任何年龄段，失去后柱支撑都是一个严重问题，这会放大生长期发生进行性畸形的趋势。在过去的20年里，骨科医生越来越关注这些问题，但

9

神经外科医生对其危害的认识更为久远。20 世纪 50 年代，Ingraham 和 Matson 警告椎板切除术，特别是当后路截骨较广泛时会导致脊柱畸形[32]。他们注意到患者的颈椎和腰椎前凸增加（图 9.5），以及胸段的后凸增加。然而身体的重心在整体脊柱前方，刚好接触到 L4 前缘，因此失去后柱支撑往往会在脊柱任何节段发生进行性后凸。他们还指出，胸椎后凸可能并不对称，从而产生部分轻度的脊柱侧凸。Haft 等治疗了 17 例脊柱肿瘤治疗的儿童，存活的 10 例患者中也注意到了这种冠状面不对称性[33]。经验丰富的神经外科医生也重申了此类警告，并报告了 80% 以上接受椎板切除术的儿童会发生严重脊柱畸形，同时也强调了这类患者需要接受矫形的帮助[34,35]。

椎板切除术产生增加了脊柱后凸，瘫痪会导致脊柱塌陷性前侧凸，两者也可共存，麻痹性脊柱前侧凸位于进行性脊柱后凸的下方。此外，根据硬膜下病变的部位，这类畸形可以发生在脊柱的任何部位。Cattell 和 Clark[36] 报道了 3 例青少年初期患者，他们因脊膜瘤或神经鞘瘤行椎板切除术，随后出现明显的颈椎后凸伴局部不稳。畸形发展的迅速程度非常重要，因为患者在术后 3 个月内即可形成脊柱畸形。佩戴颈托不起保护作用，建议可在整个后柱不稳定节段进行前路支撑植骨融合。Sim 等报告了 21 例患者（患者年龄较低组包括青少年），Frank Sim 观察到广泛椎板切除术后颈部出现天鹅颈伴局部前凸和后凸[37]。在任何广泛椎板切除术中，建议早期支具保护，

但如果发现畸形进展，早期前路融合需延长至椎板切除的整个长度。

Lonstein[38] 在回顾椎板切除术后脊柱后凸这一问题时，描述了 32 例相关病例，并指出脊柱后凸增加是迄今为止最常见的畸形，平均 Cobb 角为 80°。他描述了两种后凸类型：一种是小关节被切除时的锐角型，另一种是后方关节保留完整的长圆型，在这种情况下，脊柱侧凸的发生率要低得多，完全可被预料。他还观察到椎板切除前由于肿瘤的存在，患者可能伴有轻度脊柱侧凸，而瘫痪患者的塌陷性脊柱前凸可能发生在与椎板切除术相关的脊柱后凸区以下。通过评估患者的侧位片而不是患者的脊柱畸形，后凸和前凸又被再次混淆，但我们观察到，这类畸形大多发生在青少年生长高峰期，并且后凸增加会产生以前没有的神经症状。Winter[39] 还观察到一位患有硬膜下星形细胞瘤的儿童在椎板切除术间隔 3 年后发生截瘫，到患者 25 岁时，后凸程度已达 170°。

9.2.4 硬膜下肿瘤相关椎板切除术后脊柱后凸的治疗

神经外科医生一再强调需要进行早期矫形治疗，因此两个学科联合处理这些疑难病例是非常合适的。如果椎板切除术使得多节段后方关节缺失，那么更容易发生严重畸形，且常常是危险的角状畸形（图 9.6）。除非患者预期寿命因潜在肿瘤的性质严重缩短，否则进行前路脊柱稳定非常重要[37,38]。后路融合是徒劳无用的，不是因为没

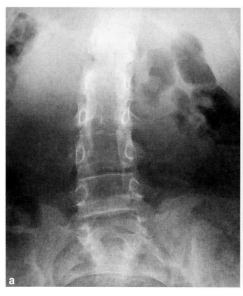
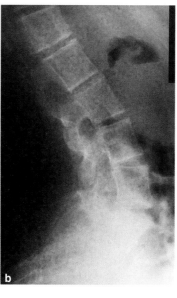

图 9.5 椎板切除术后腰椎过度前凸。a. 15 岁时广泛腰椎椎板切除硬膜下肿瘤术后 4 年的后前位片。b. 侧位片显示生长发育过程中患者进行性过度前凸。

有横突骨可接受移植，而是因为这是脊柱的张力侧，这样的融合将以失败告终。Lonstein 报告了单纯后路融合术后假关节形成率为 57%[38]。

对于已形成的脊柱后凸（见图 2.36），尤其是如果威胁到患者的神经功能，那么没有其他方法可以替代顶椎切除[31,40]。就像先天性后凸产生神经症状一样，需要将责任节段椎体切除以充分减压硬膜。骨皮质松质或如今骨填充融合器形成的强有力支撑被固定在缺损处，随后脊柱应在后方通过椎弓根螺钉进行稳定（图 9.6）。

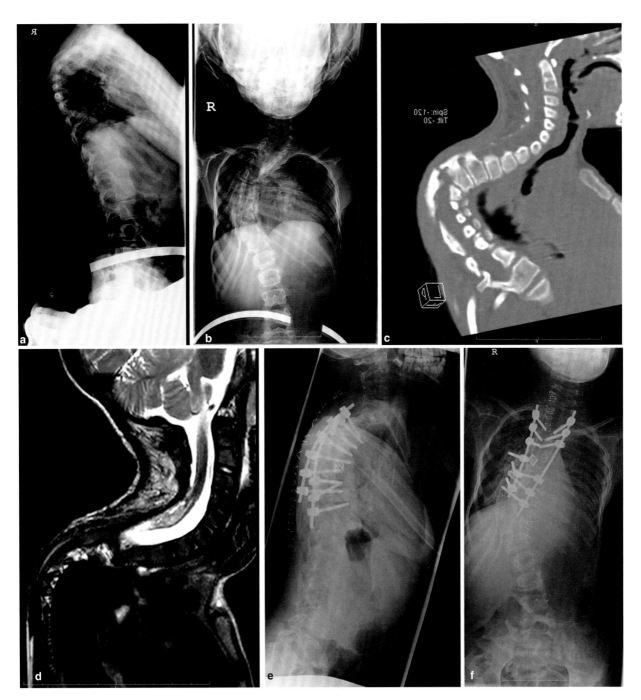

图 9.6　a. 侧位片显示一名 10 岁女孩在两次手术切除硬膜下胶质瘤后出现严重的上胸椎后凸。b. 后前位片显示由于不对称后凸而出现一定程度的脊柱侧凸。c. 侧位 CT 片显示了畸形范围伴顶椎骨质丢失。d. T2 矢状位 MRI 扫描显示脊柱后凸上方有一个巨大的椎管，但在后凸背部变窄。在脊柱后凸合并脊柱侧凸的情况下，很难将所有的椎管共同显示。e. 侧位片显示在顶椎区域行椎体前部切除、人工融合器置入及后路椎弓根螺钉置入后的良好矫正。有人认为，脊柱后凸应首先手术治疗。f. 后前位片显示后凸矫正下方的脊柱侧凸。

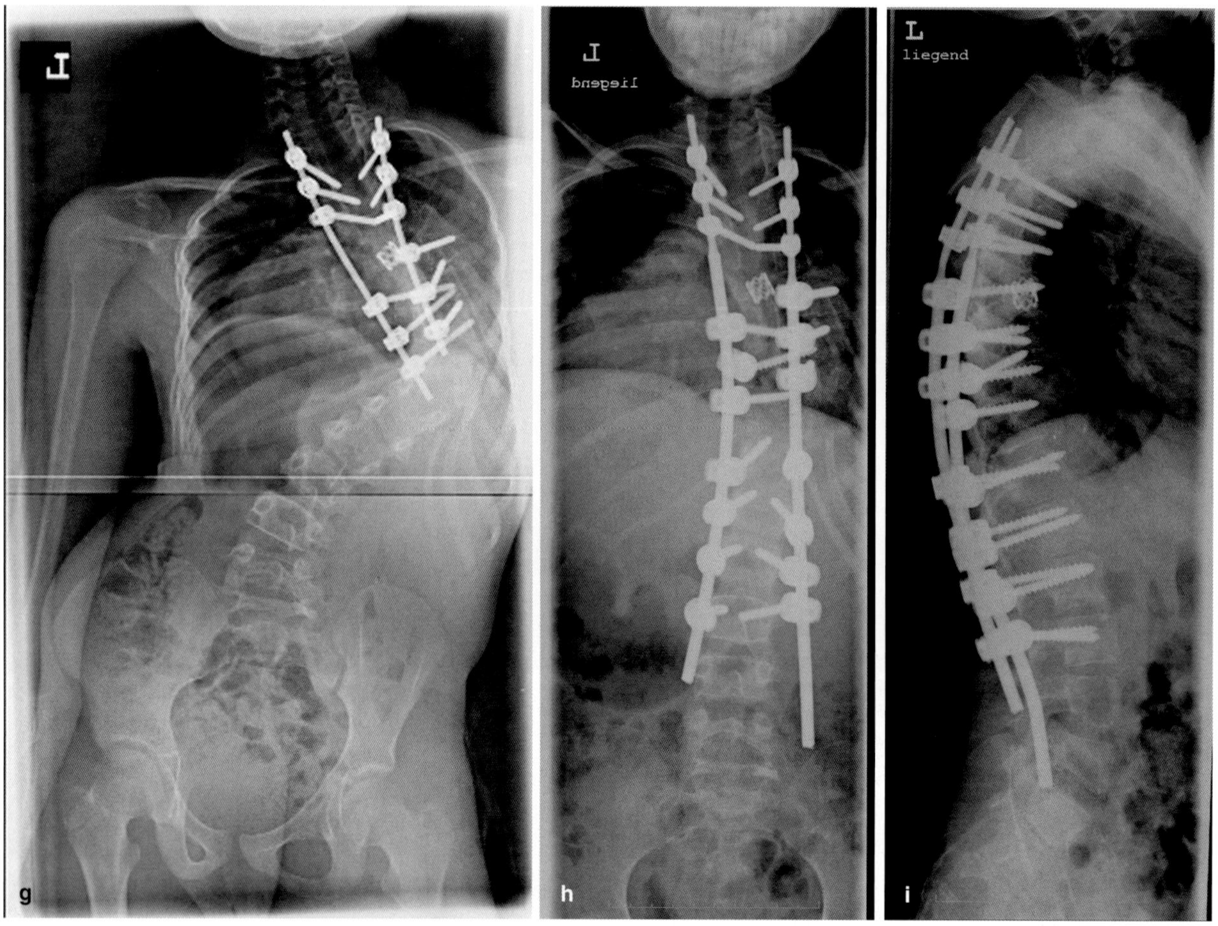

图 9.6(续) g.6 个月后的后前位片显示脊柱侧凸严重恶化及严重代偿障碍。h. 后前位片显示使用双棒固定脊柱侧凸(脊柱上段用细头，侧凸处用粗棒)，畸形矫正良好。i. 术后侧位片显示患者矢状位状态良好。

>> 9.3　硬膜外肿瘤

　　虽然影响脊柱的原发性恶性骨肿瘤非常罕见，但脊柱外科医生在临床上会不时遇到一些良性肿瘤或类似肿瘤的情况。

9.3.1　骨样骨瘤和成骨细胞瘤

　　骨样骨瘤是最常见的良性骨肿瘤，最常见于儿童和青年人的下肢，男女比例为 3 : 1。然而，总计有 10% 的骨样骨瘤发生在脊柱，它们通常累及椎弓根 / 横突交界处周围的后侧部位(图 9.7)。病变通常位于皮质或皮质下，并被硬化骨包围。病灶直径＜ 1 cm，是血管化的类骨组织小病灶，呈放射状。成骨细胞瘤在病理上与其相似，仅在直径上存在区别，通常直径＞ 1.5 cm，但也存在其他明显的放射特征便于用以区分(图 9.8)。成骨细胞瘤很少发生反应性骨硬化，可以从骨延

伸至邻近软组织，并常累及脊柱后柱。

　　Bergstrand[41] 首先描述了两例骨样骨瘤，然后是 Jaffe 和 Mayer[42]。直到 1935 年 Jaffe 发现了 5 例，骨样骨瘤的名称才被提出 [43]。20 年后，良性成骨细胞瘤开始被描述 [43-47]。在自然史描述中，Marsh 等报道的 25 例病例中，诊断延误是其特点，从疾病表现症状到确诊的平均时间约为 18 个月 [48]。Moberg[49] 指出这些肿瘤可以自发消退，但这可能需要相当长的时间。中心病灶可产生前列腺素，因此阿司匹林或其他非甾体抗炎药（ NSAID ）对其有良好的治疗效果，这实际上是一种有用的诊断性试验。有时骨样骨瘤发生在关节内，因此可能会产生滑膜炎伴非特异性关节病并再次导致诊断延误。在脊柱中，胸腰椎为高发区域，常导致脊柱侧凸并伴有疼痛和明显僵硬，这引起了脊柱侧凸外科医生的关注 [50]。病变常出现在脊柱侧凸的凹侧，特别是在椎弓根的后部(图

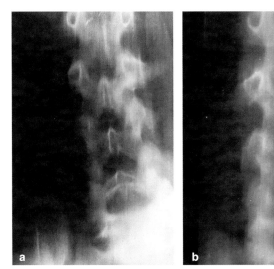
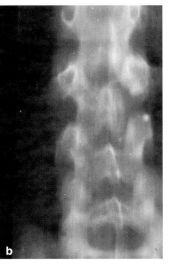
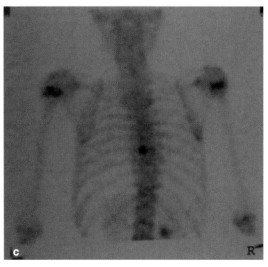

图 9.7　骨样骨瘤。a. 前后位片显示典型的骨样骨瘤，中央病灶伴周围硬化。b. 病变完全切除后的后前位片。肿瘤细胞只占据中央病灶，因此可被刮除，但除非周围的一些硬化反应性新骨也被切除，否则可能复发，且治疗难度更高。c. T8 椎弓根横突交界处左侧热点，位于侧弯凹侧的病灶（感谢 Dr. James Rankine，Leeds Teaching Hospitals NHS Trust）。

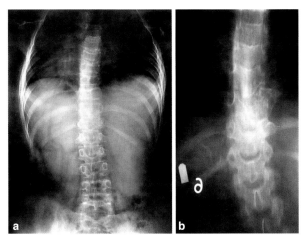

图 9.8　成骨细胞瘤。a. 后前位片显示 T10 左侧椎弓根缺失。b. 前后位断层扫描显示病变全部范围。

9.7）。这类是由局部肌肉痉挛产生的非结构性侧弯，除非外科治疗导致后路栓系，否则侧弯不会自主进展。

　　影像学上大部分患者可在 X 线片上发现椎弓根 / 横突交界处扩大，但在中心射线可透的病灶可能无法识别。放射性同位素骨扫描几乎总是阳性的，其特征性表现是一个强吸收区，提示病灶由次强的环围绕，即骨质增生。同位素扫描阳性有助于 X 射线或 CT 的靶向检查，在大多数情况下，这种检查会显示以上特殊表现，在治疗前无需病理证实。由于病灶可能很小，需要 1 mm 极薄断层，因此 CT 必须在 X 线片或同位素骨扫描的引导下定位到特定区域。MRI 可用性的提高意味着许多骨关节疼痛患者正将 MRI 作为检查的首选。MRI 显示高度水肿可累及邻近软组织；虽然病灶在 MRI 上经常可见，但它可能并不总是非常明显，还要依据横断面的厚度、断面穿过病灶的倾角和部分容积效应。骨和软组织水肿可能是非特异性的，提示感染或应力性骨折，影像科医生必须始终考虑骨样骨瘤的诊断，并在必要时进行 CT 检查。

　　切除周围反应性骨硬化内的中心类骨组织是四肢骨样骨瘤治疗的首选方法，而射频热消融术也有约 90% 的治愈率。消融术使直径为 1 cm 的组织坏死，因此这种治疗方法只能在距椎管较远的位置使用，以免造成神经损伤。这一方法只适用于位于椎体或棘突的病灶，但若位于常见的椎弓根 / 横突交界处或附近，则要求手术切除。

　　术后疼痛即刻消失，继发性非结构性脊柱侧凸和肌肉痉挛也随之消失。

　　骨母细胞瘤，与骨样骨瘤类似，两者临床表现非常相似，但其病变直径远 > 1.5 cm，且无明显病灶。这个 12 岁的女孩的 T10 处右侧有一处椎弓根缺失（图 9.8）。夜间疼痛明显，但在服用非甾体抗炎药后病情迅速好转。病灶处锝扫描呈强阳性。通过后前位断层扫描显示病变范围，

9

切除病灶后，所有症状得以缓解。

9.3.2　巨细胞瘤

　　虽然这些肿瘤较为罕见，但被脊柱外科医生视为非典型性脊柱疼痛并予以诊断的病例。

　　Astley Cooper 爵士[51]于 1818 年首次描述这类肿瘤，但一个世纪后才开始使用"巨细胞瘤"一词[52]。这类肿瘤源于骨髓的非成骨支持性结缔组织，累及长骨骺端，与动脉瘤性骨囊肿有些混淆，尽管后者更易发生在较年轻患者的四肢骨干骺端。尽管最初被认为是脊柱巨细胞瘤的患者在复检时发现几乎全是动脉瘤性骨囊肿，但巨细胞瘤确实在脊柱中发生，且十分罕见，偶尔也侵犯骶骨。Verbiest 报道了 5 例巨细胞瘤，其中 3 例累及颈椎，2 例累及腰椎，均伴有瘫痪或相关症状[53]。其中，3 例位于椎体后部，2 例位于椎体。巨细胞瘤有丰富的血管基质，影像学表现为周围皮质扩张和变薄的透亮区（图 9.9）。相比之下，动脉瘤性骨囊肿在囊内肥皂泡样小梁形成时会出现爆裂表现[53]（图 9.10）。

　　Goldenberg[54] 在对 218 例巨细胞瘤的分析中发现，所有患者在确诊时骨骼都已发育成熟，但其 13 ～ 29 岁的年龄范围似乎与此不符。尽管如此，这些肿瘤仅在特殊情况下才会发生于骨骼不成熟的患者，而有关手术切除的描述都特指成熟患者。这种肿瘤倾向于同时累及同一节段椎体前后柱，这表明通过手术切除完整椎体并适当重建是可行的。

>> 9.4　肿瘤样病变

9.4.1　动脉瘤样骨囊肿

　　这类病变，病因不明，被认为是一种血管紊乱，导致由纤维间隔分离，间隔大量充血，其中含有类骨细胞和破骨细胞。过去人们认为这是巨细胞瘤的一个变种，但 Jaffe[55] 和 Lichtenstein[56]认为这是一种独立的疾病。这是一种青少年和年轻人病变，发生在长骨和脊柱的干骺端[53,54]。任何看起来像是巨细胞瘤的脊柱病变几乎都是动脉瘤，在 MacCarty 的病例中，10 例病例中有 9 例年龄在 10 ～ 15 岁之间[57]。影像学上，这是一种爆裂性病变伴肥皂泡样骨小梁形成，虽然这些囊肿可能生长很快，类似恶性肿瘤，但实则多为良性且少有复发。1/5 的动脉瘤样囊肿位于脊柱内（图 9.10），腰椎部位最常受累。这种病变不仅有时会被误认为巨细胞瘤，而且也会被认为是常发生在腰部的良性成骨细胞瘤[57]。

　　虽然放疗十分流行，但目前首选的治疗方法仍是完全切除，如果伴有不良的神经症状，则需要全椎体切除并彻底减压硬膜。Verbiest 报道了两例动脉瘤囊肿伴瘫痪，因此必须通过彻底的外科手术切除来降低这一风险[53]。对患者来说，坚固的前路支撑物或融合器非常重要，由于后方通常受累，全椎体切除术需要附加后路经椎弓根固定。

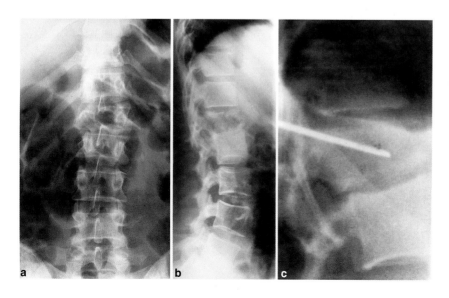

图 9.9　破骨细胞瘤。a、b. 后前位和侧位 X 线片显示 L1 椎体破骨细胞瘤伴囊性扩张及上终板骨折。c. 经穿刺活检确诊。

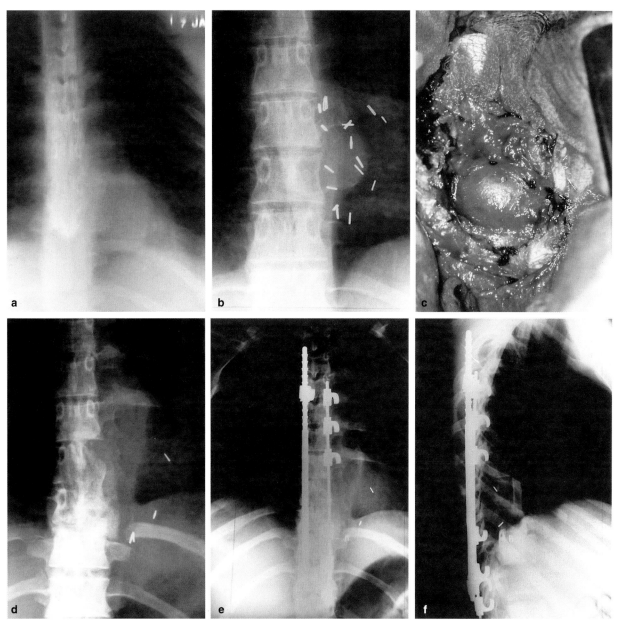

图9.10　a.一名15岁女孩的胸椎后前位X线片,该女孩此前曾试图通过肋骨横断术切除动脉瘤样骨囊肿,但未能成功。大量出血。b.后前位断层扫描显示病变更大。c.在开胸手术中发现这个巨大的动脉瘤囊肿,并将其连同母体一起切除。出血不严重。d.一期前路术后后前位片显示肿瘤和骨切除范围。e、f.二期后路切除肿瘤累及的后部结构并行后路稳定融合1年后的后前位和侧位片。前方支撑融合良好。患者随访12年,无复发迹象。

9.4.2　嗜酸性肉芽肿

这是一种有趣的病变,最常见于青春期,单发多于多发。1925年Calvé对此进行描述,当时重要的鉴别诊断是Pott病[58]。患者背部疼痛,伴有肌肉痉挛、压痛、局部脊柱僵硬以及轻度脊柱后凸,但Calvé提出的脊椎骨软骨炎的诊断是基于影像学表现类似的Perthes病和Kohler病。直到1953年,Lichtenstein[59]才将这种病变命名为

组织细胞增生症X,并且由于其具有共同组织学模式的类似病变,他将Lettersiwe病和手部Hand-Schüller-Christian病整合为骨嗜酸性肉芽肿。

其受累的部位按频率顺序依次为颌骨、下肢长骨、椎体、肋骨和颅骨[60]。影像学中,长骨病变表现为明显的中央透亮区,周围伴皮质扩张,常伴有类似骨髓炎或尤因肉瘤的骨膜钙化层[61]。受累椎体先出现溶解表现,然后塌陷,硬化加剧,椎体在恢复到正常高度之前,可能需要1～3年

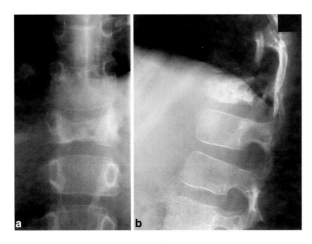

图 9.11 嗜酸性肉芽肿。a、b. 正侧位图，显示嗜酸性肉芽肿的典型表现，边缘逐渐变为较扁平的硬币征。

的时间。血沉率升高或血红蛋白浓度降低的结果表明，组织细胞增多症 X 的多种播散性骨外表现，可能发生在肝、淋巴结和肺中 [62]。

椎体在任何年龄都可能受到影响，但对青少年和成人造成的影响不同。对于后者，椎体因压迫而发生改变可导致瘫痪 [60,61]。相反，青少年患者的临床过程非常隐匿，这实际上导致了在椎板边缘出现典型的硬币征（图 9.11）或像是大西洋东岸的饼干形外观，不伴有神经系统并发症，随后椎体高度和形态逐渐恢复正常。因此不需要治疗，但可能需要活检，以便与骨髓炎、尤因肉瘤或其他恶性肿瘤进行鉴别。

（陈锴　译，周潇逸　审校）

•参 考 文 献•

[1] Tachdjian MO, Matson DD. Orthopaedic aspects of intraspinal Tumors in infants and children. J Bone Joint Surg Am. 1965; 47:223–248

[2] Fraser RD, Paterson DC, Simpson DA. Orthopaedic aspects of spinal tumors in children. J Bone Joint Surg Br. 1977; 59(2):143–151

[3] Balakrishnan V, Rice MS, Simpson DA. Spinal neuroblastomas. Diagnosis, treatment, and prognosis. J Neurosurg. 1974; 40(5):631–638

[4] Fearnside MR, Adams CBT. Tumours of the cauda equina. J Neurol Neurosurg Psychiatry. 1978; 41(1):24–31

[5] McComb JG, Liker MA, Levy ML. In: Weinstein SL, ed. The Pediatric Spine: Principles and Practice. 2nd ed. Lippincott, Williams and Wilkins; 2001:739

[6] Hendrick EB. Spinal cord tumours in children. In: Youmans JR, ed. Neurological Surgery, Vol 5. Philadelphia: WB Saunders; 1982:3215–3221

[7] McComb JG, Liker MA, Levy ML. In: Weinstein SL, ed. The Pediatric Spine: Principles and Practice. 2nd ed. Lippincott, Williams and Wilkins; 2001:713

[8] Wara WM, Sheline GE. Radiation therapy of tumours of the spinal cord. In: Youmans JR, ed. Neurological Surgery, Vol 5. Philadelphia: WB Saunders; 1982:3222–3226

[9] Shikata J, Yamamuro T, Shimizu K, Saito T. Combined laminoplasty and posterolateral fusion for spinal canal surgery in children and adolescents. Clin Orthop Relat Res. 1990(259):92–99

[10] Simon SL, Auerbach JD, Garg S, Sutton LN, Telfeian AE, Dormans JP. Efficacy of spinal instrumentation and fusion in the prevention of postlaminectomy spinal deformity in children with intramedullary spinal cord tumors. J Pediatr Orthop. 2008; 28(2):244–249

[11] Yao KC, McGirt MJ, Chaichana KL, Constantini S, Jallo GI. Risk factors for progressive spinal deformity following resection of intramedullary spinal cord tumors in children: an analysis of 161 consecutive cases. J Neurosurg. 2007; 107(6) Suppl:463–468

[12] Huebert HT, MacKinnon WB. Syringomyelia and scoliosis. J Bone Joint Surg Br. 1969; 51(2):338–343

[13] Ollivier CP. Triate des maladies de la moelle epiniere 3rd Ed. Paris: Crevot; 1827

[14] Duchenne GBA. De l'Electrisation Localisée, 3rd ed. Paris: JB Bailliere et Fils; 1872: 493

[15] Schultze F. Ueber Spalt-. Höhlen-, und Gliombildung im Rückenmarke und in der Medulla Oblongata. Arch Patholo Anatomie Physiol. 1882; 87:510

[16] Chiari H. Uber veranderungen dis kleinhirns denk. 1896, 63: 71–116

[17] Williams B. The distending force in the production of "communicating syringomyelia". Lancet. 1969; 2(7613):189–193

[18] Williams B. Current concepts of syringomyelia. Br J Hosp Med. 1970; 4:331–342

[19] Gardner JW, Collis JS. Skeletal anomalies associated with

syringomyelia, diastematomyelia, and myelomeningocele. J Bone Joint Surg. 1960; 42-A:1265

[20] **Williams B. Orthopaedic features in the presentation of syringomyelia. J Bone Joint Surg Br. 1979; 61-B(3):314–323**

[21] Finlayson AI. Syringomyelia and related conditions. In: Baker AB, ed. Clinical Neruology. 2nd ed. New York: Harper and Brothers; 1962:1571–1582

[22] Potter JM. Syringomyelia temporarily relieved after scalenotomy. Lancet. 1948; 2(6516):98–99

[23] Meyer GA, Stein J, Poppel MH. Rapid osseous changes in syringomyelia. Radiology. 1957; 69(3):415–418

[24] Woods WW, Pimenta AM. Intramedullary lesions of the spinal cord: Study of sixty-eight consecutive cases. Arch Neurol Psych. 1944; 52:383–399

[25] Simmons EH. The association of scoliosis with syringomyelia and spinal-cord tumours. J Bone Joint Surg. 1973; 55A:440

[26] **Matson DD, Tachdjian MO. Intraspinal tumors in infants and children. Postgrad Med. 1963; 34:279–285**

[27] Perret G. Congenital and developmental anomalies. Skeletal and clinical manifestations of anomalies and defects of the neuraxis. Clin Orthop Relat Res. 1963; 27(27):9–28

[28] Alexander MA, Season EH. Idiopathic scoliosis: an electromyographic study. Arch Phys Med Rehabil. 1978; 59(7):314–315

[29] Pincott JR, Davies JS, Taffs LF. Scoliosis caused by section of dorsal spinal nerve roots. J Bone Joint Surg Br. 1984; 66(1):27–29

[30] McRae DL, Standen J. Roentgenologic findings in syringomyelia and hydromyelia. Am J Roentgenol Radium Ther Nucl Med. 1966; 98(3):695–703

[31] **Leatherman KD, Dickson RA. Two-stage corrective surgery for congenital deformities of the spine. J Bone Joint Surg Br. 1979; 61-B(3):324–328**

[32] Ingraham FD, Matson DD. Neurosurgery of Infancy and Childhood. Springfield, IL Charles C Thomas; 1954

[33] Haft H, Ransohoff J, Carter S. Spinal cord tumors in children. Pediatrics. 1959; 23(6):1152–1159

[34] Gerlach J, Jensen HP, Koss W, et al. Paediatrische Neurochirurgie. Stuttgart: Georg Thieme Verlag; 1967

[35] Matson DD. Neurosurgery of Infancy and Childhood. 2nd ed. Springfield, IL: Charles C Thomas; 1969

[36] **Cattell HS, Clark GL, Jr. Cervical kyphosis and instability following multiple laminectomies in children. J Bone Joint Surg Am. 1967; 49(4):713–720**

[37] Sim FH, Svien HJ, Bickel WH, et al. Swan-neck deformity following multiple laminectomies in children. J Bone Joint Surg. 1967; 49A:713–720

[38] **Lonstein JE. Post-laminectomy kyphosis. Clin Orthop Relat Res. 1977 (128):93–100**

[39] Winter RB, McBride GG. Severe postlaminectomy kyphosis treatment by total vertebrectomy (plus late recurrence of childhood spinal cord astrocytoma). Spine. 1984; 9(7):690–694

[40] Letko L, Jensen RG, Harms J. The treatment of rigid adolescent idiopathic scoliosis: Releases, osteotomies and apical vertebral column resection. In: Newton PO, O'Brien MF, Shfufflebarger HL, Betz RR, Dickson RA, Harms J, eds. Idiopathic Scoliosis. The Harms Study Group Treatment Guide. New York: Thieme; 2010:188–199

[41] Bergstrand H. Uuber eine Eigenartige, Wahrscheinlich Bisher Nicht Beschriebene Osteoblastische Krankheit in Den Langen Knochen der Hand und Des Fusses. Acta Radiologica. 1930; 11(6):596–613

[42] Jaffe HL, Mayer L. An osteoblastic osteoid tissue-forming tumor of a metacarpal bone. Arch Surg. 1932; 24(4):550–564

[43] Jaffe HL. "Osteoid-Osteoma" A Benign Osteoblastic Tumor Composed of Osteoid and Atypical Bone. Arch Surg. 1935; 31:709–728

[44] **Dahlin DC, Johnson EW, Jr. Giant osteoid osteoma. J Bone Joint Surg Am. 1954; 36-A(3):559–572**

[45] Lichtenstein L. Benign osteoblastoma; a category of osteoid-and bone-forming tumors other than classical osteoid osteoma, which may be mistaken for giant-cell tumor or osteogenic sarcoma. Cancer. 1956; 9(5):1044–1052

[46] Jaffe HL. Benign osteoblastoma. Bull Hosp Jt Dis. 1956; 17(2):141–151

[47] **Lichtenstein L, Sawyer WR. Benign osteoblastoma. J Bone Joint Surg Am. 1964; 46:755–765**

[48] Marsh BW, Bonfiglio M, Brady LP, Enneking WF. Benign osteoblastoma: range of manifestations. J Bone Joint Surg Am. 1975; 57(1):1–9

[49] Moberg E. The natural course of osteoid osteoma. J Bone Joint Surg Am. 1951; 33 A(1):166–170

[50] **Nemoto O, Moser RP, Jr, Van Dam BE, Aoki J, Gilkey FW. Osteoblastoma of the spine. A review of 75 cases. Spine. 1990; 15(12):1272–1280**

[51] Cooper A, Travers B. Surgical Essays. Philadelphia: James Webster; 1818

[52] Bloodgood JC. Bone tumours. Central (medullary) giant-cell tumour (sarcoma) of the lower end of ulna, with evidence that complete destruction of the bony shell or

9

perforation of the bony shell is not a sign of increased malignancy. Ann Surg. 1919; 69(4):345–359

[53] **Verbiest H. Giant-cell tumours and aneurysmal bone cysts of the spine. With special reference to the problems related to the removal of a vertebral body. J Bone Joint Surg Br. 1965; 47(4):699–713**

[54] **Goldenberg RR, Campbell CJ, Bonfiglio M. Giant-cell tumor of bone. An analysis of two hundred and eighteen cases. J Bone Joint Surg Am. 1970; 52 (4):619–664**

[55] Jaffe HL. Aneurysmal bone cyst. Bull Hosp Jt Dis. 1950; 11(1):3–13

[56] Lichenstein L. Aneurysmal bone cyst. A pathological entity commonly mistaken for giant-cell tumor and occasionally for hemangioma and osteogenic sarcoma. Cancer. 1950; 3:279–289

[57] MacCarty CS, Dahlin DC, Doyle JB, Jr, Lipscomb PR, Pugh DG. Aneurysmal bone cysts of the neural axis. J Neurosurg. 1961; 18:671–677

[58] Calvé J. A localized affection of the spine suggesting osteochondritis of the vertebral body, with the clinical aspect of Pott's disease. J Bone Joint Surg Am. 1925; 7(1):41–46

[59] Lichenstein L. Histiocytosis X; integration of eosinophilic granuloma of bone, Letterer-Siwe disease, and Schüller-Christian disease as related manifestations of a single nosologic entity. AMA Arch Pathol. 1953; 56(1):84–102

[60] Fitton JM. Cysts and tumours of the musculoskeletal system; clinical aspects of management. In: Harris NH, ed. Postgraduate Textbook of Clinical Orthopaedics. Bristol:Wright; 1983:640–696

[61] Oberman HA. A clinicopathologic study of 40 cases and review of the literature on eosinophilic granuloma of bone. Hand-Schuller-Christian disease and Letterer-Siwe disease. Pediatrics. 1961; 28:307–327

[62] **Lichenstein L. Histiocystosis X (eosinophilic granuloma of bone, Letterer- Siwe disease, and Schüller-Christian disease). J Bone Joint Surg Am. 1964; 46:76–90**

9

注：加粗的是重要参考文献。

10 脊柱畸形相关综合征

在本章中，我们汇集了许多不同的综合征，其中一些综合征比其他的更普遍，但共同的特点是，它们或多或少都呈现脊柱畸形。如马方综合征，可能由脊柱畸形领域的医生首先发现和诊断，其次也需要其他专科医生诊治。对于很多综合征，不仅需要脊柱畸形的手术治疗，也需要多学科团队的参与，从而为这些孩子提供最好的多学科系统治疗。综合征性脊柱畸形必须要多学科考虑，这比单一解决脊柱畸形问题更重要。

>> 10.1 结缔组织的遗传性障碍

该疾病与骨基质紊乱相关，主要由基质的纤维和非纤维成分代谢异常有关。结缔组织障碍多由纤维成分形成障碍相关，与之相反，黏多糖累积征和纤维降解障碍相关。成骨不全主要与骨发育相关，但是在结缔组织障碍如马方综合征和Ehlers-Danlos综合征中主要与软骨等非骨组织发育障碍有关。

10.1.1 成骨不全：脆骨综合征

这是一组由胶原蛋白合成中的原始遗传缺陷引起的疾病，具有骨脆性的共同特征。虽然这种情况可以追溯到古代——在英国博物馆有一个保存3 000年历史的埃及标本[1]——但第一个临床描述归功于Ekman[2]。早期的脆骨综合征分两类：一种是偶发性的严重或致命的（先天性成骨不全，即先天性OI），在宫内骨折或早亡；另一种是较温和的遗传形式（迟发性OI）。根据出生后第一年内或其后的骨折情况，进一步细分为gravis和levis两种类型[3,4]。有人倾向于根据长骨畸形的存在分为温和和严重两种类型（图10.1和图10.2），因为这种分型与临床特征有较好的相关性[5,6]。

该疾病的发生率为1/20 000，约80%的病例是由Ⅰ型胶原蛋白基因的常染色体显性突变引起的，Ⅰ型胶原蛋白是形成骨、牙和巩膜的主要胶原蛋白，这些组织也是最常受影响的组织[7]。这些突变产生两种不同的缺陷蛋白质，第一种是激活一个等位基因，骨中的Ⅰ型胶原蛋白减少50%，而另一种除了含有突变胶原蛋白基因的Ⅰ型胶原蛋白分子外，正常胶原蛋白的数量也会减

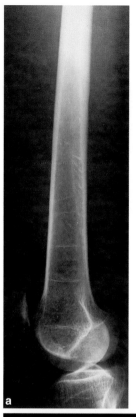
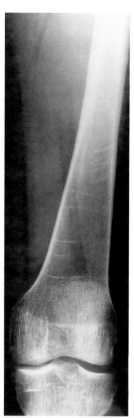
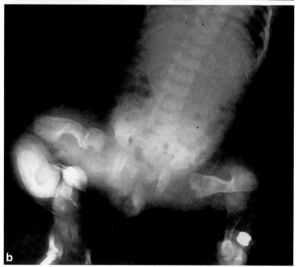

图10.1 成骨不全的影像学分型。a. 温和型表现为骨质疏松和Harris线。b. 严重型表现为多发骨折和长骨畸形。

少[8]。因此，第一种较温和，第二种较严重。

在目前的分型体系中有8种OI分型[7]。第一类：脆骨、蓝巩膜和常染色体显性遗传，最为常见。当孩子还在学习走路时，骨折开始出现，骨折的表现形式和正常孩子相似，但是更容易发生。这种表现最常见是由于Ⅰ型胶原蛋白合成不足和障碍。尤其是α1（1链），作为骨组织的唯

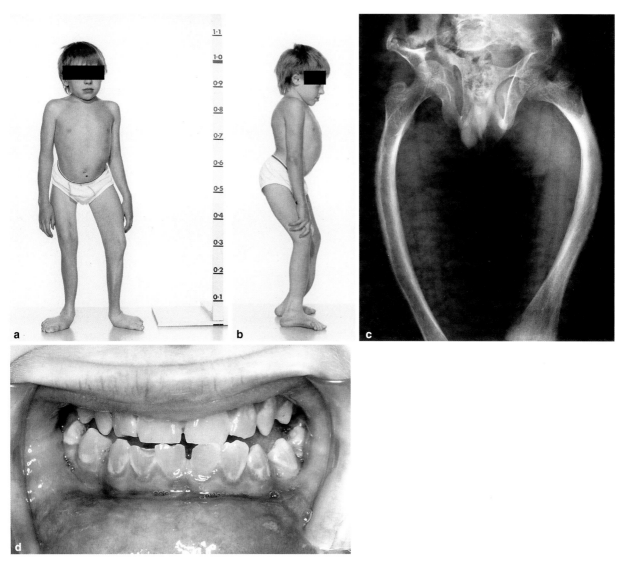

图 10.2　a、b. 一例重度成骨不全的儿童临床表现。c. 骨折后内翻股骨。d. 该儿童合并牙基质发育障碍。

一Ⅰ型胶原的成分，将会明显影响骨骼发育[6]。

　　就脊柱而言，该疾病 X 线影像学的表现为多节段椎体压缩性骨折，与青少年骨质疏松症的变化没有什么区别[9,10]（图 10.3）。大约 70% 的 OI 患者表现为脊柱侧凸[11,12]（图 10.4），大多数患者表现为前胸部畸形，包括鸡胸、漏斗胸、胸部前后矢状胸径增加等[12]。一项北美的多中心研究中，纳入 544 名 OI 研究对象，Ⅲ 型病例的严重脊柱侧凸和长骨畸形的发生率比 Ⅰ 型和 Ⅳ 型高[13]。同时，另一项研究中，316 名 OI 患者脊柱侧凸的发生率总体上为 50%，但 Ⅲ 型患者的发病率最高为 68%，年均进展率为 6%。而第四类病例的发生率为 54%，每年的进展率为 4%。发病率最低的是 Ⅰ 型，发病率为 39%，每年上升 1%。

对于 Ⅲ 型患者，双膦酸盐治疗显著降低了患者的进展率[14]。

　　由于合并在许多其他畸形问题，矫正脊柱形状显然不是优先考虑的问题，而 Cobb 角度也不是决定手术的重要依据。此外，大宗病例提示，脊柱侧凸手术治疗也带来很多可以预见的问题。最早的大量报告是脊柱侧凸研究学会提出的[15]。选择的方法是后路固定，55 例中有 39 例使用 Harrington 器械，只有 4 例前路融合和 1 例采用两期手术。Cobb 角度的矫正仅为 36°，1/3 的病例出现了严重并发症，罪魁祸首是内固定拔出和假关节形成[15]。Waugh[16] 建议使用甲基丙烯酸甲酯水泥来加强钩的固定[17]。Yilmaz 等报告了该方法，水泥增强椎弓根螺钉治疗脊柱侧凸结果

10

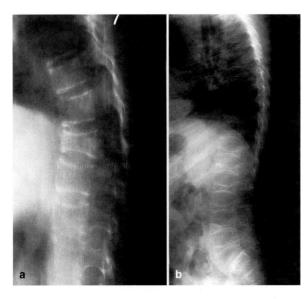

图 10.3　a. 侧位片为 OI 患者典型骨质疏松、压缩性骨折。b. 侧位片为儿童特发性骨质疏松性骨折。

良好，10 位手术患者，其中 7 人在近端和远端采用水泥增强螺钉插入。开始时 Cobb 的平均角度是 84°，随访时为 40°，无内固定失败。

10.1.2　马方综合征

马方综合征是一种常染色体显性疾病，纤维蛋白 -1 基因异常，导致在软组织中发现纤维细胞产生的大量胶原蛋白[7]。典型的患者表现为高而瘦，蜘蛛样手指和脚趾，鸡胸或漏斗胸。身材不成比例，身体躯干的比例减少。脸较为狭长，常见上颚高拱、晶状体脱位和视网膜脱离（图 10.5）。关节可过度活动。最重要的问题是影响心血管系统，包括主动脉功能不全和动脉瘤以及二尖瓣和三尖瓣疾病。这些是通常在 20 世纪 40 年代导致过早死亡的原因。

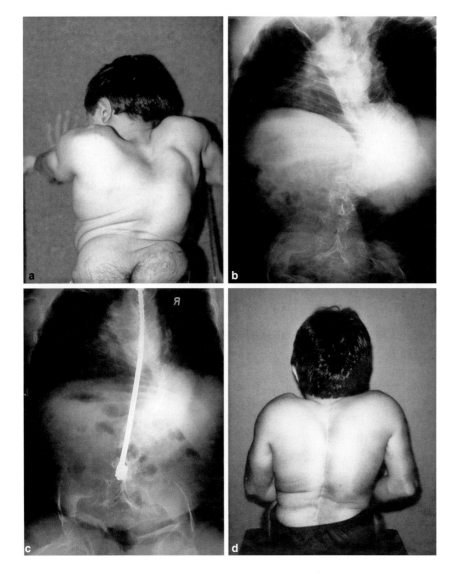

图 10.4　a. 重度成骨不全患者表现为脊柱侧凸和痛苦地撞击脑袋。b. 正位片提示严重畸形。c.Harrington 矫形术后，上下钩子水泥强化。d. 术后 5 年随访矫形良好，痛苦减轻。

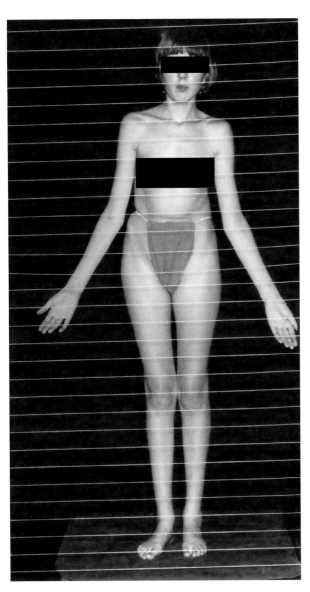

图 10.5　马方综合征的典型表现：个子高，四肢修长且不成比例，蜘蛛指。

马方综合征于 1896 年被首次描述[19]，虽然病例中有一例先天性挛缩蜘蛛指[20]。因此，鉴别诊断很重要，需要鉴别包括同型胱氨酸尿症和先天性挛缩蜘蛛指[21]。同型胱氨酸尿症近期才有报道，表现为骨骺和干骺端增大，脊柱骨质疏松和血栓栓塞的发病率增加[22]。同型胱氨酸尿症中蜘蛛指和脊柱侧弯较为少见。先天性收缩蜘蛛指的特点是在出生时出现多个关节挛缩，肘部、膝盖和踝关节受影响较大，而如果在马方综合征中挛缩出现较晚。此外，先天性挛缩蜘蛛指还有耳朵的特征异常，但没有晶状体脱位、心脏病或韧带松弛。

在马方综合征中，严重的扁平足与蜘蛛指是很常见的（图 10.6）。马方综合征中脊柱侧凸的患病率在约 1/3 ～ 3/4 不等，平均约为 50%[23-28]。这种畸形与特发性脊柱侧凸（前凸性脊柱侧凸）非常相似。然而，脊柱畸形发病率的增加可解释为脊柱的软组织支承力不强，增加了脊柱的内在负荷，从而降低其抗前凸或后凸的能力。Winter 和 Moe 在 1969 年报告的 35 例患者中[25]，18 例表现为脊柱侧凸，Cobb 角 15° ～ 185° 不等。有两种典型的曲线模式，右胸弯或胸腰弯和双结构性侧弯——后者引起典型的平背畸形现象（图10.7）。同时，5 例患者因脊柱侧弯存在疼痛症状。马方综合征的脊柱侧弯进展率与特发性脊柱侧凸相似，治疗原则相同。在后来一份报告中，35 例脊柱侧凸与马方综合征有关，其中 3/4 脊柱畸形有疼痛症状，近一半患者是从婴儿或青少年时期开始的[28]。患有马方综合征的青少年可以接受与特发性患者完全相同的手术矫正，如果心脏状态良好，并没有明显的手术风险。在手术前，应该进行心血管评估，包括心脏瓣膜和主动脉的超声检查。另外，不管是在儿童时期，还是在对年龄较大的儿童和青少年，都应该定期进行相关检查。通常考虑主动脉置换术伴或不伴有动脉瓣膜置换术，该手术最好尽早进行，因为血管并发症是导致过早死亡的常见原因。低血压麻醉建议在术中使用[6]。

然而，在明尼阿波利斯、路易斯维尔、利兹和卡尔斯巴德，我们遇到需要脊柱侧弯手术治疗的特发性脊柱畸形患者，但是没有马方综合征患者。最近一些报告开始关注马方综合征患者手术情况。而在中国，Li 等报告了连续 12 例后路内固定手术患者，没有观察到明显的并发症[29]。一项来自美国的多中心研究表明，马方综合征的手术结果与青少年特发性病例相比存在差异[30]。Zenner 等也观察到类似结果[31]。Gjolaj 等发现的一个不同之处是马方综合征患者的后凸超过 50°[30]。过去研究有较多争议：所有的结构性脊柱侧凸都是前凸的，而人们所认为的后凸只是严重旋转的前凸（详见"3　脊柱畸形的病因学研究"），即脊柱后凸畸形指的是，脊柱的前部向后旋转，而不是脊柱的后部后凸（详见"2　基本原则""3　脊柱畸形的病因学研究"）。这假性后凸畸形类似于神经纤维瘤 1 型（见图 8.7），

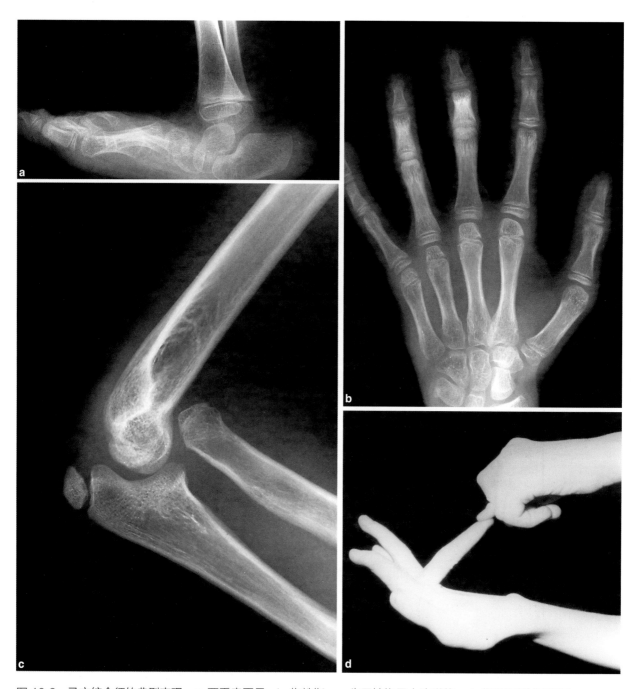

图 10.6　马方综合征的典型表现。a. 严重扁平足。b. 蜘蛛指。c. 先天性桡骨小头脱位。d. 典型关节过度活动。

需要前路固定，必要时需要后路固定。

因为马方综合征患者脊柱畸形普遍为多弯，所以必然需要更长的固定器械。相比特发性脊柱侧弯，马方综合征的手术并发症也相对较多。马方综合征报道有 34 例出现脑脊液漏，但是特发性脊柱侧凸无脑脊液漏，同时，马方综合征组报道有硬脊膜切开，硬脑膜较弱是否与马方综合征暂无明显相关性（如心血管系统的影响）[32]。要避免"adding-on"现象，要严格注意 LIV 端椎的

选择。在 7 例向下固定到骨盆的病例中，有 3 ～ 4 例需要翻修，这是我们根本想象不到的。与瘫痪曲线不同，在马方综合征和特发性脊柱侧凸中，骨盆斜度可能显著，但 L5 是牢靠的 LIV，它通过髂腰和腰骶部的韧带与骨盆连接，相对比固定到骨盆更牢靠。

Zenner 等 [31] 报道了 23 名马方综合征患者，他用了极具表现力的语言描述了"潜在韧带组织异常的个体挑战"，但是 80% 的患者表现出了优

10

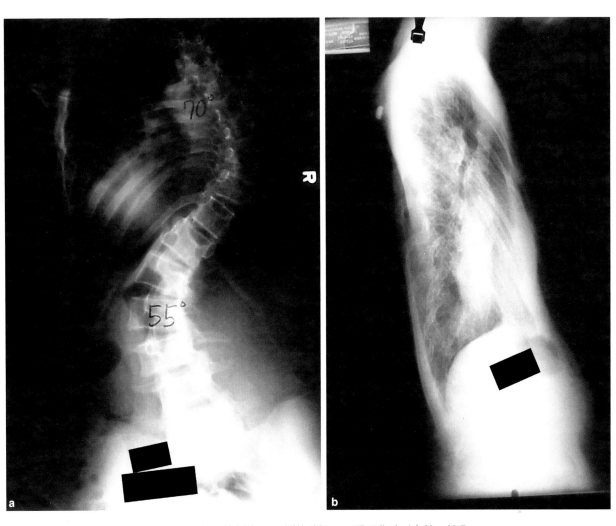

图 10.7　a. 正侧位片提示典型脊柱双结构性侧弯。b. 侧位片提示严重平背畸形合并双前凸。

良的结果。

　　我们绝对没有理由否认马方综合征患者应该与特发性脊柱侧弯患者同等对待，同等拥有良好的预后。

　　虽然同型胱氨酸尿症中脊柱侧凸发生率较低，但重要的是我们需要确保疑似马方综合征患者没有同型胱氨酸尿症（在尿检中可以检测到），因为血管损伤导致的血栓形成将是外科手术的禁忌证。

10.1.3　黏多糖累积症

　　黏多糖累积症影响骨骼是由于复杂碳水化合物的正常分解障碍，导致碳水化合物会在组织中积累，并在尿液中过量出现。近几十年来，人们对该疾病的认识从单纯的描述转变为对所涉及的生化缺陷更清晰的理解[7]。该疾病可分为两个组：

黏多糖累积病（MPS）和黏脂累积病。后者预后较差，一般不由骨科医生首诊。溶酶体中不断积累不完全破裂的黏多糖，因此许多器官组织（如软骨、骨、肝、中枢神经系统）会受到影响。

　　MPS 最典型的畸形是由于顶椎为发育楔形的椎体，造成胸腰椎后凸。虽然脊柱外科医生不太可能遇到 MPS，但常遇到 Morquio 综合征。在 MSII Hunter 综合征中，虽然生理和心理上比 Hurler 综合征（MPS Ⅰ型）更温和，但也存在胸腰椎后凸伴腰椎鸟嘴样改变（图 10.8）。

10.1.4　Morquio 综合征

　　该病 1929 年由乌拉圭的 Morquio 首次报道，4 例儿童中 2 男 2 女，来自一个有 5 个孩子的家庭[33]。同时在伯明翰，Brailsford 发布了一例 Naughton Dunn 报告[34]。该病是由于缺乏分解硫

10

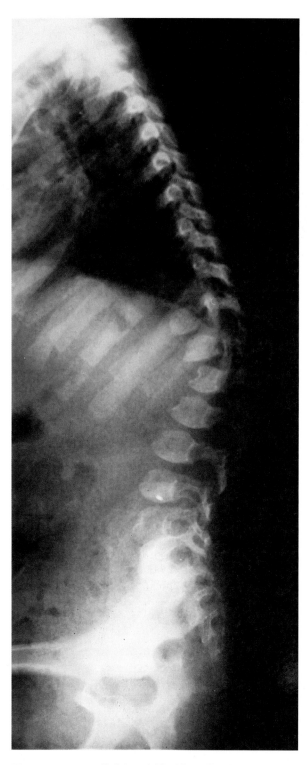

图 10.8 Hurler 综合征。侧位片提示典型的胸腰段后凸畸形，椎体前端弹头样改变。

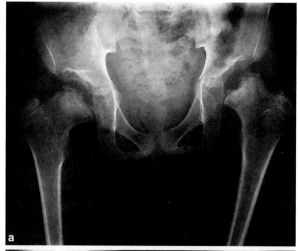

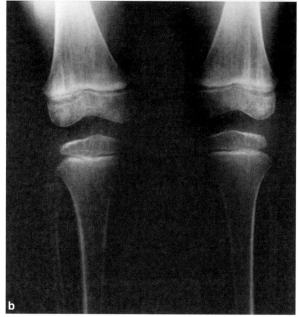

图 10.9 Morquio 综合征的两个典型骨折表现。a. 正侧位片提示显示骨盆低塑性、碎裂，玻璃锥状骨盆，股骨头明显发育不良。b. 膝盖骨典型表现。股骨和胫骨侧方骨化不全，导致膝关节炎。

常由于心肺功能衰竭或脊髓压迫造成死亡。

　　至于脊柱，早期出现胸腰椎后凸，后期出现扁平椎，椎体前缘鸟嘴样改变（图 10.10）。有两个主要问题：胸腰椎后凸和寰枢椎不稳，缺乏齿突（图 10.11）。胸腰椎后凸很重要，因为从脊髓压迫的角度来看，它既常见又危险。Melzak 报告了两名患有 Morquio 综合征的姐妹，她们都因胸腰椎后凸，导致脊髓受压[35]。最近，在对 80 例不同类型侏儒的研究中，18 例是 MPS，其中 14 例的胸腰椎后凸度在 14° ～ 53° 之间[36]。胸腰椎后凸表现为弧形胸骨、胸骨突出，胸骨段

酸角蛋白的酶造成的，为常染色体隐性疾病，智力正常，严重生理残疾（图 10.9）。主要问题是骨骼畸形和短躯干侏儒——很少有身高超过1.2 m 的患者。此外，存在膝盖骨屈曲，关节、皮肤过度伸展，角膜混浊。预后差异较大，早期

10

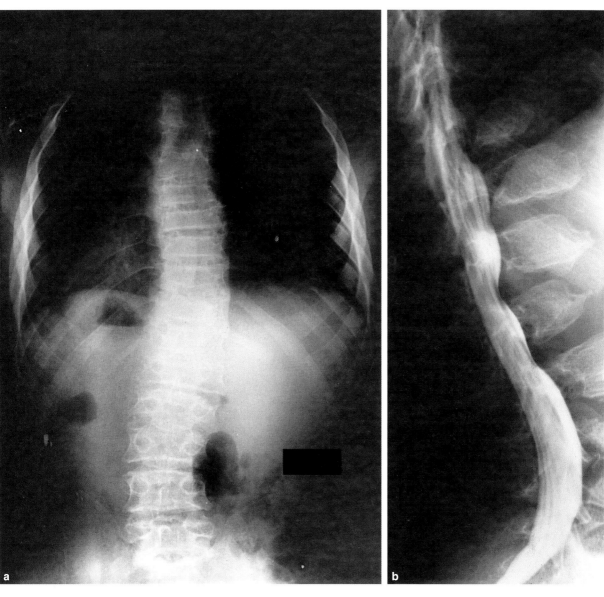

图 10.10　Morquio综合征脊柱表现。a.正侧位片提示严重扁平椎。b.侧位骨髓图显示,染色后脊柱在后凸区域存在压痕,认为是脑膜增厚。注意:顶端的椎体骨向前钩。

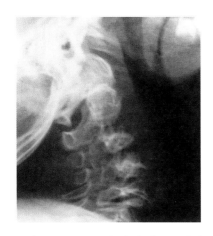

图 10.11　侧位片提示上颈椎齿突缺乏,造成寰枢关节不稳。颈椎伸展,减少了寰枢椎的稳定性。

与胸部过早融合,不可活动,可引起严重的胸肺部功能障碍,导致早期死亡。

对于胸腰椎后凸畸形,支具可以减轻后凸畸形的进展,令人惊讶的是支具作用相当成功。Leatherman采用延伸支架治疗患有Morquio综合征的三个兄弟姐妹,5年以上观察,每例进展都不明显(图10.12)。但是,如果有脊髓功能障碍的神经症状,则需要前路楔形骨切除术,并进行脊髓减压,通过前路进行前、中柱植骨,然后可选择后路张力带式固定(见图10.20)。

在 Bethem 报道的 18 例 MPS 病例中,脊柱侧凸很少是一个严重的问题,只有 8 例脊柱侧凸

10

超过 10°，最大的只有 38°[36]。

对于脊髓方面，最令人担忧是，Morquio 综合征的神经相关问题发病率较高，多来自寰枢椎不稳，并与韧带不稳定相关。事实上，这是导致死亡率和发病率增加的重要原因。在 Kopit 的 29 例侏儒系列研究中，患者牙体发育不良，23 例寰枢椎半脱位，15 例患脊髓病[37]。其中 10 例为 Morquio 综合征。在后来的队列研究中，纳入 18 例 Morquio 综合征，Kopits 清晰地描述了脊髓病情况[38]。经常有一些非典型的症状，包括疲倦、虚弱、腿部模糊疼痛、阵发性窒息、呼吸停止、晕厥和步态异常。此外，这些信号往往是单方面的或主要的。在不稳定和椎管狭窄的条件下，重复的轻微创伤，造成慢性损伤，从而引起

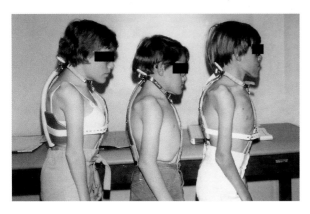

图 10.12　3 例 Morquio 综合征姐妹使用伸展支具的临床照片。

病情进展[39]。但有迹象表明，如果有寰枢椎不稳，则应提供融合。基于他的丰富经验，Kopits 清楚地表明，Morquio 综合征寰枢椎不稳的问题非常重要，在所有情况下都应该进行后路的 C1/C2 融合。这意味着，在 7 ～ 8 岁之前，所有的病例都要接受手术。

尽管普遍认为在任何年龄，齿突和寰椎间隔 5 mm 以上、过伸过屈位差 2 mm 就是异常的，但通过影像学检查来评估手术也并不容易[39]。尽管测量数值小，但也可能会有症状；有时测量数值大，但并不一定存在相应的神经症状（图 10.13）。一个有效评估是考虑将上颈椎分割成三个部分，前 1/3 为齿突，后 1/3 为脊髓，中间 1/3 被称为"脊髓空间"（SAC）。如果移位的程度仅涉及 SAC，那么应该不存在脊髓症状。但当移位侵犯后 1/3 时，脊髓症状是不可避免的。手术治疗的适应证是缓解神经症状，同时恢复上颈椎稳定性。虽然人们倾向于谈论 C1/C2 的不稳定性，但颅脑交接处的压缩往往是 C1 后弓位于枕骨大孔内。此外，局部的 C1 或 C2 固定不太容易，因此与其尝试复杂的内固定，不如使用 halo 牵引，并行骨移植手术。过去发布的技术是过时的[40,41]，但如果有足够的骨量，横突螺钉、侧块螺钉、滑轮轴向螺钉和节段固定术都可适用。然而，研究表明，这些螺钉技术的椎动脉损伤的发生率在 4% ～ 8% 之间[42]。

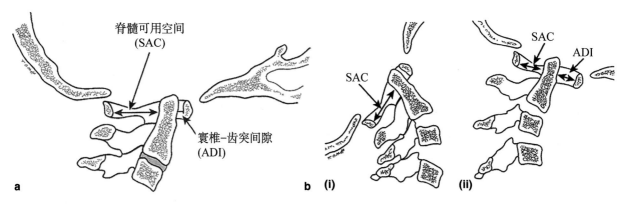

图 10.13　a. 图例提示头颈交界处侧位结构，特别是齿突和寰椎的关系。在正常的解剖中，齿突前方和寰椎椎弓后方存在间隙，称为"寰椎 – 齿突间隙"（ADI）。在齿突后面是脊髓可用的空间（SAC）。这并不是很准确，因为脊髓占据了 SAC 的后半部，所以中 1/3 这个空间应该被称为 SAC。b. 在伸展位，头部和寰椎向后移动，ADI 关闭，SAC 最大。随着韧带松弛，使头部和寰椎相对齿突向前移动，并随着 ADI 的延长和 SAC 的缩短而向前移动。当脊髓只占据了 SAC 的后半部时，齿突必须通过中 1/3 向后移动，从而避免撞击脊髓（经允许引自 Rothman-Simeone, The Spine, 6th Edition, Elsevier, USA. In Congenital Anomalies of the Cervical Spine, Bedi A, Hensinger RN, Chapter 30, Figs 30-4 and 30.5, p. 529）。

10

此外，虽然螺钉置入可以减轻症状，但是技术上可能较为困难。然而，在 Karlsbad，我们开发了一种 C1/C2 固定技术，使用 3.4 mm 万向螺钉和 3 mm 棒固定，这种技术可以降低椎动脉损伤的风险，并可以原位复位 C1/C2 半脱位（图 10.14a）[43]。

治疗要点

为了避免对椎动脉的损伤，在术前进行了 CT 血管造影（见图 6.28），20% 的病例发现椎动脉在因为向后枕膜方向占优势，因此内侧支比正常通过更多。在全身麻醉下，患者被置于俯卧姿势，头部弯曲，躯干略向下倾斜（反 Trendelenburg 姿势），以减少静脉出血。使用图像增强器透视，验证 C1-C2 复合体的位置，然后骨膜下暴露颈椎，范围为从齿突到 C3-C4 棘突。从头后大直肌和下斜肌之间插入，从中轴线的棘突切开，然后将 C1-C2 复合物通过钝性软组织解剖暴露，直到在 C1-C2 关节突的外侧边缘。出血通常发生在硬膜外静脉丛周围的第二颈神经的神经节和 C1-C2 关节周围的神经丛附近。最好由双极电凝灼烧，结合凝胶泡沫、凝血酶和棉花团控制出血。C1-C2 关节在 C2 峡部的上表面暴露并通过解剖切开。

该点是准确置入 C1 侧块螺钉的重要解剖学标志。C2 的背根神经节向尾端缩回，露出 C1 螺钉的进钉点，即在 C1 后弓与 C1 侧块后下部的中点交界处（图 10.14b）。此入口以 1～2 mm 高速钻头标记，以防止进钉点滑动。然后，开路器以前后向的直线或轻微内聚方向的轨迹钻出，并在矢状方向上平行于 C1 后弓的平面，钻头的尖端指向 C1 的前弓。手术过程需要由术前精细 CT 图像、X 线侧位透视作为指导。将适当长度的 3.5 mm 万向螺钉以双皮质固定方式置入 C1 的侧块（图 10.14b）。目前，C1 螺钉是按照标准尺寸制造的，使用的螺钉长度必须通过测深和术前测量来确定。C1 螺钉的 8 mm 无螺纹尾部露在侧块表面，尽量减少对枕大神经的刺激，并允许万向螺钉部分位于 C1 的后弓之上（图 10.14c）。用透视机器对螺钉的位置进行验证。

使用 4 号笔架划定 C2 关节间的内侧边界，用高速磨钻标志 C2 椎弓根螺钉的进钉点。这个点在 C2 峡部表面的内侧象限（图 10.14d）。使用 2 mm 钻头开孔，正好穿破骨皮质，方向为内倾和头偏的 20°～30°。方向参考 C2 峡部的上、内侧表面，并且尊重个体的解剖变化。用球探验

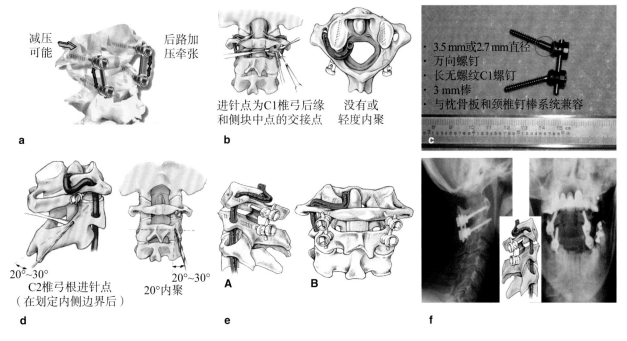

图 10.14 　a. 在多轴螺钉和棒固定技术中，上颈椎后视图显示 C1 和 C2 中用于螺钉放置的进钉点的图示。b. 寰椎俯视图提示，多轴螺钉以双皮质方式置入在侧块内。c.C1/C2 后路固定，采用万向螺钉固定。d.C2 椎弓根螺钉进钉点（在划定内侧边界后）。e. 采用万向螺钉和棒固定技术，在上颈椎 C1-C2 固定后的侧视图 (A) 和后视图 (B)。f. 内固定后的正侧位片。

证了开孔的完整性。在测深后，进行开路，并以插入长度合适的 3.5 mm 万向螺钉。

必要时，通过头部牵引和（或）使用螺钉直接 C1 和 C2 复位上棒固定，从而进行对 C1 寰椎的复位（图 10.1e）。再次进行 X 射线检查，得到最后结果（图 10.14f）。如果需要确保融合，C1 和 C2 需要后路融合，同时取髂骨进行植入，促进 C1 和 C2 的骨融合。关节间融合也可在直视下进行。

在一些病例中，这种技术可以获得暂时稳定，而不需要确定的融合。在适当的时候，拆除内固定系统，使患者重新获得寰枢椎运动。患者在术后首日可以恢复活动，佩戴颈托 2 ～ 3 周。

>> 10.2 骨骼发育不良

骨骼发育不良是一组疾病——有些是常见的，但更多是罕见的——其共同特征是骨骼的某些部分发育紊乱。对这些疾病的了解，多是描述性的，但在过去 40 年中，这些疾病出现了许多新的认识，使分类变得尤为重要。此外，虽然一个特定的骨骼发育不良可能是不确定的和无法描述的，但通常情况下，一些非骨骼特征可提醒临床医生其诊断可能为骨骼发育不良。大多数患者身材矮小（侏儒），即使不需要治疗，这些家庭也可以通过更准确的内科和外科预测以及基因咨询来获得更多的知识[8]。

骨骼异常分类可根据是否涉及骨骺、干骺端、椎体，或者多个部位，并且是否与骨密度降低或增加相关。

10.2.1 软骨发育不全症

软骨发育不全症主要与干骺端异常有关，是一种常染色体显性疾病，绝大多数是自发突变。在欧洲，发病率约为每 100 000 人中有 2 ～ 3 人[44]。这种病已经在数千年前就有记载，但直到一个世纪前才被描述[45]。典型的外观是短肢，三叉手短指，低鼻梁，头骨膨胀，腰椎管狭窄，骨盆特异性改变[46-49]（图 10.15）。该病骨骼发育迟缓。然而，当患者身高以一定的时间间隔绘制时，生长斜率与正常个体的斜率相当，但大大低于第三百分位。这种病理改变被类比为当动物被注入木瓜蛋白酶

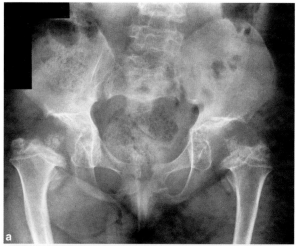

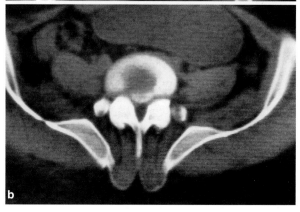

图 10.15　a. 骨盆正侧位提示股骨头骨骺和内侧股骨颈软骨板发育不良。b. 下腰椎轴位 CT 提示椎弓根发育不全，椎管狭窄。椎旁肌集中在棘突后侧两边。

时发生的蛋白质溶解变化。当观察软骨中的糖胺聚糖和蛋白聚糖时，发现软骨生长板的软骨细胞成熟、增殖和降解的过程出现了问题[50]。

该病在出生时就可以诊断，患者身高最多只能长到 4 ft（约 122 cm），但具有正常的预期寿命和正常的智力。主要的鉴别诊断是季肋发育不全和假性软骨发育不全。前者较不严重，没有头骨或骨盆变化；后者头骨也正常，但有严重的干骺端和椎体变化（图 10.16）。季肋发育不全和软骨发育不全的临床差异很大，即使是最严重的季肋发育不全也难以与最轻的软骨发育不全相鉴别[48]。

脊柱有两个重要特征：椎管狭窄（图 10.17）和胸腰段后凸（图 10.18），两者都可能引起神经根症状，尤其是当椎管狭窄和后凸并存时神经根损伤的风险很大。关于脊柱畸形，Bailey 回顾了 87 例 X 线，发现 12 例轻度或中度脊柱侧凸，

10

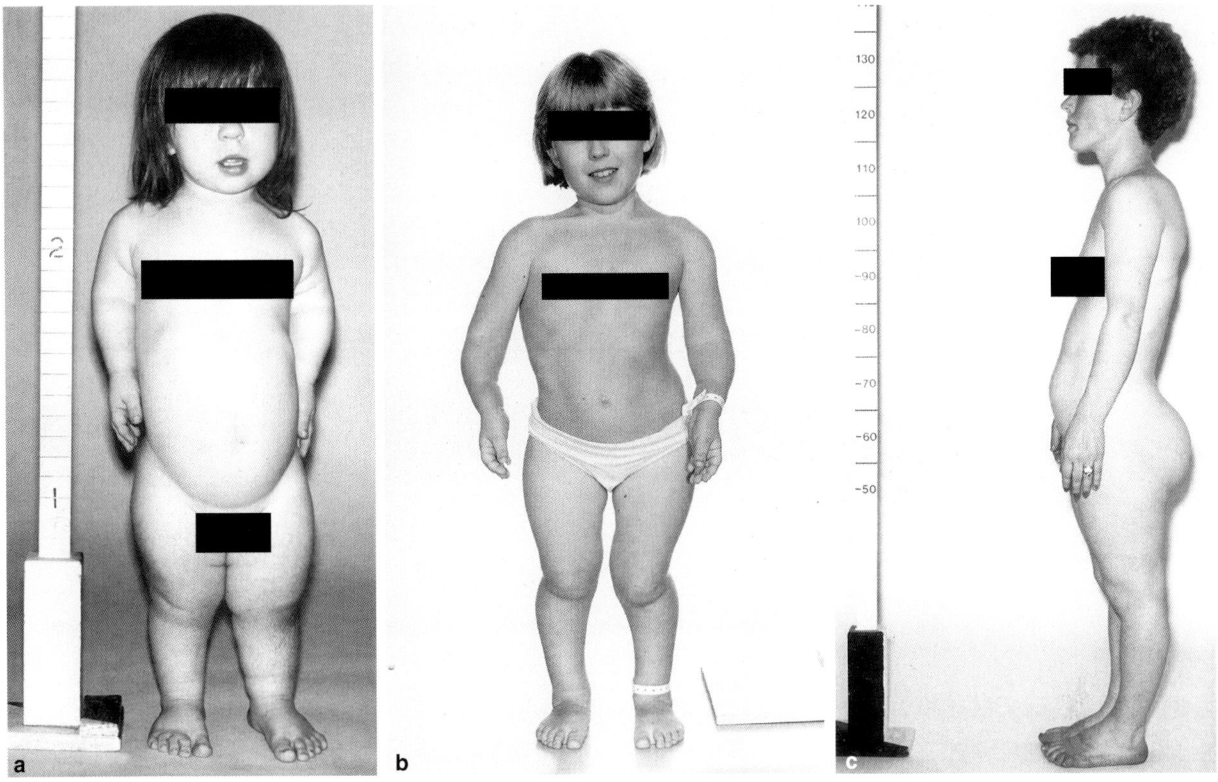

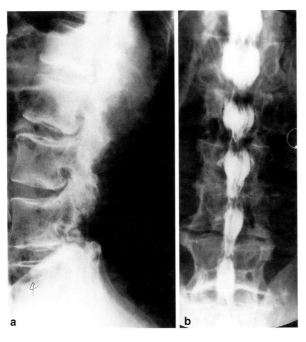

图 10.16　a. 一例软骨发育不全的小女孩。躯干高度正常，但是四肢短小，尤其是近段肢体。额头凸起，鼻梁扁平（1 ft ≈ 30.5 cm）。b. 一例假性软骨发育不全的小女孩。头面部正常。c. 季肋软骨发育不全，与软骨发育不全相似，但是头颅骨盆略改变，身高接近正常。

图 10.17　软骨发育不全的腰椎狭窄。a. 下腰椎的侧位图提示椎弓根较短，椎板和关节突较厚。b. 正侧位提示脊髓造影后染料从上至腰骨连接处逐渐衰减，出现 4 层阻滞。

7 例轻度至中度脊柱侧凸[49]。严重的脊柱畸形在软骨发育不全中很少见，但胸腰椎后凸的畸形很重要，因为它有神经损伤的风险。Kopits 回顾了158 例软骨发育不全患者，只有 1 例有脊柱侧凸，双弯各 40°，无明显症状[37]。在胸腰段的侧位片上，椎体后缘和子弹样椭圆形椎体前缘形成了凹处，引起了一个角状后凸畸形。在 90% 的病例中，后凸畸形没有远期进展加重[51]，剩下的 10%有长期调查显示进展（图 10.18）。因此根据这些病例，大多数没有进展，但是不能就此下结论。Bethem 研究表明，30 例患者中，18 例持续性胸腰段后凸畸形加重，其中 2 例进行了前路减压手术，因此进展的发病率更高[36]。Beighton 和Bathfield 报告说，来自非洲的一半以上的患者出现了胸腰椎后凸，但在欧洲患者中只有 1/20 出现了软骨发育不全[52]。Hensinger 报告说，抽样调查发现，超过 1/3 的软骨发育不全患者出现了严重的后凸畸形[53]。不管胸腰椎后凸畸形的发病率的确切数字是多少，并且可能 < 20%，都需要牢记在心，患者儿童期可能没有表现，但是需要观

10

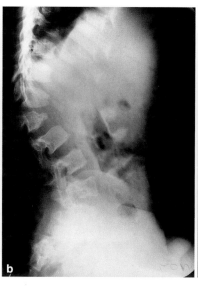
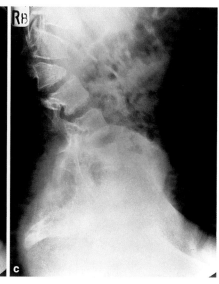

图 10.18　软骨发育不全椎体楔形改变后的胸腰椎后凸的特点。a. 侧位片提示 3 岁儿童明显后凸畸形。b. 侧位片提示 6 岁时后凸畸形进展。c. 侧位片提示到 16 岁的青少年生长高峰期脊柱成熟，后凸没有增加。

察进展。虽然延长支具是否有效值得商榷，但对于那些有严重和持续的后凸，并有即将截瘫的神经损伤表现的患者，只有脊髓减压是根治的办法。通过前路椎体切除术，脊髓得到有效减压，然后通过前路植骨后路内固定。

软骨发育不全的另一个难点是典型的腰椎管狭窄，虽然颈椎和胸椎也存在狭窄，因此，许多患者主诉相关的神经症状 [54-57]。Kahanovitz 等在回顾性分析了 47 例平均年龄近 30 岁的软骨发育不全病例时，一半以上的患者没有腰痛的症状 [58]，只有 17% 的患者有客观的间歇性跛行的神经症状，而有很多患者有客观的跛行史，仅仅 6% 患者有椎间盘突出症。他认为胸腰椎后凸和腰椎前凸是重要的诱发因素。Lutter 等观察了腰椎管软骨的解剖，发现在 L1 椎体水平的横向面积减少了 40%，L5 椎体的水平横向面积减少了 27% [59]。Eisenstein 指出，椎管前后直径减少，腰椎管在 L2 ～ L4 已经变窄了，超过了正常尺寸的 15 mm 平均限制 [60]。Verbiest 在手术中测量了椎管直径，甚至还进一步指出，椎间距离和椎体大小与狭窄无关 [61]。更重要的是，椎弓根较短，椎板和关节突较厚（图 10.17）。一些权威部门最近对椎管狭窄下了定义，将其描述为"任何类型的椎管、神经根或椎间孔通道的狭窄"。在软骨发育不全中的椎管狭窄属于发育范畴。在利兹，尽管有 X 线提示有狭窄，

但神经症状不一致，存在没有神经症状的，也存在截瘫的 [54]。

该疾病可表现为四种形式的神经缺陷 [56]。第一种是与胸腰椎后凸增加有关的稳定进展的马尾综合征，应该按照上述方式进行治疗。第二种是比较典型的脊髓间歇性跛行，由于这些病例大多是腰痛，伴有跛行等神经症状和体征 [58]。该病手术目的与特发性退行性狭窄相同：①减轻疼痛；②恢复神经功能 [62]。此外，一旦出现严重的脊髓狭窄症状，没有外科手术治疗就不可能有改善。如果存在神经症状的病史，结合体格检查、平面 X 线和中央椎管平扫，可以明确诊断。在软骨板上，最常见的狭窄部位是胸腰椎或上腰椎区域，对于水平狭窄，只需要进行部分的椎板切除术；如果只做关节突内侧或关节间隙减压，那么就不存在手术后不稳的问题。另外，如果没有脊柱滑脱，为了减压取下骨量多少并不重要，因为只有 2% 的不稳定发生率，但合并椎体滑脱时，不稳的发生率上升到 66% [62]。因此，如果合并滑脱，可以进行椎间隙或横突间的融合。Kopits 报告了 9 例患者，行广泛的后外侧椎板减压切除术，不需要接受融合手术 [37]。第三种表现形式是椎间盘突出 [63]。这种情况与任何其他椎间盘突出的情况一样，如果有明显的根神经疼痛，并在影像学扫描提示阳性诊断时，可进行微创椎间盘切除术和突出部分切除术。如果出现急性椎间盘突出症，

如马尾综合征，也应该被作为紧急情况，立即充分减压。

第四种是颈椎管狭窄，虽然不像 Morquio 综合征那么严重，但这种情况并不常见。伴随神经根的症状，C1 的枕部狭窄及枕大孔狭窄可引起继发性的寰枢关节不稳定。通过后路寰枢椎融合，延长至枕骨，可避免不稳，减轻寰枢椎半脱位。这可以通过万向螺钉和棒的后路内固定融合 C1-C2 来解决，就像 Morquio 综合征一样，但是如果骨表面不适合使用内固定系统，或解剖变异度较大，那么可选择采用 halo 支具牵引后行移植骨融合术。

在利兹，一例患有假性软骨发育不全的右胸特发性脊柱侧凸的青少年女孩，通过成功接受了

利兹手术、前路多椎间盘切除术，后路内固定术（图 10.19）。

10.2.2　迟发性脊椎骨骺发育不良

Maroteaux 等于 1957 年首次清楚地描述了表现更为良性的迟发性脊柱膜发育不良[64]。轻度的脊体和大关节发育不良，而且常与 Morquio 综合征混淆[65]。躯干缩短，身高仅达 1.4 m，胸骨凸起，这些变化是典型表现[66]。椎体扁平，向后凸起，这使得它们的外观不同于多发性干骺端发育不良和 Morquio 综合征。即使椎体前方骨化不全，后凸也不明显。Hensinger[53] 和 Bethem[36] 等报道了该病与休门病类似的外形，通过延长支具治疗，效果良好，同休门病。我们也发现有两例

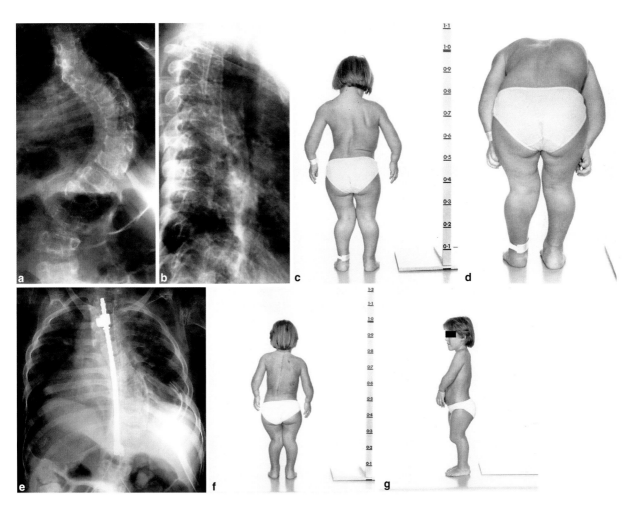

图 10.19　假性软骨发育不全的脊柱侧凸。a. 正侧位提示特发性右胸弯。胸弯仅在短短一年的时间里发展到了这个程度。b. 胸部侧片提示，同其他脊柱畸形一样，存在旋转和前凸。c. 该 13 岁女孩右胸弯的后视图。d. 前弯时提示前凸和突出的右肋驼峰。e. 经两期手术、利兹手术后的脊柱正侧位。在一期通过开胸切除顶端五椎体，然后在二期进行后部融合，并与凸肋分割，以改善肋骨驼峰的外观。鉴于胸椎管狭窄，不可采用椎板下钢丝固定。f、g. 术后正位和侧位提示畸形改善很大，特别是肋骨与利兹手术有关。

10

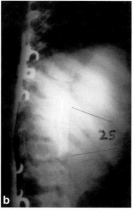

图 10.20　a. 侧位片提示 12 岁男孩隐性遗传的脊柱膜发育不良，表现为胸腰椎后凸，顶椎楔形改变。出现了加重的偏瘫表现。b. 侧位片提示 AVR 术后和前路植骨后路内固定术后 1 年。畸形矫形效果良好，神经症状很快得到了解决。

隐性狼疮，两者都有显著性和进展性后凸畸形。两者通过前路植骨，后路内固定，效果良好（图 10.20）。

（翟骁　译，魏显招　李明　审校）

• 参 考 文 献 •

［1］Gray PHK. A case of osteogenesis imperfecta, associated with dentinogenesis imperfecta, dating from antiquity. Clin Radiol. 1970; 21(1):106–108

［2］Ekmann OJ. Descriptio et casus Aliquot Osteomalaciae. Upsaliae: J F Edman, 1788. Cited by McKusick VA. Heritable Disorders of Connective Tissue. 4th ed. St Louis: CV Mosby; 1972

［3］Looser E. On the difference between osteogenesis imperfecta congenital and tarda (so-called idiopathic osteopsathyrosis). Mittell Grenzgebeiten Med Chir. 1906; 15:161–207

［4］**King JD, Bobechko WP. Osteogenesis imperfecta. An orthopaedic description and surgical review. J Bone Joint Surg. 1971; 53B:72–89**

［5］Falvo KA, Root L, Bullough PG. Osteogenesis imperfecta: clinical evaluation and management. J Bone Joint Surg Am. 1974; 56(4):783–793

［6］**Bauze RJ, Smith R, Francis MJO. A new look at osteogenesis imperfecta. A clinical, radiological and biochemical study of forty-two patients. J Bone Joint Surg Br. 1975; 57(1):2–12**

［7］Cole WG. Bone, cartilage, and fibrous tissue disorders. In: Benson M, Fixsen J, Macnicol M, Parsch K, eds. Children's Orthopaedics and Fractures. 3rd ed. London: Springer; 2010:75–105

［8］Sillence DO, Senn A, Danks DM. Genetic heterogeneity in osteogenesis imperfecta. J Med Genet. 1979; 16(2): 101–116

［9］Jones ET, Hensinger RN. Spinal deformity in idiopathic juvenile osteoporosis. Spine. 1981; 6(1):1–4

［10］Dent CE, Friedman M. Idiopathic juvenile osteoporosis. Q J Med. 1965; 34:177–210

［11］Hoek KJ. Scoliosis in osteogenesis imperfecta (sažetak). Proceedings of the Western Orthopaedic Association. J Bone Joint Surg (AM). 1975; 57:136

［12］**Benson DR, Donaldson DH, Millar EA. The spine in osteogenesis imperfecta. J Bone Joint Surg Am. 1978; 60(7):925–929**

［13］Anissipour AK, Hammerberg KW, Caudill A, et al. Behavior of scoliosis during growth in children with osteogenesis imperfecta. J Bone Joint Surg Am. 2014; 96(3):237–243

［14］Patel RM, Nagamani C, Cuthbertson D, et al. A cross-sectional multi-centre study of osteogenesis imperfecta in North America — results from the linked clinical research centres. Clin Genet. 2014. DOI: 0.1111/cge.12409Epubahe adofprint

［15］**Yong-Hing K, MacEwan GD. Scoliosis associated with osteogenesis imperfecta. Results of treatment. J Bone Joint Surg Br. 1982; 64:36–43**

［16］**Waugh TR. The biomechanical basis for the utilisation of methylmethacrylate in the treatment of scoliosis. J Bone Joint Surg. 1971; 53A:194–195**

［17］Herron LD, Dawson EG. Methylmethacrylate as an

adjunct in spinal instrumentation. J Bone Joint Surg Am. 1977; 59(7):866–868

[18] Yilmaz G, Hwang S, Oto M, et al. Surgical treatment of scoliosis in osteogenesis imperfecta with cement-augmented pedicle screw instrumentation. J Spinal Disord Tech. 2014; 27(3):174–180

[19] Marfan AB. Un cas de déformation congénitale des quatre membres, plus prononcee aux extrémités, caractérisée par l'allongement des o saves un certain degré d'amincissement. Bull Mem Soc Med Hop Paris. 1896; 13:220–226

[20] Beals RK, Hecht F. Congenital contractural arachnodactyly. A heritable disorder of connective tissue. J Bone Joint Surg Am. 1971; 53(5):987–993

[21] Achard MC. Arachnodactylie. Bull Mem Soc Med Hop Paris. 1902; 19:834–840

[22] Field CMB, Carson NAJ, Cusworth DC, Dent CE, Neill DW. Homocystinuria, a New Disorder of Metabolism. Abstracts of the 10th International Congress of Pediatrics. Lisbon; 1962: 274

[23] Sinclair RJG, Kitchin AH, Turner RWD. The Marfan Syndrome. Q J Med. 1960; 29:19–46

[24] Wilner HI, Finby N. Skeletal manifestations in the Marfan syndrome. JAMA. 1964; 187:490–495

[25] Winter RB, Moe JH. Scoliosis and the Marfan syndrome. J Bone Joint Surg. 1969; 51A:204–205

[26] **Robins PR, Moe JH, Winter RB. Scoliosis in Marfan's syndrome. Its characteristics and results of treatment in thirty-five patients. J Bone Joint Surg Am. 1975; 57(3):358–368**

[27] Orcutt FV, DeWald RL. The special problems which the Marfan syndrome introduces to scoliosis. J Bone Joint Surg Am. 1974; 56A:1763

[28] Robins PR, Moe JH, Winter RB. Scoliosis in Marfan's syndrome. Its characteristics and results of treatment in thirty-five patients. J Bone Joint Surg Am. 1975; 57(3): 358–368

[29] Li ZC, Liu ZD, Dai LY. Surgical treatment of scoliosis associated with Marfan syndrome by using posterior-only instrumentation. J Pediatr Orthop B. 2011; 20(2):63–66

[30] Gjolaj JP, Sponseller PD, Shah SA, et al. Spinal deformity correction in Marfan syndrome versus adolescent idiopathic scoliosis: learning from the differences. Spine. 2012; 37(18):1558–1565

[31] Zenner J, Hitzl W, Meier O, Auffarth A, Koller H. Surgical outcomes of scoliosis surgery in Marfan syndrome. J Spinal Disord Tech. 2014; 27(1):48–58

[32] Stern WE. Dural ectasia and the Marfan syndrome. J Neurosurg. 1988; 69 (2):221–227

[33] Morquio L. Sur une forme de dystrophie osseuse familiale. Arch Méd Enfants. 1929; 32:129–140

[34] Brailsford JF. Chondro-osteo-dystrophy: roentgenographic and clinical features of a child with dislocation of vertebrae. Am J Surg. 1929; 7:404–410

[35] Melzak J. Spinal deformities with paraplegia in two sisters with Morquio-Brailsford syndrome. Paraplegia. 1969; 6(4):246–258

[36] **Bethem D, Winter RB, Lutter L, et al. Spinal disorders of dwarfism. Review of the literature and report of eighty cases. J Bone Joint Surg Am. 1981; 63 (9):1412–1425**

[37] **Kopits SE. Orthopedic complications of dwarfism. Clin Orthop Relat Res. 1976(114):153–179**

[38] Kopits SE, Perovic MN, McKusick V, Robinson RA. Congenital atlanto-axial dislocations in various forms of dwarfism. J Bone Joint Surg [Am]. 1972; 54-A:1349–1350

[39] Solanki GA, Lo WB, Hendriksz CJ. MRI morphometric characterisation of the paediatric cervical spine and spinal cord in children with MPS 1VA (Morquio-Brailsford syndrome). J Inherit Metab Dis. 2013; 36:329–337

[40] Brooks AL, Jenkins EB. Atlanto-axial arthrodesis by the wedge compression method. J Bone Joint Surg Am. 1978; 60(3):279–284

[41] Gallie WE. Fractures and dislocations of the cervical spine. Am J Surg. 1939; 46:494–499

[42] Magerl F, Seeman P. Stable posterior fusion of the atlas and axis by transarticular screw fixation. In: Kehr P, Weidner A, eds. Cervical Spine. New York: Springer Verlag; 1987:322

[43] **Harms J, Melcher RP. Posterior C1-C2 fusion with polyaxial screw and rod fixation. Spine. 2001; 26(22):2467–2471**

[44] Stevenson AC. Achondroplasia: an account of the condition in Northern Ireland. Am J Hum Genet. 1957; 9(1):81–91

[45] Parrot JMJ. Sur les malformations achondroplasiques et le Dieu. Path Bull Soc Anthrop. 1878; 1:296

[46] Caffey J. Achondroplasia of pelvis and lumbosacral spine; some roentgenographic features. Am J Roentgenol Radium Ther Nucl Med. 1958; 80(3):449–457

[47] Langer LO, Jr, Baumann PA, Gorlin RJ. Achondroplasia: clinical radiologic features with comment on genetic implications. Clin Pediatr (Phila). 1968; 7 (8):474–485

[48] Wynne-Davies R, Walsh WK, Gormley J. Achondroplasia and hypochondroplasia. Clinical variation and spinal stenosis. J Bone Joint Surg Br. 1981; 63B (4):508–515

10

［49］Bailey JA, II. Orthopaedic aspects of achondroplasia. **J Bone Joint Surg Am. 1970; 52(7):1285–1301**

［50］Pedrini-Mille A, Pedrini V. Proteoglycans and glycosaminoglycans of human achondroplastic cartilage. J Bone Joint Surg Am. 1982; 64(1):39–46

［51］Wynne-Davies R, Hall CM, Apley AG. Atlas of Skeletal Dysplasias. 3rd ed. Edinburgh: Churchill Livingstone; 1985

［52］Beighton P, Bathfield CA. Gibbal achondroplasia. J Bone Joint Surg Br. 1981; 63-B(3):328–329

［53］**Hensinger RN. Kyphosis secondary to skeletal dysplasias and metabolic disease. Clin Orthop Relat Res. 1977(128): 113–128**

［54］Nelson MA. Spinal stenosis in achondroplasia. Proc R Soc Med. 1972; 65 (11):1028–1029

［55］Hancock DO, Philips DG. Spinal compression in achondroplasia. Paraplegia. 1965; 3(1):23–33

［56］Bergström K, Laurent U, Lundberg PO. Neurological symptoms in achondroplasia. Acta Neurol Scand. 1971; 47(1):59–70

［57］Lutter LD, Langer LO. Neurological symptoms in achondroplastic dwarfs—surgical treatment. J Bone Joint Surg Am. 1977; 59(1):87–92

［58］**Kahanovitz N, Rimoin DL, Sillence DO. The clinical spectrum of lumbar spine disease in achondroplasia. Spine. 1982; 7(2):137–140**

［59］Lutter LD, Longstein JE, Winter RB, Langer LO. Anatomy of the achondroplastic lumbar canal. Clin Orthop Relat Res. 1977(126):139–142

［60］Eisenstein S. The morphometry and pathological anatomy of the lumbar spine in South African negroes and Caucasoids with specific reference to spinal stenosis. J Bone Joint Surg. 1977; 59(2):173–180

［61］Verbiest H. Fallacies of the present definition, nomenclature and classification of the stenoses of the lumbar vertebral canal. Spine. 1976; 1:217–225

［62］Grabias S. Current concepts review. The treatment of spinal stenosis. J Bone Joint Surg. 1980; 62(2):308–313

［63］Schreiber F, Rosenthal H. Paraplegia from ruptured lumbar discs in achondroplastic dwarfs. J Neurosurg. 1952; 9(6):648–651

［64］Maroteaux P, Lamy M, Bernard J. La dysplasie spondylo-epiphysaire tardive; description clinique et radiologique. Presse Med. 1957; 65(51):1205–1208

［65］Diamond LS. A family study of spondyloepiphyseal dysplasia. J Bone Joint Surg Am. 1970; 52(8):1587–1594

［66］**Langer LO. Spondyloepiphyseal dysplasia tarda. Radiology. 1964; 82:833–839**

10

注：加粗的是重要参考文献。

11 峡部裂和滑脱

>> 11.1 引言

滑脱于 1782 年由比利时产科医生 Herbiniaux 首先报道，他报道了一例由 L5 椎体前方移位导致的严重难产[1]。Kilian 认为这一现象是腰骶部小关节的缓慢半脱位，并由此命名了"滑脱"这一名词[2]。在 1855 年 Robert 开展的早期力学研究发现，滑脱的产生必须有神经弓结构的缺损[3]。Lambl 认为神经弓结构的缺损（峡部裂）的重要性[4]。1882 年，Neugebauer[5] 明确描述了腰椎滑脱也可能出现在 L5/S1 小关节发育不良、椎弓峡部延长而没有明显缺损的情况之下。这一晚于 Herbiniaux 一个世纪的研究总结了弗莱堡、斯特拉斯堡、柏林和巴黎等地的产程困难的原因。Neugebauer 认为这一病因可能为先天的或获得性的，前者是由于 L5 关节突正常发育的失败，并伴有椎弓峡部的弱化和骶骨上缘的进行性圆钝化——这些都是发育异常性腰椎滑脱的典型特征。他认为获得性的腰椎滑脱是由于 L5 后外侧结构的骨折。1931 年 Meyer-Burgdorff 提出腰椎滑脱总是伴有峡部的疲劳骨折，且这一过程的原因是腰椎的前凸过大[6]。

先天发育理论得到了 Putti[7]、Le Double[8] 和 Willis[9] 的支持，而 Brailsford[9] 和 Brocher[10] 提出了儿童椎弓骨化异常的发育不良理论，这与髋关节发育不良的发展十分类似。1963 年 Newman 和 Stone 发表了基于 300 余例患者的 15 年的研究，提出了 5 种分型，包括发育不良型、峡部型、退变型、创伤型和病理型[11]。Taillard 将这些分型总结为腰椎关节固定机制失败而导致的最后结局[13]。1975 年，国际腰椎研究协会（ISSLS）发表了基于 Newman 和 Stone 分型系统的 Wiltse 分

表 11.1 1976 年分型

- 发育不良
- 峡部裂
  - 峡部溶骨——疲劳骨折
  - 峡部完整但有延长
  - 急性峡部骨折
- 退变
- 创伤
- 病理

型，一直沿用至今[14]（表 11.1）。

还有其他分型[15]，但认可度最高的是 1997 年 Marchetti 和 Bartolozzi（M-B）的分型[16]。然而，同许多分型一样，如特发性脊柱侧凸（详见"4 特发性脊柱侧凸"），该分型也存在一些问题，甚至是缺陷。在介绍 M-B 分型系统之前，有必要回溯历史：Wiltse 分型仅根据平片和斜位片进行判断，而目前广泛应用的 3D-CT 和 3D-MRI 使得腰椎滑脱更为直观可测。

>> 11.2 病因学和影像学

11.2.1 发育不良型

在 Herbiniaux[1] 和 Neugebauer[5] 报道的腰椎滑脱中，L5 椎体向前明显滑移，减少了骨盆的矢状径，堵塞了胎儿的产道。

这一类型过去被认为是先天性腰椎滑脱，尽管基础病理改变是先天性的，但腰椎滑脱的畸形几乎从不出现，或者伴随生长过程中逐渐产生。因此，"发育不良"一词更为适用于描述腰骶关节，特别是 L5/S1 小关节的先天发育异常（图 11.1）。同时，L5 或 S1 也存在隐性脊柱裂。

L5 椎体也会逐渐产生前凸增加、骶骨上缘逐渐圆钝等继发形变。最后，滑脱严重时可出现 L5 椎体位于骶骨前缘的情况（脊椎前移）。同时，

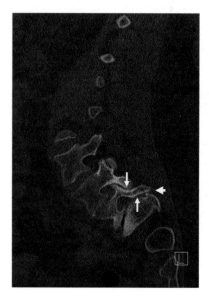

图 11.1 旁矢状面 CT 显示峡部结构延长（小箭头）及小关节发育不良（大箭头）。

前后位片可发现骶骨形态类似颠倒的"拿破仑帽"（图 11.2）。当滑移开始出现时，L5 椎体尚完整，但随着峡部结构延长，滑移逐渐加剧，最终产生腰椎滑脱。骶骨体的后上缘缩入局部神经根结构（图 11.3），但很少出现临床马尾症状。

过去认为在影像学上很难区分直接峡部裂性腰椎滑脱（应力骨折）与发育不良型腰椎滑脱的峡部崩裂，但发育不良的峡部结构延长（图 11.1）和其他典型特征（L5 椎体前凸增加，骶骨圆钝和脊柱隐裂）是可见的。发育不良型腰椎滑脱更为少见。L5 椎体越向下滑移，身体重量产生更多剪切力效应，产生进展性的后凸[17,18]。近年来的研究更加关注脊柱下端的骨盆的相应改变。

11.2.2 峡部裂型

此类型进一步分为三种[14]：峡部裂解，峡部延长但结构完整，以及急性骨折。

此类型发病率最高（图 11.4），在年龄 < 1 岁的幼儿中也有报道[3]。儿童年龄达到 7 岁之后，患病率明显上升。但是，青少年期间的某些特定类型体育活动也被认为是重要的加重因素[19]，例如芭蕾舞蹈、体操、蹦床、快速保龄球或投球。

Jackson 等[1]认为一般人群中峡部缺陷的发病率仅为 2% ～ 3%，但体操运动员中发病率高出 4

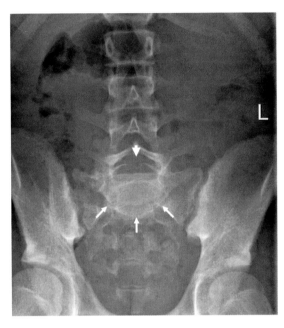

图 11.2 脊椎前移患者腰骶部正位片显示颠倒的"拿破仑帽"（小箭头）。注意同时伴有脊柱隐裂（大箭头）。

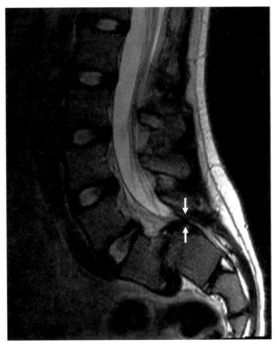

图 11.3 严重腰椎滑脱患者的腰骶部矢状位 T2 加权 MRI，显示骶骨后上缘陷入下位腰骶部神经根（箭头）。

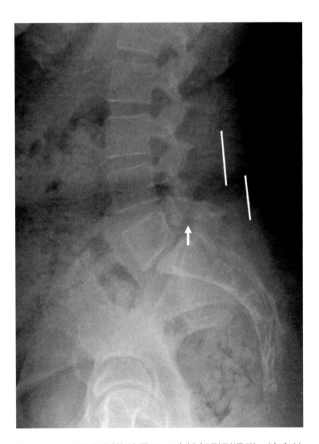

图 11.4 腰骶部侧位片显示 1 度峡部裂型滑脱。注意峡部缺损（箭头）。L5 棘突不再与 L5 椎体相连，且与 L4 棘突不在一条线上（直线）。

11

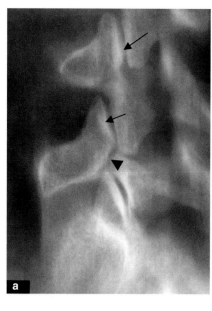
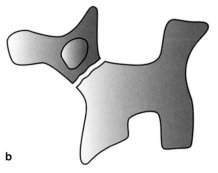

图 11.5　a.下腰椎斜位断层扫描片显示小关节（长箭头）及连接其中的峡部结构。这些斜位片有助于发现峡部裂（三角箭头）。b.腰椎斜位片的结构被 La Chapelle[20] 命名为苏格兰小狗。如果苏格兰小狗有项圈（三角箭头），则存在峡部裂。

倍 [19]。他们报道了 14 岁女性志愿者行斜位 X 线检查，有 11% 合并峡部缺损，6% 存在 1 度滑脱（图 11.5）。峡部崩裂型腰椎滑脱可出现在不同节段，但几乎全部出现于 L5/S1。有趣的是，在 Jackson 报道的这一组人群中，38% 合并脊柱下段的脊柱隐裂。Jackson 强调这些女孩正在接受包括重复腰椎屈伸在内的高强度体操训练。仅有 10% 出现同位素骨扫描阳性，但平片并未提示应力相关的椎弓崩裂。他们同时发现，许多运动员的相应缺损已得到愈合，正如 Taillard[12] 所报道的一样。

　　日本的青年运动员 [21]、美国的大学橄榄球队员 [22] 等全球各地都有关于峡部裂的报道。包括 MRI（图 11.6）、3D-CT 和 3D-MRI 在内的现代影像学技术的应用，是在年轻运动员中检出峡部裂患病率增高的可能原因。在英国，主诉腰部不适的专业的足球、板球运动员均需行 MRI 检查。若 MRI 检查发现一侧或双侧峡部裂，那么一部分青年运动员的职业生涯也将就此告终。事实上，峡部裂和其他缺陷非常常见，以至于有人反对在平片的影像学报告中提及相应结果 [23]。

　　Jackson 等 [19] 和 Wynne Davies[24] 也发现了普通人群中峡部裂的家族史。有趣的是，有报道指出，阿拉斯加后裔的神经弓发育缺陷的患病率达到约 50%[25]。而根据现代影像学技术，阿拉斯加裔人群可能都患有峡部裂！一项 485 副南非裔骨骼的研究指出，峡部裂的患病率为 3.5%，但与种族和性别无关 [26]。一项 400 名学龄儿童的研究

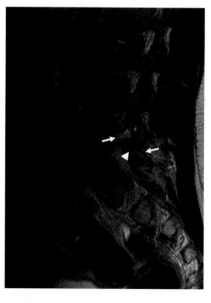

图 11.6　矢状位 T2 加权抑脂相 MRI。单侧峡部裂。双侧峡部缺损处骨髓呈水肿改变（三角箭头）。

表明，有峡部裂的患儿中几乎有 1/3 的患者的父母也有同样的病灶 [27]。峡部裂的发展过程中的重要病因之一是腰部后方小关节的方向，其中关节方向呈冠状面排列者，峡部缺损发病率更高（图 11.7）[28]。也许这是家族遗传和后天体育活动共同作用的结果。

　　不同的研究人员认为反复的屈伸活动是导致疲劳性骨折的主要原因 [29-33]。Farfan 认为峡部缺损是由于过度负荷导致的重复发生的微小骨折引起的 [29]。其他研究也支持了 Farfan 的力学理

11

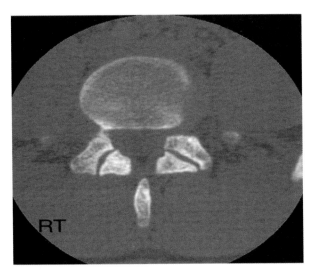

图 11.7　左侧 L5 峡部裂患者的 L4/L5 小关节横切面 CT。左侧关节突方向更呈冠状面排列。

论[30-32]。Pfeil 认为直立的姿态是导致成人出现峡部裂的因素之一[33]。

30% 以下的伴有峡部裂的腰椎滑脱患者会产生严重的椎体滑移。这是由于发育不良型腰椎滑脱者常合并有进行性的腰骶部后凸畸形，而峡部裂型滑脱只在矢状面上产生移动。

脊柱发育成熟后的 20 岁早期[34]，峡部缺损被内软骨骨化填充[12]，一部分峡部裂可能自然愈合，而在后期再发，使得人群中的发病率相对稳定[12,19]。相反，成人后一直未愈合的峡部裂病灶主要为过度增生的愈合组织碎片填充，形成骨不连（图 11.8）。

Wiltse 分型[13]的 b 亚型是峡部延长但未分离，但这一亚型并非常见的峡部裂型腰椎滑脱。相反，峡部的延长是发育不良型腰椎滑脱进行性发展过程的一部分（图 11.1）。峡部的延长不应属于峡部裂型，而应该作为发育不良型腰椎滑脱的影像

学表现之一。

最后，在过去的分型中，c 亚型是一种急性峡部骨折，但临床上常见于更为严重的创伤的一部分，并不单独出现。因此，这一亚型应归结于胸腰椎骨折脱位的分型，而不应属于腰椎滑脱。

与继发于牵拉或薄弱的发育不良型的滑脱不同，峡部裂型滑脱是导致滑脱的主要因素。因此，只有一种峡部裂型滑脱，即原发性峡部裂。

11.2.3　退变性腰椎滑脱

退变性腰椎滑脱是由于骨关节炎（OA）累及了小关节滑膜，尤其多见于女性（图 11.9）。事实上，在住院医师培训期间，我们被教育认为如果 60 岁以下的男性患有髋关节骨关节炎，当观察骨盆正位 X 线片时，应检查骶髂关节有无炎症、侵蚀等改变。

此类病变常见于 L4/L5 节段，偶见于 L3/L4 节段。L5/S1 节段通常不受累。L5/S1 的确有更多的椎间盘相关的退行性疾病，但这一病理过程与导致退变性腰椎滑脱的小关节的原发性退变性骨关节炎完全不同。

退变性腰椎滑脱被 Junghans[35] 称为"假性腰椎滑脱"，但 Newman[36] 认为更恰当的名称是"退变性腰椎滑脱"。Rosenberg 对 200 例患者和 20 具骨骼进行了相关研究[37]，认为女性的发病率较男性高出 4 倍，而 L4/L5 节段受累的概率较其他节段高出 6 ~ 9 倍。退变性腰椎滑脱通常不出现于 50 岁以下的人群，且滑脱程度 < 30%。

小关节软骨的损伤是导致小关节力学功能不足的主要原因，并逐渐导致滑脱的出现，但 Farfan 认为这一改变是由于反复出现的下关节突微小压缩骨折[38]。Harms 近期研究了退变性腰椎

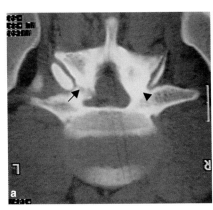
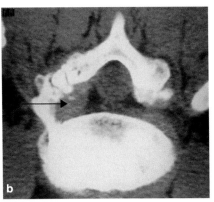

图 11.8　a、b. 青年峡部裂患者横断面 CT 显示典型的肥大性骨不连，累及双侧峡部裂（长箭头）。由于反应性新骨形成（a），右侧峡部增厚（三角箭头）。

11

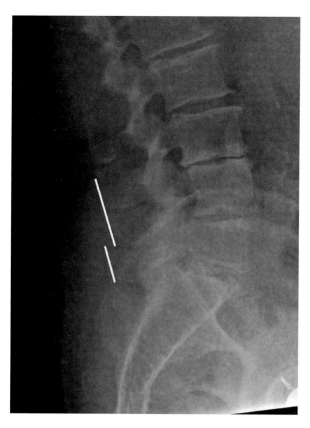

图 11.9　60 岁女性显著退变的脊柱侧位片。L4/L5 节段退变性腰椎滑脱。L4 棘突与 L4 椎体相连，与 L5 棘突相比明显前移（短线）。

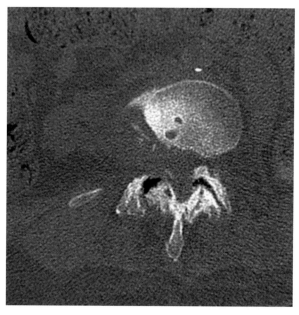

图 11.10　退变性腰椎滑脱中，关节突角度更呈矢状面排列。

滑脱节段和几何学形态，并对比了 23 例退变性腰椎滑脱患者与 40 例年龄、性别匹配的对照人群[39]。经过 CT 和 MRI 检查发现，患者的小关节突呈更为矢状面的朝向，更易产生滑移，而健康人群的椎体终板更为水平（图 11.10）。

同一研究小组观察了小关节重塑的过程，并得出结论认为小关节的矢状面排列可能是继发性的改变，而非初始存在的形态[40]。作者也发现退变性腰椎滑脱的小关节呈更为矢状面的排列，而非峡部裂型腰椎滑脱的冠状面排列。

由于退变过程的作用，双侧小关节不能维持力学强度，椎体的滑移通常伴随着旋转，从而导致局部节段产生退变性滑脱。因此，退变性腰椎滑脱应被认为是包含明显侧凸的三维畸形。

11.2.4　创伤性腰椎滑脱

创伤性腰椎滑脱是指除外峡部的骨性结构急性骨折，因此不应作为腰椎滑脱的亚型，而是更应当属于胸腰椎骨折和骨折脱位的亚型。

11.2.5　病理性腰椎滑脱

病理性腰椎滑脱是指任何导致椎弓根、峡部或者关节突破坏而令躯体重量作用导致滑脱的病理改变。病理性腰椎滑脱可包括全身性的 Paget 病（图 11.11）、关节挛缩、Albers-Schönberg 病①、梅毒和成骨不全症[11-13]，或是局灶型例如长节段融合术后邻近节段破坏，例如特发性脊柱侧凸术后产生的峡部裂和腰椎滑脱（获得性腰椎滑脱）[41]。随着这些病理改变的加重，滑脱的程度也相应增加。

因此，我们认为 Wiltse 分型应该精简为以下 4 种简明分型（表 11.2）。

>> 11.3　腰椎滑脱的命名与测量

Wiltse 和 Winter[42] 已在其综述中总结了相应内容。

前方移位，又被称为前方滑移，其程度可根据 Taillard[43] 的方法测量，即滑脱所占据的

11

---
① Albers-Schönberg 病：即石骨症。——译者注

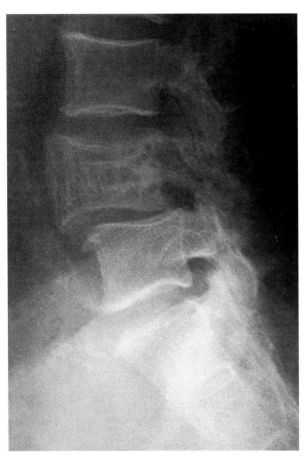

图 11.11 典型的 Paget 病导致轻度病理性滑脱。

表 11.2 修订的 Wiltse/ISSLS 分型

发育不良型
● 峡部裂型
● 退变性
● 病理性

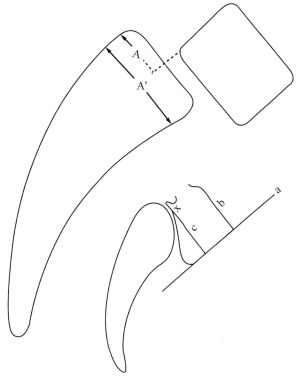

图 11.12 向前滑移的程度，表示为位移 A（L5 椎体后皮质与 S1 后皮质之间的位置关系）除以 A′（骶骨最大前后径），乘以 100。小图例表示在合并椎体发育不良或骨赘形成时如何标记 L5 椎体后下缘（x）。沿 L5 椎体前缘做一平行线 a，沿 L5 椎体后上缘做一与 a 垂直的线 b。线 c 与线 b 平行且等长。线 c 与 L5 椎体下缘相切的点记为 x。点 x 位置相对固定，并用于测量滑脱程度（经允许引自 L Wiltse, R Winter. Terminology and measurement of spondylolisthesis. Wolters Kluwer Health, Inc. 1983）。

S1 上缘的前后径的百分比（A/A′×100）（图 11.12）。Meyerding 滑脱分度法则将 S1 上缘分为四等份，并根据 L5 滑脱的程度相应分为 0 度、1 度、2 度等[44]（图 11.13）。

骶骨倾斜度又称为骶骨倾角，是指骶骨和垂直面之间的矢状面夹角（图 11.14）。

发育不良型腰椎滑脱中最重要的角度关系是骶骨旋转角度，又称为滑脱角或腰骶后凸角。发育不良型腰椎滑脱属于一种腰骶部后凸畸形，可通过测量 L5 前缘和 S1 后缘之间的夹角得出（图 11.15）。

L5 沿骶骨上缘旋转，产生的骶骨上缘的圆钝也可进行相应测量（图 11.16）。

L5 逐渐前凸化，其楔形变的程度也可测量（图 11.17）。

腰椎前凸角可以通过测量 L1 椎体和 L5 椎体上缘的夹角得出（图 11.18）。

骶骨 – 水平线角，又称为骶骨角或 Ferguson 角，是骶骨上缘和水平线之间的夹角（图 11.19）。

腰骶关节角是 L5 下缘和 S1 上缘的夹角（图 11.20）。

这些角度的测量与腰椎滑脱相关，其中前方移位与峡部裂型腰椎滑脱息息相关，而其他参数，特别是骶骨旋转角，则与发育不良型腰椎滑脱关系更为密切。

11

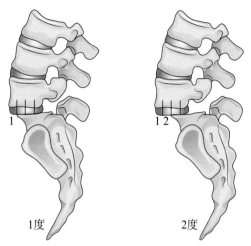

图 11.13　Meyerding 分度。

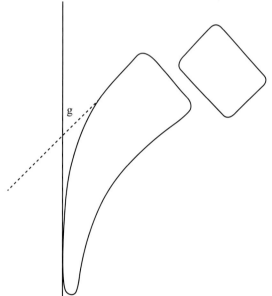

图 11.14　骶骨倾斜角（g），S1 后缘延长线与铅垂线之间的夹角（经允许引自 L Wiltse, R Winter. Terminology and measurement of spondylolisthesis. Wolters Kluwer Health, Inc. 1983）。

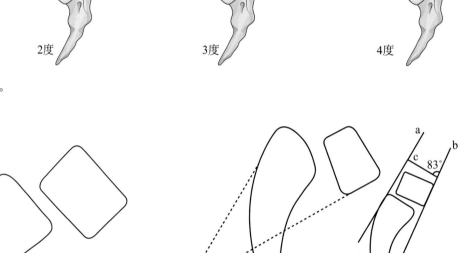

图 11.15　骶骨旋转角，用于表示 L5 和 S1 椎体之间的角度。通过 L5 椎体前缘做一延长线，其与 S1 椎体后缘延长线的夹角。右图显示当滑移程度较轻而 a、b 线并不相交时测量骶骨旋转角的另一方法，即做与线 a 垂直的线 c，c 与 b 夹角为骶骨旋转角（经允许引自 L Wiltse, R Winter. Terminology and measurement of spondylolisthesis. Wolters Kluwer Health, Inc. 1983）。

图 11.16　骶骨上缘中心圆钝的程度可表达为图中所示线 a 与线 b 之间的关系。计算结果乘以 100 即为 S1 椎体圆钝度（经允许引自 L Wiltse, R Winter. Terminology and measurement of spondylolisthesis. Wolters Kluwer Health, Inc. 1983）。

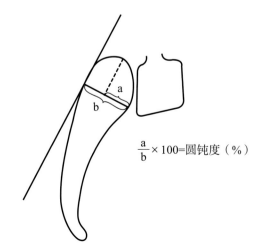

$$\frac{a}{b} \times 100 = 圆钝度（\%）$$

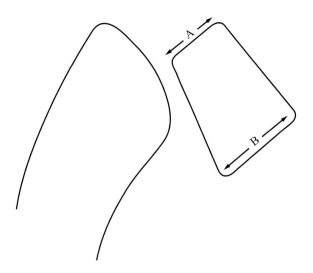

图 11.17 滑移椎体楔形变的程度可表达为线 a 的长度除以线 b 的长度乘以 100（经允许引自 L Wiltse, R Winter. Terminology and measurement of spondylolisthesis. Wolters Kluwer Health, Inc. 1983）。

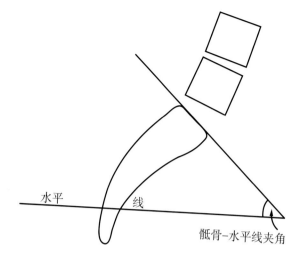

图 11.19 骶骨水平角是沿骶骨上缘所做沿线与水平线的夹角（经允许引自 L Wiltse, R Winter. Terminology and measurement of spondylolisthesis. Wolters Kluwer Health, Inc. 1983）。

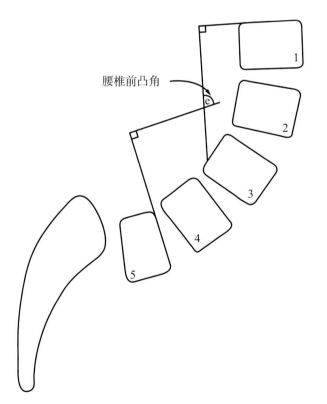

图 11.18 腰椎前凸角记为角 e，如图所示。当 L5 椎体出现明显的矢状面旋转时，腰椎前凸可能一直延展至胸椎，此时的"全脊柱前凸"的概念应与"腰椎前凸"进行区别（经允许引自 L Wiltse, R Winter. Terminology and measurement of spondylolisthesis. Wolters Kluwer Health, Inc. 1983）。

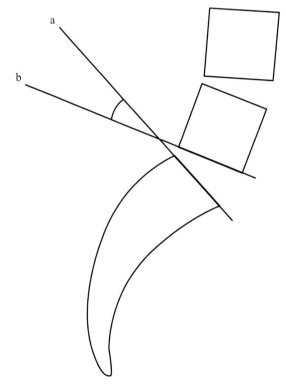

图 11.20 腰骶角是指 L5 和 S1 之间在纵轴上的夹角。在正常脊柱中，可以在经过以上椎体尾侧和头侧划线。这两条线的夹角即为腰骶角（经允许引自 L Wiltse, R Winter. Terminology and measurement of spondylolisthesis. Wolters Kluwer Health, Inc. 1983）。

11

>> 11.4 Marchetti 和 Bartolozzi（M-B）分型

这一分型最初于 1982 由意大利学者提出，1994 年进一步修订扩展，包括了高度、低度发育不良型，以及获得性腰椎滑脱中的术后型、退变型、病例型等类型或亚型（表 11.3）[15]。

这一分型还指出了先天型和发育不良型的区别。峡部裂、峡部延长等结构缺损，以及骨性结构、L5 椎体、骶骨上缘和脊椎前移都属于相同的先天性病因——这些改变的严重程度都与病损导致的形态改变相关。因此，M-B 分型提出，Wiltse 分型中的发育不良型和峡部裂型腰椎滑脱可归为同一类发育型，"不同意 Wiltse 定义的峡部裂型腰椎滑脱为单独一种分型"，并提出一部分类型应归属于发育不良型。而发育型滑脱应当包括绝大多数腰椎滑脱病例。

同时，脊柱外科界一直接受发育不良型（见图 11.1）和峡部裂型（见图 11.4）作为滑脱的不同类型而在临床中一直沿用。M-B 分型中使用"-lysis"（裂）这一词尾用于形容过去分型中峡部裂型腰椎滑脱中的应力性骨折以及继发于峡部发育不良时的峡部结构缺损。"lysis"（裂）一词起源于希腊语"lusis"，意为松弛、不连续或破裂，是指长时间积累或继发的改变。也许我们应当使用"继发性峡部裂"用来形容继发于峡部结构发育不良的滑脱，而保留"原发性峡部裂"以形容改良 Wiltse/ISSLS 分型中的峡部裂型滑脱（见表 11.2）。尽管如此，M-B 分型认为部分峡部裂型滑脱应当归属于发育不良型滑脱。

在发育不良型中，又进一步根据病损的程度分为高度或低度发育不良。在高度发育不良型中，常有固定的后凸畸形和两椎体轴线的夹角，这与峡部裂型滑脱有所不同。高度发育不良的滑脱中 S1 上缘圆钝等局部节段问题更为明显。L5 椎体和骶骨上缘的形态改变是继发于生长过程出现的，并非原发性的发育不良。若 L5 峡部出现了继发性峡部裂，则滑脱可能快速进展，导致典型的发育不良型峡部裂的产生。M-B 分型认为，在低度发育不良型滑脱中，L5 或 L4 椎体（取决于滑脱节段）的形态仍保持矩形，S1 或 L5 上终

表 11.3 Marchetti-Bartolozzi 分型

发育性
• 高度发育不良性
○ 伴峡部断裂
○ 伴峡部延长
• 低度发育不良性
○ 伴峡部断裂
○ 伴峡部延长
获得性
• 创伤性
○ 急性骨折
○ 应力骨折
○ 术后
○ 手术直接导致
○ 手术间接导致
• 病理性
○ 局部
○ 全身
• 退变性
○ 原发性
○ 继发性

板保留完好，邻近节段序列保持良好的平行关系，并无骶骨旋转或代偿性前凸增加等改变，这些都是典型峡部裂型腰椎滑脱的特点。M-B 分型认为"合并峡部裂或合并峡部延长的腰椎滑脱非常类似，可归于同一类型"。此外，就滑脱的进展而言，低度发育不良的滑脱通常不会加重，滑脱进展缓慢，椎体移位更多出现横向滑移而非倾斜，但这些并非发育不良所导致的改变。因此，很难决定是否应该就此将滑脱分为"高度"和"低度"发育不良。

过去的 10 ～ 20 年间，人们根据骨盆形态和滑脱形态提出了多种假说[45-50]。Schwab 等在 1997 年观察了儿童 / 青少年腰椎滑脱患者的 X 线片中显示的滑脱程度及其与骨盆旋转的关系[45]。他们试图明确站立位 L5 与髋臼间的移位程度是否与滑脱进展程度以及症状相关。研究共观察了 52 例发育不良型滑脱患者，摄取了一系列包含髋部和腰椎的站立侧位片，以测量矢状面骨盆倾斜系数（SPTI），即 S2 与 L5 连线中心与股骨头中心之间的水平相对距离（图 11.21）。SPTI 越低，

11

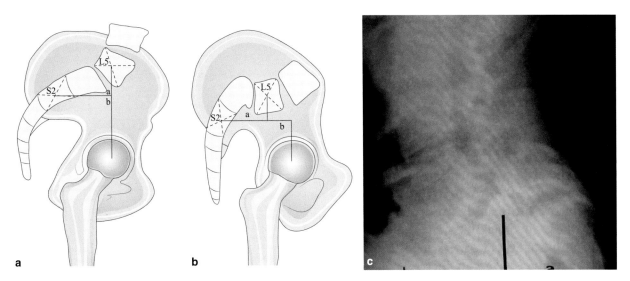

图 11.21 矢状面骨盆倾斜指数（SPTI）计为 a/b。a.SPTI 在此图中近似为 1。b. 在此例中 SPTI 近似等于 0.6。注意骶骨垂直化，使得髋关节向前距离增加（b）。c. 站立侧位片显示滑脱失平衡，SPTI 约等于 0.5 [经允许引自 Frank Schwab, Jean-Pierre Farcy, David Roye. The sagittal pelvic tilt index as a criterion in the evaluation of spondylolisthesis: preliminary observations. Spine (Phila Pa 1976). Oct 5, 0716;22(14):1661-7] 。

骶骨越垂直，而与髋关节距离越远，更易进展及失平衡。研究共包含 32 例滑脱患者和 20 例峡部裂患者，其中 13 例 SPTI 减低的滑脱患者出现了滑脱进展，且症状明显。与这些患者相比，SPTI 恒定且未增加者滑移程度和症状均未进展。研究人员因此提出，SPTI 异常也是发育不良型腰椎滑脱的病因，并导致滑脱程度加重。在正常人群和平衡的患者中，L5 位于髋关节上方，而失平衡的患者 L5 椎体更为向前，导致腰骶段后凸增加，产生上方节段代偿性腰椎前凸增加。

在 2002 年 Rajnics 等观察了 48 例峡部裂型滑脱患者与 30 名健康志愿者的站立侧位脊柱 X 线片[46]。侧位 X 线片包含了双侧股骨头。他们测量了骶骨－股骨解剖常数 / 系数（SFAC）（图 11.22）、骶骨倾斜角（前文称为骶骨水平角[41]）（图 11.19）以及 L1 ～ L5 前凸角（图 11.18）。峡部裂型滑脱患者的以上 3 种测量值均大于健康志愿者。他们提出水平方向的骶骨和过度的腰椎前凸导致重力的剪切分离大于压力分力（图 11.23），并导致椎间小关节骨折。两处髋臼则位于腰骶关节前方，导致不稳。SFAC 属遗传因素，且与滑脱程度密切相关。

同年，Marty 等研究了骶骨和入射角之间的关系[17]，并比较了以上参数在三类人群中的区别：年轻运动员（44 例）、行走前婴儿（32 例）和腰椎滑脱患者（39 例）。他们提出，入射角与骶骨倾斜角和腰椎前凸密切相关，并使得人们处于省力的站立姿态。入射角的角度与骶骨的解剖学相关，在学习站立和行走的孩提时代即告形成。因此，这项研究的目的是明确骶骨和入射角的关系，并在以上三类人群中进行比较。所有案例均进行了矢状面站立位脊柱影像测量。入射角和滑脱的程度存在紧密的关系，年幼婴儿的系数较成人更小。他们总结认为骶骨的解剖学参与脊柱矢状面的平衡。腰椎滑脱患者与正常人群相比，入射角和骶骨倾斜角更大，更容易导致腰椎滑脱。

Hubert Labelle 在脊柱骨盆关系方面做出了杰出的贡献。2005 年，他和蒙特利尔的团队回顾了发育不良型腰椎滑脱的脊柱骨盆平衡的影像学测量[47]。他们利用精密软件根据站立侧位 X 线片计算骨盆入射角、骶骨倾斜角和骨盆倾斜角（图 11.24）、L5 入射角（图 11.25）、腰骶角、腰椎前凸角、胸椎后凸角和滑脱程度。他们比较了成人和儿童患者中上述参数的测量结果。骨盆入射角、骶骨倾斜角、骨盆倾斜角和腰椎前凸角在发育不良型腰椎滑脱患者中更大，而胸椎后凸角明显更小。随着滑脱程度加剧，患者与参照人群的参数差异呈线性增加。L5 入射角和腰骶角改善者手术效果更好，而术后效果差者术前滑脱程度更重。

11

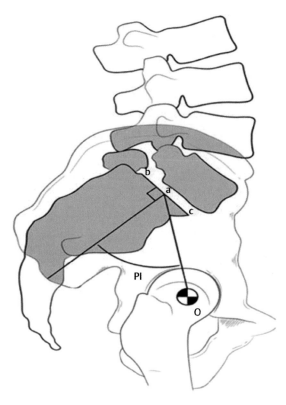

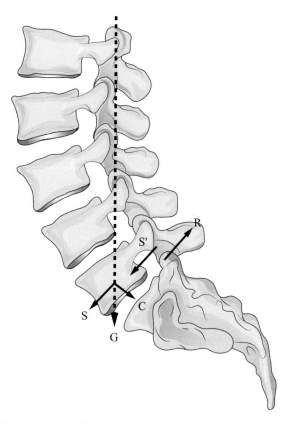

图 11.23　骶骨位于水平方向，过度前凸时重力（G）的剪切力（S）大于压力（C）。

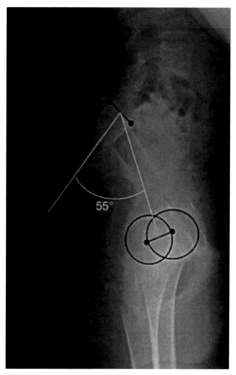

图 11.22　骶骨 – 股骨解剖常数 / 系数（SFAC）的计算，又称为骨盆入射角（PI），每个人特有而固定的解剖参数。脊柱站立侧位片显示 PI 为 55°。b= 骶骨终板后缘；c= 骶骨终板前缘（经允许引自 Ying Li, Timothy Hresko. Radiographic analysis of spondylolisthesis and sagittal spinopelvic deformity. Wolters Kluwer Health, Inc. 2012）。

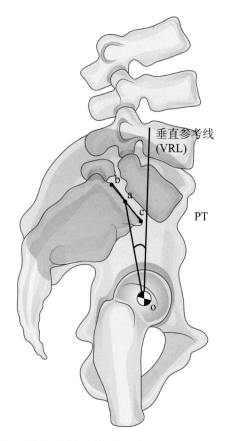

图 11.24　计算骨盆倾斜角（PT）。

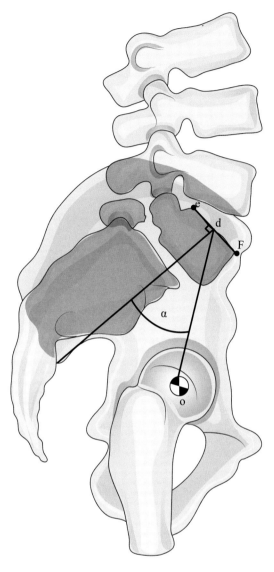

图 11.25 L5 入射角，测量方法与骨盆入射角类似。

>> 11.5 Mac-Thiong 和 Labelle 分型

来自 Labelle 团队的 Mac-Thiong 提出了基于文献复习的新的腰椎滑脱外科分型[48]。有趣的是，这一分型也体现了平衡和失衡的高度发育不良型腰椎滑脱的区别（图 11.26）。矢状面脊柱骨盆平衡可经由骨盆入射角、骶骨倾斜角和骨盆倾斜角计算得出（图 11.27）。他们根据这些参数总结出了 L5/S1 滑脱的 8 类法分型。

然而，当 Mac-Thiong 和 Hubert Labelle 与脊柱外科医生共同验证这一分型时，他们并不能很好地区分高度和低度发育不良型滑脱，以至于最后放弃了这一亚型[49]。他们于是将分型简化为 6 种（表 11.4）。同时，由于峡部裂型滑脱不会比 2 度（50%）更严重，因此峡部裂型滑脱不能归于高度滑脱。

Marchetti 和 Bartolozzi 也认为峡部病灶的产生可以用峡部机械应力抗性减低来解释。在高度和低度发育不良型滑脱中，可出现峡部裂或峡部延长。但峡部裂型滑脱中并不包括峡部延长（只出现在发育不良型中），因此两种分型系统很难调和。

作者同时认为，急性峡部骨折属于严重创伤的一部分。但为何他们不将其归属于胸腰椎脊柱创伤的分型？术后腰椎滑脱也属于 SRS 脊柱畸形的分型（详见表 2.1）。为何他们执着于滑脱分

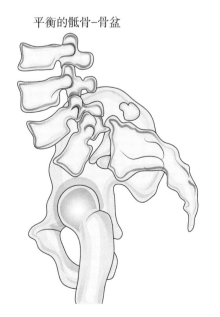

平衡的骶骨-骨盆

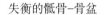

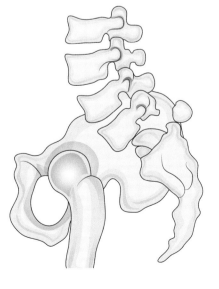

失衡的骶骨-骨盆

图 11.26 平衡和失衡的腰椎滑脱。髋关节位于腰骶关节下方时，骶骨－骨盆平衡，而髋关节位于前方时则导致骶骨－骨盆失衡。

11

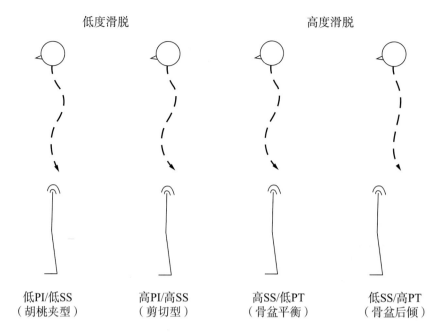

低度滑脱　　　　　　　　　　　高度滑脱

低PI/低SS　　　　高PI/高SS　　　　高SS/低PT　　　　低SS/高PT
（胡桃夹型）　　　（剪切型）　　　（骨盆平衡）　　　（骨盆后倾）

图11.27　低度和高度滑脱情况下的骶骨骨盆平衡。低度滑脱中，矢状面脊柱骨盆平衡可分为PI/低SS（胡桃夹型）或高PI/高SS（剪切型）。高度滑脱中，可分为高SS/低PT（骨盆平衡）或低SS/高PT（骨盆后倾）[经允许引自Jean-Marc Mac-Thiong. A proposal for a surgical classification of pediatric lumbosacral spondylolisthesis based on current literature. Eur Spine J 2006;15(10):1425-1435]。

表11.4　改良Mac-Thiong和Labelle 6分法腰骶部滑脱分型

滑脱程度	骶骨–骨盆平衡	脊柱–骨盆平衡[a]	滑脱类型
低度（<50%）	低PI（<45°）	—	1
	正常PI（45°~60°）	—	2
	高PI（≥60°）	—	3
高度（≥50%）	平衡（高SS/低PT）	—	4
	失衡（低SS/高PT）	平衡（C7铅垂线位于股骨头和骶骨中间）	5
	—	失衡（C7铅垂线位于股骨头前方或骶骨后方）	6

注：PI，骨盆入射角；PT，骨盆倾斜角；SS，骶骨倾斜角。
[a]骨盆平衡时，无论滑脱高度低度，脊柱几乎总是平衡的。

型和术语的禁锢？

虽然如此，M-B分型仍值得深入研究，并进一步讨论不同类型的滑脱所对应的临床治疗。这些学者最后表示："虽然未能取得关于这一问题的最终答案，我们对于这一研究方向的努力仍然值得鼓励。"

这一改良的6分法分型（表11.4）（Mac-Thiong等[49]）得到了脊柱畸形研究小组（SDSG）的认可，

根据可从术前影像检查中获得的3项重要指标中得出：滑脱程度、骶骨–骨盆平衡以及整体的脊柱–骨盆平衡。进行分型时，首先根据Meyerding法将滑脱程度分为低度（0、1、2度，或<50%）和高度（3、4度，椎节滑移或>50%）。然后根据骨盆入射角（PI）、骶骨倾斜角（SS）和骨盆倾斜角（PT）以及C7铅垂线的关系明确骶骨、骨盆和整体脊柱的平衡。低度腰椎滑脱几乎总是平衡的，进一步根据骨盆入射角分为3种，而高度滑脱则进一步分为平衡和失衡——L5/S1关节位于髋关节前方者为平衡组，而失衡组的脊柱则位于后方。

近来Li和Hresko强调了滑脱患者的整体矢状面平衡的重要性，并进一步完善了Mac-Thiong 6分法分型[50]。

因此，必须强调发育不良型腰椎滑脱不宜与峡部裂型滑脱中的原发应力骨折型相混淆，因为后者几乎从不出现高度滑脱，因此，我们似乎又回到了Wiltse的分型系统（表11.2）。Wiltse、Newman和McNab等毕竟是资深的腰椎滑脱学者，他们多年的工作经验已将骨盆和腰椎分析得十分透彻。即便其分型系统[13]只是在100年前的Neugebauer[5]和Meyer-Burgdorff[5]的基础上稍做完善，但骨科学界哪里有新鲜事呢？

11

>> 11.6 临床特点和治疗

11.6.1 发育不良型滑脱

有一种儿童和青少年的滑脱需要引起外科医生的重视。疼痛症状有两种类型：骨骼肌肉痛，或非常少见的根性痛。前者位于腰部，亦可放射到臀部和大腿上部，但不过膝部[51]。背痛更常见于发育不良型滑脱，沿皮节分布，剧烈运动特

别是重复的下腰椎屈伸运动可诱发或加重症状。合并峡部裂和进行性加重的腰骶部后凸畸形的患者，滑脱进展更快。滑脱程度较轻时，症状可能为间歇性发作，尚可耐受，而当滑脱进展为 4 度或 5 度时，L5 椎体进一步前移至 S1 前上方，症状可能呈急性发作，并伴有严重腰痛和腰背部肌肉痉挛、屈膝屈髋姿势代偿，导致腿后肌群紧张，严重限制直腿抬高动作[52]（图 11.28）。腿后肌群紧张甚至可造成无法以直腿抬离床面，甚至在

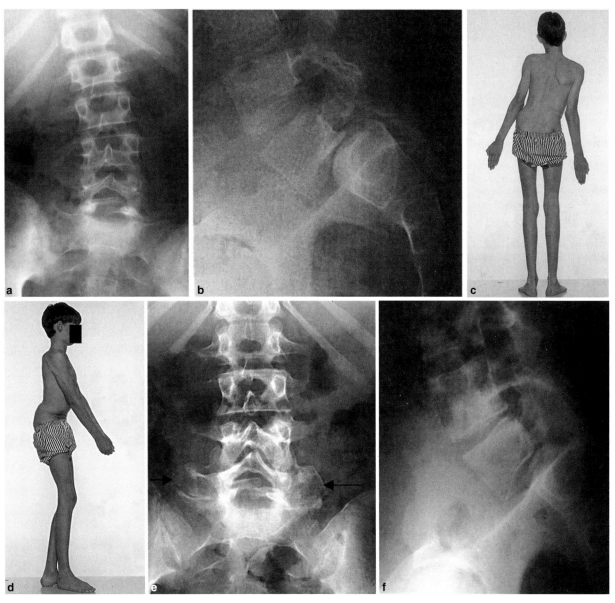

图 11.28　a、b. 患有发育不良型腰椎滑脱，滑脱程度约 50% 患儿的正侧位片。注意正位片上因腰背部肌肉痉挛引起的侧弯。注意 L5 脊柱隐裂这一发育不良的特征。c、d. 该名 14 岁患儿的正侧面大体观。继发于腰椎滑脱的肌肉痉挛引起疼痛、导致畸形。注意侧面观中的腰骶部后凸畸形，这是发育不良型腰椎滑脱的真性畸形。e、f. 术后 2 年正侧位片，显示融合牢固（箭头），脊柱恢复直立。恰当的横突间融合操作（详见图 11.32）后应有此类影像学表现。此例患者随访后未见明显畸形，患者身高生长了 5 in（约 12.7 cm）（经允许引自 The Medico-Legal Back: An Illustrated Guide, 2003, Cambridge University Press. Eds Dickson RA and Butt WP, Fig 5.5.）。

11

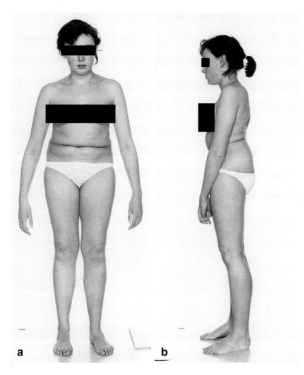

图 11.29　腰椎前移的患者。a. 正面可见腹部皱褶。b. 侧面可见骨盆扁平。

伸腿时无法平卧。L5/S1 节段上方的腰椎可因肌肉痉挛呈过度前凸。

虽然成人患者可因峡部周围组织的肥大增生而导致 L5 神经根激惹症状，但鲜有证据表明儿童 / 青少年存在神经根性症状或客观的神经病变 [53]。从侧面或正面观察患者，可见腹部脐水平皱褶纹（图 11.29），且 L5 棘突明显隆起。这些临床表现可辅助诊断发育不良型腰椎滑脱。此类患有严重发育不良型腰椎滑脱甚至腰椎前移的患儿通常身材较小，且有蹒跚步态 [54]。

当儿童或青少年患者处于生长发育高峰之前即发现有腰椎滑脱，无论是否有症状表现，均建议进行手术治疗。生长高峰之前，滑脱极易进展，若滑脱程度 < 50% 或患者已处于青少年期之后，则滑脱不易进展。当病情稳定后，成人的滑脱不易进展。可以进行拉伸腿后肌群的物理治疗、佩戴抗前凸支具（严格全天佩戴 6 个月）以及避免体育运动等保守治疗 [55,56]，对于滑脱程度和腰骶后凸畸形不重的患者而言疗效良好。

对于高度发育不良型滑脱的患者可选择进行手术干预治疗。是否应该积极复位以及融合节段的选择近年来仍有争议。很多专家推荐无论滑

脱程度如何，可进行 L4～S1 的原位后外侧融合 [57-62]，但假关节形成率仍居高不下 [58,60,63]，且即便形成了牢固融合后，矢状面序列的畸形仍有可能加重 [64-66]。此外，神经功能损伤也是晚期并发症的一种 [63,65,67]。保留了 L4 节段的 L5～S1 的单节段融合显然是最理想的融合范围，而畸形的复位仍然是最理想的解决方案。作为一种折中方案，出现了部分复位的技术，包括术前或围术期支具、牵引，以及前方、后方或前后路联合入路的融合术 [58,62-64,67-73]。

然而，追求完全复位可能导致 L5 神经根牵拉损伤 [71,72]。Scaglietti 认为通过纵向撑开而获得的矫形程度与严重神经并发症的风险相关，并建议通过术前的系列石膏矫形并辅以内固定手术、融合才是更为安全的复位方法 [73]。

事实上，Capener[74] 和 Jenkins[75] 在 1932 年报道了后方融合和畸形的复位。La-Chapelle 更倾向于闭合复位，但结果令人失望 [20]。Harris 在 1951 年发表了基于骨骼牵引的滑脱复位，在一部分重度滑脱病例中取得了不错的效果 [53]。Freebody 于 1969 年使用前路经腹膜入路进行融合 [76]。Harrington 首先运用其内固定系统进行滑脱的复位，虽然这一技术仅在局部结构进行纵向撑开 [77]，但这一术式得到了广泛的推广 [78-80]。1976 年，Harrington 报道了自身技术的改良，即在纵向撑开的固定棒之间加用横向的骶骨棒，形成 "A" 字型固定 [81]。他认为使用椎弓根螺钉辅以纵向棒进行撑开有助于恢复矢状面畸形，但实践效果并不如预期。于是进行后路椎板切除，有助于直视下复位并进行最终的横突间融合。Snijder 利用钢缆固定于 L3 和 L4 的棘突之上，绑定于外固定支架，试图复位滑脱，并进行 L5/S1 融合 [82]。

Verbiest 认为横突间融合强度不足，并报道了对严重腰椎滑脱甚至腰椎前移患者行前路腰骶融合 [83]。在后路椎板切除之后，他进一步咬除了 S1 后上部结构，并于二期进行了患者过伸位的前方腹膜后入路的融合。当闭合滑脱节段的椎间隙后，取胫骨皮质骨块从 S2 前方向上嵌入 L5 椎体或经 L5 椎体嵌入 L4 椎体。骨块后方空间用骨松质填充。所报道的 11 例患者效果满意，除植骨块塌陷外无明显并发症。

这一先后路再前路的分期手术也得到了推广和改良。Bradford 使用股骨 halo 架进行过伸位牵引，随后进行后方 Gill 手术植骨融合后在前方进行融合[84]。术后患者仰卧位制动 4 个月，随后进行 4 个月石膏固定。他报道的 10 例患者中有 6 例出现了明显的并发症——3 例存在 L5 神经根肌力减退，2 例出现足下垂，1 例矫形失败。McPhee 和 O'Brien 采用了与 Bradford 类似的治疗方法，并报道了 1 例出现双侧 L5 神经根失用，1 例出现矫形丢失[85]。DeWald 等首先报道了后方 Harrington 系统撑开固定，后外侧融合后再行前方融合[86]，但 1 例患者出现严重神经并发症，因此他们并不建议对严重滑脱患者采用以上技术。Bohlman 和 Cook 报道了对椎节前移的患者行一期减压和后外侧融合、后路椎间融合[87]。他们使用了 2 块腓骨块置于硬膜囊两侧进行 L5/S1 椎间融合（图 11.30）。我们推荐对于发育不良型腰椎滑脱患者，在发生明显滑脱之前，即采用单纯后路进行后方和前方的融合以预防滑脱加剧。

对于难复性椎节前移患者，可考虑采用 Gaines 技术，即切除 L5 椎体，将 L4 固定置于 S1 上方[88]。

由于前述手术技术仍有争议，我们设计了可以进行单节段固定融合和复位的技术[89]。

我们对 27 例严重发育不良型腰椎滑脱患者进行了此种术式的治疗，并在至少 2 年随访后获得了牢固的骨性融合（图 11.31）。任何对 L5 椎体进行的复位操作都应当避免 L5 神经根的损伤。6 例患者在术后早期出现了 L5 神经根症状，而仅有 1 例患者出现持续的 L5 区域感觉减退，但由

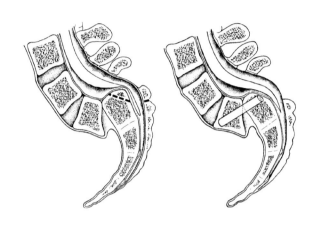

图 11.30　Bohlman 技术。行 L5/S1 椎板切除以建立向前方操作 L5/S1 节段的空间，并保护神经组织。切除 S1 后上角减压硬膜，2 块结构植骨块钻入 L5-S1 椎间盘。骶骨翼和横突间进行融合。

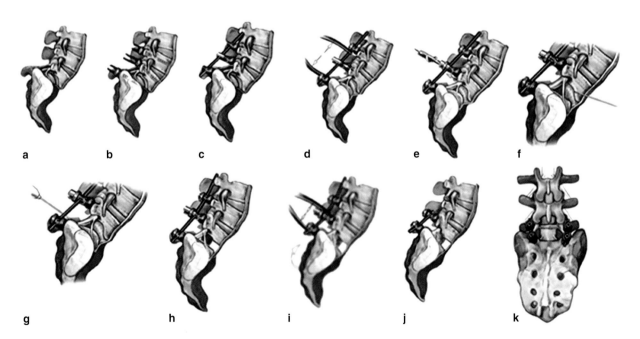

图 11.31　a. 严重腰骶部发育不良型滑脱行 L5 椎板切除后的侧面示意图。b. S1 双侧置入万向椎弓根钉，L4 和 L5 双侧置入长尾钉。c. 置入固定棒，暂不锁紧。d. 锁紧 L4 和 S1 螺帽进行撑开和 L5 椎体持续纵向撑开复位。e. 通过拧紧 L5 钉的螺帽进一步提拉复位。f. 双侧切除 L5-S1 椎间盘。g. 切除骶骨上缘。h. 切除部分 L5 椎体，透视下掌握穹顶部切除范围和截骨角度。骨松质和钛融合器填充 L5/S1 间隙。i. 矫正节段后凸。j. 在 L5 节段上方减棒并移除 L4 椎弓根钉，仅保留一个节段进行固定。k. 内固定结构最终正面观。

11

于皮节重叠，仅有第一趾蹼的小部分区域出现感觉减退。未出现 L5 运动功能异常。1 例患者出现疼痛症状残留。L5 神经根比粗大的 S1 神经根更脆弱，因此 L5/S1 神经根必须全程在直视下进行复位操作。此项技术避免了对健康的 L4/L5 节段的干扰。

>> 11.7　操作要点

11.7.1　重度发育不良型滑脱的复位、固定和融合

后路显露腰骶部，并向外显露至 L4、L5 横突和骶骨翼。由于存在滑脱和后凸，这一过程比单纯显露 L5 更为困难。切除 L5 下关节突和 S1 上关节突。L5 椎板进行部分或全部解除，注意辨识 L5 神经根。进一步向外侧显露 L5 神经根（图 11.31a）。S1 双侧置入万向椎弓根钉。沿 L4、L5 椎弓根置入特别设计的长尾钉（图 11.31）。螺钉的长尾有助于置入直棒或轻度预弯的棒（图 11.31b、c）。

复位的第一步是在 L4 和骶骨之间进行撑开。撑开 L4 和骶骨之间，L5 也可得到复位（图 11.31 d、e）。由于严重滑脱和后凸畸形，很难置入 L5 椎弓根钉。此时，通过预置对侧临时棒进行部分撑开复位后，有利于 L5 钉的置入。这一过程之后可以更好地观察 L5 进钉点。此外，撑开过程也能打开 L5/S1 椎间孔。

双侧切除 L5-S1 椎间盘（图 11.31f）。后纵韧带完全切除，避免复位后产生皱褶隆起。侧方和前方纤维环尽可能咬薄以便于节段的活动。骨刀切除 S1 的穹顶样终板，制备与后壁垂直的平坦表面（图 11.31g）。透视下掌握截骨的范围、角度和起始点。

随后进行 L5 复位的第 2 步。锁紧 L5 长尾钉的螺帽，提拉 L5 椎体进行复位（图 11.31h）。复位过程中持续观察 L5 神经根，避免产生压迫。折断长尾钉的导向臂。L5/S1 的前方滑移已得到矫正，但仍存在腰骶部后凸畸形。

刮除 L5/S1 前部的间盘组织，用骨松质填充并在后部置入椎间融合器（钛质融合器）（图 11.31h）。融合器可有效提高 L5 和 S1 之间的摩擦力，稳定 L5 神经根的位置，重建腰椎前凸。这部分的手术操作可在后路（后路腰椎间融合）进行，或二期前路进行（前路腰椎间融合）。

复位的第 3 步是矫正 L5/S1 的节段性后凸。后凸的矫正通过后方抱紧连接棒加压实现。松开骶骨钉的螺帽，并向锁紧的 L4 和 L5 钉抱紧（图 11.31i）。松解多轴钉头可改变其角度方向，矫正骶骨的倾角。通过调节手术台使髋关节过伸可进一步加强矫形效果。再次上紧骶骨钉帽，进一步抱紧 L5 和 S1。经过后方加压的内固定系统辅以前柱椎间融合器的支撑，可实现固定结构的稳定和抗应力效果。在 L5 上方剪断连接棒，拔除 L4 螺钉（图 11.31j）。在部分患者中，如过于担心过度撑开和应力集中可能导致螺钉松动，L4 螺钉可留置体内，术后 3 月再行剪棒拔钉处理。正位示意图（图 11.31k）可见单节段复位融合。

>> 11.8　横突间融合

R.A.D. 设计了一项实用的技术，能够充分增加横突间融合的植骨面积，并尽可能保留良好血运[90]。此项技术起源于 Hibb 的后方脊柱侧凸融合技术，即连续掀开骨皮质，暴露皮质下健康的骨松质结构。剥离相邻的两处横突间的软组织，仅保留横突间膜。之后用锋利的骨刀沿横突的长轴劈开其后方的骨皮质，分别将上下两处骨片向头尾两侧转置，以骨片覆盖横突间的空隙。此种操作可使植骨床拥有充分的血运（图 11.32）。在制备的面积较大的植骨床上，植骨材料可以充分融合。

若在骶骨翼和腰椎横突间进行融合，则将骶骨翼顶部的皮质 - 松质骨片掀起，向上转置，与 L5 横突向下转置的骨片相连，形成血运丰富的植骨床。

虽然手术操作并不复杂，但坚强的融合是一个生物学的过程，不能随便将价值不菲的植骨材料草草填塞了事。

11.8.1　峡部裂

峡部裂也可产生如同峡部裂型腰椎滑脱的症状，当双侧均有峡部裂时更是如此。然而，单侧峡部裂的治疗比较棘手，这是因为很多青春期快

11

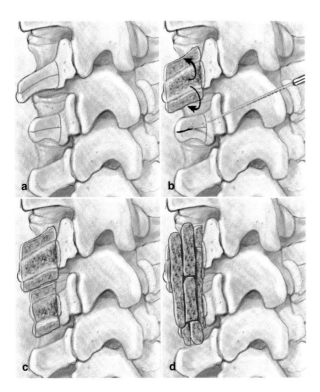

图 11.32　a.图示为相邻阶段横突后侧骨皮质的截骨线。b.用锐利的骨刀或精细磨钻进行截骨，将骨片上下掀开并向头尾两侧转置。c.骨片覆盖横突间隙并上下延展，构成了血运充分的植骨床。d.修建的髂嵴骨条置于植骨床上，有效增加植骨团块体积。

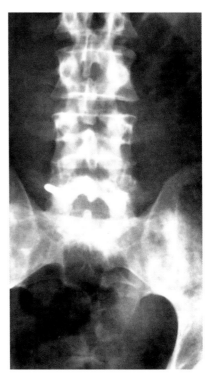

图 11.33　多年前行双侧峡部裂 Buck 融合的年轻患者下腰椎正位片。患者仍诉术后腰痛、活动受限，且症状与术前类似。应当做何诊断？再次读片可发现，患者有严重的双侧骶髂关节炎，提示强直性脊柱炎可能。患者疼痛特别是晨僵的临床表现可成立相应的临床诊断。所以 Buck 融合术对于此例患者实属不必。看腰椎 X 线片时不应忽视骶髂关节。由于峡部已经愈合，我们拔除了螺钉，但症状仍有残留。

速生长的腰痛患者有很多可能的病因，但很难讲疼痛归结于峡部裂本身。正如对于顽固性腰痛患者确认其疼痛节段一样——MRI 扫描和椎间盘造影并非完全有效 [93-95]，但临床上仍依赖于这些检查。与腰椎滑脱的保守治疗相似，避免重复受力的剧烈体育活动，加以物理治疗和佩戴支具保护通常能够缓解症状，这也是治疗的主流手段。休息期对于医患双方可能都比较困扰，特别是已经运动水平成绩较高的患者，往往非常希望能够继续进行剧烈的运动。多数患者通过至少 3 个月的休息和物理治疗能够有效地缓解疼痛并避免症状复发，但仍有少部分人恢复体育运动后症状便再次出现。此时应进一步休息 3 个月，进行物理治疗并使用抗前凸支具 [55]。现代运动医学、运动生理学和物理治疗学的保守治疗方案更为体系化、个体化，非手术治疗的效果也日渐优良。

成人患者的峡部裂若已形成骨不连，CT 引导下进行峡部的局部麻醉和类固醇药物注射可有效进行诊断和治疗，而对于低度峡部裂滑脱患者，应避免手术治疗，尤其是对于成绩优异的运动员 [56-58]。Buck 于 1970 年 [96] 和 Scandinavia 于 1974 年 [97] 介绍的跨越峡部裂区域的螺钉固定（图 11.33）可能是目前开展最广的手术治疗。Buck 认为正确的置钉非常重要，但峡部缺损应与螺钉方向相同且位于峡部中段。仔细阅读 CT 扫描所示的峡部可见其缺损的形态多种多样——有的与椎弓根位置非常接近，有的则靠近椎板。仅有少部分患者的峡部缺损位于峡部中段，在螺钉固定后机械稳定性较好，所以术前评估非常重要。

单侧峡部裂尚不足以引起病理改变，相应的症状不进行手术干预也能逐渐缓解。

手术治疗不适用于未发育成熟的脊柱。峡部的缺损可通过内软骨骨化过程逐渐得到填充。如果出现了明确的骨不连，手术治疗效果各异。多数病例中，可将峡部肥大增生的结缔组织咬除，充分刮净峡部断端并进行植骨。当发育不良型滑脱产生了峡部的牵拉，导致峡部裂的出现，其缺损灶常为萎缩性的骨不连，但经久不愈的峡部裂病灶常为增生性改变。萎缩性骨不连需要进行植骨，而增生性骨不连需要进行加压并希望骨不连得到融合。诺丁汉的研究小组报道了对于年龄在15～34岁之间，患有单侧峡部裂的22名运动员的手术经验[98]。19例患者行螺钉固定，3例进行了爱丁堡的Scott[99]报道的钢缆技术固定。钢缆绕过上位椎的横突基底部和下位椎的上关节突，并在棘突基底部收紧。植骨前刮除峡部增生肥大的组织。除1例外，其他行Buck融合的患者恢复进行体育运动，但3例行钢缆固定的患者均疗效不佳。此系列病例与伯明翰报道的在19例25岁以内患者行Scott缆线固定术后效果良好[100]的病例形成对比。随着年龄的增长，退行性椎间盘疾病可能是一个重要的症状混淆变量。明尼阿波利斯的研究团队采用Scott钢缆技术也得到了类似的结果[101]。有趣的是，峡部缺损是否融合，与临床结局并无关联。多数脊柱外科医生仍倾向于直接进行螺钉固定修复。2014年，迈阿密的研究小组报道了16例患者，均未出现内固定失败，仅有1例未能融合，而其中8名运动员均可继续职业生涯[102]。年龄较大的患者可能合并有椎间盘退行性疾病，此时腰痛的原因是否来源于峡部裂，需要仔细甄别患者腰痛症状的原因究竟是由峡部裂引起的，还是由未出现缺损的健侧峡部应力集中，又或是其他原因引起的。由图11.33可见，此例年轻男性患者术后虽然峡部已愈合但仍有持续性腰痛和僵硬，考虑与Buck螺钉相关，计划择期行螺钉取出术。请注意片中存在严重的双侧骶髂关节炎。内固定取出术前再次追问病史、仔细读片。图11.33所示患者有腰痛和僵硬，诊断为强直性脊柱炎，取消内固定取出手术计划，随访1年后症状仍有残留，并开始在风湿科医嘱下服用抗炎药物。

同时，Morscher于1984年介绍了在12例患者中采用钉钩装置进行峡部修复的技术，其中10例疗效优良[80]。Tokuhashi[103]和Fan[104]分别在6例患者中采用了类似的钉钩技术，临床效果均令人满意。Chen报道了另一种改良的钉钩技术在21例患者中的应用，关注骨质融合、移位和椎间隙高度。Gillet[106]报道了另一种钉棒技术以及10例

患者恢复日常生活和工作的情况，这比之前更为关注体育运动员的职业生涯，更具有普及的意义。

从历史发展来看，缆绳技术的疗效不如Buck螺钉或Morscher钉钩技术。但无论如何，单侧峡部裂患者应谨慎进行修复手术。

我们对于高水平体育从业人群推荐的治疗方式是尽可能进行1年的恰当的非手术物理运动治疗。诺丁汉研究小组指出，成功的治疗也有赖于患者自身的积极性。治疗的首要目标是使得绝大多数的患者可以通过非手术治疗就能恢复体育运动。手术治疗应当是做保守治疗失败后的保险措施。我们建议，在高水平运动人群中，应尽可能采用咬除增生结缔组织、缺陷部位加压植骨的方式进行修复，从而避免直接螺钉固定（图11.33）。

对于合并L5神经根激惹症状者，可采用L5神经根注射治疗，若L5根性症状顽固，则采用手术减压（图11.34）。

11.8.2 峡部裂型滑脱

L5椎峡部的原发性应力骨折而导致的峡部裂型滑脱是儿童和青少年中最常见的滑脱类型。与发育不良型滑脱相比，预后更好。峡部裂型滑脱发病率很高，仅有小部分表现出临床症状，且其中多数人通过保守治疗即可，因顽固疼痛而需手术治疗的人更是少之又少。此类滑脱的程度从不超过50%，通常<30%，因此与发育不良型相比，不存在严重的畸形或者滑脱快速进展，故而复位也不是主要问题。峡部裂型滑脱的疼痛主要来源

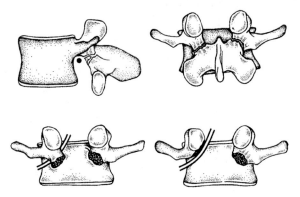

图11.34 Crock技术，根据已故的澳大利亚脊柱外科专家Harry Crock命名。他指出Gill技术（咬除松弛的碎片组织）可能导致椎弓根侧的峡部缺损仍有增生的结缔组织残留。

于骨骼肌肉系统，可能与 L5/S1 及上方节段平面后方的韧带、肌肉异常牵拉相关[51,56]。

背痛呈钝痛，沿腰背部向大腿放射，不超过膝部，因此不属于神经根性疼痛，不伴有下肢反射或感觉改变或肌力下降。患者通常能够完整地进行腰部前屈活动，直腿抬高试验阴性。Wilts 和 Hutchinson[51] 描述了一系列典型的临床特征，若疼痛不能通过保守治疗缓解，可从骨盆后侧取自体骨进行骶骨翼 – 横突间融合（图 11.35）。若取骨技术操作得当，可不残留供区疼痛[56]。

在儿童或青少年患者中，峡部缺损由缓慢生长的软骨填充，在其下方走行的 L5 神经根不受

影响，故此年龄段患者的神经根性症状并不明显。然而，在成人患者中，峡部缺损已形成骨不连，过度增生的软骨和结缔组织体积较大，可能激惹或压迫 L5 神经根（图 11.8）。因此在决定手术前应仔细询问病史并查体。如果不对 L5 神经根传出的椎间孔进行处理，单纯行 Gill 手术[107] 咬除背侧的瘢痕组织是无法解决症状的。为彻底清除增生瘢痕，可行扩大 Gill 手术，即减压范围扩大到椎弓根基底部[108]（图 11.34）。考虑到局部的微动可能是症状的诱发因素，L5 神经根减压后应进行骶骨翼 – 横突融合。若能实现确实的原位融合（图 11.36），则不必太多顾虑术前滑脱

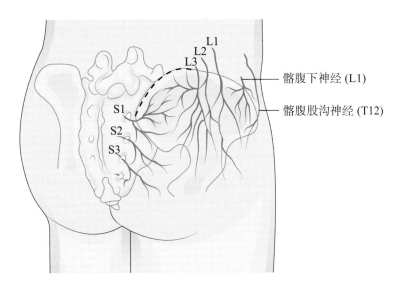

图 11.35　髂嵴切口。注意臀部神经从脊柱后外侧约一掌宽处穿出髂嵴。切口保持在后方，不要过度延展到前方，可有效避免切断或损伤相应神经（经允许引自 L. Wiltse, Robert Hutchinson. Surgical Treatment of Spondylolisthesis. Wolters Kluwer Health, Inc. 2017）。

图中标注：L1、L2、L3、S1、S2、S3、髂腹下神经 (L1)、髂腹股沟神经 (T12)

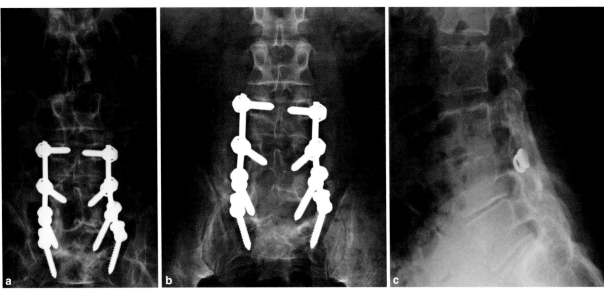

图 11.36　范围从 L4 到骶骨的骶骨翼 – 横突融合。该例男性患者有持续性腰痛，无坐骨神经痛，行 3 节段椎板切除和关节突破坏植骨。a. 椎弓根钉棒固定术后即刻正位片。b. 术后 4 年正位片示 L4 至骶骨间牢固的横突间融合。c. 侧位片可见 L4 至骶骨间广泛的融合骨块，部分内植物已无法取出。患者术后腰痛已得到缓解。

11

程度或术后滑脱进展。必要时可以加用内固定装置。如果操作恰当，骶骨翼 – 横突融合率可达到100%（图 11.36），但仍有可能残留疼痛。

Lenke 报道了在 56 例保守治疗后仍有腰痛或腿痛的峡部裂型滑脱患者行原位融合[109]。这组病例中部分患者存在严重的腿后肌群紧张或神经功能受累，平均年龄 15.5 岁。术后用支具或石膏制动，47 例患者随访 2 年以上，70% 的患者行 L5 ～ S1 融合，另 30% 行 L4 ～ S1 融合，其中包括部分 4 度滑脱合并后凸畸形，提示此类患者的峡部缺损是由于发育不良引起的，并非单纯的原发性应力骨折。末次随访时，1/5 的患者未能形成牢固融合，且高度滑脱者假关节形成率稍高。因此，症状的残留与融合失败之间的关系仍有待研究。在另一组病例中，半数治疗成功的患者仍存在假关节形成，而半数治疗失败的患者竟然已形成牢固的融合[110]！对于影像学融合率比预期更低的原因分析，Lenke 指出，其研究采用 Ferguson 正位片而非传统的正位片。与传统的正位片以腰椎中段为中心不同，Ferguson 法以 L5/S1 为中心（图 11.36）。当然，腰骶部侧位片也能观察到如图 11.36 所示的融合的连续性和牢固性。他们在多数病例中采用双侧 Wiltse 入路[57]，但仍有 1/3 的病例由于需要进行椎板切除和双侧扩大 Gill 手术而采用了后正中入路。

无论如何，随着现代运动医学和物理治疗的发展，单纯的腰椎滑脱可以得到及时干预，不必拖延至需要手术方能治疗的地步。

11.8.3 退变性腰椎滑脱

40 岁以上女性腰痛患者常与其腰椎后方小关节严重退变相关，X 线可见退变多发生于 L4/L5 节段，亦有少部分发生于 L3/L4 节段（图 11.37）。退变过程本身即可产生疼痛症状，若关节突显著增生肥大，则可能导致局部的椎管狭窄。通常而言，关节突本身发育形态若更为矢状面排列，加之退变因素，小关节产生不稳。以 L4/L5 节段为例，L4 椎体前移，小关节向腹侧压迫椎管，导致马尾神经症状。MRI 可清晰反映退变程度和马尾神经压迫程度。若症状缓慢进展且无神经功能受累，可口服止痛药物并进行物理治疗等保守治疗。若疼痛影响生活质量，且马尾神经相关症状明确，则需进行手术减压融合。减压需要咬除全部或大部分 L4/L5 关节突，造成腰椎进一步失稳，需要进行相应节段的椎弓根固定。当关节突几乎完全呈矢状面排列时，腰椎失稳可表现为顶椎位于 L4/L5 节段的侧凸畸形。马尾神经压迫可能为一侧更重，但手术操作要求相同——减压、融合，恢复 L4/L5 序列力线，不仅可以缓解症状，亦能矫正退变性侧凸畸形。

11.8.4 病理性腰椎滑脱

病理性滑脱是骨性结构破坏后此节段自然出现的椎体移位，而此类滑脱不宜再纳入腰椎滑脱的分型之中。治疗上也应针对潜在的病理改变进行相应的处理。

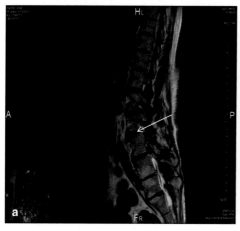 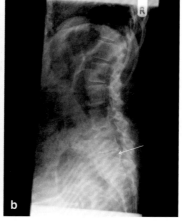

图 11.37　a、b.MRI 扫描（a）和 X 线（b）提示 L4/L5 退变性腰椎滑脱（箭头）。

（罗贝尔　译，魏显招　白玉树　审校）

• 参 考 文 献 •

［1］ Herbiniaux G. Traite sur Divers Accouchments Laborieux, et sur les Polypes de la Matrice. Bruxelles: JL DeBoubers; 1782

［2］ Kilian HF. Schilderungen neuer Beckenformen und ihres Verhaltens in Leven. Mannheim: Verlag von Bassermann & Mathy; 1854

［3］ Robert HLF. Eine eigenthümliche angeborene Lordose, wahrscheinlich bedingt durch eine Verschiebung des Körpers des letzten Lendenwirbels auf die vordere Fläche des ersten Kreuzbeinwirbels (Spondylolisthesis Kilian), nebst Bemerkungen über die Mechanik dieser Beckenformation. Monatschr Geburtsk FrauenKr Berl. 1855; 5:81–94

［4］ Lambl W. Beitrage zur Geburtskunde und Gynackologie. Von FW v. Scanzoni, 1958

［5］ Neugebauer FL. Aetiologie der sogenannten Spondylolisthesis. Arch Gynäk Munich. 1882; 35:375

［6］ Meyer-Burgdorff H. Untersuchungen über das Wirbelgleiten. Leipzig: Thieme; 1931

［7］ Putti V. Die angeborene Deformitäten der Wirbelsäule. Fortschr Rontgenstr. 1909; 14:284

［8］ Le Double E. Traité des variations de la colonne vertébrale de L'homme et de leurs significations au point de vue de l'anthropologie zoologique. Paris: Vigot; 1912

［9］ Willis TA. The separate neural arch. J Bone Joint Surg. 1931; 13:709–721

［10］ **Brailsford JF. Spondylolisthesis. British J Radiol. 1933; 6:666–684**

［11］ Brocher JEW. Die Wirbelverschiebung in der Lendengegend. Leipzig: Thieme; 1951

［12］ **Newman PH, Stone KH. The etiology of spondylolisthesis with a special investigation. J Bone Joint Surg. 1963; 45:39–59**

［13］ **Taillard WF. Etiology of spondylolisthesis. Clin Orthop Relat Res. 1976 (117):30–39**

［14］ **Wiltse LL, Newman PH, Macnab I. Classification of spondylolisis and spondylolisthesis. Clin Orthop Relat Res. 1976(117):23–29**

［15］ Herman MJ, Pizzutillo PD. Spondylolysis and spondylolisthesis in the child and adolescent: a new classification. Clin Orthop Relat Res. 2005 (434):46–54

［16］ **Marchetti PG, Bartolozzi P. Classification of spondylolisthesis as a guideline for treatment. In Bridwell KH, DeWald RL, eds. Textbook of Spinal Surgery. 2nd ed. Philadelphia: Lippincott-Raven; 1997:1211–1254**

［17］ **Marty C, Boisaubert B, Descamps H, et al. The sagittal anatomy of the sacrum among young adults, infants, and spondylolisthesis patients. Eur Spine J. 2002; 11(2):119–125**

［18］ Vialle R, Schmit P, Dauzac C, Wicart P, Glorion C, Guigui P. Radiological assessment of lumbosacral dystrophic changes in high-grade spondylolisthesis. Skeletal Radiol. 2005; 34(9):528–535

［19］ **Jackson DW, Wiltse LL, Cirincoine RJ. Spondylolysis in the female gymnast. Clin Orthop Relat Res. 1976(117): 68–73**

［20］ La Chapelle EH. Spondylolisthesis. Ned Tijdschr Geneeskd. 1939; 83:2005–2010

［21］ Kono S, Hayashi N, Kashahara G, et al. A study on the aetiology of spondylolysis with reference to athletic activities. J Jap Orthop Assoc. 1975; 49(3):125

［22］ Ferguson RJ, McMaster JH, Stanitski CL. Low back pain in college football linemen. J Sports Med. 1974; 2(2):63–69

［23］ **Roland M, van Tulder M. Should radiologists change the way they report plain radiography of the spine? Lancet. 1998; 352(9123):229–230**

［24］ Wynne-Davies R, Scott JHS. Inheritance and spondylolisthesis: a radiographic family survey. J Bone Joint Surg Br. 1979; 61-B(3):301–305

［25］ Stewart TD. [The age incidence of neural-arch defects in Alaskan natives, considered from the standpoint of etiology]. J Bone Joint Surg Am. 1953; 35-A(4):937–950

［26］ Eisenstein S. Spondylolysis. A skeletal investigation of two population groups. J Bone Joint Surg Br. 1978; 60-B(4):488–494

［27］ Baker DR, McHollick W. Spondyloschisis and spondylolisthesis in children. J Bone Joint Surg. 1956; 38A:933–934

［28］ **Rankine JJ, Dickson RA. Unilateral spondylolysis and the presence of facet joint tropism. Spine. 2010; 35(21):E1111–E1114**

［29］ **Farfan HF, Osteria V, Lamy C. The mechanical etiology of spondylolysis and spondylolisthesis. Clin Orthop Relat Res. 1976(117):40–55**

［30］ Kraus H. Effect of lordosis on the stress in the lumbar spine. Clin Orthop Relat Res. 1976(117):56–58

［31］ Troup JDG. Mechanical factors in spondylolisthesis and spondylolysis. Clin Orthop Relat Res. 1976(117):59–67

［32］ Shah JS, Hampson WGJ, Jayson MIV. The distribution of surface strain in the cadaveric lumbar spine. J Bone Joint Surg Br. 1978; 60-B(2):246–251

［33］ Pfeil E. Spondylolysis und Spondylolisthesis bei Kindern.

11

Z Orthop Ihre Grenzgeb. 1971; 109(1):17–33

[34] Bernick S, Cailliet R. Vertebral end-plate changes with aging of human vertebrae. Spine. 1982; 7(2):97–102

[35] Junghanns H. Spondylolisthesis ohne Spalt im Zwischengdenk-Stück. Arch Orthop Unfallchir. 1931; 29:118–127

[36] Newman PH. Spondylolisthesis, its cause and effect. Ann R Coll Surg Engl. 1955; 16(5):305–323

[37] Rosenberg NJ. Degenerative spondylolisthesis. Predisposing factors. J Bone Joint Surg Am. 1975; 57(4):467–474

[38] Farfan HF. The pathological anatomy of degenerative spondylolisthesis. A cadaver study. Spine. 1980; 5(5):412–418

[39] Berlemann U, Jeszenszky DJ, Bühler DW, Harms J. The role of lumbar lordosis, vertebral end-plate inclination, disc height, and facet orientation in degenerative spondylolisthesis. J Spinal Disord. 1999; 12(1):68–73

[40] Berlemann U, Jeszenszky DJ, Bühler DW, Harms J. Facet joint remodeling in degenerative spondylolisthesis: an investigation of joint orientation and tropism. Eur Spine J. 1998; 7(5):376–380

[41] Tietjen R, Morgenstern JM. Spondylolisthesis following surgical fusion for scoliosis: a case report. Clin Orthop Relat Res. 1976(117):176–178

[42] Wiltse LL, Winter RB. Terminology and measurement of spondylolisthesis. J Bone Joint Surg Am. 1983; 65(6):768–772

[43] Taillard W. Le spondylolisthesis chez l'enfant et l'adolescent. Acta Orthop Scand. 1954; 24(2):115–144

[44] Meyerding HW. Spondylolisthesis: surgical treatment and results. Surg Gynecol Obstet. 1932; 54:371–377

[45] Schwab FJ, Farcy JP, Roye DP, Jr. The sagittal pelvic tilt index as a criterion in the evaluation of spondylolisthesis. Preliminary observations. Spine. 1997; 22(14):1661–1667

[46] Rajnics P, Templier A, Skalli W, Lavaste F, Illés T. The association of sagittal spinal and pelvic parameters in asymptomatic persons and patients with isthmic spondylolisthesis. J Spinal Disord Tech. 2002; 15(1):24–30

[47] Labelle H, Roussouly P, Berthonnaud E, Dimnet J, O'Brien M. The importance of spino-pelvic balance in L5-s1 developmental spondylolisthesis: a review of pertinent radiologic measurements. Spine. 2005; 30(6) Suppl:S27–S34

[48] Mac-Thiong J-M, Labelle H. A proposal for a surgical classification of pediatric lumbosacral spondylolisthesis based on current literature. Eur Spine J. 2006; 15(10):1425–1435

[49] Mac-Thiong J-M, Labelle H, Parent S, Hresko MT, Deviren V, Weidenbaum M, members of the Spinal Deformity Study Group. Reliability and development of a new classification of lumbosacral spondylolisthesis. Scoliosis. 2008; 3:19–27

[50] Li Y, Hresko MT. Radiographic analysis of spondylolisthesis and sagitta spinopelvic deformity. J Am Acad Orthop Surg. 2012; 20:194–205

[51] Wiltse LL, Hutchinson RH. Surgical treatment of spondylolisthesis. Clin Orthop Relat Res. 1964; 35(35):116–135

[52] Phalen GS, Dickson JA. Spondylolisthesis and tight hamstrings. J Bone Joint Surg. 1961; 43(A):505–512

[53] Harris RI. Spondylolisthesis. Ann R Coll Engl. 1951; 8(4):259–297

[54] Newman PH. A clinical syndrome associated with severe lumbo-sacral subluxation. J Bone Joint Surg Br. 1965; 47:472–481

[55] Pizzutillo PD, Hummer CD, III. Nonoperative treatment for painful adolescent spondylolysis or spondylolisthesis. J Pediatr Orthop. 1989; 9 (5):538–540

[56] Steiner ME, Micheli LJ. Treatment of symptomatic spondylolysis and spondylolisthesis with the modified Boston brace. Spine. 1985; 10(10):937–943

[57] Wiltse LL, Jackson DW. Treatment of spondylolisthesis and spondylolysis in children. Clin Orthop Relat Res. 1976(117):92–100

[58] Boxall D, Bradford DS, Winter RB, Moe JH. Management of severe spondylolisthesis in children and adolescents. J Bone Joint Surg Am. 1979; 61 (4):479–495

[59] Peek RD, Wiltse LL, Reynolds JB, Thomas JC, Guyer DW, Widell EH. In situ arthrodesis without decompression for Grade-III or IV isthmic spondylolisthesis in adults who have severe sciatica. J Bone Joint Surg Am. 1989; 71 (1):62–68

[60] Seitsalo S, Osterman K, Hyvärinen H, Schlenzka D, Poussa M. Severe spondylolisthesis in children and adolescents. A long-term review of fusion in situ. J Bone Joint Surg Br. 1990; 72(2):259–265

[61] Boos N, Marchesi D, Zuber K, Aebi M. Treatment of severe spondylolisthesis by reduction and pedicular fixation. A 4–6-year follow-up study. Spine. 1993; 18(12):1655–1661

[62] Poussa M, Schlenzka D, Seitsalo S, Ylikoski M, Hurri H, Osterman K. Surgical treatment of severe isthmic spondylolisthesis in adolescents. Reduction or fusion in situ. Spine. 1993; 18(7):894–901

[63] Roca J, Ubierna MT, Cáceres E, Iborra M. One-stage

11

decompression and posterolateral and interbody fusion for severe spondylolisthesis. An analysis of 14 patients. Spine. 1999; 24(7):709–714

[64] **Molinari RW, Bridwell KH, Lenke LG, Ungacta FF, Riew KD. Complications in the surgical treatment of pediatric high-grade, isthmic dysplastic spondylolisthesis. A comparison of three surgical approaches. Spine. 1999; 24(16):1701–1711**

[65] Seitsalo S, Osterman K, Hyvärinen H, Tallroth K, Schlenzka D, Poussa M. Progression of spondylolisthesis in children and adolescents. A long-term follow-up of 272 patients. Spine. 1991; 16(4):417–421

[66] Maurice HD, Morley TR. Cauda equina lesions following fusion in situ and decompressive laminectomy for severe spondylolisthesis. Four case reports. Spine. 1989; 14(2):214–216

[67] Schoenecker PL, Cole HO, Herring JA, Capelli AM, Bradford DS. Cauda equine syndrome after in situ arthrodesis for severe spondylolisthesis at the lumbosacral junction. J Bone Joint Surg Am. 1990; 72(3):369–377

[68] Molinari RW, Bridwell KH, Lenke LG, Baldus C. Anterior column support in surgery for high-grade, isthmic spondylolisthesis. Clin Orthop Relat Res. 2002(394):109–120

[69] **Bradford DS, Boachie-Adjei O. Treatment of severe spondylolisthesis by anterior and posterior reduction and stabilization. A long-term follow-up study. J Bone Joint Surg Am. 1990; 72(7):1060–1066**

[70] Ani N, Keppler L, Biscup RS, Steffee AD. Reduction of high-grade slips (grades III-V) with VSP instrumentation. Report of a series of 41 cases. Spine. 1991; 16(6) Suppl:S302–S310

[71] **Bartolozzi P, Sandri A, Cassini M, Ricci M. One-stage posterior decompression-stabilization and trans-sacral interbody fusion after partial reduction for severe L5-S1 spondylolisthesis. Spine. 2003; 28(11):1135–1141**

[72] Petraco DM, Spivak JM, Cappadona JG, Kummer FJ, Neuwirth MG. An anatomic evaluation of L5 nerve stretch in spondylolisthesis reduction. Spine. 1996; 21(10):1133–1138, discussion 1139

[73] **Scaglietti O, Frontino G, Bartolozzi P. Technique of anatomical reduction of lumbar spondylolisthesis and its surgical stabilization. Clin Orthop Relat Res. 1976(117):165–175**

[74] Carpenter N. Spondylolisthesis. Br J Surg. 1932; 19:374–386

[75] Jenkins JA. Spondylolisthesis. Br J Surg. 1936; 24:80–85

[76] **Freebody D, Bendall R, Taylor RD. Anterior transperitoneal lumbar fusion. J Bone Joint Surg Br. 1971; 53(4):617–627**

[77] Harrington PR, Tullos HS. Spondylolisthesis in children. Observations and surgical treatment. Clin Orthop Relat Res. 1971; 79(79):75–84

[78] Michel C. Réduction et fixation des spondylolisthesis et des spondyloptoses. Rev Chir Orthop. 1971; 57 Supplement 1:148–157

[79] Vidal J, Allieu Y, Fassio B, Adrey J, Goalard C. Le Spondylisthesis. Réduction par le matériel de Harrington. Rev Chir Orthop Repar Appar Mot. 1973; 59 (1):21–41

[80] **Morscher E. Zweizeitige Reposition und Stabilisation der Spondyloptose mit dem Harrington-Instrumentarium und vorderer interkorporeller Spondylodese. Arch Orthop Unfallchir. 1975; 83(3):323–334**

[81] **Harrington PR, Dickson JH. Spinal instrumentation in the treatment of severe progressive spondylolisthesis. Clin Orthop Relat Res. 1976(117):157–163**

[82] Snijder JGN, Seroo JM, Snijder CJ, Schijvens AWM. Therapy of spondylolisthesis by repositioning and fixation of the olisthetic vertebra. Clin Orthop Relat Res. 1976(117):149–156

[83] Verbiest H. Spondylolisthesis: the value of radicular signs and symptoms. A study based on surgical experience and treatment. J Int Coll Surg. 1963; 39:461–481

[84] Bradford DS. Treatment of severe spondylolisthesis. A combined approach for reduction and stabilization. Spine. 1979; 4(5):423–429

[85] McPhee IB, O'Brien JP. Reduction of severe spondylolisthesis. A preliminary report. Spine. 1979; 4(5):430–434

[86] DeWald RL, Faut MM, Taddonio RF, Neuwirth MG. Severe lumbosacral spondylolisthesis in adolescents and children. Reduction and staged circumferential fusion. J Bone Joint Surg Am. 1981; 63(4):619–626

[87] **Bohlman HH, Cook SS. One-stage decompression and posterolateral and interbody fusion for lumbosacral spondyloptosis through a posterior approach. Report of two cases. J Bone Joint Surg Am. 1982; 64(3):415–418**

[88] **Gaines RW, Nichols WK. Treatment of spondyloptosis by two stage L5 vertebrectomy and reduction of L4 onto S1. Spine. 1985; 10(7):680–686**

[89] **Ruf M, Koch H, Melcher RP, Harms J. Anatomic reduction and monosegmental fusion in high-grade developmental spondylolisthesis. Spine. 2006; 31(3): 269–274**

[90] Leatherman KD, Dickson RA. The Management of Spinal Deformities. London. John Wright; 1988

[91] Gordon Deen H. The "open book" technique for preparation of the lumbar transverse process for

11

posterolateral fusion. J Neurosurg. 2000; 93(2) Suppl: 332–334

［92］Dickson RA, Rao A. Letter to the Editor re The "open book" technique for preparation of the lumbar transverse process for posterolateral fusion. J Neurosurg (Spine 2) 2000;93:332–334. J Neurosurg Spine, Neurosurgical Forum, 2000;95:281

［93］**Carragee EJ. Clinical practice. Persistent low back pain. N Engl J Med. 2005; 352(18):1891–1898**

［94］Carragee EJ. The role of surgery in low back pain. Curr Orthopaedics. 2007; 21(1):9–16

［95］**Pither C. Optimising non-operative care. Curr Orthop. 2007; 21(1):1–8**

［96］**Buck JE. Direct repair of the defect in spondylolisthesis. Preliminary report. J Bone Joint Surg Br. 1970; 52(3): 432–437**

［97］Buring K, Fredensborg N. Osteosynthesis of spondylolysis. Acta Orthop Scand. 1973; 44:91–92

［98］Debnath UK, Freeman BJ, Grevitt MP, Sithole J, Scammell BE, Webb JK. Clinical outcome of symptomatic unilateral stress injuries of the lumbar pars interarticularis. Spine. 2007; 32(9):995–1000

［99］**Scott JHS. The Edinburgh repair of isthmic (Group II) spondylolysis. J Bone Joint Surg Br. 1987; 69:491**

［100］Johnson GV, Thompson AG. The Scott wiring technique for direct repair of lumbar spondylolysis. J Bone Joint Surg Br. 1992; 74(3):426–430

［101］Bradford DS, Iza J. Repair of the defect in spondylolysis or minimal degrees of spondylolisthesis by segmental wire fixation and bone grafting. Spine. 1985; 10(7):673–679

［102］Snyder LA, Shufflebarger H, O'Brien MF, Thind H, Theodore N, Kakarla UK. Spondylolysis outcomes

in adolescence after direct screw repair of the pars interarticularis. J Neurosurg Spine. 2014; 21(3):329–333

［103］Tokuhashi Y, Matsuzaki H. Repair of defects in spondylolysis by segmental pedicular screw hook fixation. A preliminary report. Spine. 1996; 21 (17): 2041–2045

［104］Fan J, Yu GR, Liu S, Zhao J, Zhao WD. Direct repair of spondylolysis by TSRH's hook plus screw fixation and bone grafting: biomechanical study and clinical report. Arch Orthop Trauam Surg. 2010; 130(2):209–215

［105］Chen XS, Zhou SY, Jia LS, Gu XM, Fang L, Zhu W. A universal pedicle screw and V-rod system for lumbar isthmic spondylolysis: a retrospective analysis of 21 cases. PLoS One. 2013; 8(5):e63713

［106］Gillet P, Petit M. Direct repair of spondylolysis without spondylolisthesis, using a rod-screw construct and bone grafting of the pars defect. Spine. 1999; 24(12):1252–1256

［107］Gill GG, Manning JG, White HL. Surgical treatment of spondylolisthesis without spine fusion; excision of the loose lamina with decompression of the nerve roots. J Bone Joint Surg. 1955; 37A:493

［108］**Crock HV. Normal and pathological anatomy of the lumbar spinal nerve root canals. J Bone Joint Surg. 1983; 65A:768–772**

［109］**Lenke LG, Bridwell KH, Bullis D, Betz RR, Baldus C, Schoenecker PL. Results of in situ fusion for isthmic spondylolisthesis. J Spinal Disord. 1992; 5 (4):433–442**

［110］Flynn JC, Hoque MA. Anterior fusion of the lumbar spine. End-result study with long-term follow-up. J Bone Joint Surg Am. 1979; 61(8):1143–1150

11

注：加粗的是重要参考文献。

索 引

（按首字母拼音排序）